専門医のための
眼科診療クオリファイ

シリーズ総編集
大鹿哲郎
筑波大学
大橋裕一
愛媛大学

19

ドライアイ スペシャリストへの道

編集
横井則彦
京都府立医科大学

中山書店

表紙には，ドライアイのコア・メカニズムと上流のリスクファクターを結ぶ橋渡しのメカニズム，すなわち涙液減少（左上図），蒸発亢進（右上図），上皮の水濡れ性の低下（左下図），瞬目時の摩擦亢進（右下図）をイメージできる写真を選んだ．日常のドライアイ診療の道しるべとして，あるいは，この本を開く前に，どこを読もうとしているのかを意識するうえで役立てていただければ幸いである．

（横井　則彦）

シリーズ刊行にあたって

　21世紀はquality of life（生活の質）の時代といわれるが，生活の質を維持するためには，感覚器を健康に保つことが非常に重要である．なかでも，人間は外界の情報の80％を視覚から得ているとされるし，ゲーテは「視覚は最も高尚な感覚である」（ゲーテ格言集）との言葉を残している．視覚を通じての情報収集の重要性は，現代文明社会・情報社会においてますます大きくなっている．

　眼科学は最も早くに専門分化した医学領域の一つであるが，近年，そのなかでも専門領域がさらに細分化し，新しいサブスペシャリティを加えてより多様化している．一方で，この数年間でもメディカル・エンジニアリング（医用工学）や眼光学・眼生理学・眼生化学研究の発展に伴って，新しい診断・測定器機や手術装置が次々に開発されたり，種々のレーザー治療，再生医療，分子標的療法など最新の技術を生かした治療法が導入されたりしている．まさにさまざまな叡智が結集してこそ，いまの眼科診療が成り立つといえる．

　こういった背景を踏まえて，眼科診療を担うこれからの医師のために，新シリーズ『専門医のための眼科診療クオリファイ』を企画した．増え続ける眼科学の知識を効率よく整理し，実際の日常診療に役立ててもらうことを目的としている．眼科専門医が知っておくべき知識をベースとして解説し，さらに関連した日本眼科学会専門医認定試験の過去問題を"カコモン読解"で解説している．専門医を目指す諸君には学習ツールとして，専門医や指導医には知識の確認とブラッシュアップのために，活用いただきたい．

　　　　　　　　　　　　　　　　　　　　　　　　　大鹿　哲郎
　　　　　　　　　　　　　　　　　　　　　　　　　大橋　裕一

序

　眼科の外来診療を思い浮かべると，急性の眼疾患や視機能異常を主症状とする眼疾患を除けば，眼不定愁訴を訴える慢性の眼疾患が多くを占めるのではないだろうか．そして，後者の多くは，ドライアイや流涙症といった涙液関連疾患であり，なかでもドライアイは，外来受診患者数の約2割を占めるといわれる．ドライアイは，高齢化，生活習慣，生活環境の変化を背景に，増加の一途をたどるとともに，QOLが尊ばれる時代となり，適切な治療のニーズがますます高まっている．今や，快適な目で日常生活を送り，仕事に従事するうえで，ドライアイは重要な克服課題であるといえるだろう．

　わが国において，ドライアイは，1995年に初めてその定義と診断基準が定められ，2006年には，眼不快感と視機能異常の症状をとり入れる形で定義と診断基準が改訂され，涙液と角結膜上皮の慢性疾患として理解されるようになった．そして，近年，BUT (tear film breakup time) の異常と強い眼症状を陽性所見とするドライアイの疑い例，すなわち，BUT短縮型ドライアイがわが国で注目されるに及んで，ドライアイの定義や診断基準のさらなる見直しの必要性が生じてきている．近年，ドライアイの診療・研究領域は，予想もしなかった速さで進歩しており，有病率の増加とともに，眼科医のみならず，企業や一般市民の高い関心を集めている．

　以上のような背景のもと，本巻を編集させていただく機会を得，涙液・ドライアイの情報をすべて集めた，臨床と研究に役立つ本にすることを思い立った．本巻の構成は，ドライアイの階層構造そのものに基づいているため，今読んでいるところがドライアイの構築のどの部分の理解に役立つ情報なのかがわかるように仕組んである．しかも，それぞれの分野を新進気鋭のスペシャリストの先生がたにご執筆いただいた．先駆者によるいくつかの優れたドライアイの教科書がすでにあるが，ドライアイの長足の進歩に追従すべく，現在，議論されているトピックスまで貪欲に盛り込むよう努めた．2010年末以来，わが国において，世界初の点眼薬が二種類処方できるようになったこと，ドライアイの低侵襲検査においてわが国がリーダーシップをとっていることを考えると，この本によってドライアイの世界の最先端に触れていただけるのではないかと思っている．

　涙液・ドライアイの分野は，涙液やティアフィルムの動態，あるいは，眼瞼と眼球表面の間の涙液の振る舞いを考えなければならないという意味において，動的な眼科学のフロントランナーといえるのではないだろうか．興味をもって，本書を読み進めていただき，それを日常診療で実践いただくことによって，おのずとスペシャリストへの道が開けていくに違いない．

　執筆者を代表し，今後，わが国がドライアイ診療において世界のリーダーとなっていけることを信じて，意欲に満ちた若き研究者・臨床家へのバトンとしてこの本を捧げたいと思う．

2013年8月

京都府立医科大学大学院医学研究科視覚機能再生外科学（眼科学教室）／准教授
横井　則彦

専門医のための眼科診療クオリファイ
19 ■ ドライアイ スペシャリストへの道
目次

1 初学者への道しるべ

初学者への道しるべ ……………………………………………………………………………… 横井則彦　2

2 涙液層にかかわる眼組織と涙液層の層別機能

眼瞼縁の構造とそのとらえかた …………………………………………………………………… 山口昌彦　10
　CQ　Marx's line について教えてください ………………………………………………… 山口昌彦　14
涙腺の構造と機能　カコモン読解 19一般1 ……………………………………… 平山雅敏, 川北哲也　17
マイボーム腺の構造と機能　カコモン読解 21一般26 23一般8 ……………………… 小幡博人　24
涙液油層の構築とその機能 ………………………………………………………………………… 山田昌和　30
　CQ　リン脂質はマイボーム腺から分泌されていないって本当ですか？ ……………… 山田昌和　32
涙液の組成 …………………………………………………………………………………………… 鈴木　崇　34
　CQ　lipocalin について教えてください ………………………………………………… 平山雅敏　38
ムチンの構造と機能　カコモン読解 20一般9 …………………………………………… 堀　裕一　41
表層上皮の構造と機能 ……………………………………………………………………………… 伴　由利子　46
　CQ　表層上皮のバリア機能はどのように維持されているのですか？ ……………… 伴　由利子　50

3 涙液動態と病態とのかかわり

涙液の基礎分泌と反射性分泌 ……………………………………………………………………… 東原尚代　54
　CQ　涙液分泌の加齢性変化について教えてください ……………………………………… 東原尚代　56
　CQ　睡眠中に涙は出ているのでしょうか？　また，その組成は
　　　起きているときと違うのでしょうか？ ……………………………………………… 福田昌彦　58

カコモン読解　過去の日本眼科学会専門医認定試験から，項目に関連した問題を抽出し解説する "カコモン読解" がついています．（凡例：21臨床30→第21回臨床実地問題30問，19一般73→第19回一般問題73問）
試験問題は，日本眼科学会の許諾を得て引用転載しています．本書に掲載された模範解答は，実際の認定試験において正解とされたものとは異なる場合があります．ご了承ください．

CQ　"クリニカル・クエスチョン" は，診断や治療を進めていくうえでの疑問や悩みについて，解決や決断に至るまでの考え方，アドバイスを解説する項目です．

涙液メニスカスの機能とその異常	杉田二郎	60
CQ 異所性涙液メニスカスの原因と眼表面に生じる影響について教えてください	杉田二郎	63
涙液油層のターンオーバーとその異常	横井則彦	66
涙液のターンオーバーとその異常	山田昌和	69
CQ コンタクトレンズ装用眼の涙液のターンオーバーはどうなりますか？	山田昌和	72
ムチンのターンオーバー	堀 裕一	74
CQ ムチンのsheddingとドライアイとの関連について教えてください	堀 裕一	76
CQ 涙液減少で眼脂が増えるのは，どうしてですか？	堀 裕一	78
CQ 糸状角膜炎のメカニズムについて教えてください　カコモン読解 23一般33	谷岡秀敏	80
涙液の安定性とその維持機構	横井則彦	83
涙液減少と涙液動態	横井則彦	87

4 定義，診断基準，分類，疫学

ドライアイの考えかたにおける世界の動向―2007 Report of the International Dry Eye WorkShop（DEWS）	村戸ドール	92
日本のドライアイの定義と診断基準	島﨑 潤	96
CQ 日本と欧米のドライアイの定義はどう違うのですか？ カコモン読解 22一般26	島﨑 潤	101
ドライアイの分類	篠崎和美	103
マイボーム腺機能不全の定義と診断基準	有田玲子	107
Sjögren症候群の診断基準	北川和子	111
CQ わが国でのSjögren症候群の患者数，国際的な診断基準・共同研究の現状について教えてください	北川和子	114
ドライアイの疫学	内野美樹	117
EV 大規模のドライアイの疫学調査から，どのようなことがわかっていますか？	内野美樹	122

5 一般外来検査

ドライアイ検査の手順　カコモン読解 19一般23	薗村有紀子	126
ドライアイの症状とクエッショネア　カコモン読解 21一般25 23一般23	坂根由梨	131
外眼部の視診	五藤智子	135
涙液メニスカスを指標とした涙液の量的評価	加藤弘明，横井則彦	138

EV "エビデンスの扉"は，関連する大規模臨床試験など，これまでの経過や最新の結果報告を解説する項目です．

- [CQ] OCTで，どのような涙液の指標が得られますか？ ……………… 中西　基　141
- BUTの測定 …………………………………………………………… 堀　裕一　147
- 眼表面の上皮障害の評価 ……………………………………………… 高　静花　150
- [CQ] 薬剤性眼表面の障害とドライアイの鑑別法を教えてください
  - カコモン読解 19臨床32 …………………………………………… 高　静花　153
- [CQ] ブルーフリーフィルタを使うと，どうして結膜の上皮障害が
  見やすいのですか？ カコモン読解 21臨床17 ………………… 高　静花　157
- Schirmerテスト ……………………………………………………… 西條裕美子　161
- 眼瞼縁の異常の評価 …………………………………………………… 鎌尾知行　163

6　特殊検査

- メニスコメトリ法 ……………………………………………………… 横井則彦　168
- ストリップメニスコメトリ ……………… オサマモハメドアリ　イブラヒム　171
- 涙液クリアランステスト ……………………………………………… 小野眞史　175
- [CQ] 涙液クリアランスの異常は，どのような疾患で生じますか？ …… 小野眞史　178
- 涙液インターフェロメトリ …………………………………………… 後藤英樹　182
- マイボグラフィー ……………………………………………………… 有田玲子　188
- [CQ] マイボーム腺組織の破壊は，どのような状況や病態で
  起こるのでしょうか？ ……………………………………………… 有田玲子　192
- 共焦点顕微鏡 …………………………………………………………… 村戸ドール　196
- [CQ] HRTでマイボーム腺の異常はわかりますか？ ………………… 久保田久世　203
- 涙液蒸発率測定 ………………………………………………………… 後藤英樹　206
- 涙液浸透圧測定 ………………………………………………………… 小島隆司　209
- 実用視力 ………………………………………………………………… 海道美奈子　212
- TSAS (tear stability analysis system) ……………………………… 五藤智子　215
- 高次収差解析 …………………………………………………………… 高　静花　218
- [CQ] ドライアイの視機能異常の特徴について教えてください ……… 高　静花　221

7　コア・メカニズムの考えかたと治療

- 涙液の安定性の低下を中心に置く日本のドライアイの考え方とその治療 …… 渡辺　仁　226
- [CQ] ドライアイにヒアルロン酸点眼が奏効するメカニズムを教えてください …… 渡辺　仁　231
- 炎症を中心に置く米国のドライアイの考えかたとその治療 ………… 高橋　浩　233
- [EV] シクロスポリン点眼の多施設スタディの結果について
  教えてください ……………………………………… 木村健一，横井則彦　238

| CQ | ステロイド点眼はドライアイの治療に有効なのでしょうか？ ………………… 高橋　浩 241

点眼治療の種類 ……………………………………………………………………… 横井則彦 243

| EV | 自己血清点眼の効果 …………………………………………………… 松本幸裕 248

| EV | ジクアホソルナトリウム点眼液の作用 ………………………………… 松本幸裕 251

| EV | レバミピド点眼液の作用 ………………………………………… 横井則彦，加藤弘明 254

眼鏡による治療 ……………………………………………… 谷口紗織，小川葉子，坪田一男 256

サプリメントによる治療 …………………………………………………………… 川島素子 258

| CQ | オメガ3脂肪酸とドライアイとの関係について
　　　教えてください ………………………………………………… 井上佐智子，川島素子 261

8　上流のリスクとその治療／涙液減少

涙液減少の原因 ……………………………………………………………………… 高村悦子 266

涙液減少眼でみられるさまざまな角膜上皮障害 …………………………………… 鎌尾知行 269

ドライアイの内服治療 ……………………………………………………………… 小野眞史 272

涙点プラグ …………………………………………………………………………… 海道美奈子 275

| CQ | 液状涙道プラグについて，特徴と適応について教えてください ………… 濱野　孝 281

外科的涙点閉鎖 ……………………………………………………………………… 渡辺　仁 283

| CQ | 外科的涙点閉鎖の適応とコツを教えてください ………………………… 渡辺　仁 286

ドライアイの重症度別治療　カコモン読解　20―般24 ……………………………… 小室　青 288

9　上流のリスクとその治療／蒸発亢進

マイボーム腺機能不全とその治療 ………………………………………………… 小島隆司 294

| CQ | デモデックスは，マイボーム腺機能不全と関係があるのですか？ ……… 小島隆司 297

マイボーム腺炎角結膜上皮症 ……………………………………………………… 鈴木　智 299

兎眼，閉瞼不全によるドライアイ　カコモン読解　23臨床13 ……………………… 渡辺彰英 301

ライフスタイルとドライアイ ……………………………………………………… 戸田郁子 305

コンタクトレンズとドライアイの関連性 ………………………… 酒井利江子，横井則彦 308

| CQ | ドライアイによいコンタクトレンズを教えてください …………… 馬場雅樹，横井則彦 313

コンタクトレンズ関連ドライアイの治療 ………………………………………… 土至田　宏 316

強膜レンズによるドライアイ治療 ………………………………………………… 吉野健一 318

10　上流のリスクとその治療／瞬目時の摩擦亢進

結膜弛緩症とドライアイの関連 …………………………………………………… 小室　青 324

上輪部角結膜炎 カコモン読解 19臨床11	加藤浩晃	326
Lid-wiper epitheliopathy とその治療	白石 敦	329
糸状角膜炎の眼瞼下垂手術による治療	北澤耕司	332
Meige 症候群	細谷友雅	335

11 上流のリスクとその治療／眼表面上皮の水濡れ性低下

眼表面上皮の病的角化とその治療	高 静花	340
BUT 短縮型ドライアイの診断と治療	田 聖花	343

12 複合リスク

眼の加齢性変化とドライアイの関連	川島素子	348
性ホルモンとドライアイの関連	鈴木 智	353
全身疾患，全身薬とドライアイの関連	松葉沙織	355
CQ 抗コリン作用薬剤で涙液が減ることがあると聞きましたが，どのような薬剤がありますか？	松葉沙織	358
点眼液とドライアイの関係	内野裕一	363
手術とドライアイの関連	原 修哉	366
LASIK とドライアイの関係について教えてください	戸田郁子	368

13 眼表面疾患とドライアイ

慢性移植片対宿主病とドライアイ	小川葉子	372
Stevens-Johnson 症候群，眼類天疱瘡とドライアイ	上田真由美，外園千恵	376

文献* 381
索引 413

*"文献"は，各項目でとりあげられる引用文献，参考文献の一覧です．

編集者と執筆者の紹介

シリーズ総編集	大鹿　哲郎	筑波大学医学医療系眼科
	大橋　裕一	愛媛大学大学院医学系研究科視機能外科学分野（眼科学講座）
編集	横井　則彦	京都府立医科大学大学院医学研究科視覚機能再生外科学（眼科学教室）
執筆者 (執筆順)	横井　則彦	京都府立医科大学大学院医学研究科視覚機能再生外科学（眼科学教室）
	山口　昌彦	愛媛大学大学院医学系研究科地域眼科学講座
	平山　雅敏	慶應義塾大学医学部眼科学教室
	川北　哲也	慶應義塾大学医学部眼科学教室
	小幡　博人	自治医科大学眼科学講座
	山田　昌和	杏林大学医学部杏林アイセンター
	鈴木　崇	愛媛大学大学院医学系研究科視機能外科学分野（眼科学講座）
	堀　裕一	東邦大学医療センター佐倉病院眼科
	伴　由利子	公立南丹病院眼科
	東原　尚代	ひがしはら内科眼科クリニック
	福田　昌彦	近畿大学医学部眼科学教室
	杉田　二郎	名古屋大学医学部附属病院眼科
	谷岡　秀敏	京都府立医科大学大学院医学研究科視覚機能再生外科学（眼科学教室）
	村戸ドール	慶應義塾大学医学部眼科学教室／東京歯科大学市川総合病院眼科
	島﨑　潤	東京歯科大学市川総合病院眼科
	篠崎　和美	東京女子医科大学眼科学教室
	有田　玲子	伊藤医院眼科／東京大学医学部附属病院眼科・視覚矯正科／ 慶應義塾大学病院眼科
	北川　和子	金沢医科大学眼科学教室
	内野　美樹	慶應義塾大学医学部眼科学教室
	薗村有紀子	京都山城総合医療センター眼科
	坂根　由梨	愛媛大学大学院医学系研究科地域眼科学講座
	五藤　智子	愛媛大学大学院医学系研究科視機能外科学分野（眼科学講座）
	加藤　弘明	京都府立医科大学大学院医学研究科視覚機能再生外科学（眼科学教室）
	中西　基	北里大学医学部眼科学教室
	高　静花	大阪大学医学部眼科学教室
	西條裕美子	日野市立病院眼科／慶應義塾大学医学部眼科学教室
	鎌尾　知行	南松山病院眼科／愛媛大学医学部視機能再生学寄附講座
	オサマモハメドアリ　イブラヒム	慶應義塾大学医学部眼科学教室
	小野　眞史	日本医科大学眼科学教室
	後藤　英樹	後藤眼科医院
	久保田久世	東北公済病院眼科
	小島　隆司	岐阜赤十字病院眼科
	海道美奈子	慶應義塾大学医学部眼科学教室
	渡辺　仁	関西ろうさい病院眼科
	髙橋　浩	日本医科大学眼科学教室
	木村　健一	明治国際医療大学眼科／京都府立医科大学大学院医学研究科 視覚機能再生外科学（眼科学教室）
	松本　幸裕	慶應義塾大学医学部眼科学教室
	谷口　紗織	慶應義塾大学医学部眼科学教室
	小川　葉子	慶應義塾大学医学部眼科学教室

坪田　一男	慶應義塾大学医学部眼科学教室
川島　素子	慶應義塾大学医学部眼科学教室
井上佐智子	慶應義塾大学医学部眼科学教室
高村　悦子	東京女子医科大学眼科学教室
濱野　孝	ハマノ眼科
小室　青	京都府立医科大学大学院医学研究科視覚機能再生外科学（眼科学教室）
鈴木　智	京都市立病院眼科
渡辺　彰英	京都府立医科大学大学院医学研究科視覚機能再生外科学（眼科学教室）
戸田　郁子	南青山アイクリニック
酒井利江子	京都府立医科大学大学院医学研究科視覚機能再生外科学（眼科学教室）
馬場　雅樹	京都府立医科大学大学院医学研究科視覚機能再生外科学（眼科学教室）
土至田　宏	順天堂大学医学部附属静岡病院眼科
吉野　健一	吉野眼科クリニック
加藤　浩晃	バプテスト眼科クリニック／京都府立医科大学大学院医学研究科視覚機能再生外科学（眼科学教室）
白石　敦	愛媛大学大学院医学系研究科視機能外科学分野（眼科学講座）
北澤　耕司	京都府立医科大学大学院医学研究科視覚機能再生外科学（眼科学教室）
細谷　友雅	兵庫医科大学眼科学教室
田　聖花	東京歯科大学市川総合病院眼科
松葉　沙織	松葉眼科／兵庫医科大学眼科学教室
内野　裕一	慶應義塾大学医学部眼科学教室
原　修哉	社会保険中京病院眼科
上田真由美	京都府立医科大学大学院医学研究科視覚機能再生外科学（眼科学教室）
外園　千恵	京都府立医科大学大学院医学研究科視覚機能再生外科学（眼科学教室）

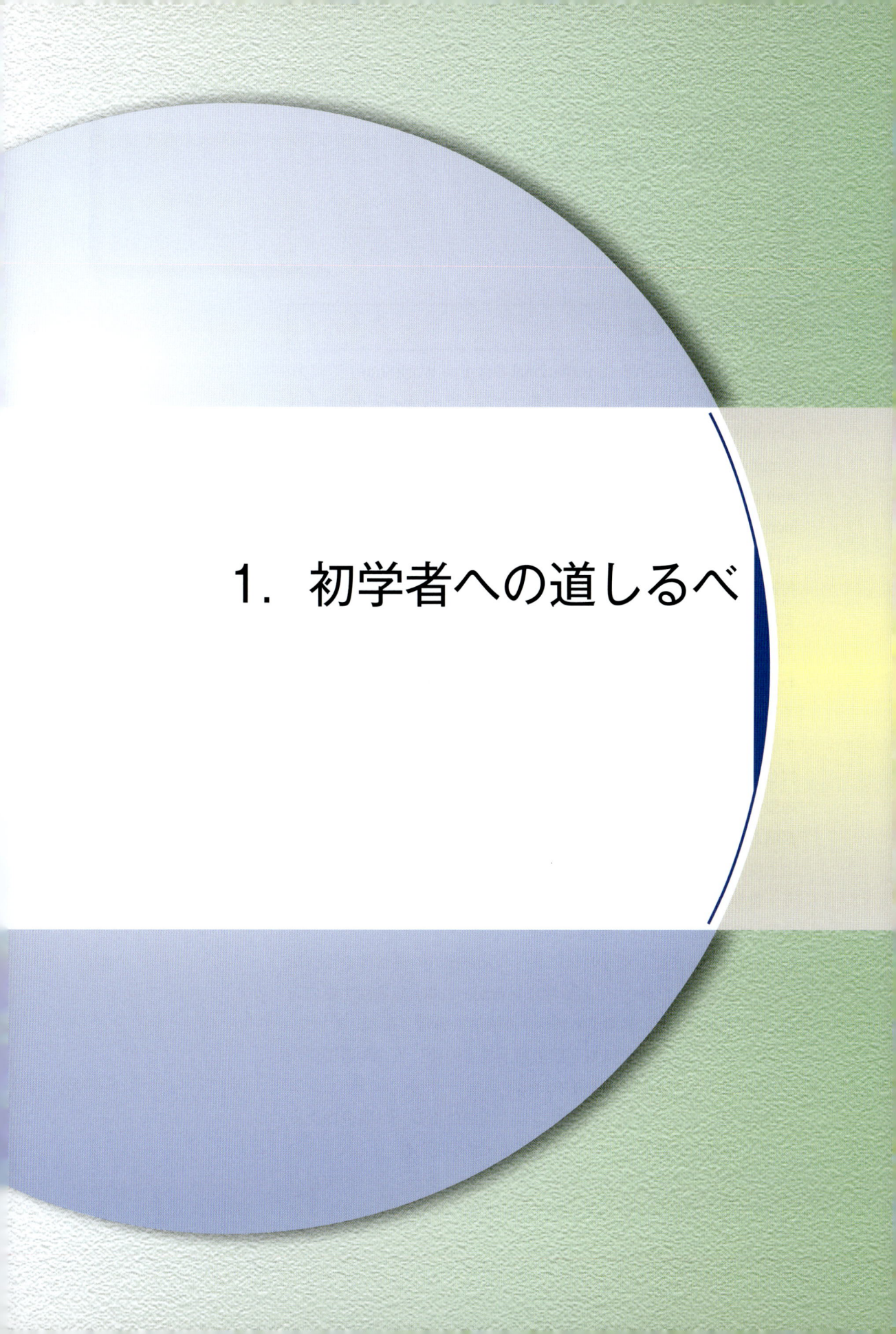

1. 初学者への道しるべ

初学者への道しるべ

ドライアイの定義

DEWS の定義：DEWS（International Dry Eye WorkShop）によれば，ドライアイは，次のように定義される．"Dry eye is defined as a multifactorial disease of the tears and ocular surface that results in symptoms of discomfort, visual disturbance and tear-film instability with potential damage to the ocular surface. It is accompanied by increased osmolarity of the tear film and inflammation of the ocular surface[1]." そして，この定義に従えば，世界の眼科医や研究者らが共通の理解のもとに，ドライアイについて議論することができる．また，この定義は，日常診療で遭遇するヒトのドライアイのみならず，ヒト以外の動物のドライアイモデルについても当てはまる．

わが国の定義とそれに基づくドライアイの階層構造：わが国のドライアイ研究会においては，"涙液層の安定性低下"をドライアイのコア・メカニズムとして重視しながら，DEWS の定義の前半部分を採択し，ドライアイを"さまざまな要因による涙液および角結膜上皮の慢性疾患であり，眼不快感や視機能異常を伴う"と定義[2]して，涙液および角結膜上皮の慢性疾患のくだりを"涙液層の安定性低下と上皮障害"の間の悪循環としてとらえ，現在に至っている．つまり，世界標準を視野に入れたわが国のドライアイの定義には，以下の三つの重要なポイントが含まれる．

文献は p.381 参照.

1. 涙液層と眼表面上皮との間には，一方が他方の健常性を保つ関係がある．したがって，涙液層に異常があれば，眼表面上皮に異常が生じ，上皮に異常があれば，涙液層も異常となる．そして，ドライアイでは，涙液層と眼表面上皮との間に生じた悪循環がそのコア・メカニズムとなる．

2. 眼表面における悪循環の上流には，涙液層あるいは眼表面上皮に障害を引き起こすリスクファクターが存在する．そして，そのリスクファクターには，加齢，性（女性），性ホルモンのアンバランス，眼をとり巻く環境要因（低温度，低湿度），ライフスタ

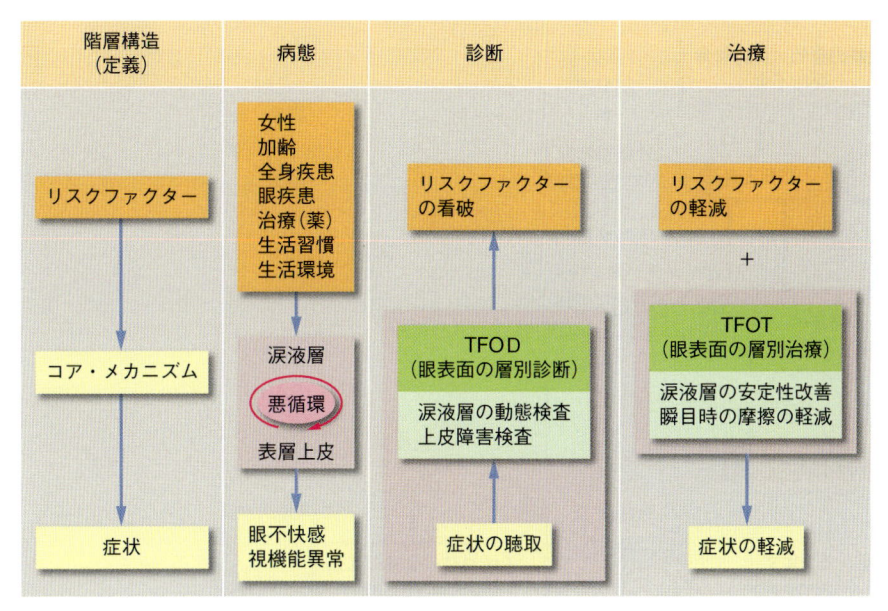

図1 ドライアイの階層構造とわが国におけるドライアイの診断と治療の現状
現在，わが国では，処方薬としての新しい点眼薬の誕生により，眼表面の層別診断・層別治療の道へと進んでいる．

イル，作業環境（VDT〈visual display terminals〉），生活環境，薬剤（全身薬，眼局所薬）の影響，全身疾患，眼表面疾患，眼瞼あるいは眼瞼縁疾患などがあり，こうした要因が積み重なることによって，涙液層と眼表面上皮との良好な関係が崩れ，悪循環（ドライアイのコア・メカニズム）が生じる．

3. ドライアイ症状には，眼不快感以外に，視機能異常[3,4]があり，後者は予想以上に重要であることが明らかになってきている．症状は，ドライアイ治療のエンドポイントであるため，治療前にそれをできるだけ正確に評価し，個々の眼で病態生理を組み立て，それに沿って効果的な治療を考えなければならない．その目的のために，有効な質問票[5,6]も開発されてきている．

定義からわかるように，ドライアイはリスクファクター，眼表面の悪循環（コア・メカニズム），症状という因果関係にある階層構造を有する（**図1**）．そして，リスクファクターと悪循環を結びつける橋渡しのメカニズムとして，涙液減少，蒸発亢進，上皮の水濡れ性の低下，瞬目時の摩擦の亢進を考えることができる（**図2**）．瞬目時の摩擦の亢進は，たとえば重症涙液減少では眼表面の悪循環を増強する橋渡しのメカニズムにもなる（潤滑油としての涙液を欠くために，瞬目時にさらに上皮が障害されて悪循環が増強）．しかし，その一方で，瞼裂部の眼表面にまったく異常のない眼においても，眼瞼

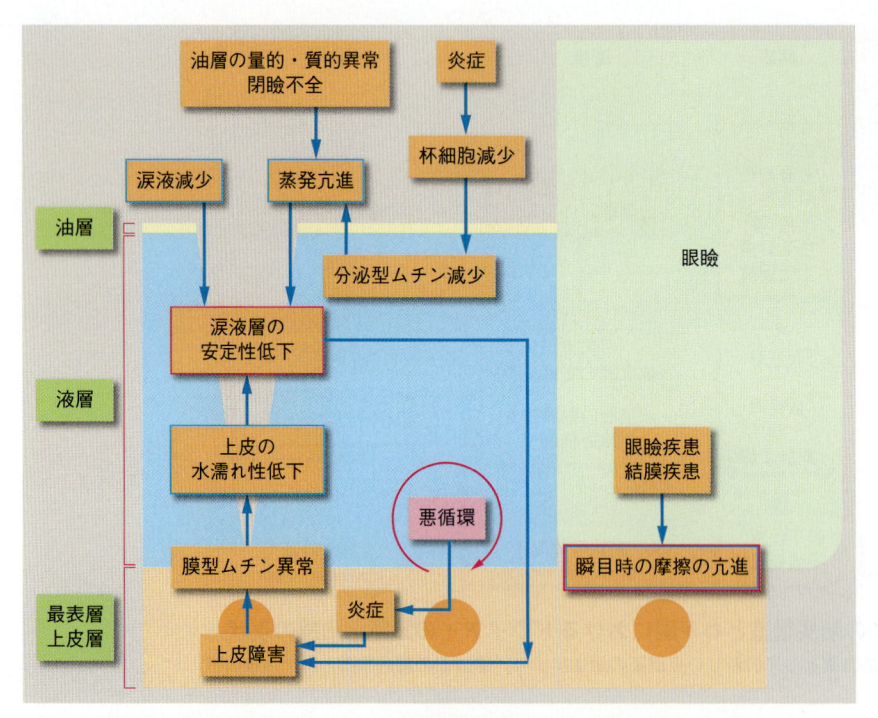

図2 ドライアイのコア・メカニズムの考えかた
ドライアイのコア・メカニズムとしては，①開瞼維持で悪化する涙液層の安定性の低下と上皮障害との間の悪循環，および②眼瞼結膜上皮と眼球表面上皮との間の瞬目時の摩擦の亢進に基づく悪循環がありうる．後者は，①の悪循環を増強する橋渡しのメカニズムにもなりうる．

下では，瞬目時に（眼瞼結膜）上皮-涙液-（眼球表面）上皮の間で悪循環が形成される病態があり，この意味において，ドライアイのもう一つの悪循環を形成しうる．この理解は，ドライアイの定義や診断基準にも関係するため，今後の検討課題といえる．

いずれにしても，本書の後半部分では，①リスクファクター，②橋渡しのメカニズム，③コア・メカニズム，④症状という，ドライアイの階層構造を意識して目次立てを行って，さまざまなトピックスを解説していただいているため，読んでいる内容が階層構造のどこに相当するかを考えることで，ドライアイに対する理解がさらに深まると思われる．

ドライアイ診療の現状と近未来

以下には，グローバルスタンダードをめざすわが国のドライアイの考え方の現状と近未来について筆者の考えるところを述べてみたい．ご批判を仰げれば幸いである．

ドライアイ治療の理想と限界：ドライアイの定義に基づけば，ドライアイ治療の理想像とは，まず，自覚症状を可能な限り正確に聴取

し，涙液層と眼表面上皮の悪循環（コア・メカニズム）を評価して，症状に至るメカニズムを構築し，自覚症状の軽減をエンドポイントとしながら，最も効果的な治療をメディカルとサージカルの両面から考えることである（**図1**）．すなわち，個々の眼に応じたテーラーメードの病態生理の構築と治療が，最も効果的なドライアイの治療戦略といえる．そして，もし可能ならば，悪循環に至る上流のリスクファクターを看破し，それを可能な限り減らして，ドライアイそのものを治癒に向かわせることができればいうことはない．しかし，実際の例においては，上流のリスクファクターが加齢性の要因であったり，全身疾患や眼疾患そのものであったり，あるいはそれらの治療に関係したり，さらにはVDT作業やコンタクトレンズ装用といったライフスタイルに関係するという理由で，リスクファクターの軽減にはおのずと限界がある．そのため，ドライアイ治療の現状は，眼表面の悪循環を効果的に治すことに向けられる．

コア・メカニズムの考えかたとその評価における問題点：先に述べたように，ドライアイのコア・メカニズムである涙液と角結膜上皮の悪循環には二つを想定できる．

一つは，目にみえやすいメカニズム，すなわち，涙液層と角膜表面上皮との間に生じる悪循環である．この悪循環は，涙液層の安定性の低下と角膜上皮障害（あるいは，その結果としての角膜表面上皮の水濡れ性の低下）からなる悪循環であるため，涙液層をフルオレセインで染色することによって，目にみえる異常として可視化することができる．つまり，涙液層の異常，角膜表面上皮の異常は，ともに涙液層の破壊（BUTの異常）として表現される．そして，BUTの異常は，わが国のドライアイのコア・メカニズムの考えかたのなかで，近年最も重視されているものである[7]．

そして，もう一つの悪循環は，（眼瞼結膜）上皮-涙液-（眼球表面）上皮との間で瞬目時に生じる摩擦が関与する悪循環である[8,9]．ここで涙液に求められる役割は，潤滑油としての作用である．この瞬目時の摩擦の亢進に相当する悪循環は，涙液層の安定性低下と表層上皮障害との間の悪循環に対しても，リスクファクターを橋渡しするメカニズムとして働く．したがって瞬目時の摩擦の亢進のメカニズムは，程度の差こそあれ，あらゆるドライアイに関与していると考えられる．しかし，このメカニズムは，摩擦の亢進を引き起こす涙液異常を評価しうる方法が存在しないため，瞬目時の異物感，眼痛といった症状や摩擦の結果としての上皮障害の所見をもって，それ

を看破しなければならない．また，涙液層の安定性低下に対しては，開瞼維持がリスクとなるのに対して，瞬目時の摩擦亢進は，閉瞼あるいは瞬目がリスクとなる．おそらく，この二つの異なる悪循環が，それぞれの比重を異にしながら，ドライアイ症状に関与していると思われる．したがって，個々のドライアイの病態をより正確に把握するためには，二つのコア・メカニズムを検出しうる信頼できる検査法が必要である．涙液層の安定性低下の診断には，フルオレセインBUT，インターフェロメトリを応用した方法[10]（non-invasive BUT[11]を含む），トポグラフィー[10,12]や波面収差解析[3,10]を応用した方法などがある．しかしながら，瞬目時の摩擦亢進を評価する方法についてはまったく欠如しており，新しい眼瞼圧の測定法[13]が考案されているにすぎない．そして，後者の病態を看破できていないこともまた，眼表面の知覚の加齢性変化[14]と同様，ドライアイにおける症状と所見との乖離を生む原因になっている可能性がある．

わが国と諸外国（特に米国）とのコア・メカニズムの考えかたの違い：これまで述べてきたように，わが国においては，ドライアイを涙液と角結膜上皮の慢性疾患としてとらえ，涙液層の安定性低下をコア・メカニズムの一翼として重視してきた．そして，この涙液層の安定性低下を重視して眼局所で治療しようというわが国の方向性は，TFOT（tear film oriented therapy）として結実しつつあり（図3）[15]，TFOTのための診断法であるTFOD（tear film oriented diagnosis）が，涙液破壊を詳細にみる評価法を糸口に発展しようとしている（図1）[7,15]．一方，米国を中心とする諸外国では，涙液層の安定性低下と眼表面の上皮障害をつなぐメカニズムとして，涙液の浸透圧上昇[16]と炎症[17]のメカニズムをもち込み，これらを重視してドライアイのコア・メカニズムを説明しようとする（図4）．そして，この両者の考えかたの違いが，これまでのドライアイの診療や研究に大きく関係してきた．すなわち，わが国では，ドライアイの診断においてはフルオレセインBUT（breakup time）の異常値や角結膜上皮障害が重視され，その治療では人工涙液やヒアルロン酸の頻回点眼，あるいは涙点プラグ治療が行われてきたのに対し，諸外国，特に米国では，その診断においては，涙液の浸透圧上昇が重視され[18]，治療においては，抗炎症に主眼が置かれてきた[17]．わが国と特に米国との考えかたがこれほど異なる臨床領域は少ないであろうが，ドライアイにおける涙液高浸透圧のルーツが米国にあることや，米国では，免疫抑制薬であるシクロスポリン点眼[17]がドライ

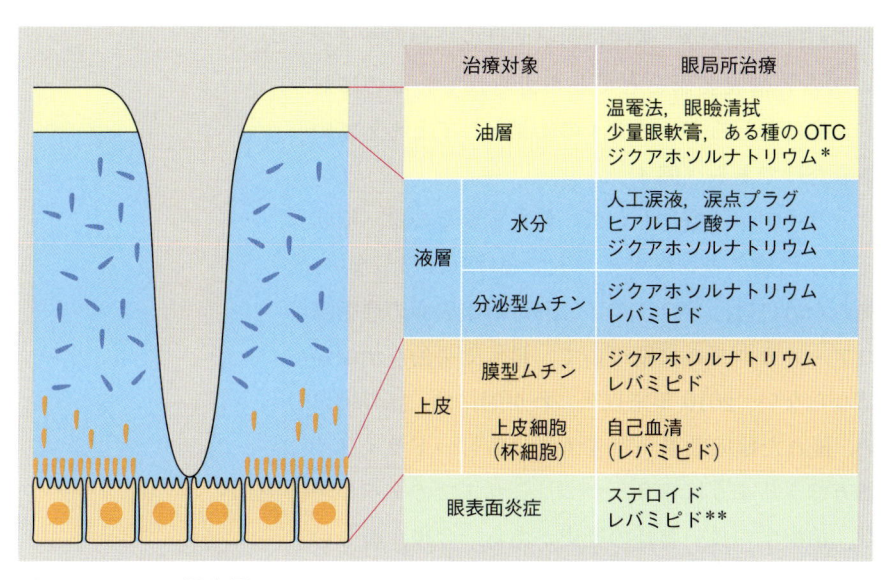

図3 TFOTの概念図

現在,わが国で利用可能な眼局所治療が並べられている.いずれも涙液層の安定性低下の改善に作用しうる.
 ＊ジクアホソルナトリウムは,脂質分泌や水分分泌を介した油層伸展促進により涙液油層機能を高める可能性がある.
＊＊レバミピドは抗炎症作用によりドライアイの眼表面炎症を抑える可能性がある.
("ドライアイ研究会"のウェブサイト http://www.dryeye.ne.jp/tfot/index.html)

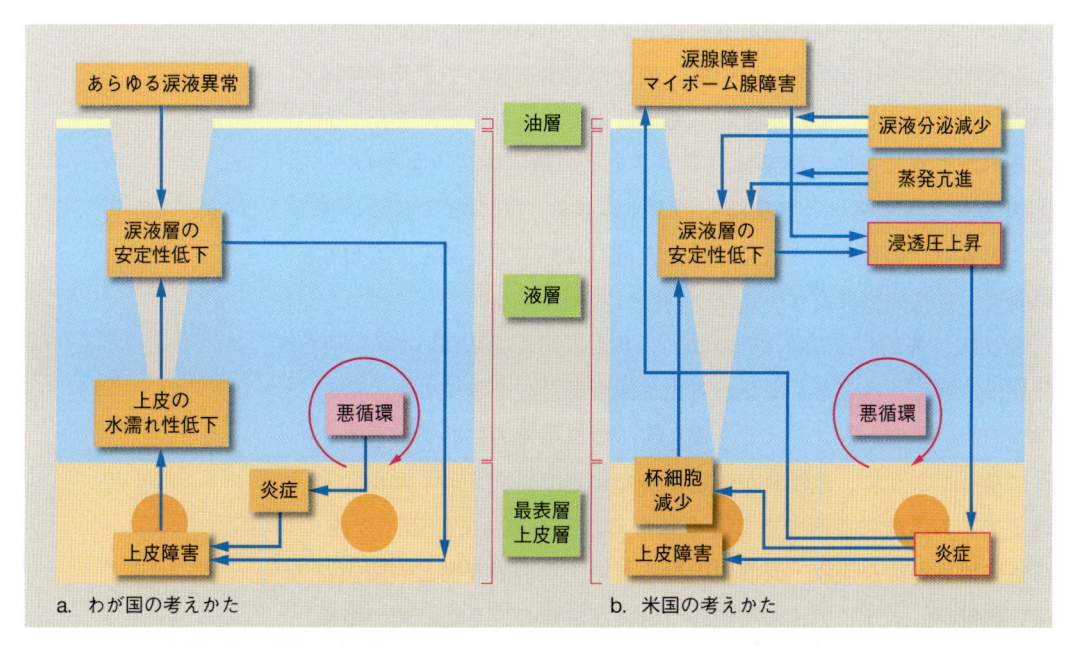

図4 わが国と諸外国(特に米国)とのドライアイのコア・メカニズムの考えかたの違い

特に炎症の考えかたが異なる.わが国(a)では,炎症を眼表面の悪循環の結果としてとらえるのに対し,特に米国(b)では,炎症をドライアイのコア・メカニズムの構成要素としてとらえる.また,涙液の浸透圧上昇もコア・メカニズムの構成要素としてとらえ,診断においてその測定を重視している.

アイの唯一の処方薬であるといった国内事情の違いが色濃く作用していると思えてならない.なお,わが国で,ドライアイの眼表面炎

症が軽視されているわけではない．米国においては炎症がドライアイのコア・メカニズムの構成要素としてとらえられているのに対し，わが国では，炎症はむしろドライアイの結果としてとらえているという違いがあるだけである（図4）．

いずれにせよ，ドライアイ診療において，最も重要なのは，症状の軽減であり，それが治療のエンドポイントでなければならない．そして，この目的のためには，ドライアイにおける眼表面の悪循環を深く理解し，コア・メカニズムに基づいて，最も効果的な治療が選択されなければならない．2010年末以来，わが国には，諸外国にはまだ存在しない，優れた臨床効果[19,20]をもつ，新しいドライアイ点眼薬が二種類処方できるようになり，かつ，これまでのドライアイに対する診断学，治療学の長い蓄積の歴史がある．今後，新しい点眼薬の最大活用[21]が新しい診断・治療の糸口を生み，コア・メカニズムのより深い理解へとつながり，さらによりよい治療法の開発を生む契機になることが大いに期待される．

まとめ

本書では，涙液，涙液層あるいはドライアイの理解に重要と思われるすべてのトピックスについて，最近の進歩を含めてドライアイのスペシャリストにそのポイントをまとめていただいた．また，先に述べたように本書の後半は，ドライアイの階層構造，すなわち，①リスクファクター，②橋渡しのメカニズム，③コア・メカニズム，④症状，の視点から読んでいただければ，どこを読んでも現在の研究，日常診療に役立つ知識が得られるに違いない．

筆者は，ドライアイが，そのコア・メカニズムに基づいてもっと簡便に診断できること，すなわち光干渉断層計の進歩により，その検査の担い手であるコ・メディカルも診断に積極的に参画できるようになったように，非侵襲かつ定量的な検査でコ・メディカルもドライアイの診断に参画できるようになることを願っている．今後，瞬目に伴う動的な涙液・涙液層の振る舞い，その眼表面との関係の深い理解が，ドライアイの簡便かつ的確な診断の道を切り開いてくれるのではないかと期待している．

（横井則彦）

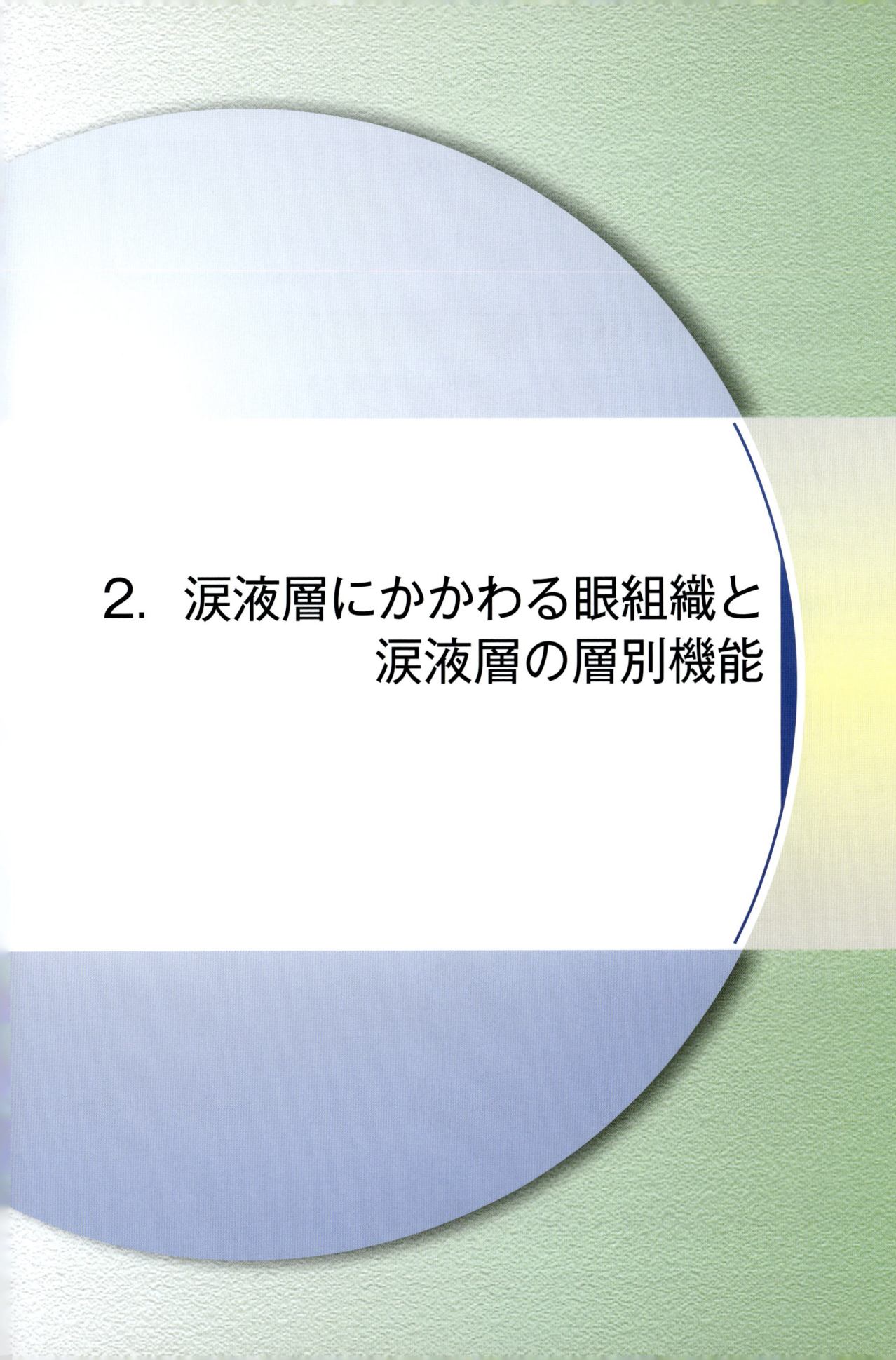

2. 涙液層にかかわる眼組織と涙液層の層別機能

眼瞼縁の構造とそのとらえかた

眼瞼縁の解剖（図1）と生理

　眼瞼には軟骨組織である瞼板があり，その瞼板内には皮脂腺であるマイボーム腺（瞼板腺）が上眼瞼に30〜40，下眼瞼に20〜30存在している．正常なマイボーム腺開口部の形状はフラットで同心円状のfluid cuff構造になっており，通常一列構造をとるが，時にpiano key patternと呼ばれる二列構造をとることがある（図2）．また，外麦粒腫が生じる部位であるZeis腺（睫毛脂腺）とMoll腺（睫毛汗腺）がある．正常ではマイボーム腺開口部の並びよりも眼球側に粘膜皮膚移行部（muco-cutaneous junction；MCJ）が存在し，MCJから瞼板下溝までの眼表面と最も密接している部分は，近年Korbらによってlid-wiperと命名されている[1]．

　涙液と眼瞼縁との関連を考える際，瞬目は非常に大切な因子である．リズミカルな完全閉瞼と開瞼が行われることによって，涙液は

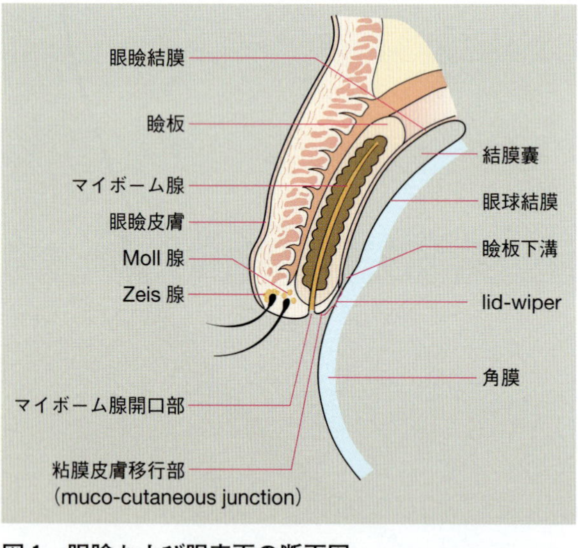

文献はp.382参照．

図1　眼瞼および眼表面の断面図
正常では，マイボーム腺開口部よりも結膜側に粘膜皮膚移行部（MCJ）が存在し，MCJから瞼板下溝までの間は，lid-wiperと呼ばれ，眼球側の眼表面と最も密着している部位にあたる．

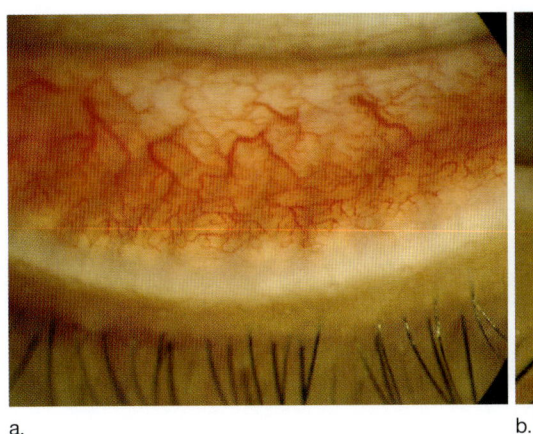

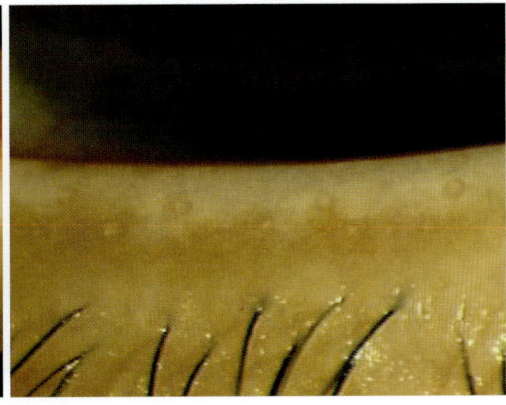

図2　正常マイボーム腺開口部所見
開口部はフラットかやや陥凹しており，同心円状の fluid cuff 構造をとる．通常，開口部は一列（a）であるが，時に piano key pattern と呼ばれる二列構造（b）をとることがある．

涙腺から分泌され，涙点から排出される．瞬目によって，マイボーム腺脂質の分泌も促される．不完全閉瞼や眼瞼下垂は，これらの眼表面涙液分泌交換システムに悪影響を与え，眼表面や眼瞼縁にさまざまな障害を及ぼす．また，過度の涙液減少症や結膜弛緩症が存在すると，瞬目は逆に摩擦を生む因子となり，時に眼表面や眼瞼縁の角結膜上皮障害や炎症を惹起する．

マイボーム腺：涙液層の安定性に寄与

マイボーム腺脂質は閉瞼時に分泌され，開瞼と同時に涙液液層の最表層に広がる．液層（涙液水層）上に広がった油層は液層の蒸発を防ぐ役割を担う一方，マイボーム腺開口部付近に分泌されている油脂は，眼瞼縁において涙液が皮膚側へ溢れるのを防ぐ役割があると考えられている．このようにマイボーム腺脂質は，涙液の安定化に寄与している．

マイボーム腺開口部は，マイボーム腺機能不全（meibomian gland dysfunction；MGD）の状態に陥った場合，マイボーム腺分泌物に異常が生じて，開口部にはさまざまな異常所見がみられる（図3）．

muco-cutaneous junction（MCJ）

MCJ は，フルオレセインなどによって明瞭な line として観察され，Marx's line[2] と呼ばれている．Marx's line は，MGD，結膜弛緩症，眼瞼縁炎などの影響を受けて，その走行位置が変化することが知られている[*1]．

[*1] 本巻 "Marx's line について教えてください"（p.14）を参照されたい．

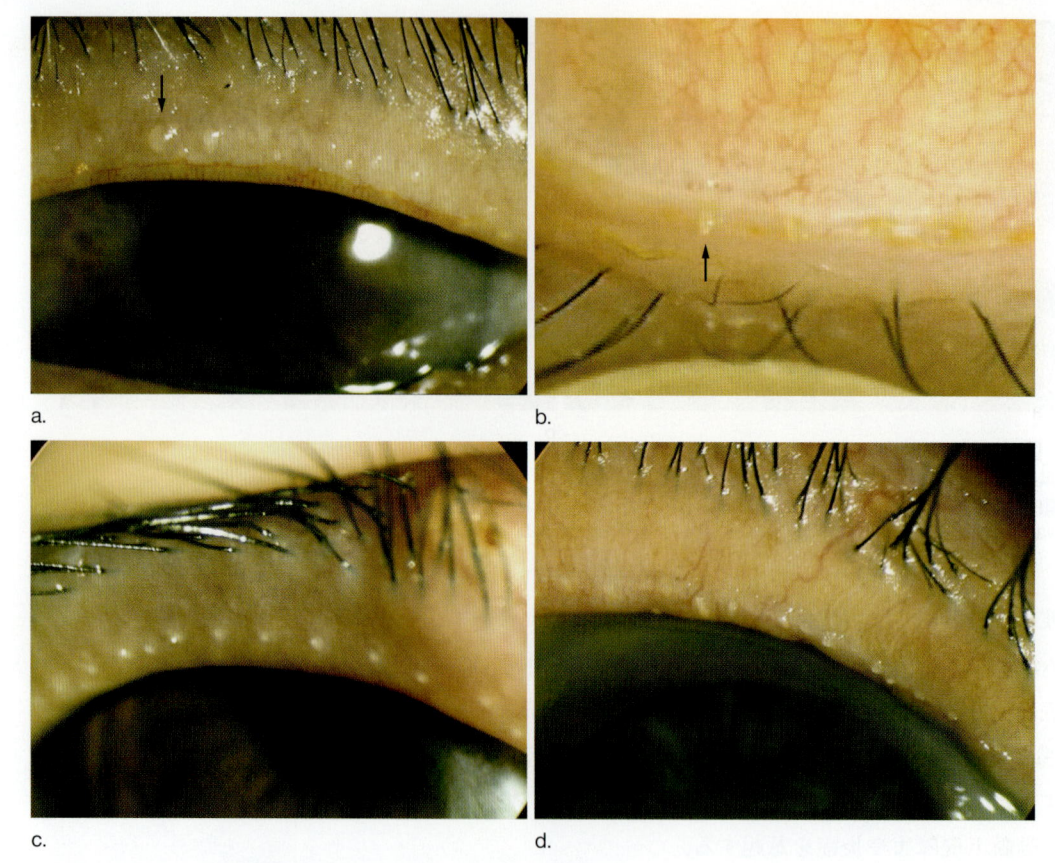

図3 マイボーム腺機能不全のマイボーム腺開口部所見
a. capping. マイボーム腺脂質が開口部で被膜をつくって固まっている.
b. pouting. マイボーム腺導管上皮細胞などが角化して，マイボーム腺開口部から排出されかかっている.
c. plugging. 角化物がマイボーム腺開口部をびまん性に閉塞させている.
d. ridge. マイボーム腺炎や眼瞼縁炎による慢性的なマイボーム腺開口部の閉塞状態持続により，マイボーム腺開口部の配列が乱れ，開口部間の上皮がつながったように隆起している.

lid-wiper：眼球表面との摩擦を生むところ

　Korbらは，上眼瞼の瞼板下溝からMCJにかけての領域が，眼表面を掃く（wipe）ように動くため，この部位をlid-wiperと命名し，当初，ドライアイ症状を有するソフトコンタクトレンズ（SCL）装用者に，高率にこの部位の上皮障害を認めることから，lid-wiper epitheliopathy（LWE，図4a）と名づけた[1]．白石らは，ドライアイ確定例の18.7％にLWEを認めたが，非ドライアイ例の10.0％にもLWEを認め，かつLWE発症頻度と涙液諸検査との間に有意な相関がみられなかったことから，LWE発症とドライアイの因果関係は不明であるとしている[3]．また，Korbら，白石らはともに，若年者ほどLWE発症頻度は高いとしていることから，lid-wiper部と眼球と

a.　　　　　　　　　　　　　　　　　　　b.

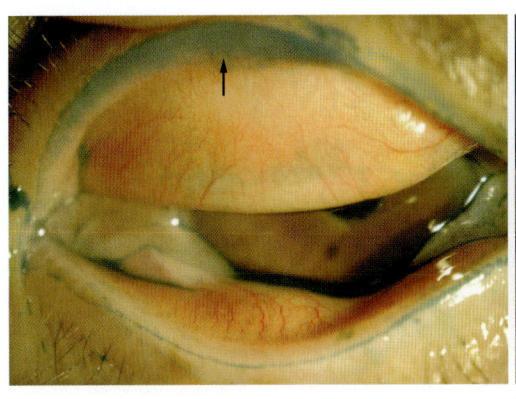

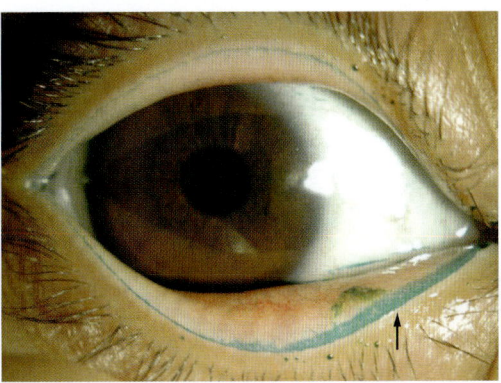

図4　LWE と LWE 様病変
a. lid-wiper epitheliopathy（LWE）.
b. 下眼瞼縁内側にみられる LWE 様病変．ともにリサミングリーン B で染色している．
（白石　敦ら：ドライアイ症状患者における lid-wiper epitheliopathy の発現頻度．日本眼科学会雑誌 2009；113：596-600．）

の密着性は，若年者においてより高いのではないかと推察される．さらに，白石らは，下眼瞼縁内側にも高頻度（全対象中 33.0％）に LWE 様病変（**図4b**）が認められる[3]ことを発見し，上眼瞼の LWE を認める症例の 95.8％，さらにそのなかの CL 装用者の 100％に同病変がみられたとしている．下眼瞼は開閉瞼時に水平方向にシフトするため，特に下眼瞼内側において眼瞼・眼球間の摩擦が亢進し，LWE 様病変が発症している可能性がある．

（山口昌彦）

クリニカル・クエスチョン

Marx's line について教えてください

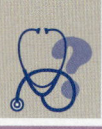

Answer 1924 年，オランダの眼科医 Eugen Marx が，眼瞼縁にフルオレセインやローズベンガルで染色される line が存在することを発見し，命名した[1]ことに端を発しています．Marx's line（ML）は，若年健常者ではマイボーム腺開口部よりも後方（眼球側）に，眼瞼縁に平行でスムースな line として観察され（**図1**），粘膜皮膚移行部（muco-cutaneous junction；MCJ）の結膜側（眼球側）に生じるある一定の幅をもった結膜上皮障害の line であることがわかっています[2,3]．

文献は p.382 参照．

年齢とともに移動する

Norn は，ML は若年健常者では前述のように観察されるが，中高年者では irregular な走行になるとし，ML の加齢性変化について記している[4]．また，Yamaguchi らは ML とマイボーム腺開口部との位置関係の変動を grading（**図2**）し，加齢性変化について検討したところ，ML は加齢に伴い有意に grade が上昇する，すなわち前方移動し，男女差もないことが明らかとなった[5]．また，ML を鼻側，中央，耳側の3か所に分けて加齢性変化を検討したところ，若年者では3か所それぞれの grade に差はないが，加齢とともに鼻側と耳側の grade は有意に高くなり，特に耳側において顕著であった[5]．

マイボーム腺機能とともに移動する

Norn は，眼瞼縁炎や結膜炎などの炎症性疾患においても，ML は

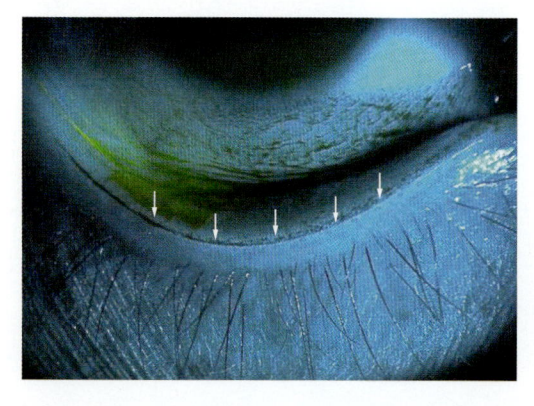

図1 Marx's line（若年健常者）
若年健常者では，フルオレセイン染色によってマイボーム腺開口部の並びよりも眼球側（結膜側），すなわち粘膜皮膚移行部の結膜側に，ある一定の幅をもったスムースな結膜上皮 line（矢印）として観察される．

grade 0	grade 1
Marx's line がマイボーム腺開口部の並びよりも眼球側に存在し，どの部位においても line が開口部には接触していない．	Marx's line が一部のマイボーム腺開口部に接触している．
grade 2	grade 3
Marx's line がほぼすべてのマイボーム腺開口部に一致して走行している．	Marx's line がすべてのマイボーム腺開口部を越えて皮膚側に形成されている．

（grade 3 画像内ラベル：meibomian orifice（マイボーム腺開口部））

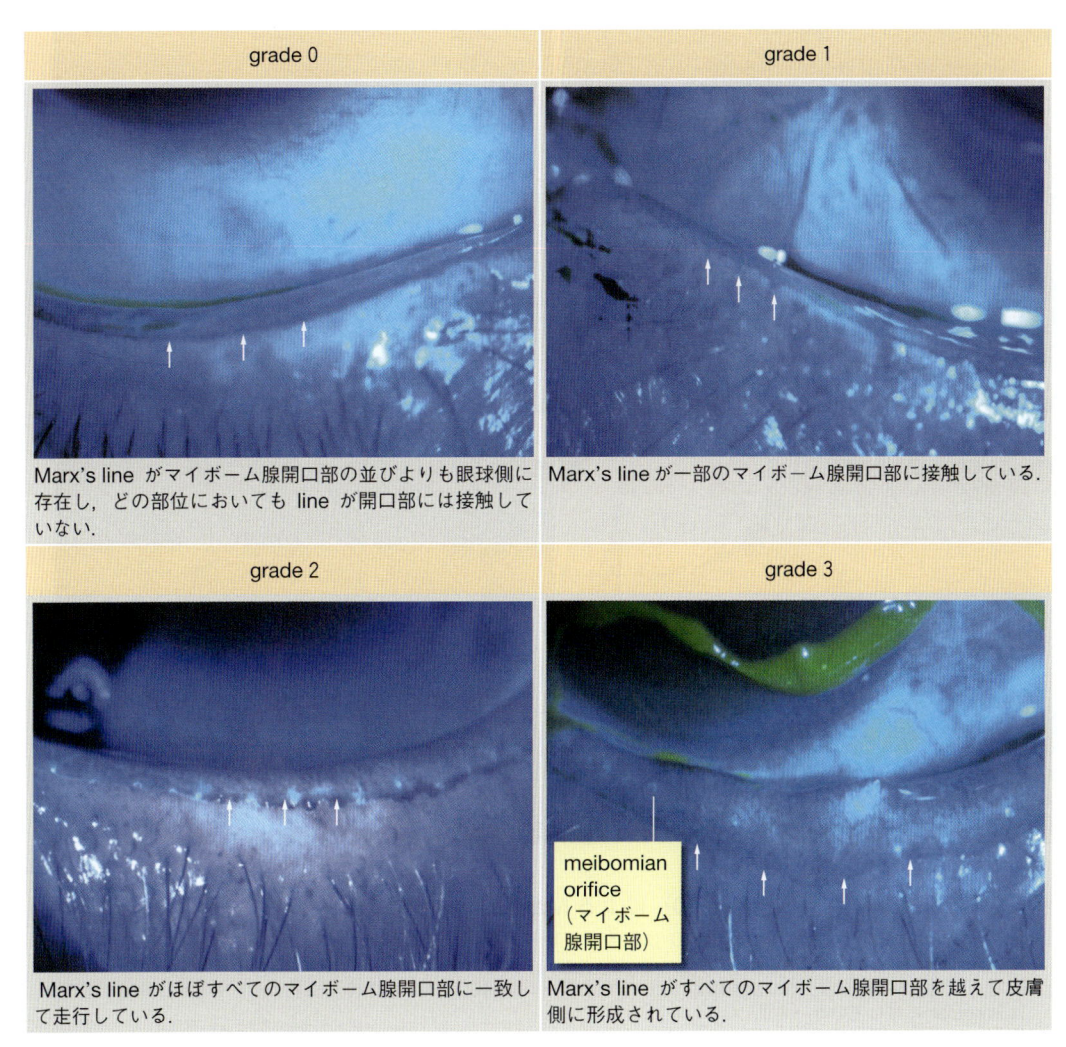

図2 Marx's line の grading
Marx's line とマイボーム腺開口部との位置関係によって grading されている．

irregular になることを指摘している[4]．Yamaguchi らは，前述の ML grading を用い，従来からのマイボーム腺機能検査であるマイボグラフィ，およびマイボーム腺圧出物の性状の grading と比較検討したところ有意な相関が認められ，ML はマイボーム腺機能の低下に伴って皮膚側へ前方移動することがわかった（図3）．

移動は何を表しているのか？

一方，下方結膜弛緩症の悪化とともに ML は前方移動するという報告[6]がある．また，ML は MCJ の結膜側に生じる，ある一定の幅をもった結膜上皮障害の line であり，常に涙液メニスカスと接している部分でもあることから，涙液メニスカスの涙液が蒸発して生じ

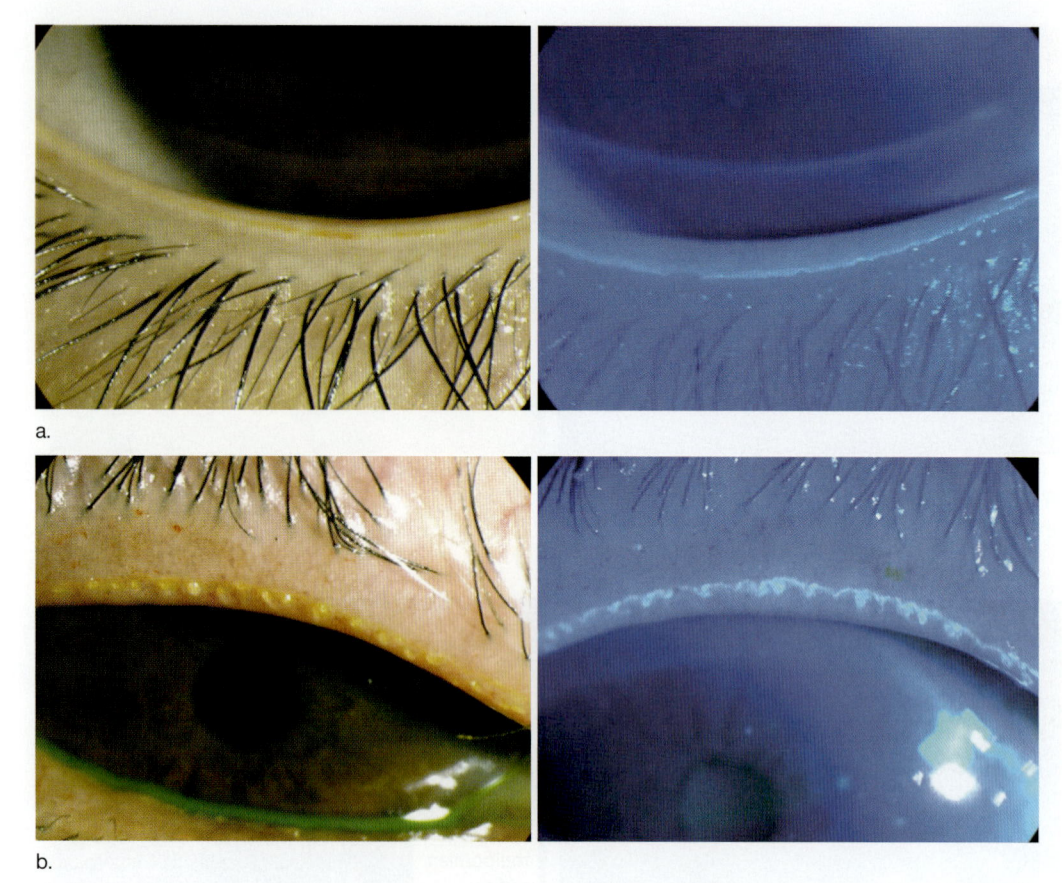

図3 マイボーム腺機能不全（MGD）による Marx's line の移動
a. 40歳，男性．非 MGD では，ML grade 0（ML がマイボーム腺開口部の line よりも眼球側にスムースに形成される）を示す（右図）．
b. 60歳，男性．MGD では，ML grade 2（ML がマイボーム腺開口部の line 上に形成される）を示し，line の走行は irregular になっている（右図）．
MGD：meibomian gland dysfunction

る solute gradient（溶質勾配）が関与しているのではないか，という仮説[3]もある．これらのことから，ML の前方移動は，マイボーム腺機能不全や結膜弛緩症などによって生じる眼瞼縁と涙液メニスカスの環境変化が複雑に絡みあって起こっている可能性が考えられる．

（山口昌彦）

涙腺の構造と機能

構造

　涙腺には主涙腺と副涙腺（Krause 腺，Wolfring 腺）がある．副涙腺は主涙腺よりもはるかに小さな腺であり，上下の眼瞼結膜下に広く多数存在する[*1]．本項においては，涙腺機能の大部分を担当する主涙腺を"涙腺"として解説する．

　涙腺は，眼窩前縁の上外側部に存在し，上眼瞼挙筋の停止腱膜によって眼窩部と眼瞼部の二葉に分けられる[*2]．眼窩部涙腺は，前頭骨涙腺窩と呼ばれる骨性のくぼみに比較的強固に癒着しており，大きさと形はアーモンドにたとえられる．眼瞼部涙腺は上結膜円蓋の粘膜下からやや上前方の眼瞼内に位置し，大きさは眼窩部涙腺の約半分である．ヒト涙腺はとてもやわらかい組織で，周囲は脂肪組織に包まれている．そのため，涙腺自体は薄い線維性被膜をもつものの，周囲脂肪組織との境界はややわかりにくいとされている．

　涙液を眼表面に排出するための導管は，観察が難しいためにいまだ議論があるが，おおむね 10 本以上あると考えられており，眼窩部涙腺，眼瞼部涙腺とも上結膜円蓋付近に開口する（図1，表1）．

組織

　涙腺はいわゆる外分泌腺の一つであり，さらさらの液体（漿液成分）を分泌する漿液腺に分類される．全体的な組織構築は，分泌物を産生する細胞からなる終末部とそれをとり囲む筋上皮細胞，分泌物を目的部位まで送り出す導管からなり，ブドウの房の形にたとえられる．終末部は，袋状の構造をとり，腺房と呼ばれる．腺房は内腔をもち，内腔は導管に連なる[*3]．筋上皮細胞は腺房周囲をとり囲み，その様子から"かご細胞"とも呼ばれる．筋上皮細胞は，上皮由来の細胞であるにもかかわらず細胞質に平滑筋線維を有し，自律神経などによる刺激を受けて収縮することで腺房を収縮させ，腔内へ分泌物を押し出す作用がある．この腺房と導管からなる上皮組織の周囲には間質があり，上皮組織とは基底膜により隔たれる．その

[*1] 副涙腺
副涙腺の組織構造は，涙腺と同様とされている．Wolfring 腺は瞼板縁にあり，上下眼瞼結膜部に開口している．Krause 腺は結膜円蓋部に存在し，開口している．

[*2] 涙腺の血流支配
涙腺へは，眼動脈の分枝である涙腺動脈が分布している．静脈は，眼静脈に流入する．

[*3] 涙腺の組織分類
開口部に導管が連なり，長い袋状の終末部（腺房）に向かって分枝を繰り返す涙腺の組織構造は，組織学的に"分枝複合管状胞状腺"に分類される．

図1 眼球周囲の外分泌腺と位置関係

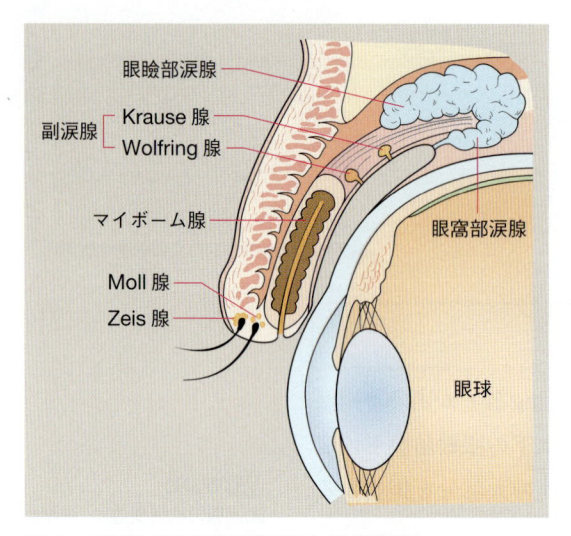

表1 眼球周囲の外分泌腺

腺の種類	腺の名称		位置
漿液腺	涙腺		眼窩部と眼瞼部に分類
	副涙腺	Krause 腺	上下の結膜円蓋部
		Wolfring 腺	上眼瞼の瞼板上部
	アポクリン汗腺(Moll 腺)		上眼瞼の睫毛の毛根付近
粘液腺	杯細胞		眼瞼結膜
脂腺	マイボーム腺		瞼板内
	Zeis 腺		睫毛に付属

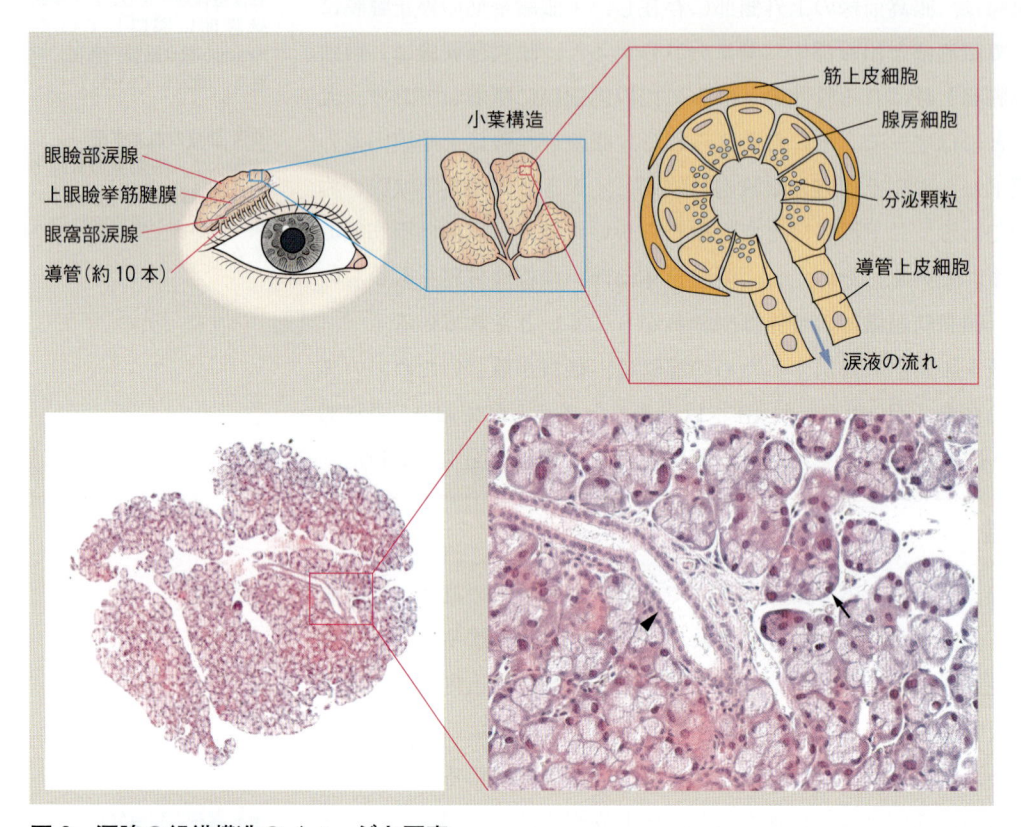

図2 涙腺の組織構造のイメージと写真
上段：涙腺の肉眼的構造から組織学的構造へのイメージ．
下段：マウス涙腺のヘマトキシリン・エオジン染色像．弱拡大において小葉構造，強拡大において腺房（矢印）と導管（矢頭）が観察される．

ため，腺房細胞は腺房内腔に面する腺腔側と，基底膜に面する基底側という極性をもつ．間質には，血管や神経が走行するほか，疾患

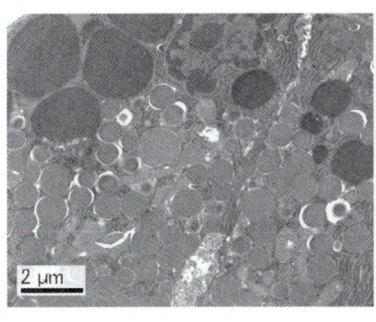

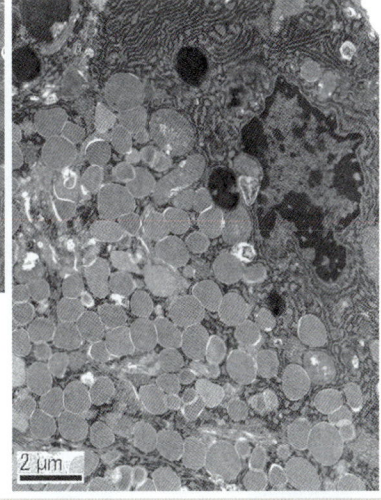

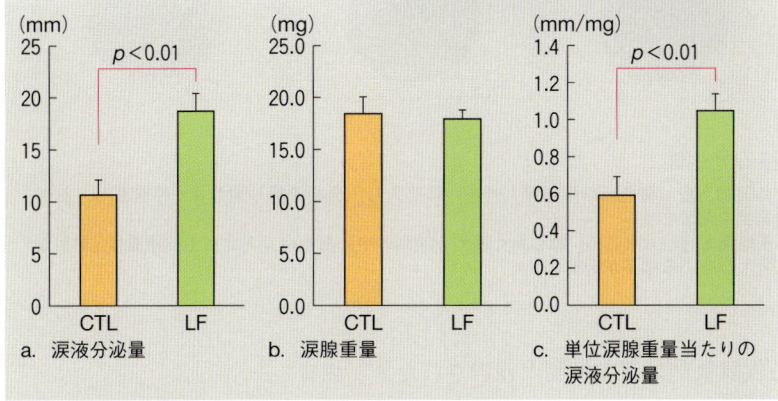

図3 電子顕微鏡によるマウス腺房細胞の観察と，ラクトフェリン摂取による涙腺機能の保持

上段：左図は加齢したマウス涙腺．分泌顆粒は大きく，貯留しており，色調が濃いものも観察される．右図はラクトフェリン摂取をしたマウス涙腺．分泌顆粒は小さく，色調もそろっており，加齢性変化が抑制されている．
下段：a．CTL（老齢群）とLF（ラクトフェリン摂取群）のSchirmerテストによる涙液分泌量の比較．
　　　b．CTLとLFでは涙腺重量は変わらない．
　　　c．LFの単位涙腺重量当たりの涙液分泌量は，CTLと比較して有意に増加しており，加齢による涙液分泌の低下を抑制したことが示唆された．

によっては免疫系細胞の浸潤を認める（**図2**）．

　電子顕微鏡によって涙腺腺房細胞を観察すると，細胞質に分泌顆粒を認める．分泌顆粒には腺房細胞で合成された蛋白質が含まれ，分泌刺激により腺腔側に移動し，開口分泌される．マウスにおける研究では，これらの顆粒は漿液性（serous），漿粘液性（seromucous）粘液性（mucous）に分類される．加齢（aging）により涙腺腺房細胞の漿液性顆粒が減少し粘液性顆粒が増加すると報告されており，加齢に伴う涙腺の分泌機能低下と関連した現象である可能性が示唆された[1]．近年の抗加齢研究では，マウス食餌のカロリー制限やラ

文献は p.382 参照．

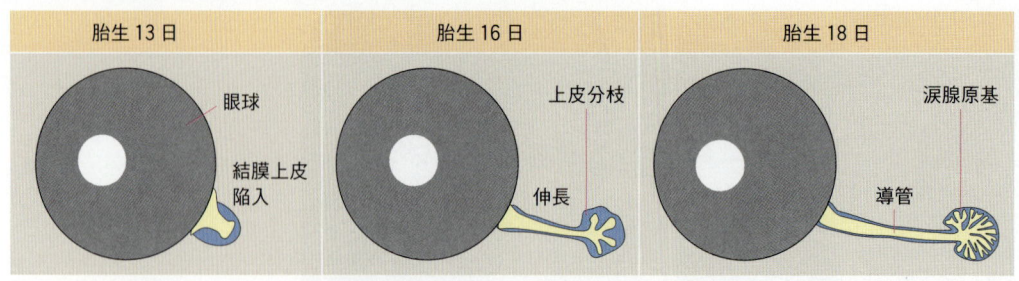

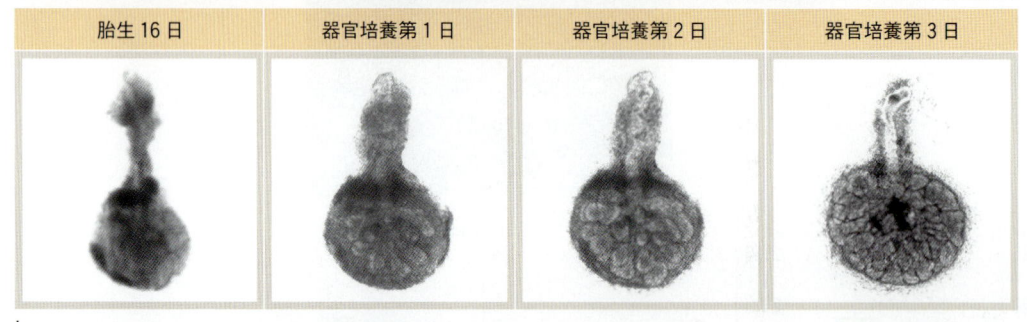

図4 マウスにおける涙腺の発生像
a. 涙腺発生のイメージ．マウス涙腺上皮（黄色）は間葉側（青色）に陥入し，分枝を繰り返しながら伸長し，胎生19.5日にはその基本構造の発生を完了する．
b. マウス涙腺原基の摘出と器官培養を行ったところ，黒く丸くみえる間葉の中にある白くみえる上皮組織が，器官培養により分枝を繰り返し，発生している様子が観察された．

クトフェリン摂取による涙腺機能低下の抑制が報告された[2,3]．カロリー制限における抗老化メカニズムとして，酸化ストレスや炎症の抑制，成長ホルモン／IGF-1／インスリンシグナルやサーチュイン遺伝子の関与が報告されているものの，詳細は明らかではない．涙腺における加齢性変化の解明は，高齢社会に伴い増加が予測されるドライアイの克服のために，今後の研究のさらなる進展が求められる分野である（**図3**）．

発生

ヒト涙腺は胎生第5～6週ころに上眼瞼結膜の外側上部（これは成人における涙腺導管の開口部付近にあたる）から，複数の上皮の発芽（budding）を認め，上皮下に伸展し，分枝を進行させることで腺構造へ発生する．涙腺の発生過程は，上皮間葉相互作用による双方向シグナルにより進行すると考えられており，これまでのマウスにおける研究では，眼球発生に重要な転写因子であるPAX-6やfibroblast growth factor（FGF）-10，bone morphogenic protein（BMP）-7が，涙腺の発生において発芽の誘導と伸長，分枝の形成

に重要であることが示されている[4-6]．現在，筆者らは涙腺の発生過程を，プログラミングされている涙腺原基細胞を用いることにより人工的に涙腺原基を作製し，移植することで機能的な涙腺を再生する技術開発を行っており[7]，涙腺の発生過程の分子的解明は，今後期待される，涙腺再生によるドライアイへの治療アプローチの確立に大きく貢献する可能性がある（図4）．

機能（1）水の分泌

涙腺からは毎分約 1〜2 μL の涙液が分泌されている．これまでに，涙液には常時分泌される基礎分泌と，刺激によって分泌される反射性分泌があると考えられてきたが，現在では両者は厳密には区別できないとされる．涙液は 98％ が水分であり，涙液の電解質組成は，K^+ 濃度が比較的高い以外は，全体として血清に類似している．正常の涙液浸透圧は約 300 mOsm/L とされているが，変動があり，測定条件により異なる．

涙腺における涙液分泌は副交感神経系の顔面神経，三叉神経，そして交感神経によりコントロールされている．涙腺への涙液分泌刺激は，主に副交感神経を介しているといわれている．副交感神経の主な遠心路は，顔面神経運動核の一つである上唾液核の近傍（涙腺核とも呼ばれる）から起始し，顔面神経のなかに含まれる中間神経を経て顔面神経の膝状神経節に至る．膝状神経節から大錐体神経がでて，これが深錐体神経と交わり，翼突管神経となり翼口蓋神経節に達する．ここでシナプス結合した節後線維は，上顎神経から分枝した頬骨神経と合流し，涙腺神経に入り涙腺に至る．涙腺は交感神経の支配も受けており，α_1 および β_1 受容体作動作用によりわずかに蛋白分泌が増加するとされるが，詳細はまだはっきりとはわかっていない．知覚神経である三叉神経は，三叉神経節を通って第一枝から涙腺神経に入り涙腺に至る．角膜を刺激した場合の涙の分泌は，この知覚路を通って起こる．

涙腺における水分泌機構は，古典的には透出分泌とされていたが，その解明はアクアポリン（aquaporin；AQP）分子の発見により進展した．AQP は水を選択的に通過させる水チャネル分子であり，涙腺上皮細胞の基底側の細胞膜に AQP3 が発現し，腺腔側の細胞膜には AQP5，AQP8 が発現していることから，涙液の水分泌に関与するとされている[8]．Sjögren 症候群のマウスモデルでは，AQP5 の発現が弱くなっていることが報告され，重症ドライアイにおける涙液機能

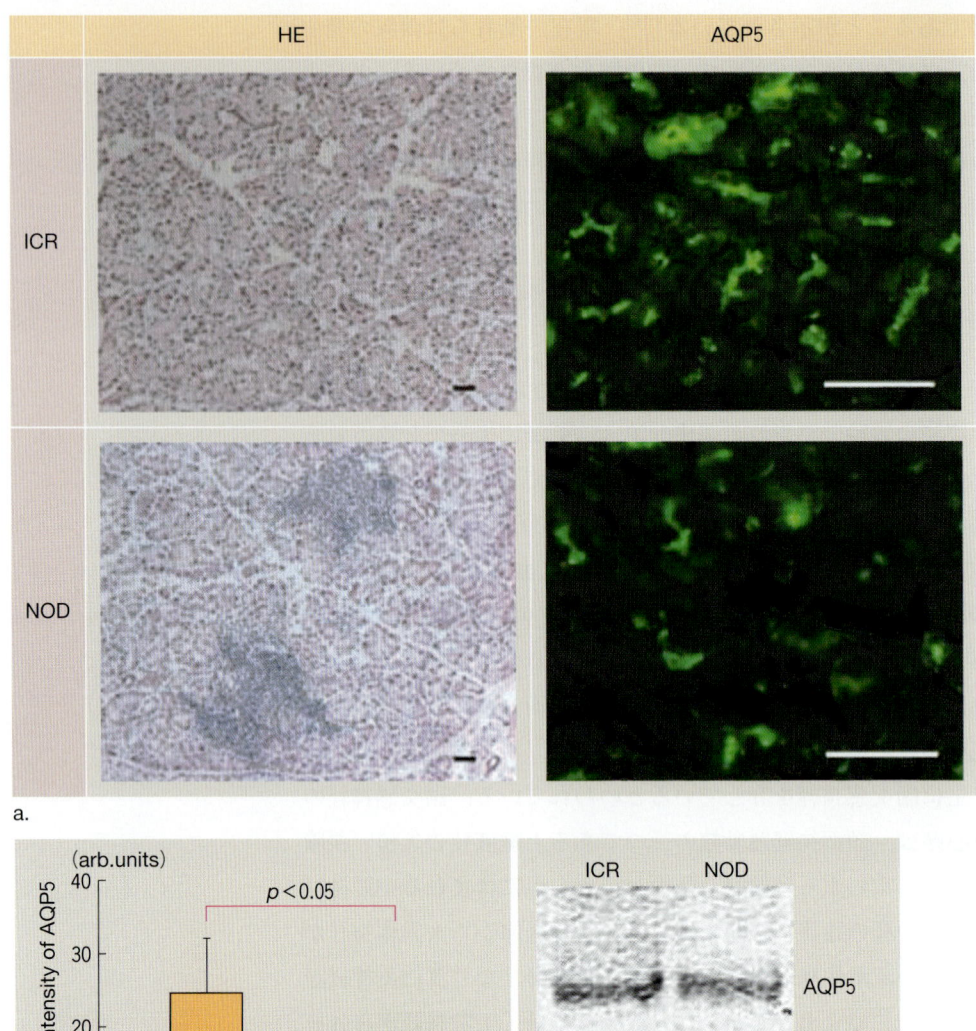

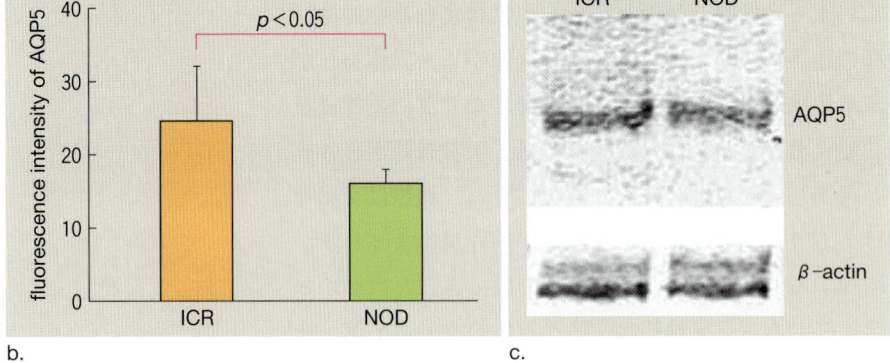

図5 マウス涙腺におけるアクアポリン-5（AQP5）の発現

a. 上段は正常コントロール（ICR）．AQP5は腺房内腔側に強く発現している（緑色の部分）．下段のSjögren症候群のモデルマウス（NOD）では，ヘマトキシリン-エオジン（HE）染色において細胞浸潤があり，AQP5の分布は変化している．
b, c. NODにおいて，ICRと比較してAQP5の発現の減少していることが示唆された．

低下のメカニズムとの関連が示唆されている（図5）[9]．

機能（2）分泌型IgA，リゾチーム，ラクトフェリンなどの防御因子の分泌

涙液の主な機能として外界からの生体防御作用が挙げられるが，

これらを担う因子のいくつかは涙腺から分泌される．免疫グロブリンである IgA のうち，分泌型 IgA は，涙液，乳汁，消化管粘液などに存在し，各種病原菌や常在菌の定着阻止や毒素の中和などにより感染防御に働く．IgA を産生するリンパ組織は，涙腺では間質，結膜では粘膜下組織に存在し，眼表面に広く分泌される．リゾチームは，細菌の細胞壁を分解する作用をもち，好中球やマクロファージから分泌される．ラクトフェリンは細胞の増殖に必要な鉄と結合することにより細菌増殖を阻止する作用をもち，涙腺上皮細胞によって直接産生され，涙液中に分泌される[*4]．

機能（3）細胞増殖因子の分泌

涙液中には EGF (epidermal growth factor) や HGF (hepatocyte growth factor) が存在し，これらの因子は涙腺で産生され，眼表面保護や創傷治癒に関与すると考えられている[10]．

機能（4）ムチンの分泌

涙腺は眼表面におけるムチンの産生にも関与すると考えられている．ムチンには角膜や結膜の上皮細胞に発現する MUC1, 4, 16 などの膜結合型ムチンと，杯細胞から分泌される MUC5AC などの分泌型ムチンがある．涙腺においては，MUC1, 5AC, 5B, 7 などの発現が mRNA レベルでの解析で報告されているが，このうち，涙腺から分泌される機能性のムチンは，MUC7 が中心であると考えられており，涙液における役割に関して今後の研究の進展が期待されている[11][*5]．

> **[*4] 涙腺由来蛋白質**
> 涙腺由来蛋白質は，分泌型 IgA のように涙液の分泌量と無関係に，細胞の蛋白合成量によって分泌量が決まる constitutive protein と，ラクトフェリンのように腺房細胞内に貯留し神経刺激により分泌が亢進する regulated protein に分けられる．

> **[*5] 膜結合型ムチンと分泌型ムチン**
> 膜結合型ムチンは角結膜上皮細胞のひだ (microplicae) に発現し，糖衣を形成して涙液を眼表面に安定的に保持することにより，病原体の侵入を防ぐ．これに対して分泌型ムチンは，涙液の水層中に広く分布して，涙液蛋白質の安定化などに機能すると考えられている．

カコモン読解　第19回　一般問題1

情動に伴う反射性の涙液分泌を行うのはどれか．
a 主涙腺　　b Krause 腺　　c Moll 腺　　d Wolfring 腺　　e Zeis 腺

解説　主涙腺と副涙腺，眼瞼にある人名のついた腺の役割を問う問題．涙液分泌には，古典的に反射性分泌（刺激からの防御反応），情動性分泌（感情に伴う），基礎分泌がある．反射性分泌と情動性分泌は主涙腺により行われる．Krause 腺と Wolfring 腺といった副涙腺は，主に涙液の基礎分泌にかかわり，全涙液の約 10％ を分泌する．Moll 腺は睫毛腺とも呼ばれるアポクリン汗腺であり，Zeis 腺は睫毛に付属する毛包腺で脂腺の一つであるため，涙液分泌は行わない．

模範解答　a

（平山雅敏，川北哲也）

マイボーム腺の構造と機能

マイボーム腺は脂質を分泌し，涙液の油層の供給源として重要である．この油層は，涙液の表面張力の低下，涙液の蒸発防止など，涙液が膜として安定であるために重要である．本項ではマイボーム腺の解剖と機能について概説する．

マイボーム腺の解剖

マクロ解剖：マイボーム腺は，瞼板腺とも呼ばれ，瞼板という密な結合組織の中に存在し，脂質を分泌する腺である（**図1**）．皮脂腺が特殊に分化したものと考えられるが，毛包に付属する皮脂腺とは異なり，独立した脂腺である．マイボーム腺は，瞼板の中を垂直に走る長い導管と多数の腺房からなる．導管の数は，上眼瞼で約30～40個，下眼瞼で約20～30個である．導管は眼瞼縁の睫毛より後方で開口する．瞼板は瞼結膜を介して眼球表面に接しており，眼球の形状に沿うように弯曲している（**図2**）．個々の腺の長さは，上眼瞼中

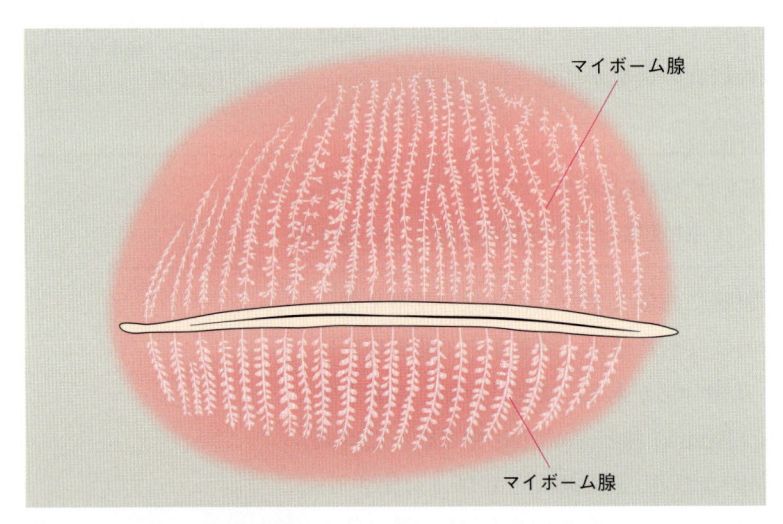

図1 マイボーム腺の解剖
マイボーム腺は瞼板の範囲に一致して分布する．上眼瞼のほうが下眼瞼より約2倍ボリュームがある．
（Knop E, et al：The international workshop on meibomian gland dysfunction：report of the subcommittee on anatomy, physiology and pathophysiology of the meibomian gland. Invest Ophthalmol Vis Sci 2011；52：1938-1978.）

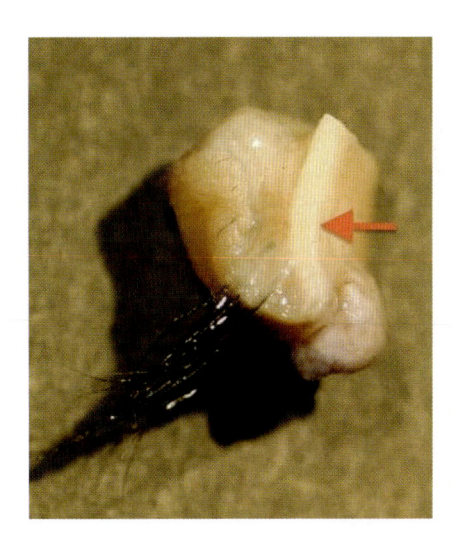

図2 上眼瞼のマクロ像

眼瞼は前葉と後葉に分かれるが，後葉，すなわち密な結合組織である瞼板の中にマイボーム腺は存在する．瞼板は，眼球の形状に沿って弯曲している（矢印）．

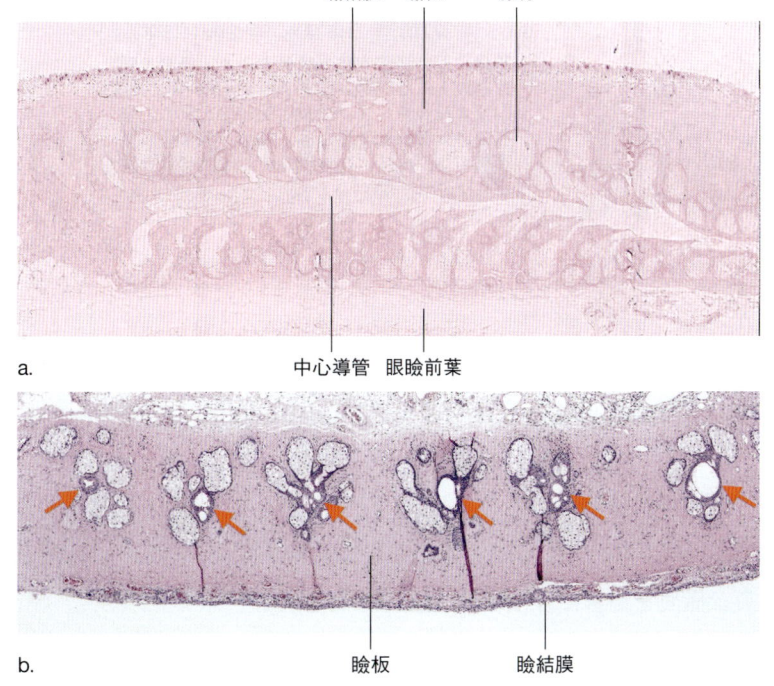

図3 マイボーム腺の組織像

a. 縦断像（PAS染色，原倍率10倍）．マイボーム腺は，瞼板内をほぼ垂直に走行する．導管の位置は瞼板中央よりやや眼瞼前葉寄りである．
b. 横断像（HE染色）．中心導管（矢印）はほぼ等間隔で存在し，導管の周囲に腺房が存在する．
PAS：periodic acid-Schiff
HE：hematoxylin-eosin（ヘマトキシリン-エオジン）
（b. 写真提供：九州大学病院眼科 吉川 洋先生．）

央で5.5mm，下眼瞼で2mmといわれており，上眼瞼のほうが2倍以上腺組織としてのボリュームがある．

組織：マイボーム腺は，腺房，小導管，中心導管，排出導管の四つからなる[1]．導管は瞼板内をほぼ垂直に走るが，その位置は瞼板中央よりやや眼瞼前葉寄りである（**図3a**）．導管の横断面をみると，導管が等間隔で並び，腺房が導管を取り囲むように存在していることがわかる（**図3b**）．

a. 腺房：脂質を含む多数の腺細胞からなり，球状で腺房の直径は

文献はp.383参照.

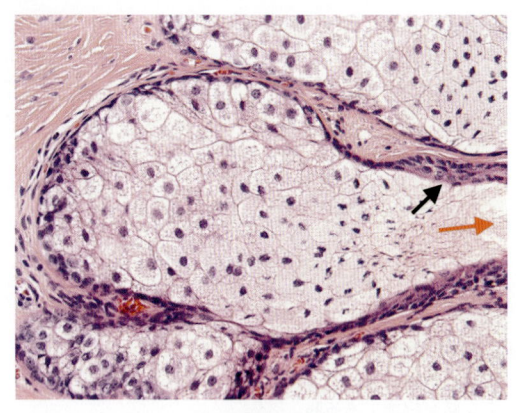

図4 マイボーム腺の腺房と全分泌（HE染色）

腺房は脂質を含む多数の腺細胞からなり，基底には一層に並んだ基底細胞がみられる．腺細胞は破裂し，全分泌形式で細胞質中の脂質が小導管に排出される（赤矢印）．小導管は数層の上皮からなる（黒矢印）．

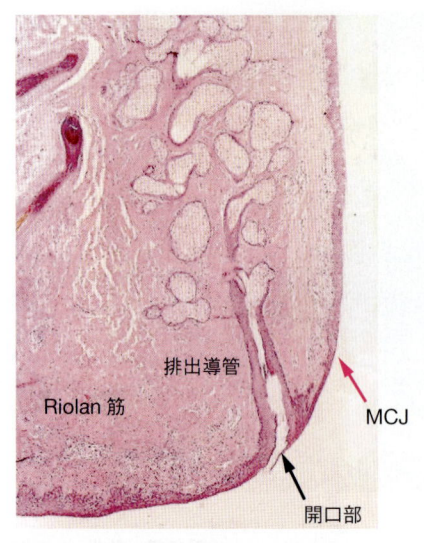

図6 マイボーム腺の排出導管と瞼縁の構造（HE染色，原倍率11.5倍）

瞼縁に近い導管を排出導管という．導管の開口部の上皮は皮膚の表皮である（黒矢印）．開口部より後方には，表皮と瞼結膜上皮との境界である粘膜皮膚移行部（MCJ，赤矢印）が存在する．瞼縁には，Riolan筋と呼ばれる横紋筋が存在する．

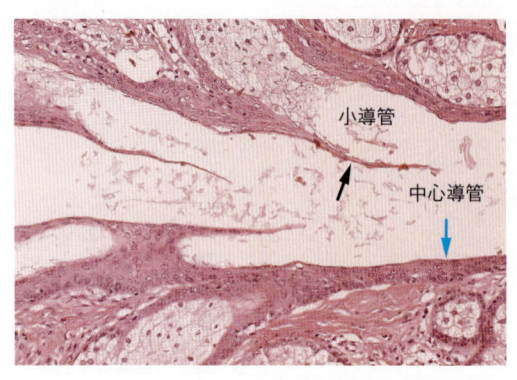

図5 マイボーム腺の小導管と中心導管（HE染色，原倍率50倍）

小導管は中心導管に斜めの方向で開口しており，組織の棘が形成される（黒矢印）．導管上皮は，表皮に類似して角化型の重層扁平上皮である（青矢印）．

150～200μmである．細胞質は脂質を豊富に含むため，HE（ヘマトキシリン-エオジン）染色では明るくみえる（**図4**）．腺房の基底には一層に並んだ基底細胞がみられ，脂質を合成しながら分化・成熟する．基底細胞には基底膜があり，腺房を取り囲むように存在する．

b．小導管：腺房から中心導管への移行部（介在部）である（**図4**）．小導管は数層の重層扁平上皮からなり，中央導管に斜めの方向で開口している．斜めの角度がついていることから，組織の棘が形成される（**図5**）．内径は30～50μmである．

c．中心導管：中心導管の上皮は角化型重層扁平上皮で，皮膚の表皮とほぼ同様の分化を示す（**図5**）．内径は100～150μmである．

d．排出導管：瞼縁のマイボーム腺開口部に近い導管は，排出導管

と呼ばれる．排出導管の近傍には，Riolan 筋と呼ばれる横紋筋が存在する．導管開口部の上皮は皮膚の表皮であり，開口部より後方に表皮と結膜上皮との境界である粘膜皮膚移行部（muco-cutaneous junction；MCJ）が存在する（図 6）．

血管：瞼板の中に太い血管は存在しない．そのことは，瞼板を切開しても大きな出血がないことからわかる．毛細血管が腺房を取り囲むように多数存在する．

神経支配：主に副交感神経（コリン作動性線維）支配である．そのほかに，交感神経や三叉神経の支配もある．

マイボーム腺の分泌メカニズム

　皮脂腺の生理機能に関しては膨大な情報があるが，マイボーム腺の生理的制御に関する情報はかなり少ない．

分泌形式：脂質を蓄え膨満した腺細胞は，細胞膜が破裂し，分泌物と化して導管に排出される（図 4）．このような分泌形式を全分泌（holocrine secretion）という．マイボーム腺からの分泌物は，マイバム（meibum）と呼ばれる．実際のマイボーム腺分泌物は，脂質のみではなく，脱落した導管上皮細胞などの細胞残渣も含まれている．

分泌メカニズム：マイボーム腺分泌のメカニズムは十分に解明されていないが，瞬目による機械的刺激，神経，ホルモンなどの因子が関与しているといわれる．瞬目に伴う眼輪筋の収縮は瞼板に圧をかけると推測される．瞼縁に存在する Riolan 筋も分泌に関与していると想像される．

　マイボーム腺は，皮脂腺と同様に男性ホルモン（アンドロゲン）依存性の組織である．アンドロゲンは，腺房細胞に作用して，複数の遺伝子の転写を増加させ，脂質の同化・産生に関与する蛋白質を産生する．そのほかに，エストロゲンやプロゲステロンの受容体も存在する．

　神経支配と分泌に関しての詳細は不明である．神経支配は電子顕微鏡および免疫組織化学的な知見に基づいている．マイボーム腺は涙腺と同様の神経支配であることから，涙腺と同様の分泌制御を受けている可能性がある．しかし，マイボーム腺には涙腺でみられる筋上皮細胞はない．

加齢変化：マイボーム腺の腺房細胞は，加齢とともに組織学的に萎縮する[2]．皮脂腺における加齢性機能不全は，細胞の萎縮と血清アンドロゲンレベルの低下によるといわれている．

過角化：マイボーム腺機能不全の主な要因として，導管上皮の過角化が考えられている[1,2]．マイボーム腺分泌物の中に角化物が多く含まれるようになると，マイボーム腺脂質は透明ではなく混濁し，顕著な場合は練り歯磨き状になる．このような脂質の病的状態では，マイボーム腺分泌メカニズムに影響を与える．

マイボーム腺の脂質

マイボーム腺分泌物は，多くの種類の極性・非極性脂質の複雑な混合物である．主要な脂質成分は，ワックスエステルとステロールエステル（主にコレステロールエステル）である[1]．これらは，脂肪酸，脂肪アルコール，コレステロールなどからなっている．最も豊富にある脂肪酸は，オレイン酸である．マイボーム腺の脂質の合成や取り込みに関する研究は数少ない．理論的には，腺細胞で *de novo* で合成されるか，血流から取り込まれるか，またはその両者がありうるが，詳細は不明である．

カコモン読解 第21回 一般問題26

Meibom 腺で正しいのはどれか．3つ選べ．
a 独立脂腺である．
b 涙液中のムチンを産生する．
c 涙液中の油成分を産生する．
d 機能不全はドライアイの原因となる．
e 上眼瞼に開口部が10～15か所ある．

解説 Meibom（マイボーム）腺は，毛包に付属する皮脂腺とは異なり，独立した脂腺である．涙液の油層は Meibom 腺から供給される．機能不全で蒸発亢進型ドライアイになると考えられている．上眼瞼の開口部は約25～30個である．涙液中にムチンを産生するのは，結膜の杯細胞である．

模範解答 a, c, d

カコモン読解 第23回 一般問題8

コリン作動性受容体が生理機能の発現に重要でないのはどれか．
a 主涙腺　　b 外眼筋　　c 毛様体筋　　d 瞳孔散大筋
e Meibom 腺

解説 コリン作動性受容体とは，アセチルコリンによって刺激される受容体である．アセチルコリンは，神経伝達物質として副交感神経や運動神経の末端から放出され，神経刺激を伝える．

主涙腺の支配神経は，副交感神経，交感神経，三叉神経であるが，副交感神経の刺激で分泌される．Meibom 腺の支配神経も涙腺同様に，主に副交感神経である．Meibom 腺の分泌に関しては，神経支配以外に，瞬目による機械的刺激も重要な因子と考えられている．外眼筋の支配神経は，動眼神経，滑車神経，外転神経であるが，いずれもコリン作動性受容体をもつ．重症筋無力症は，この受容体に抗アセチルコリン受容体抗体が結合して生じる自己免疫疾患である．毛様体の平滑筋は，縦走筋が交感神経支配，輪状筋が副交感神経支配である．虹彩には二つの平滑筋があるが，瞳孔括約筋は副交感神経支配，瞳孔散大筋は交感神経支配である．よって，コリン作動性受容体をもつのは瞳孔括約筋である．

瞳孔（虹彩）の支配神経を覚えていれば答えは容易かもしれないが，選択肢をみて迷った受験生もいるだろう．確実な知識を要求される問題である．

模範解答 d

（小幡博人）

涙液油層の構築とその機能

涙液油層の成り立ち

　涙液膜の構造について，表面から油層，水層，粘液層（ムチン層）の三層モデルが提唱されたのは今から60年ほど前，Wolffによってである．このモデルは基本的には現在でも通用する卓越したモデルであるが，最近は，水層と粘液層の考えかたに若干の修正がなされている．ムチンは膜型ムチンと分泌型ムチンに大別されるが，膜型ムチンは角結膜上皮細胞の表面構造の一つであり，分泌型ムチンは水層の中を濃度勾配をもって分布している．このため水層と粘液層を区別せず，水層／粘液層とする二層構造モデルが提唱されている．

　涙液膜の油層に関しては，若干の修正を加えた新しい概念が提唱されている．油層は涙液の最表面に位置する50～100 nm程度の薄い膜であるが，これをさらに，表面側の非極性脂質の層と水層に接する極性脂質の二つに分ける構造モデルである（図1）[1,2]．非極性脂質の主成分はコレステロールエステルやワックスエステルであり，極性脂質はレシチンなどのリン脂質と(O-acyl)-omega-hydroxy fatty acid（OAHFA）が主成分である．極性，非極性の差は水に対する溶解度，親和性と関係し，水に溶けにくい非極性脂質が最表面に位置し，水とも親和性がある極性脂質が非極性脂質と涙液水層の間をとりもつように働くというモデルになっている[*1]．

文献はp.383参照．

[*1] 概念的なモデルと考えられていたが，最近では微小角入射X線回折，分子占有面積と表面張力の関係など，物理化学的解析手法によって涙液油層は実際に二層構造であり，非極性脂質が表面側に位置することが示されている．

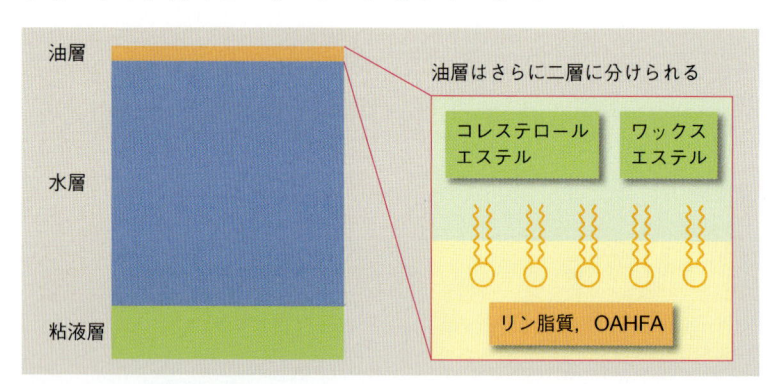

図1　涙液油層の構造モデル
涙液膜の油層はさらに二つ，表面側の非極性脂質の層と水層に接する極性脂質の二つに分けられる．
OAHFA：(O-acyl)-omega-hydroxy fatty acid

涙液油層のターンオーバー

　涙液油層の主な由来はマイボーム腺分泌物であるが，一部の脂質は涙腺に由来する．マイボーム腺分泌物は眼瞼縁から瞬目によって少しずつ涙液に移行していくと考えられる．一方，涙腺由来の脂質はリポカリンやリン脂質輸送蛋白などのキャリア蛋白と結合する形で涙液中に分泌される[*2]．

　フルオレセインで標識した脂質を用いて涙液油層のターンオーバーを検討した結果では，油層の交換率は1%/min程度と遅く，涙液水層の交換率の1割程度に過ぎないことがわかっている[4]．涙液中の脂質はそのままでは涙点から排出されにくく，リポカリンなどの蛋白と結合してから涙液水層に溶け込む形で排出されていくものと推測される．

涙液油層の機能

　涙液油層の主要な機能は，涙液の表面張力を下げること，涙液の蒸発を抑制することの二つである．

　涙液は，肺胞液などと並んで表面張力の低い体液の一つである．表面張力は，涙液膜の広がりやすさや安定性に関係する重要な因子である．涙液から脂質を除去すると表面張力は上昇し，これに脂質を加えると表面張力は低下することが報告されており，なかでもリン脂質の寄与が大きいとされている[5]．涙液蛋白はリポカリンを含め単独では表面張力を低下させないが，脂質を結合したリポカリンを加えると表面張力は低下する．これらの実験結果から，涙液が低い表面張力を維持するためには油層が必須であることがわかる．

　また，油層は涙液の蒸発を抑制するとされている．この根拠は，MishimaらやIwataがウサギを用いた実験結果であり，涙液の油層を除去した状態では涙液蒸発量は4〜10倍に増加すると報告されている．また，マイボーム腺機能不全患者では涙液蒸発量が増加しているとする複数の臨床研究もあり，マイボーム腺機能不全が蒸発亢進型ドライアイの代表と呼ばれるゆえんにもなっている．しかし最近，*in vitro*の条件で涙液蒸発量を測定したHerokら[6]，Borchmanら[7]は，涙液と生理食塩水では蒸発量は変わらず，マイボーム腺分泌物や各種の脂質を添加しても蒸発は抑制されないと報告し，涙液脂質の蒸発抑制効果に疑義がもたれている．Borchmanら[7]は，涙液の蒸発に関係する因子は湿度や送風であり，環境要因の影響が大きいことも報告している．涙液油層が蒸発抑制に果たす役割については，今後の研究の余地がありそうである．

（山田昌和）

[*2] 特にリポカリンは涙液中の濃度が1.4 mg/mL程度と高く，幅広い脂質結合能を有することから，涙液油層に脂質を供給するだけでなく，余剰の脂質を除去するスカベンジャーとしても機能しているようである[3]．

クリニカル・クエスチョン

リン脂質はマイボーム腺から分泌されていないって本当ですか？

Answer 最近の研究では，マイボーム腺分泌物にはリン脂質がほとんど含まれていないことがわかっています．しかし，涙液中にはリン脂質が存在することから，リン脂質は涙腺から担体となる蛋白と結合した形で，涙液中に供給されていると考えられるようになりました．

リン脂質とは？

脂質[*1]とは，生体または生物由来の物質のうち，水に溶けにくいものの総称である．脂質のうち，リン酸と脂肪酸が結合したものをリン脂質と総称する．リン脂質にはホスファチジルコリン（PC），ホスファチジルエタノールアミン（PE），スフィンゴミエリン（SM）[*2]などの種類がある．PCはコリン基に2つ脂肪酸が結合しているが，脂肪酸の炭素数や飽和度によって物理化学的性質や生物活性が異なり，ひと口にPCといってもさまざまな分子種が存在する．

涙液脂質の分析は難しい

涙液の成り立ち，組成は複雑であり，特に脂質に関しては解明されていない部分が多い．採取できる涙液検体は微量であり，微量の脂質を分析する技術が十分でなかったことが関係している[*3]．

最近になって，HPLCと質量分析計を組み合わせた分析方法（HPLC-MS）が涙液の脂質分析に応用されるようになった．HPLC-MSは感度が高く，脂質の種類だけでなく，分子種まで分析できる点に特長があり，定量分析も可能である（図1）．新しいテクノロジーによって，涙液脂質に関するこれまでの常識は大きく変わりつつある[1]．

涙液脂質とマイボーム腺分泌物

涙液中の脂質はマイボーム腺由来というのが従来の考えかたであった．このドグマに最初に疑義を唱えたのはNagyováら[2]であり，ガス液体クロマトグラフィによる涙液脂質と，マイボーム腺分泌物の分析から両者の組成が異なることを定性的に示した．続いてButovich[1]がHPLC-MSを用いた詳細な分析から，涙液にはリン脂

[*1] 日常生活で身近な油，オリーブ油や天ぷら油などは精製の過程で遊離脂肪酸がほとんどになっているが，生体内では脂肪酸が単独で存在することは少なく，高級アルコールやグリセリン，コレステロールなどとエステル結合した形で存在している．

[*2] PC：phosphatidylcholine
PE：phosphatidylethanolamine
SM：sphingomyeline

[*3] 従来の脂質分析は薄層クロマトグラフィやガスクロマトグラフィ，高速液体クロマトグラフィ（high performance liquid chromatography；HPLC）によって行われており，分析可能な脂質クラス，検出感度にそれぞれ限界があり，分子種の同定は不可能であった．また，涙液そのものではなくマイボーム腺分泌物を検体として脂質分析を行った報告が多く，このことも混乱の要因になっている．

文献は p.383 参照．

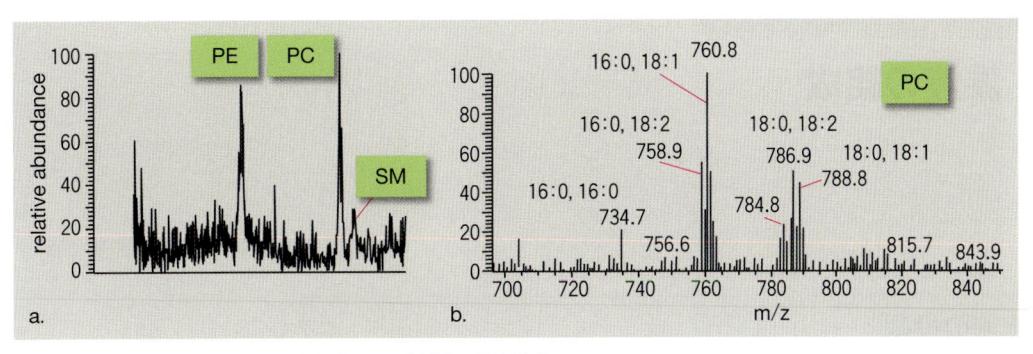

図1　HPLC-MSによる涙液中リン脂質の解析例
aのようにHPLCでリン脂質のクラス分けを行い，さらに質量分析計で解析する（b）．保有する脂肪酸の種類によってPCのなかにもさまざまな分子種が存在する．
PC：phosphatidylcholine，PE：phosphatidylethanolamine，SM：sphingomyeline

質が存在するが，マイボーム腺分泌物には存在しないことを報告し，別のグループもマイボーム腺分泌物にリン脂質が含まれないことを追試している[3]．

最新の知見をまとめると，以下のようになる．マイボーム腺分泌物に含まれる脂質は，① ほとんどが複合脂質であり，遊離脂肪酸はほとんど存在しない，② コレステロールエステルやワックスエステルが主成分であり，少量のトリアシルグリセリドと長鎖の分枝を有する特殊な遊離脂肪酸（《O-acyl》-omega-hydroxy fatty acid；OAHFA）を含む，③ PC，PE，SMなどのリン脂質は検出されない．一方で，涙液中の脂質にはPCを主とするリン脂質が含まれていることも報告されている[4]．

涙液脂質はマイボーム腺と涙腺から供給される

涙液とマイボーム腺分泌物の相違を説明するためには，涙液中の脂質の由来としてマイボーム腺だけでなく，涙腺を考える必要が出てくる．

涙腺からはいくつかの涙液特異的蛋白が分泌されるが，この一つにリポカリン（lipocalin）がある[4]．リポカリンは乳汁や唾液にもみられる分子量約20 kDの蛋白で，幅広い脂質結合能を有する特徴がある．リポカリンが脂質を結合した形で涙腺から分泌されるという報告もあり，リン脂質もリポカリンによって涙腺から運搬されている可能性が高い．また，涙液中にはphospholipid transfer protein（PLTP）というリン脂質と特異的に結合する血漿由来の蛋白が存在することも報告されており，PLTPが涙腺からのリン脂質供給に関与している可能性もある*4．

（山田昌和）

*4 涙液におけるリン脂質の役割やリポカリン，PLTPの役割など不明の部分も多く，涙液の脂質研究が今後，さらに発展していくことが望まれる．地道な研究から，ドライアイのバイオマーカーとなる脂質分子が同定され，新しい治療薬・治療法の開発につながることが究極の目標になりそうである．

涙液の組成

水層の役割

　涙液層のなかでも，水層は涙液を構成する大部分を占めており，眼表面へ潤いを与えている．眼表面の角膜や結膜の上皮細胞が，わずかに水分や電解質を分泌しているものの，主には水層を構成する成分は，涙腺や Krause 腺や Wolfring 腺などの副涙腺から産生されている．寝ている間は涙液産生も少ないが，目を開けているときは，外環境に応じて涙液産生が影響を受けている．水層には水分，電解質に加えて，蛋白などの生理活性物質が含まれており，角膜に必要な栄養や酸素を運び，眼表面における細胞移動を促し，さらに脱落した上皮細胞，毒性物質，異物を洗い流す役割を担っている．この項では，涙液中水層に含まれる電解質や生理活性物質について，組成と機能について解説する．

電解質

　涙液に存在している主な電解質は，Na^+，K^+，HCO_3^-，Cl^-であり，Mg^+，Ca^+などは比較的少ない．これらの電解質は，涙液の浸透圧をコントロールし，涙液のpHを維持する緩衝液の役割を果たすことで，上皮細胞の障害を抑えて，健常性を維持する役割を担っている．そのため，電解質濃度が上昇することは，高浸透圧を意味し，眼表面の障害を引き起こす．

生理活性物質

　涙液中の蛋白などの生理活性物質は眼表面へ栄養を与え，また，防御するだけでなく役割涙液の安定性にも関与している．涙液中の蛋白濃度は血漿中の蛋白濃度の約10％であるが，その濃度は涙液量，瞬目，眼表面の状態で大きく変化する．涙液の中には約80種類の生理活性物質の存在が確認されており，そのなかでも30種類ほどの生理活性物質が同定されている[1]．表1に生理活性物質を示す．そのなかでも主要な生理活性物質は，リゾチーム，ラクトフェリン，

文献は p.383 参照．

表1　生理活性物質の種類

抗菌物質	ラクトフェリン	炎症性サイトカイン・ケモカイン	IFN-β（interferon β）
	リゾチーム		TNFα（tumor necrosis factor α）
栄養素	アルブミン		インターロイキン（IL-1α, IL-1, IL-2, IL-4, IL-5, IL-6, IL-8, IL-10）
	涙液特異的プレアルブミン		MCP-1（monocyte chemotactic protein 1）
	ブドウ糖		GM-CSF（granulocyte-macrophage colony stimulating factor）
免疫グロブリン（液性免疫）	IgG		eotaxin
	分泌型 IgA		RANTES（regulated on activation, normal T expressed and secreted）
	IgM		LTB$_4$（leukotriene）
細胞外マトリックス	フィブロネクチン	神経伝達ペプチド	CGRP（calcitonin gene-related peptide）
成長因子	EGF（epidermal growth factor）		SP（substance P）
	bFGF（basic fibroblast growth factor）		NPY（neuropeptide Y）
	HGF（hepatocyte growth factor）		
	VEGF（vascular endothelial growth factor）		
	PDGF（platelet derived growth factor）		
	TGF-α（transforming growth factor α）		
	TGF-β$_1$（transforming growth factor β$_1$）		

　アルブミン，涙液特異的プレアルブミン，免疫グロブリンである．その主要な蛋白濃度を**表2**に示す[2]．リゾチームが最も濃度が高く，次いでラクトフェリンとなる（主要な生理活性物質については後述する）．また，涙液には，上皮再生を促し，創傷治癒を促進する成長因子がある一方，涙液内のフリーラジカルを除去するビタミンCや，チロシンなどの抗酸化物質も含まれている．特に，表皮増殖因子（epidermal growth factor；EGF）は，角膜上皮細胞の増殖や上皮細胞の移動を促進するため，非常に重要である．また，細胞外マトリックスであるフィブロネクチンもEGFとともに角膜上皮創傷治癒に働いている．フィブロネクチンは上皮欠損部に出現し，さらに欠損部周囲のインテリグン（フィブロネクチン受容体）との総合作用で上皮細胞移動を促している．涙液中のフィブロネクチンは上皮欠損発症時に速やかに，インテグリンとともに作用することで上皮創傷治癒を促していると考えられている．

　涙液中には，眼表面の炎症を惹起する炎症性サイトカインも含ま

表2　涙液内の平均蛋白濃度

蛋白	平均濃度（mg/mL）
リゾチーム	2.36
ラクトフェリン	1.84
アルブミン	1.30
涙液特異的プレアルブミン	1.23
免疫グロブリン（IgA, IgG, IgM, IgE）	0.43
（総蛋白）	7.51

れており，アレルギー性結膜炎などの炎症性疾患において重要な役割を果たしている．また，ドライアイにおいてもT細胞による炎症が関与していると考えられており，これらの眼表面疾患において，炎症性サイトカインやケモカインを介することで，上皮細胞の炎症を引き起こしている．特に，IL-1α, IL-1β, IL-6, IL-8, TGF-β, TNFαなどは，炎症性疾患のみならず，感染症による炎症にも重要であり，感染性結膜炎のときに重要な役割を果たしていると思われる．

さらに涙液中には神経伝達ペプチドも含まれている．神経伝達ペプチドの一つであるsubstance Pは，角膜表面に分布する三叉神経の神経終末より分泌され，角膜創傷治癒の神経性調節因子と考えられている．substance Pのもと，EGFやインスリン様増殖因子1（insulin-like growth factor 1）が角膜上皮増殖作用を亢進する．

以下に，主な涙液構成成分であるリゾチーム，ラクトフェリン，アルブミン（プレアルブミン），免疫グロブリンについて解説する．

リゾチーム[*1]：涙液に含まれている蛋白のなかで最も濃度が高く，細菌の細胞壁を構成する多糖類を加水分解する酵素である．その結果，細菌を溶菌するために溶菌酵素とも呼ばれる．生体内では，涙液以外に鼻汁，母乳などにも含まれている．リゾチームの詳細な機序としては，細菌の細胞壁の骨格であるペプチドグリカンの*N*-アセチルグルコサミンと*N*-アセチルムラミン酸とがβ-1,4結合した部位を特異的に加水分解することで，細胞壁を脆弱化し，浸透圧の変化によって溶菌すると考えられる．しかしながら，細胞壁の外側に，さらにリポ多糖による外膜が形成されているグラム陰性菌には，リゾチームが作用しても細胞壁成分は完全に分解されない．そのため，グラム陽性菌のみに作用するが，グラム陽性菌のなかでもリゾチームに対する感受性は異なるものがある．たとえば，皮膚の常在細菌である*Micrococcus*属はリゾチームに対して感受性であるが，ブドウ球菌属ではリゾチームの効果は少ない．このことから，*Micrococcus*属は，眼部から検出されることは少なく，一方，ブドウ球菌は検出されやすいのかもしれない．

ラクトフェリン[*2]：鉄結合性の糖蛋白質で生体内では，涙液以外に母乳・汗・唾液などの外分泌液中に含まれる．ヒトの場合，692アミノ酸からなっており，Nローブ・Cローブと呼ばれる球状のドメインが1本のポリペプチドで連結された構造をもつ．各ローブは1個の鉄イオンと強力に結合する．この二つのローブからなるラクトフェリンの立体構造は，血漿中の鉄輸送蛋白質であるトランスフェ

[*1] リゾチーム
1922年にペニシリンを発見したFlemingによって発見され，溶菌を表す"lysis"と，酵素を表す"enzyme"からlysozymeと命名された．

[*2] ラクトフェリン
1939年に牛乳中に含まれる"赤色蛋白質（レッド・プロテイン）"として初めて報告された．1960年にヒトとウシの乳より精製され，アミノ酸配列が決定された．

リンと共通であるが，ラクトフェリンの鉄イオンに対する親和性はこれらの蛋白質より 100 倍以上高く，生体内での鉄輸送蛋白質というよりも，鉄を捕捉し周囲の環境から取り除くことが主であり，細菌の増殖に必要な鉄を奪うことで，細菌の増殖を抑制する効果がある．また，この鉄キレート効果とは別に，グラム陰性菌の細胞膜の主要な構成成分であるリポ多糖と結合することで，細胞膜構造を脆弱化し，抗菌活性を示すと考えられている．また，ラクトフェリンは緑膿菌によるバイオフィルムの形成を阻害することも報告されている．さらに，ラクトフェリンをペプシンで分解した部分ペプチドであるラクトフェリシンは，細菌の細胞壁に傷害を与えることで，ラクトフェリンよりも 10 倍以上強力な抗菌活性を示す．そのため，抗菌作用としてはさまざまな機序があると考えられる．

アルブミン：約 600 個のアミノ酸からできた分子量約 66,000 の比較的小さな蛋白質で，肝臓において合成される．アルブミンは浸透圧のコントロールに重要な働きを担っている一方，表面を陰性，陽性電荷の両方を帯電していることで，カルシウムや亜鉛などの微量元素や，脂肪酸，酵素，ホルモンなどと結合し，さまざまなものを運搬する働きがある．そのため，アルブミンを介して，栄養素が眼表面に運搬されると考えられている．また，毒素などと結合して中和する作用などもあるため，眼表面に対して毒性を有する物質から眼表面を防御している作用もあると思われる．

免疫グロブリン：B 細胞で産生され，液性免疫の中心的役割を果たす抗体の総称で，IgG，IgA，IgM，IgD，IgE の 5 種類があるが，涙液内では，IgG，IgM，IgA がある．いずれも抗原を認識する役割を担っているが，IgA の二量体で存在している分泌型 IgA が，粘膜面を防御する局所免疫機構において重要な役割を果たしている．

涙液のプロテオミクス

　蛋白の解析手法が近年，飛躍的に向上しており，微量な蛋白を検出し，同定することが可能になっている．このような蛋白を系統的・包括的にとらえようとするプロテオミクスによって，涙液の蛋白の解析も盛んに行われており，今後は，健常もしくは疾患における涙液の蛋白の解析が行われ，疾患ごとのも涙液内の蛋白の役割が明らかになる可能性があり，今後が期待される．

（鈴木　崇）

クリニカル・クエスチョン

lipocalinについて教えてください

Answer ヒト涙液中に含まれるhuman tear lipocalinは，古くから知られる主要な涙液蛋白質です．涙液の抗菌作用を増加させる作用のほか，涙液脂質の担体として涙液粘性，涙液安定性，油層形成に重要な役割をもつと考えられています．近年では，ドライアイ，マイボーム腺機能不全やコンタクトレンズ不耐症などの病態への関与が示唆され，注目を集めています．

TLとは：主要な涙液中の蛋白質

human tear lipocalin（TL，リポカリン）は，ヒト涙液中の蛋白質の15～33％を占める主要な蛋白質であり，涙腺から分泌される．分子量は17.45 kDa，等電点は4.9～5.2である（図1）．これまでその電気泳動上の性質から，protein migrating faster than albumin（PMFA），あるいは，涙液中に認められることから，tear specific prealbumin（TSPA）と呼ばれてきたが，近年，涙液のみに特異的な蛋白質ではないことが明らかとなった．

TLの構造：その特徴的な構造により，多くの脂質と強く結合する

TLは，特徴的な18個のアミノ酸からなる真核生物シグナル配列

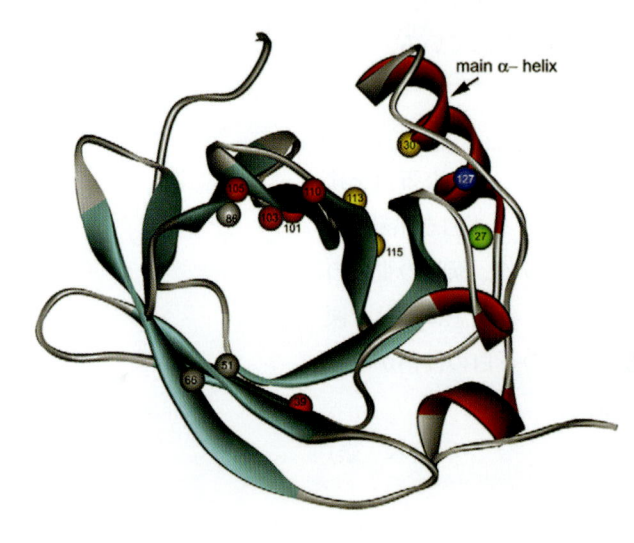

図1 涙液中に溶解したTLの構造模式図
水色リボンは逆方向に並行するβストランド構造，赤色リボンはαヘリックス構造，灰色エリアはループ構造であり，球で示されたアミノ酸部位のうち，赤球はこれまでに判明した脂肪酸の強力な結合部位である．
(Glasgow BJ, et al：Focus on molecules：tear lipocalin. Exp Eye Res 2011；92：242-243.)

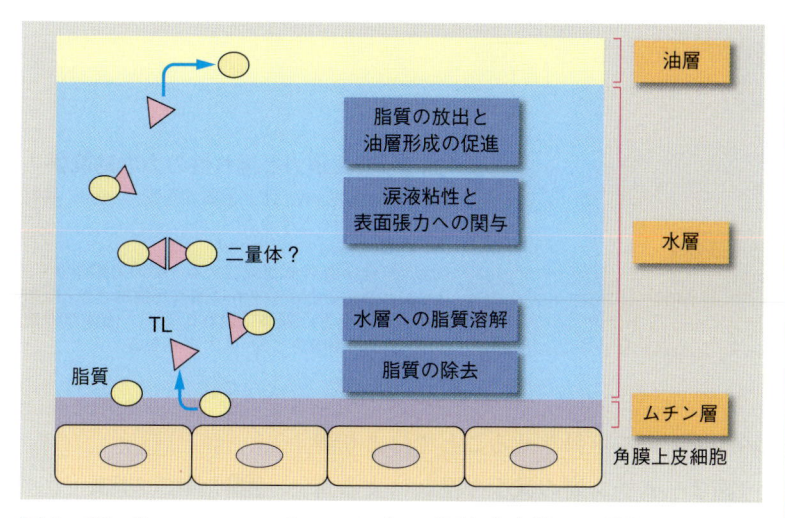

図2 TL（human tear lipocalin）の涙液安定性への関与

を含む176個のアミノ酸から構成される．N鎖末端の違いにより多くのアイソフォーム*1をもち，アミノ酸配列の類似性からリポカインファミリー蛋白質に分類される．立体構造をみると，αヘリックスやループでつながったβストランドをもち，特にβストランドが立体的に形成する内腔構造は，比較的制限されないリガンド結合部位として働くため，脂肪酸や脂肪酸アルコール，リン脂質，糖脂質，コレステロールなどの幅広い種類の内因性生理的リガンドに結合するという特徴をもつ[1]．涙液中では，脂質と結合していない状態であるアポリポ蛋白，あるいは脂質と結合しているホロリポ蛋白として存在する*2が，二量体として存在するかは議論がある．これらの涙液中における存在形態は，涙液の粘性や涙液フィルム内での蛋白の挙動に関係するため[2]，これからの研究が期待される．

TLの機能：涙液安定性に不可欠（図2）

TLは，リゾチームの抗菌作用を増強し，さらに，炎症や感染により細胞から放出されるシステインプロテナーゼ*3を抑制する作用をもつことから，炎症の制御にかかわり，感染防御作用を果たすと考えられる[3]．また，TLとそのアイソフォームは涙液のほか，口腔内のvon Ebner's腺や前立腺，気道，鼻粘膜，汗などに広く存在することから，TLが潜在的に有害と考えられる脂質のスカベンジャー*4として適しており，上皮の防御因子として働くことが示唆されている[4]．

Hollyらは角膜表面の親水性について，角膜上皮は低い表面張力

*1 アイソフォーム
基本的な機能に関連するアミノ酸残基は共通だが，ほかのアミノ配列は異なる蛋白質のこと．

文献はp.384参照．

*2 アポとホロ
アポ（ἀπό）は"〜から離れる"，ホロ（holo）は"全体，完全"を意味する接頭語で，いずれもギリシャ語である．

*3 システインプロテナーゼ
蛋白分解酵素のひとつ．

*4 スカベンジャー
掃除人，回収役とも表現される．

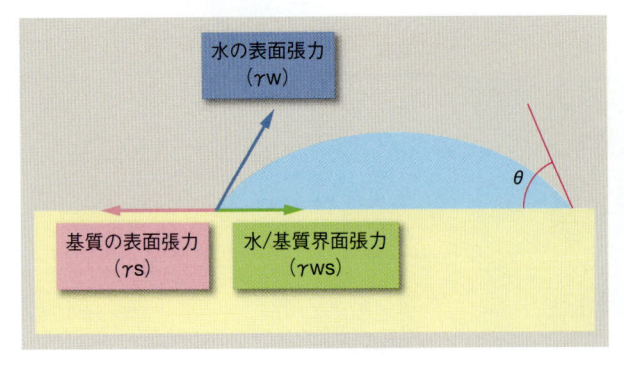

図3 表面張力と濡れ性の力学的関係
水の表面張力 γw, 水/基質界面張力 γws, 基質の表面張力 γs とすると,
$$\gamma s = \gamma ws + \gamma w \cdot \cos\theta$$
という Young の式が成立する. 図の力関係から, γws と γw を小さくすれば濡れが促進される. また, γs が小さい固体は濡れにくく, 液体が付着したときの接触角 (θ) は大きくなる.

をもち, ムチンは角膜表面の表面張力を上昇させることで, より濡れ性[*5]を増加させるとした (図3). ムチン層の減少や乱れによる角膜表面への脂質の混入は, 角膜上皮の表面張力を低下させ, 濡れ性を低下させる. そのため, ムチン層や角膜表面に存在するマイバム脂質を除去するメカニズムは, 角膜表面の濡れ性を保ち, 眼表面の乾燥を防ぐために不可欠である. 幅広い脂質結合性をもつ TL は, 角膜表面のマイバム脂質のスカベンジャーとして適している[5]. また, TL は, 脂質と結合することで脂質の涙液への溶解を増加させる一方で, 水−脂質境界において, その酸性環境を利用して蛋白質の構造を変化させ, 脂質を放出することが可能であり, 涙液表面における迅速な油層形成に貢献する脂質キャリアとして働く[6]. さらに, 涙液の粘性や表面張力は, TL と涙液脂質の複合体により影響を受けることが明らかとなり[7][*6], これらの知見から, TL は涙液における脂質分布に重要な役割をもち, 角膜の濡れ性と涙液の安定性に必須であると考えられている.

TL と疾患：涙液不安定性を示す病態に関与

ドライアイやマイボーム腺機能不全 (meibomian gland dysfunction; MGD) では, TL 濃度が減少しており, MGD において TL 濃度と涙液層破壊時間 (tear film breakup time; BUT), フルオレセインスコアは関連があることが示された[8,9]. また, ソフトコンタクトレンズ使用者や, コンタクトレンズ不耐症においては著しい TL 濃度の増加を認め, 眼表面のペルオキシダーゼ生成物との関連が示唆される[10]など, 涙液不安定性を示す疾患における TL の挙動が注目されている. 今後, TL の機能のさらなる解明により, 新たな病態機序や治療アプローチが発見されることが期待される.

（平山雅敏）

[*5] "濡れ"の定義
固体の表面に液体が接触している状態で, 液体と固体の接触角 θ が 90° 以下を示すとき, "濡れる"という. 濡れ性とは, 濡れやすさのこと.

[*6] 涙液の脂質蛋白質相互作用に関して, Holly らはムチンによって脂質の拡散が促進されることを示した. 高い表面気圧と低い表面張力によって, マイバム脂質は一塊となって滴状になり, 水の表面に広がらない. ムチンを水に溶かすと, いわゆるムチン−水ゲル勾配により表面張力が下がり, マイバム脂質が水層表面に広がることができるようになる. TL においても, 脂質蛋白相互作用の存在が示唆されており, 油層形成に貢献していると考えられている.

ムチンの構造と機能

生体内での分布と役割

　ムチンは，生体内では粘膜組織の表面に存在し，粘膜を潤して粘膜の損傷を防いでいる．生体内の粘膜組織は，胃粘膜，腸粘膜，気管支，鼻粘膜，口腔粘膜，子宮などのあらゆるところに存在するが，眼表面も粘膜組織の一つであり，ムチンによって保護されている．現在までにムチンのサブタイプは MUC1 から MUC21 まで報告されており，生体内の至るところに存在している．

ムチンの構造

　ムチンは数千 kDa と非常に高分子の糖蛋白質で，アポムチンと呼ばれるコア蛋白に無数の糖鎖が結合している．糖蛋白の糖鎖には N 型糖鎖（アスパラギンに糖鎖が結合，N-グリコシド結合）と O 型糖鎖（セリン／スレオニンに糖鎖が結合，O-グリコシド結合）とがあり，ムチンは後者の O-グリコシド結合の形をとることが特徴である．コア蛋白中のセリンまたはスレオニンに N-アセチルガラクトサミンが結合し（O-グリコシド結合），さらに糖鎖が次々と結合

文献は p.384 参照.

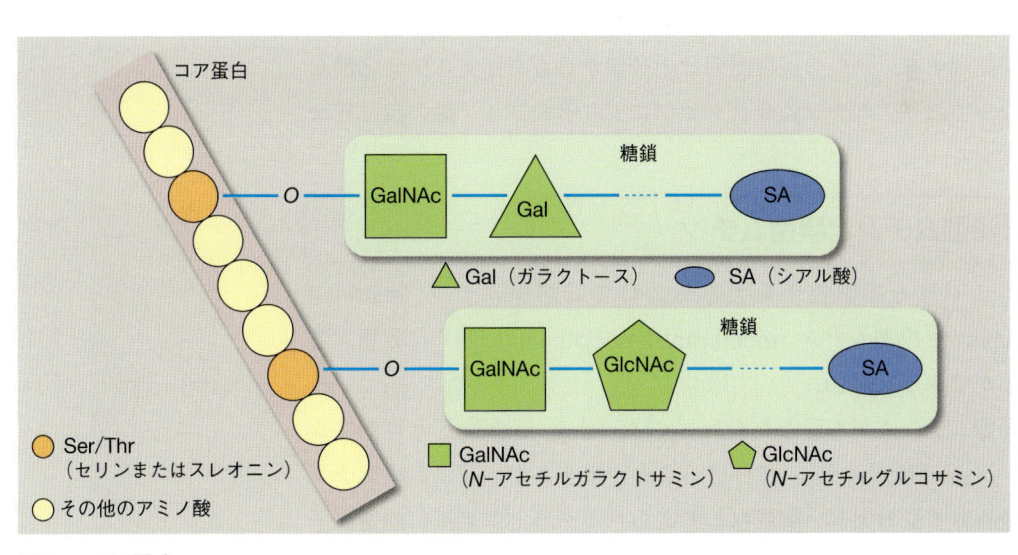

図1　コア蛋白

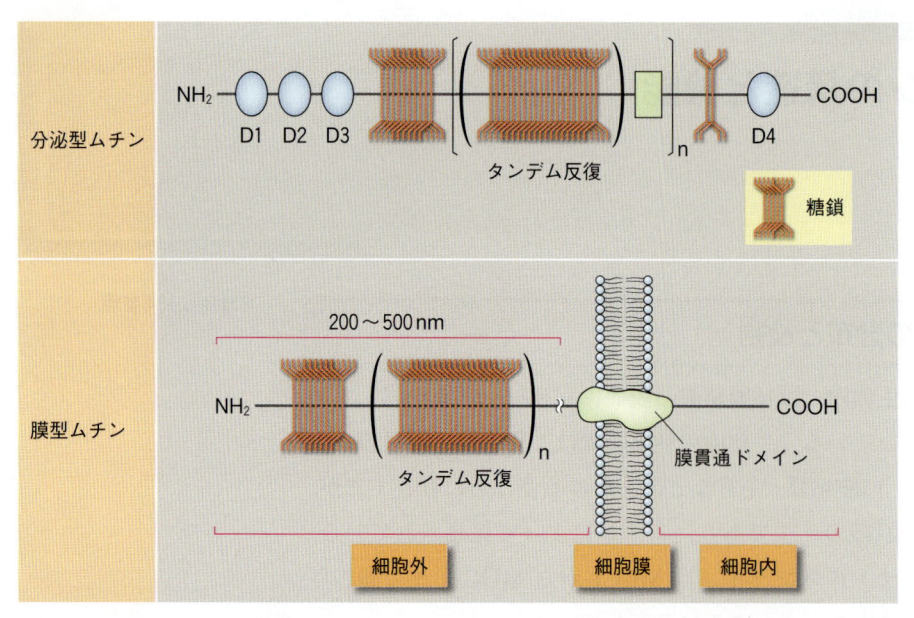

図2 分泌型ムチンと膜型ムチン

している（図1）．一般的に，N-アセチルガラクトサミンのほかに，フコース，ガラクトース，N-アセチルグルコサミン，シアル酸などの糖がムチンにみいだされる．ムチンが高分子であるのは，この糖鎖（O-グリカン）によるところが多く，ムチンの分子量の50〜80％を糖鎖が占めるといわれている．ムチンの構造のもう一つの特徴として，ムチンのコア蛋白にはタンデム反復（tandem repeat）と呼ばれる領域（反復配列ドメイン）が存在することが挙げられる．この反復配列ドメインにはセリンやスレオニンといったアミノ酸が豊富であり，このセリンやスレオニンにO-グリコシド結合を介して糖鎖が結合する．一つの反復配列は十数個から百を超えるアミノ酸からなっており，ムチンのサブタイプによりそのアミノ酸の数は異なっている．

分泌型ムチンと膜型ムチン

　ムチンはその構造から大きく分けて分泌型ムチン（secreted mucins）と膜型ムチン（membrane-associated mucins）に分類することができる（図2）．
分泌型ムチン：ゲル形成ムチン（gel-forming mucins）と可溶性ムチン（soluble mucins）に分けることができるが，ゲル形成ムチンは最も分子量の大きい糖蛋白と考えられており，コア蛋白の遺伝子は15.7〜17 kbの大きさがあり，蛋白レベルでは約600 kDaの分子

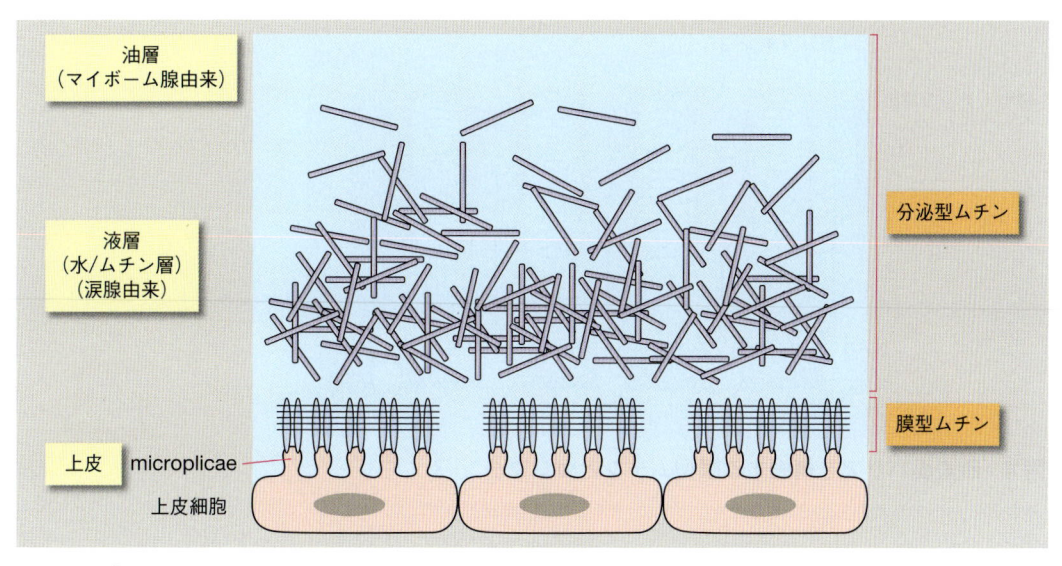

図3 眼表面ムチン

量がある．ゲル形成ムチンは，細胞内で産生される際には小胞体およびゴルジ体で二量体，三量体を形成し，さらに糖鎖が付加され，最終的に分子量は40 MDaになるといわれている．

膜型ムチン：炭酸基の近くに疎水性の膜貫通ドメインをもち，細胞の表面に突き出るように存在している．ちょうど，上皮細胞の表面に芝生が生えるように多数発現しているイメージであり，その細胞外の部分の長さは200～500 nm程度とされる（**図2**）．膜型ムチンの細胞内ドメイン（cytoplasmic domain）は非常に短い領域しかなく，ムチンの構造のほとんどは細胞外ドメイン（ectodomain）である．細胞外ドメインには，無数の糖鎖が結合した反復配列がみられる．

涙液の構造と眼表面ムチン

粘膜組織の一つと考えられる眼表面においても，体内のほかの粘膜組織と同じようにムチンで保護されている．眼表面におけるムチンの役割としては，①涙液の保持，②眼表面を潤滑にし，瞬目をスムースに行う，③スムースな球面を形成し，良好な視力を獲得する，④眼表面のバリア機能，⑤病原体やデブリスを捕獲し取り除く，などが挙げられ，ムチンは眼表面において重要な役割を担っている．

涙液の構造：現在，2層構造をしていると考えられている．最表層には油層があり，マイボーム腺から分泌されている．油層の下には，液層（または水／ムチン層）と呼ばれる水の層に分泌型ムチンが濃度勾配（上皮側が密）をもって存在している（**図3**）．水は涙腺から，

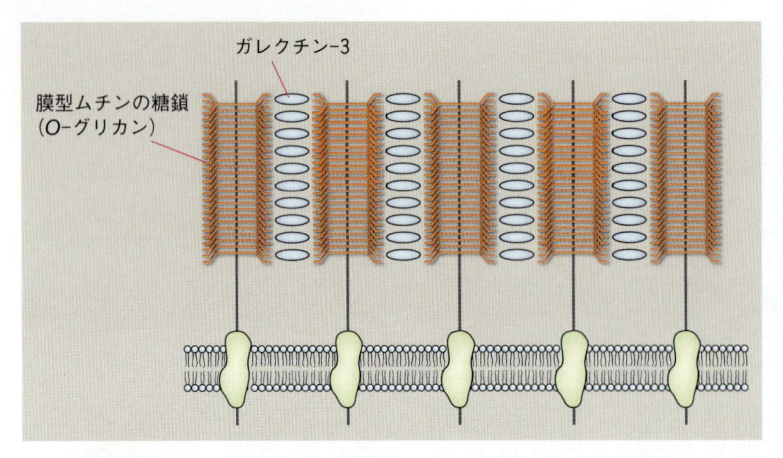

図4 眼表面バリアを構成する膜型ムチンとガレクチン-3

　分泌型ムチンは結膜の杯細胞（goblet cell）から分泌される．さらに涙液の下には角膜および結膜上皮細胞の表面にある微絨毛（microvilli/microplicae）と呼ばれる細かいひだが存在し，その先端に膜型ムチンが多数発現し糖衣（glycocalyx）を形成している．

眼表面ムチン：2種類の分泌型ムチン（MUC5AC，MUC7）と3種類の膜型ムチン（MUC1，MUC4，MUC16）が眼表面において発現している．

　分泌型ムチンのうち，ゲル形成ムチンであるMUC5ACは眼表面ムチンにおいて最も発現が多いと考えられており，結膜の杯細胞から分泌される．MUC7は分子量の小さい可溶性ムチンであり，涙腺の腺房細胞に発現しているが，その量は非常に微量であり，涙液中でどのような機能を果たしているかは不明である．

　膜型ムチンについては，眼表面ではMUC1，MUC4，MUC16の発現がわかっており，そのうちMUC16が最も分子量も大きく発現も有意であることから，眼表面では重要な働きを行うと考えられている．膜型ムチンは，眼表面において上皮の水濡れ性とバリア機能に関与しており，非常に重要な役割を担っている．バリア機能に関しては，臨床的にはドライアイにおける角結膜上皮障害の評価の一つとして，ローズベンガル染色が有名で，これらは角結膜上皮が障害され，細胞表面の膜型ムチンが減少・消失すると，ムチンのコートがなくなり細胞を染色する．最近，眼表面のムチンのバリア機能に関連した蛋白としてガレクチン-3が注目されている[*1]．ガレクチン-3は，分子量35 kDaの蛋白で，もともと角膜上皮に存在することは知られており，上皮の創傷治癒に関連していると報告されてい

[*1] **ガレクチン**
βガラクトシドに結合するレクチンの総称で，レクチンとは，糖鎖を特異的に認識して結合および架橋をする蛋白であり，ムチンを検出するための抗体としても用いられているものである．

た．上皮から産生されたガレクチン-3が眼表面において膜型ムチン（MUC1およびMUC16）の糖鎖と結合し，架橋することでバリア機能を強固にしていることが明らかになった（図4）．つまり，ガレクチン-3と膜型ムチンは，ユニットとして眼表面バリアの役割を担っている．現在，眼表面バリアとしての膜型ムチンとガレクチン-3に注目が集まっており，疾患としてのドライアイやオキュラーサーフェスのバリア機能とガレクチン-3発現との研究が盛んになっている．

カコモン読解　第20回　一般問題9

ムチンを産生するのはどれか
a Krause腺　　b Meibom腺　　c Wolfring腺　　d 主涙腺
e 結膜杯細胞

解説　ムチンには，分泌型ムチンと膜型ムチンがあり，眼表面では，結膜の杯細胞（goblet cell）が産生するMUC5ACという分泌型ムチンと，角結膜上皮細胞の最表層に発現しているMUC1，MUC4，MUC16という膜型ムチンがあることがわかっている．よって模範解答はeとなる．結膜杯細胞は，インプレッションサイトロジーなどで結膜上皮を採取し，PAS（periodic acid-Schiff）染色を行うと染色される細胞であるが，細胞は卵円型または楕円型で，細胞内に多数の分泌顆粒を有し，核は下方に圧排されて扁平になっている．結膜上皮における杯細胞密度は部位によって異なっており，球結膜では鼻下側において密度が高く，円蓋部や瞼結膜も高密度とされている．結膜上皮には涙腺が開口しており，主涙腺開口部は，耳上側円蓋部に存在する．また副涙腺は，上下瞼板の後方にあり，瞼結膜に開口するWolfring腺と，主に上円蓋部と涙丘に開口するKrause腺がある．厳密にいうと，主涙腺の腺房細胞ではMUC7が発現しているといわれているが，その量は非常に少ないので臨床的には無視してよいと考えられるため，一つだけ答えを選ぶならば，やはりeである．Meibom（マイボーム）腺は眼瞼縁に開口する油（meibum）を産生する腺であり，涙液層において油層を形成する．

模範解答　e

（堀　裕一）

表層上皮の構造と機能

オキュラーサーフェス

　体表のほとんどは皮膚で覆われているが，眼表面は角膜上皮と結膜上皮が外界との境界となる．ともに表皮外胚葉由来の眼粘膜上皮である角膜上皮と結膜上皮を一体としてとらえ，さらに表層を覆うムチンや涙液を含めてオキュラーサーフェスと呼ぶ．このThoft[1]らによって提案された概念が近年では広く受け入れられ，さまざまな疾患の診断や治療に応用されている．

　皮膚やオキュラーサーフェスは，病原体，異物，自然環境，手術侵襲などから生体を保護し，体内からの水分の喪失を防ぐバリアとしての重要な任務があるといえる．さらに角膜表面は光学的に均一な屈折面を形成し，透明性が維持されなければならない．オキュラーサーフェスに占める角膜と結膜の表面積は，角膜を1とすると結膜は17と，結膜の占める割合が大きい．

文献はp.384参照.

角膜上皮の構造

　角膜上皮は厚さ約50μmの組織で，角膜全体の約1/10を占める，角化していない5～6層の重層扁平上皮である[*1]．輪部近くは8～10層と中央よりも厚い．基底膜側よりその形態の違いから単層で円柱状の基底細胞，2～3層の翼細胞，1～2層の表層細胞からなっている（図1）．表層細胞は直径約40μmの扁平な細胞で，表面にはmicrovilliが存在し，ムチンや涙液を保持している．細胞間の接着構造として，翼細胞間にはアドヒアランスジャンクションやデスモゾームが発達しており，さらに最表層細胞間にはタイトジャンクションがありバリアとなっている．基底細胞はヘミデスモゾームをもち，基底膜に結びついている．アドヒアランスジャンクションでは隣接する細胞が膜貫通蛋白質カドヘリン分子同士で結合し，カドヘリンは細胞内部でアクチンフィラメントとつながっているので細胞同士のアクチンフィラメントの束同士をつないでいる．デスモゾームの膜貫通蛋白質もカドヘリン分子の一種であるが，細胞内のケラチン

[*1] 角膜の厚さに占める割合は，上皮，実質，内皮が0.1：1：0.01となっている．実質を500μmとすると，上皮は50μm，内皮は5μmである．

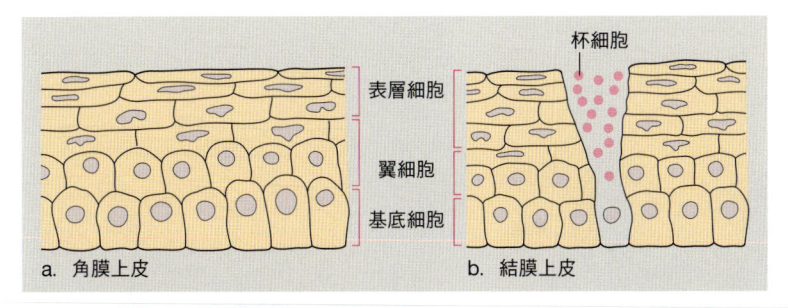

図1　角結膜上皮の構造
角膜上皮は厚さ約50μmの組織で，5～6層の細胞からなる重層扁平上皮で角化していない．基底膜側より，その形態の違いから基底細胞，翼細胞，表層細胞からなっている．結膜上皮も角膜上皮と同様の重層扁平上皮であるが，上皮細胞以外にも杯細胞が存在する．

と結合している．ヘミデスモゾームは上皮細胞が基底部で細胞外マトリックスに付着する装置で，細胞膜にはインテグリンがあり，細胞内ではケラチンと，細胞外では基底膜でラミニンと連結する．

正常角膜上皮には酸性ケラチン12（分子量55 kDa）と塩基性ケラチン3（分子量64 kDa）が対になって存在し，角膜上皮の分子マーカーである[*2]．

角膜上皮と実質の間には，実質の一部であるBowman膜がある．胎生期の上皮によって産生されるが，上皮基底膜ではない．生後は再生されない．

結膜上皮の構造

結膜組織は，結膜上皮および上皮下に存在する疎性結合組織の固有層からなる．さらにその下にはTenon囊があり強膜組織へとつながる．結膜上皮は7～10層の重層扁平上皮であるが，眼瞼縁では10～12層に増える．一方，円蓋部は2～5層の円柱上皮である．角膜上皮との大きな違いは，上皮細胞以外にも杯細胞が存在することであり，杯細胞は脱顆粒によってムチンを分泌する細胞で上皮細胞の約10％を占める．結膜のほぼ全域に分布するが，鼻下側に多く存在する．一方，球結膜輪部付近や瞼結膜の瞼縁付近にはほとんどみられない（図2）．杯細胞は，放射性角結膜上皮症，熱化学外傷，Stevens-Johnson症候群，眼類天疱瘡などで減少する．

上皮の増殖と分化

角膜上皮と結膜上皮の間には，角膜上皮にあるBowman膜も，結膜上皮にみられる杯細胞もない中間的な輪部上皮があり，基底部にはメラニン色素を含む細胞が存在する．角膜上皮の幹細胞（stem cell）は，この角膜輪部の基底細胞に存在し，輪部基底細胞の20～

[*2] 細胞の細胞質内には中間径フィラメント，微小管，アクチンフィラメントの3種類の蛋白線維の網目構造である細胞骨格がある．上皮系細胞の中間径フィラメントはケラチンであるが，20種類以上のサブタイプがあり，上皮によって発現するケラチンが異なる．角化型ケラチンはK1/K10，粘膜分化型ケラチンはK4/K13である．

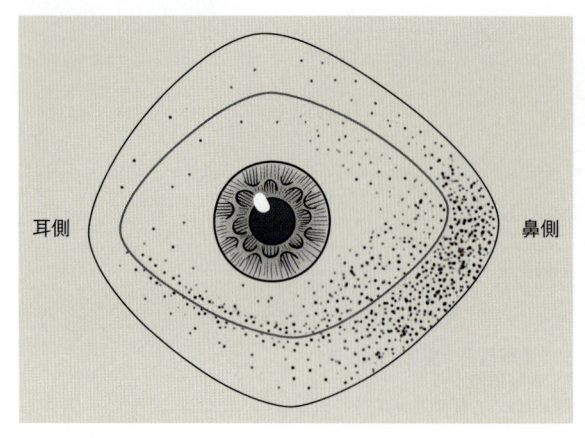

図2 杯細胞の分布
杯細胞は結膜のほぼ全域に分布するが，鼻下側に多く存在する．一方，球結膜輪部付近や瞼結膜の瞼縁付近にはほとんどみられない．(Kessing SV : Investigations of the conjunctival mucin. 〈Quantitative studies of the goblet cells of conjunctiva〉. Acta Ophthalmol 1966 ; 44 ; 439-453.)

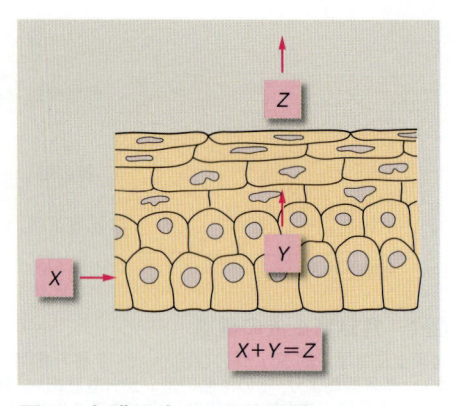

図3 角膜上皮の XYZ 理論
表層細胞が剥離すると (Z)，基底細胞の分裂分化 (X) と幹細胞の分裂移動 (Y) で補われる．

30％が幹細胞であると考えられている．

また，上皮基底細胞は分裂の盛んな transit amplifying cell（TA 細胞）であり，輪部幹細胞と基底細胞の細胞分裂により角膜上皮の恒常性が維持されている．

角膜上皮のターンオーバーは，XYZ 理論によって説明される[2]．最表層細胞が剥離すると（Z：細胞の脱落），深部の基底細胞が分裂して翼細胞がつくり出されて，もともとの翼細胞が表層細胞に分化するという一連の動き（X：基底細胞の増殖）によって上皮が再生される．基底細胞の分裂可能回数は限られているので，新たな基底細胞が輪部の幹細胞より供給される（Y：幹細胞の分裂と中央への移動）．$X+Y=Z$ が成り立って，健常な上皮が保たれる．通常は約1週間で上皮は入れ替わる（図3）．

角膜輪部領域が広範囲に傷害される重症角結膜疾患（熱化学外傷，Stevens-Johnson 症候群，眼類天疱瘡など）では，角膜幹細胞による健常な角膜上皮の供給ができなくなり，周辺の結膜組織によって被覆される．この際に結膜上皮は炎症，血管新生，瘢痕などを伴うため，視機能に著しい障害を与える．

結膜幹細胞については，円蓋部に存在するという意見と，基底細胞に散在するという説があり，完全には同定されていない．

角結膜上皮のイオンチャネル

上皮細胞にはさまざまなイオンチャネルがあり，イオンの選択的

な膜透過をつかさどり，溶液や電解質のベクトル輸送で個体の恒常性の維持に関与している．近年，陰イオンチャネルである Cl^-（クロライド）チャネルの cDNA クローニングが進み，cAMP 依存性の CLC ファミリー，Ca_2^+ 活性化 Cl^- チャネルである CLCA チャネルファミリー，細胞内膜 Cl^- チャネルである CLIC ファミリーなど，数多くの Cl^- チャネル cDNA がクローニングされた[*3]．角膜上皮には CLC-2，-3，-4，-6 やカルシウム依存型の CLCA2，さらには *CFTR*（cystic fibrosis transmembrane conductance regulator；囊胞性線維症の原因遺伝子）が発現している[3,4]．

細胞内カルシウムイオン濃度が上昇すると，カルシウム依存性の Cl^- チャネルは開口し細胞内の Cl^- イオンは涙液中に移動する．それによって生じる浸透圧差に伴って水分分泌が促進される．

プリン受容体である $P2Y_2$ 受容体は角結膜上皮に分布しているが，アゴニスト作用を有するアデノシン三リン酸（ATP）やウリジン三リン酸（UTP），あるいは $P2Y_2$ 受容体作動薬で $P2Y_2$ 受容体が刺激されると細胞内カルシウムイオン濃度は上昇する．カルシウム濃度の上昇によって角結膜上皮に分布する Cl^- チャネルは開口するので，上皮からの水分分泌が促進される．

角結膜上皮の代謝

角膜上皮は恒常性を維持するために代謝が盛んである．前房水から供給されるグルコースが主なエネルギー源であるが，基底細胞には大量のグリコーゲンが貯蔵されていて，グルコースが不足した場合には利用される．グルコースは解糖系からクエン酸回路で代謝されて大量の ATP を供給する．もう一つの主経路としてペントースリン酸経路があり，角膜では半数近くのグルコースがこちらの経路を通って代謝され，$NADPH_2$[*4] が産生される．

また，グルコースをソルビトールとフルクトースに代謝するポリオール経路もある．この経路で働くアルドース還元酵素は通常は不活性だが，糖尿病などで過剰のグルコースがあると活性化される．生じたソルビトールは細胞質内に蓄積されるため，浸透圧が上昇して細胞障害を引き起こす．

一方，結膜上皮は，グリコーゲンの貯蔵はわずかである点，解糖系・クエン酸回路の代謝が盛んでペントースリン酸経路の活性が低い点で，角膜上皮と代謝の状況は異なる．

（伴　由利子）

[*3] 複数のヒト遺伝性疾患で，これらのチャネル遺伝子異常が原因であることが明らかとなっている．たとえば CLC-5 異常は低分子蛋白尿，腎結石を起こす Dent 病の原因となる．CLC-7 は破骨細胞に特異的に発現し，その異常によって骨吸収障害による骨過形成を起こし，骨化石症の原因となる．

[*4] $NADPH_2$
還元型ニコチンアミドアデニンジヌクレオチドリン酸．電子と水素を高エネルギー結合で運搬する活性型運搬体である．角膜上皮をフリーラジカルから防御する役割やグルタチオンやアスコルビン酸の供給源となる．

クリニカル・クエスチョン

表層上皮のバリア機能はどのように維持されているのですか？

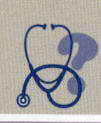

Answer 上皮細胞の最表層細胞間にはタイトジャンクション（tight junction）という細胞接着装置が存在し，強固なバリアを形成しています．

上皮輸送の二つの経路

物質が細胞シートを横切るには二つのルートがある．ひとつは，細胞膜上のトランスポーター蛋白質やサイトーシスによる方向性をもった物質輸送によって細胞膜を通過，すなわち細胞そのものを横切って運ばれるルートであり，transcellular pathway と呼ばれる．細胞膜は脂質二重層なので親水性の物質は透過しにくく，表皮細胞の細胞膜そのものがバリアといえる．もうひとつは，細胞と細胞の間隙を横切る移動であり，paracellular pathway と呼ばれる．細胞間隙において受動的な物質の自由拡散，いわゆる"漏れ"は制限されており，このとき，細胞と細胞の隙間をシールして"漏れ"を防ぐバリアとして機能するのがタイトジャンクション（TJ）と呼ばれる細胞間接着装置である．TJ は，このようにバリアを形成するために存在しているが，実際には TJ のバリア機能は，組織によって相当の幅があり，一般的に TJ は選択的にイオンなどを通しうるバリアであるということができる．

タイトジャンクションの構造と機能

TJ では超薄切片像でみると，ところどころで向かいあう細胞膜間の距離がゼロにまで近づいており，TJ のキッシングポイントと呼ばれている．また，凍結割断レプリカ法で観察すると，TJ の部分では，膜内粒子が一列に並んだストランド（TJ ストランド）が編み目を構成している．TJ ストランドのネットワークは，細胞周囲をベルト状に取り巻いている[*1]．

この TJ ストランドを構成する蛋白は長らく不明であったが，1993年にニワトリで最初の内在性膜蛋白が同定されオクルディン（occludin）と名づけられた．オクルディンは分子量 65 kDa の 4 回

[*1] TJ は上皮細胞や内皮細胞における極性形成にも重要な役割をもっている．細胞膜は脂質二重層のなかにさまざまな膜蛋白が存在している構造（流動モザイクモデル）であるが，TJ は細胞をぐるりと取り囲んでおり，膜蛋白はここを通り抜けることができない．このフェンス作用によって頂端部細胞膜と側部基底部細胞膜は分布する膜蛋白に差異が生じ，極性が形成される．

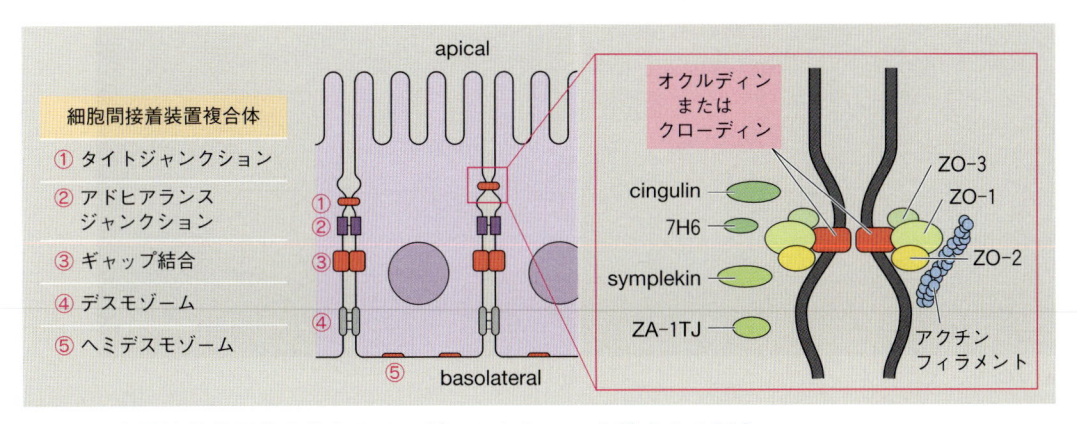

図1 細胞間接着装置複合体とタイトジャンクションを構成する蛋白

細胞間接着装置複合体にはタイトジャンクション，アドヒアランスジャンクション，デスモゾーム，ギャップ結合が含まれる．ヘミデスモゾームは，細胞と基底層の細胞外マトリックス間の接着装置である．タイトジャンクションを構成する分子は，三つのグループに分けることができる．オクルディン，クローディンのような膜貫通蛋白，ZO-1，ZO-2，ZO-3などのPDZドメインをもち細胞質内で直接膜貫通蛋白と結合しているTJ局在性の蛋白，タイトジャンクションの存在する細胞質内に局在するがPDZドメインをもっておらず直接は膜貫通蛋白と結合していないcingulin，symplekinなどの蛋白群である．

膜貫通蛋白で細胞質内に短いN末端と長いC末端をもつ．続いて1999年には新たに分子量23 kDaのTJ局在の膜貫通蛋白が二種同定され，クローディン（claudin）1と2と命名された[1]．クローディンはオクルディンと同様に4回膜貫通型の蛋白であるが，オクルディンとはまったくホモロジーを示さない．

現在ではTJを構成する分子がかなり解明されており，大きく三つのグループに分けることができる．まずは先に述べたオクルディン，クローディンのような膜貫通蛋白，次にPDZドメイン*2をもち細胞質内で直接膜貫通蛋白と結合しているTJ局在性の蛋白で，これにはZO-1，ZO-2，ZO-3などが同定されている．最後のグループはTJの存在する細胞質内に存在するがPDZドメインをもっておらず，直接は膜貫通蛋白と結合していない一連の蛋白群で，cingulin，symplekinなどが含まれる．これらの蛋白がさまざまに関与しながらTJの機能を調節していると考えられる（図1）[2]．

クローディンファミリーには20を超えるサブタイプがあることが明らかとなっていて，その発現には組織特異性がある．一般に複数のサブタイプが一つの細胞に共発現しており，TJストランドは二種類以上のクローディンが共重合してできたヘテロポリマーであり，さらに向かい合う細胞膜中のストランド同士がクローディン間のヘテロフィリックあるいはホモフィリックな接着により対合している．クローディンのサブタイプの接合はその組み合わせによって接着の強さが異なり，一種の"孔"を内包すると考えられ，その孔

文献はp.384参照．

＊2 PDZドメイン
蛋白質のドメインとは，ポリペプチド鎖のある領域が折り畳まれて安定で密な構造をとったもので，独立性をもった領域のことである．PDZドメインには蛋白との結合機能があり，PDZドメインをもつ蛋白は，膜貫通型受容体やイオンチャネルなどをクラスター形成させ，かつ細胞膜内で特定の場所に局在させる．細胞表層に発達した細胞内シグナル伝達のネットワーク形成などに重要な役割を担っている．

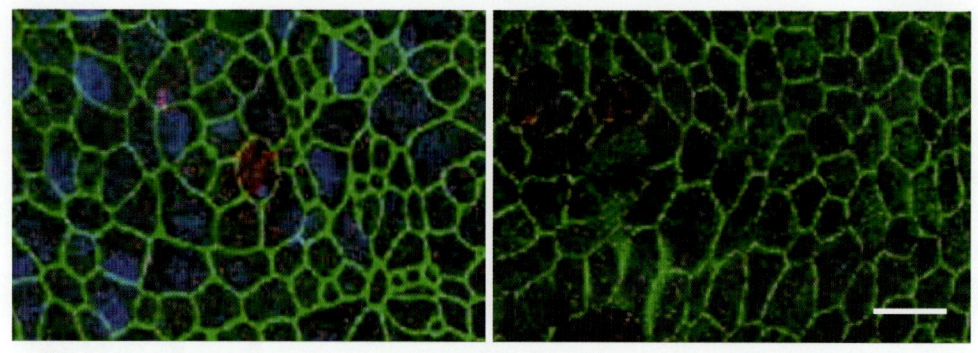

a. ZO-1　　　　　　　　　　　　　　　b. オクルディン

図3　結膜上皮のタイトジャンクション関連蛋白の発現
結膜では，ZO-1（a）およびオクルディン（b）は最表層の上皮-上皮細胞間のみでなく，上皮細胞-杯細胞間にも連続的に発現している．細胞質がムチン染色で赤く染色されているのが杯細胞．
赤：MUC5AC，青：核染色，バー：20μm．

の数と性質によって各上皮に特有のTJのバリア特性を生み出している（図2）[3]．

角結膜上皮におけるタイトジャンクション

　角膜を構成する上皮，実質，内皮層のバリア機能は2000：1：10と，上皮に強力なバリア機能がある．角膜と結膜の比較では，結膜は角膜よりバリアが弱く，D-マンニトールをトレーサーとして透過性測定した実験では約55倍もの差がある．

　角結膜上皮の最表層細胞間には全周にわたってTJがあり，さらに結膜上皮では杯細胞-上皮細胞間にもTJが形成されている（図3）．

　角膜上皮組織にはクローディンの1，4，7が，結膜上皮にはクローディンの1，4，7，10が発現しており，サブタイプの発現が異なる[4,5]．杯細胞の存在や，クローディンサブタイプ発現の違いが角膜上皮と結膜上皮のバリア強度の差に関与していると思われる．

　バリア機能の評価方法には電気抵抗の測定やトレーサー物質の透過性の測定があるが，臨床的にはフルオロセインナトリウムをトレーサーとしたフルオロフォトメトリ法が用いられる．

（伴　由利子）

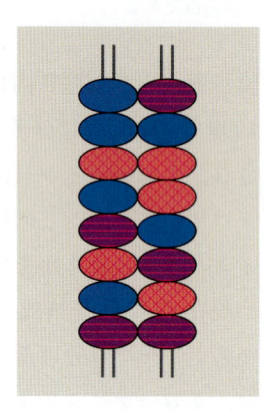

図2　クローディンサブタイプの発現モデル
一つのストランドには複数のクローディンサブタイプが混在しており，隣のストランドとの間で，同じサブタイプ同士でも異なるサブタイプ同士でも接着する．組み合わせによってイオンや分子に対する透過性が異なる．

3. 涙液動態と病態とのかかわり

涙液の基礎分泌と反射性分泌

分泌のメカニズム

　涙液中には，ラクトフェリンやリゾチーム，IgA（immunoglobulin A）や EGF（epidermal growth factor；表皮成長因子），TGF（transforming growth factor；トランスフォーミング成長因子）などのあらゆる種類の成長因子が含まれ，涙液の安定性だけでなく感染防御や上皮の創傷治癒に働きながら眼表面の恒常性を維持している．涙液分泌は基礎分泌と反射性分泌に分けられ，主に基礎分泌は眼表面に涙液が供給されて眼表面を乾燥から防ぐとともに，角膜の最表層を覆うことで安定した視機能を供給する．反射性分泌は外的刺激から眼表面を守るべく涙液水層を多く含む涙液を分泌し，外的刺激に対する防御機構を担う．また，悲しみや喜びなど感情の変化でも反射性分泌は生じる．

　いずれの分泌も長い神経経路から成る "reflex loop" と，涙腺により構成されるシステムによって制御される（図1)[1]．基礎分泌と反射性分泌の制御には，reflex loop の末梢である角膜に存在する裸の神経終末 "nociceptor（侵害受容器）" が深く関与する[2]．nociceptor には温度変化を受容する cold receptor と，機械刺激を受容する mechanoreceptor/mechano-nociceptor，化学刺激を受容する polymodal nociceptor の三種類が知られている（表1）．

文献は p.385 参照．

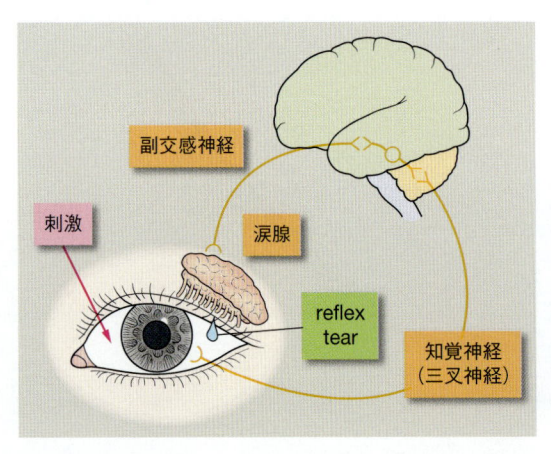

図1　涙腺と眼表面および中枢神経支配のユニットである "reflex loop-涙腺システム" のシェーマ

角膜からの知覚インパルスは，三叉神経節，脊髄髄質の三叉神経を経由して中脳の橋にある涙腺核に刺激が投射される．そこでシナプスを介し，知覚のシグナルは大脳皮質へ投射され，中枢からの遠心性インパルスは上唾液核から出て，翼口蓋神経節を介して涙腺に達して reflex tear が分泌される．

表1　nociceptor の分類

種類	受容する刺激	特徴
mechano-nociceptor mechanoreceptor	機械刺激	急性の鋭い痛みを生じて反射性分泌を生じる
cold receptor	寒冷刺激	眼表面温度が 33℃ 以下になると，インパルス発射頻度が増えて基礎分泌・反射性分泌を生じる
polymodal nociceptor	外因性化学刺激 内因性ケミカルメディエーター	タマネギを調理したときなど，強い刺激を受容して反射性分泌を生じる

基礎分泌：なかでも，基礎分泌に大きく関与するのは cold receptor と呼ばれる TRPM8 関連受容体で，開瞼によって眼表面の涙液が蒸発して起こるわずかな温度低下を感知し基礎分泌を促す[3,4]．また，涙液分泌には自律神経系も関与しており，眼精疲労を訴える VDT（visual display terminal）作業者に調節負荷を軽減させると涙液分泌が増加したという報告[5]や，カフェイン摂取が涙液分泌を増加させ，特にカフェイン代謝に影響する特定の遺伝子変異（ADORA2A と CYP1A2）をもつ場合に効果が大きく現れることが最近になって報告された[6]．

反射性分泌：反射性分泌をつかさどる主な眼表面の侵害受容器は mechanoreceptor/mechano-nociceptor である．これら二つのサブタイプは機械刺激を受容する点で同じだが，前者の閾値が低く，後者のそれは高い点で異なる．眼に異物が入ったときなど，急性の鋭い痛みを生じて反射性分泌が起こるのは，この受容器の働きである．また，外因性の化学刺激や内因性のケミカルメディエーターに活性化する polymodal nociceptor も反射性分泌にかかわる．眼表面に炎症がある場合や，タマネギの刺激に反応して反射性分泌が生じるのは，この受容器の働きである．また，睫毛乱生など慢性的な機械刺激では，mechano-nociceptor/mechanoreceptor から polymodal nociceptor へと伝達様式がシフトすることが知られている[2]．睫毛乱生では，眼に異物が入ったときのような鋭い痛みや反射性分泌が起こらないが，これは刺激の伝達様式が変化するためと，中枢においても慢性刺激に対する何らかの抑制的なフィードバック機構が働くため[7]と考えられている．また，冬になると冷たい空気に眼が曝されて反射性分泌が起こるが，これは cold receptor が基礎分泌だけでなく反射性分泌にも関与しているためである．

（東原尚代）

クリニカル・クエスチョン
涙液分泌の加齢性変化について教えてください

Answer 涙液分泌には眼表面の知覚と涙腺機能がかかわっていることから，加齢変化を評価するにあたり，従来の検査法ではどちらの機能変化なのかを判別できません．しかし，加齢初期には，まず眼表面知覚の polymodal nociceptor の機能が低下するという報告もあり，この受容器を刺激するタマネギの催涙成分を用いた検査法で，従来の検査では見いだせない加齢変化を検出できたという結果を得ています．

検査法とその問題点

　reflex loop-涙腺システムは，眼表面の保護と修復を行いながら眼表面の恒常性を維持するのに不可欠であり，加齢性変化あるいは眼表面疾患を診るうえで，その機能を評価することは重要である．現在，涙液分泌の評価には Schirmer I 法が広く用いられる．Schirmer I 法は短冊状の濾紙を耳側下眼瞼縁に挿入し，自然瞬目をしながら結膜を 5 分間刺激することで反射性分泌を評価する検査である．一方，基礎分泌は単純にフルオレセイン試験紙を用いて下眼瞼涙液メニスカスの高さで評価するのが簡便でよいが，点眼するフルオレセイン溶液の量を最小限にする，眼を刺激しないように染色するといった注意が必要である．また，従来から基礎分泌を評価する検査法として，点眼麻酔ののちに Schirmer I 法と同様の手順で基礎分泌を評価する検査（Schirmer I 法変法）と綿糸法[*1]がある．こういった検査法を駆使して涙液分泌を評価していくが，注意すべきは，reflex loop-涙腺システムは一介をなすものであり，加齢による涙液分泌を評価するのに眼表面知覚と涙腺機能を完全に切り離すことができない点である．つまり，涙液分泌が加齢とともに低下する[3,4]といっても，それが眼表面知覚の低下によるものか，涙腺機能の低下によるものか，あるいは両者の影響なのかを判別できないのである．

[*1] 綿糸法は，必ずしも涙液貯留量を反映しているとはいえない[1]ために新しいドライアイ基準[2]にも含まれなくなったが，綿糸を下眼瞼結膜嚢中央部に挿入して閉瞼させ，5〜10 秒後に綿糸の濡れを先端から計測する方法である（10mm 以下で異常）．

文献は p.385 参照．

新しい検査法とその結果

　Schirmer I 法は濾紙を直接結膜と接触させるため，検査後にも違和感が残る点で侵襲が高く，再現性が乏しいのが問題である．さら

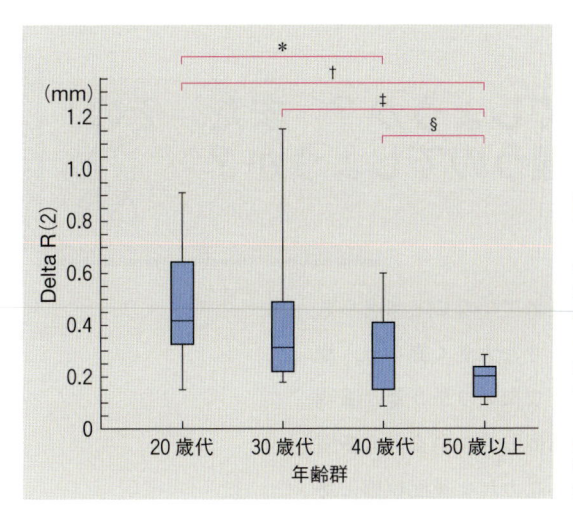

図1 SOLF 投与による加齢性の反射性分泌減少

健常者 91 眼を年齢の異なる 4 群に分類し，SOLF 投与 2 分後の増加した涙液メニスカス（Delta R〈2〉〈mm〉）を評価したところ，加齢とともに有意に反射性分泌が減少した（$*p=0.0306$，$†p<0.0001$，$‡p=0.0002$，$§p=0.0308$；non-repeated measures analysis of variance and the Cochran-Mantel-Haenszel test）
（Higashihara H, et al：Using synthesized onion lachrymatory factor to measure age-related decreases in reflex-tear secretion and ocular surface sensation. Jpn J Ophthalmol 2010；54：215-220 より引用改変．）

に，眼表面の知覚神経の観点から考えると，結膜は角膜よりも知覚神経の密度が圧倒的に低く，神経終末が眼表面から離れて遊離しているために角膜よりも刺激を受容しにくいと考えられ，角膜を刺激する検査が反射性分泌の評価に適すると考えられる．タマネギを調理すると眼に刺激を感じて反射性の涙液が分泌されるが，これはタマネギの催涙成分である propanethial S-oxide が角膜を刺激するためである．筆者らは合成したタマネギの催涙成分（synthesized onion lachrymatory factor；SOLF）を非接触に眼表面に投与し，涙液分泌能を評価する新しい検査法を開発した[5]．SOLF を裸眼で眼表面に投与すると，健常眼では 10 秒以内に刺激を感じて反射性の涙液が分泌される．ソフトコンタクトレンズを装用して投与すると裸眼投与時に比較して刺激が遅れて感じられることより，揮発性の SOLF がいったん涙液に溶けて角膜を刺激して涙液分泌を生じさせると推察している．SOLF を 20～70 歳代の健常者に投与すると，加齢とともに涙液分泌の低下がみられ，Schirmer I 法では検出できない加齢性の微細な変化をとらえることができた（図1）．SOLF は化学刺激であり polymodal nociceptor しか評価できないが，加齢初期にまず polymodal nociceptor の機能が低下すると示唆されている[6]ことから，加齢性の涙液分泌を評価するのに適した検査法と期待している．通常，反射性分泌をみる検査は痛み刺激を伴うが，SOLF の刺激は投与を中止すると速やかに消失して角結膜上皮障害や充血などの影響は認めない．現在は，酵素と基質の反応で要時にタマネギの催涙成分を発生させる検査キットを開発し，臨床応用できるか検討中である．

（東原尚代）

クリニカル・クエスチョン

睡眠中に涙は出ているのでしょうか？　また，その組成は起きているときと違うのでしょうか？

Answer　睡眠中には，涙はほとんど分泌されていないと考えられています．そのために涙液の組成は起きているときと大きく異なり，総蛋白量，分泌型IgA量，血清アルブミン量，フィブロネクチン量が著明に上昇しています．また，起きているときには認められない多数の多型核白血球や補体活性の上昇があるので，サブクリニカルな炎症状態にあると考えられています．

クエスチョンの背景

コンタクトレンズを装用したまま寝てしまうことは，たいへん危険であることはよく知られている．また，睡眠中は，涙はほとんど出ておらず起床時には目は充血して乾燥していることもよく知られている．しかし，そのメカニズム，涙液組成の変化，炎症の関与についてはあまりよく知られていない[*1]．この項では代表的な論文を紹介して睡眠時の涙液の状態を解説する．

睡眠時の涙液の検討方法

涙液の研究は，通常の昼間帯の涙液を集めて行われることが多い．また，一部の研究では鼻刺激やタマネギエキスによる刺激などで得られる反射性涙液を回収して行われる．Sackら[1)]は睡眠時の涙液変化を検討するために，起床時すぐに涙液をガラス毛細管で回収して，昼間時涙液，反射性涙液と比較検討した．

涙液中の生理活性物質について

涙液に多く含まれる蛋白質はラクトフェリン，リゾチーム，リポカリンであり，数mg/mLの濃度で存在している[*2]．これらは主涙腺から分泌されると考えられている．また，その次に多く存在するのはIgA (immunoglobulin A, 一部は分泌型IgA) で0.1〜0.5 mg/mLの濃度で存在する．この起源は結膜と考えられている．その他の生理活性物質としてはグルコース，IgG，フィブロネクチン，血清アルブミン，各種サイトカインなどがある．

[*1] **睡眠時の涙液量減少の仮説**
睡眠時には，涙液はほとんど分泌されないと考えられている．その理由は，瞬目による涙液の排出がなくなること，閉瞼に伴う眼瞼圧によって涙液の排出管が圧迫されて涙液が供給されないことなどが考えられている．しかし，実際に睡眠時の涙液を回収することは不可能であり確証は得られていない．

文献はp.385参照．

[*2] ラクトフェリンは鉄イオンをキレートする働きにより，リゾチームは細菌の細胞壁を破壊する働きにより，分泌型IgAは免疫反応により，それぞれ眼表面保護に重要な役割を果たすと考えられている．

表1 涙液の組成の比較

	反射性涙液	昼間時涙液	起床時涙液
総蛋白量（mg/mL）	6.0	9.0	18.0
分泌型 IgA（mg/mL）	<0.23	0.85	8.40
血清アルブミン（mg/mL）	0.02	0.06	1.10
フィブロネクチン（ng/mL）	10	19	4127

睡眠時の涙液

Sackら[1]の検討によれば，反射性涙液，昼間時涙液，起床時涙液でその濃度が大きく異なったものとして総蛋白量（6.0, 9.0, 18.0 mg/mL），分泌型 IgA（<0.23, 0.85, 8.40 mg/mL），血清アルブミン（0.02, 0.06, 1.10 mg/mL）があり，主涙腺から分泌されると考えられるラクトフェリン，リゾチーム，リポカリンの濃度には有意差を認めなかった（表1）．また，起床時涙液には補体 C3 の活性の上昇も認められた．また，筆者らも[2]同様の方法で反射性涙液，昼間時涙液，起床時涙液でのフィブロネクチン量を検討したが，それぞれ 10, 19, 4,127 ng/mL と起床時涙液で著明な増加を認めた（表1）．また，Wilsonら[3]は起床時の涙液中には多量の多形核白血球が認められると報告している．まとめると，睡眠中の涙液には分泌型 IgA，血清アルブミン，フィブロネクチン，補体の上昇，多形核白血球の増加があり，前炎症状態で，涙液は濃縮され，拡張した結膜血管から蛋白質の漏出があると考えられる．

アンサーからの一歩

睡眠時には涙液はほとんど産生されず，流れが止まってごみがたまった川のような状態であると推察される．当然，病原微生物は増殖，活性化していることが予想される．眼表面はこのような前炎症状態に敏感に反応し，結膜から分泌型 IgA が産生され，血管から血清アルブミン，フィブロネクチンが漏出し，補体活性の上昇，多形核白血球の遊走が起こると考えられる．角膜も酸素欠乏で浮腫を起こしていることから，眼表面は非常に易感染状態にあると考察される．コンタクトレンズを装用したまま寝てしまう行為は，このようなことから非常に危険な行為であるといえる．患者への説明の一助になれば幸いである．

（福田昌彦）

涙液メニスカスの機能とその異常

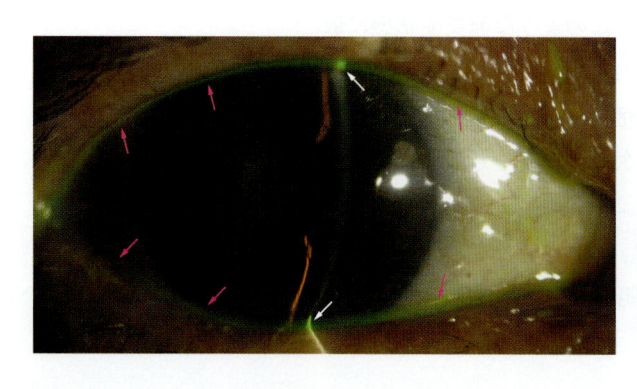

涙液メニスカスとは

メニスカス*¹ とは，表面張力により，器壁近くで弯曲している液体の自由表面またはその領域のことである．涙液メニスカスとは，眼瞼縁に沿って帯状に分布する涙液の存在領域を指し，その前縁は眼瞼の皮膚粘膜接合部に一致し，後縁は急峻に立ち上がって眼表面の涙液層に連なる[1]．上下に存在し，通常は凹面を形成している（図1）．

機能

涙液メニスカスには，涙液の保持，貯留，流路の機能がある．気体と液体の界面が平らでない場合，気体と液体の間には圧力差が生じている．液相圧が気相圧より低い場合，界面は（液相からみて）凹面を形成し，高い場合は凸面を形成する．両者に差がないと界面は平らになる（図2）．つまり，凹面を形成しているメニスカスには陰圧が生じている．眼表面の涙液は，この陰圧により涙液メニスカスに保持，貯留され，全涙液量の 75～90％ が涙液メニスカスに貯留するとされる[2]．また，メニスカスに生じている陰圧は，瞬目に伴い移動した眼表面の涙液層との涙液交換にも重要な役割を果たしているとされる[3]．さらに，涙液メニスカスには眼表面における涙液の流路としての働きがあり，閉瞼から開瞼に移る際にメニスカス

[*1] ギリシャ語の mêniskos という"三日月"の意味の言語に由来.

文献は p.386 参照.

図1 涙液メニスカス
眼表面に形成された涙液メニスカス．フルオレセインで染色された涙液メニスカスは，きれいな凹面を形成し（白矢印），上下眼瞼縁に沿って帯状に分布している（赤矢印）．

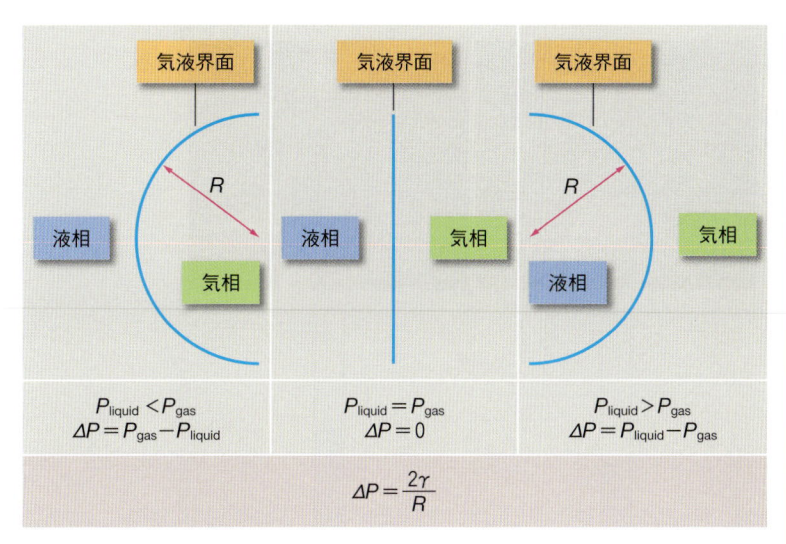

図2 圧力差と曲率半径
気液界面における気相の圧力（P_{gas}）と液相の圧力（P_{liquid}）の差（ΔP）は，Laplaceの式 $\Delta P = 2\gamma/R$（γ：表面張力，R：曲率半径）で表される．すなわち，表面張力に比例し，その曲率半径に反比例する．

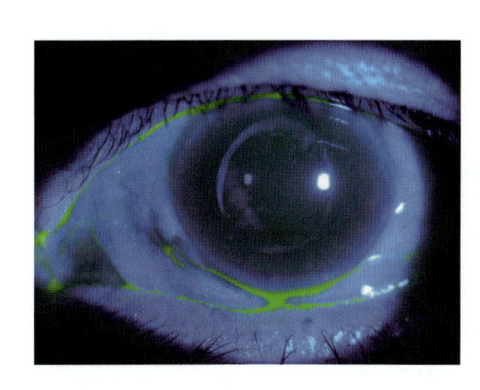

図3 結膜弛緩症による涙液メニスカスの乱れ
結膜弛緩症は，下方の涙液メニスカスを占拠して涙液メニスカスの機能を障害する．この例では，涙液の貯留・保持機能障害に加え，涙点へ向かう流れも障害されるため，患者は間欠性流涙を訴える．

を経由して涙点に向かう涙液の流れを生じて，涙液は導涙系へと排出される．

涙液メニスカスの異常

下方の涙液メニスカスの曲率半径（≒高さ）は，涙液量と一時相関することがわかっているので[4]，涙液メニスカスの高さを観察することで，おおよその涙液分泌量を推測できる．低い場合は涙液分泌減少型ドライアイ，高い場合は導涙系の通過障害が考えられる．

涙液メニスカスに異常があると，涙液メニスカスのもつ涙液の保持，貯留，流路としての機能障害が生じる．結膜弛緩症では，弛緩した結膜により涙液メニスカスに乱れが生じ，間欠性流涙の原因となる（**図3**）．涙液分泌減少が合併している例では，ドライアイの悪

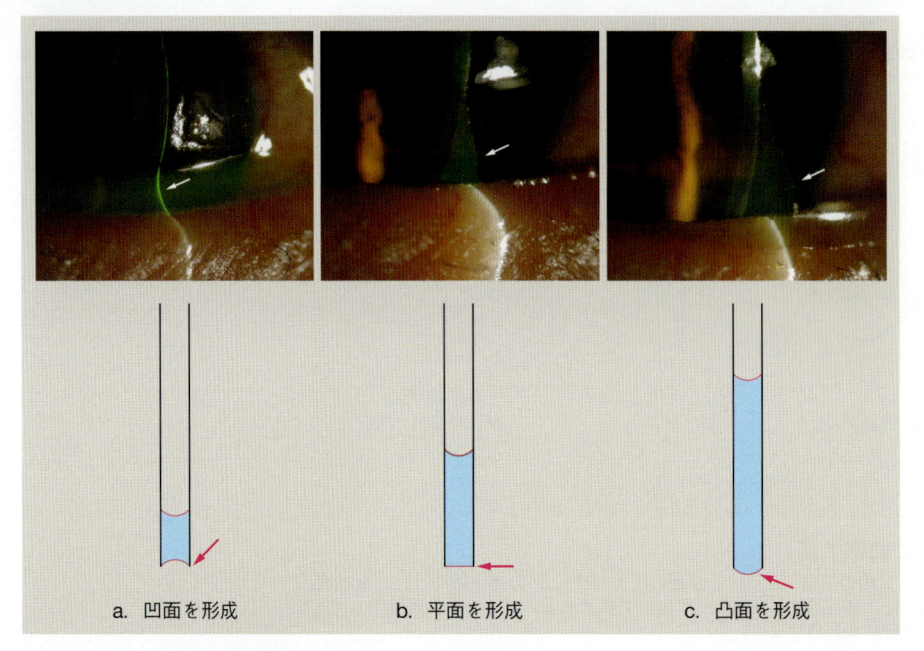

図4 メニスカスの曲面変化
上段：上下涙点にプラグが挿入されている例に，点眼負荷を行った際の下部メニスカスの変化．当初，メニスカスは凹面を形成しているが（左図），点眼量が増えるに従いメニスカスは平面（中図）から凸面（右図）に変化し，やがて眼外へこぼれる．
下段：毛細管現象において，下部のメニスカスを考案すると三つの場合に分けられる．最初，上部メニスカスは下部より大きい曲率をもち表面張力の差が重力とつり合う（左図）．この毛細管にさらに水を入れつづけると，下部メニスカスの曲率が減少し，中間状態として下部メニスカスが平ら（中図）になる．さらに水を入れていくと，下部メニスカスが凸面になった後（右図），端から水滴が離れて下に落ちる．

化因子となる[*2]．

　極端に涙液が増えると，涙液にかかる重力の影響が無視できなくなり，メニスカスは凹面から平面，そして凸面に変化する．凸面になったメニスカスにはもはや陰圧はなく，涙液を保持することができなくなり，やがて流涙となって眼外にあふれる（**図4上段**）．毛細管現象を考えるとわかりやすい（**図4下段**）[5]．

（杉田二郎）

[*2] 本巻"異所性涙液メニスカスの原因と眼表面に生じる影響について教えてください"の項（p.63）を参照されたい．

> クリニカル・クエスチョン
>
> # 異所性涙液メニスカスの原因と眼表面に生じる影響について教えてください

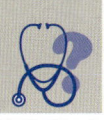

メニスカスの形成機序

　簡単な実験をひとつ．水平に置かれたシャーレに牛乳を少しずつ注ぐ．シャーレの表面全体がちょうど濡れる程度に注いだとき，壁面にはメニスカスが形成される．しばらくすると，その隣接部はドーナツ状に菲薄化し，中央部は平面になる（図1a）．この内にガラス瓶を置くと，ガラス瓶の周囲にもメニスカスが形成され，その隣接部でもドーナツ状の菲薄化がみられる（図1b）．メニスカスに生ずる陰圧が，液体にかかる重力よりも強いためである．液体の厚みが約100μmより薄い場合，メニスカスの境界部では液体の菲薄化した領域ができる（meniscus-induced thinning）といわれている（図2）[1]．涙液の厚みは3～20μm程度と薄いので，眼表面ではmeniscus-induced thinningが生じ，フルオレセイン染色では蛍光輝度が減弱し，black lineとして観察される（図3）．

文献はp.386参照．

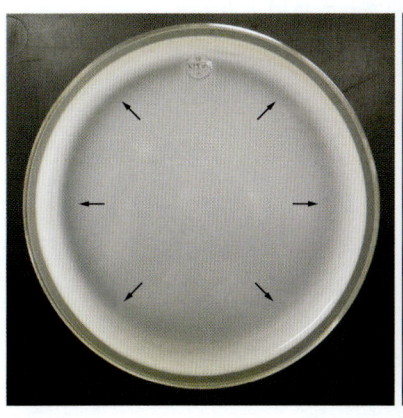

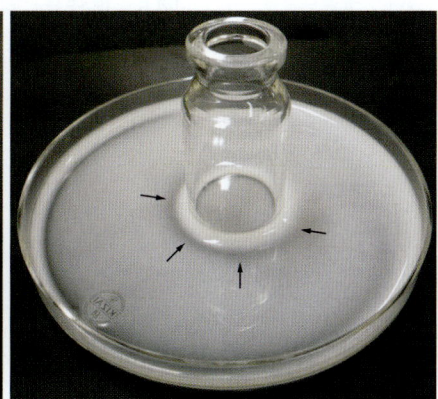

a.　　　　　　　　　　　　b.

図1　シャーレに注がれた牛乳の液面
a. 表面全体がちょうど濡れる程度に注いだとき，壁面にはメニスカスが形成され，その隣接部はドーナツ状に菲薄化する（矢印）．中央部は平面にみえる．
b. 中央部にガラス瓶を置くと，その周囲にもメニスカスが形成され，その隣接部もドーナツ状に菲薄化する（矢印）．

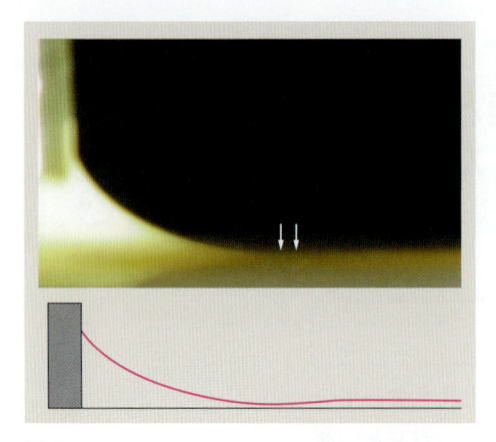

図2　meniscus-induced thinning
表面を牛乳で薄く濡らしたプラスチック板上に垂直に板を立て，横から観察．メニスカスの隣接部では，液面が菲薄化している（矢印）．下図は，模式図化したもの．

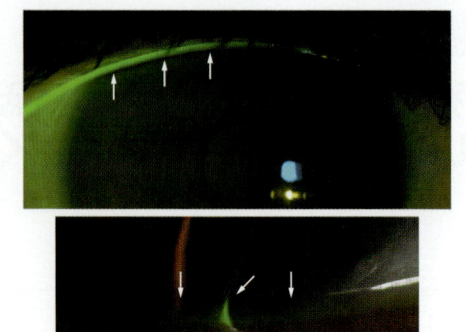

図3　涙液メニスカスに隣接した black line
涙液メニスカスに隣接した部位では meniscus-induced thinning が生じるため，涙液をフルオレセインで染色するとその部位の蛍光輝度が減弱し，black line（矢印）として観察される．

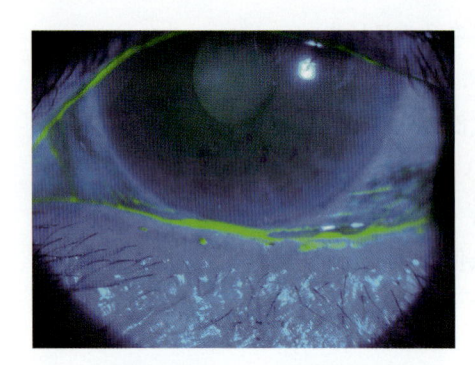

図4　結膜弛緩症による異所性涙液メニスカス
弛緩した結膜による異所性涙液メニスカスは，その周囲の涙液層を不安定にさせ，涙液分泌が十分でない場合には上皮障害を引き起こす．

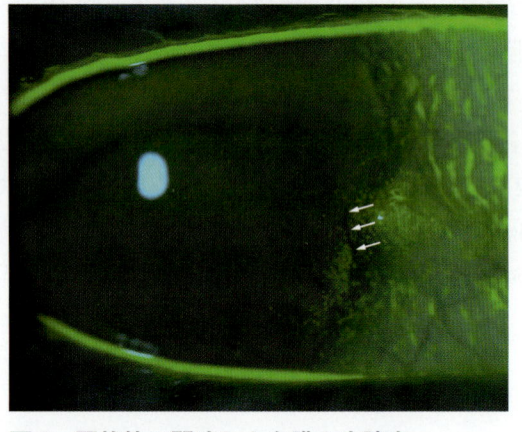

図5　翼状片に関連した角膜上皮障害
翼状片の異所性涙液メニスカス（矢印）の隣接部に black line があり，上皮障害に関連している．

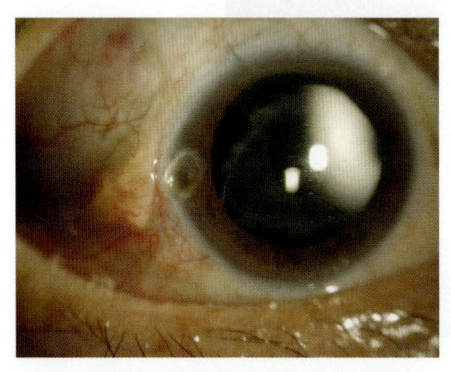

図6　硝子体手術後に生じた dellen
瞼裂斑があり，結膜縫合が不完全な場合に生じることがある．

異所性涙液メニスカス

　眼表面に隆起性の病変があると，その壁面にはメニスカスが形成される．眼瞼縁の涙液メニスカス以外に形成されたメニスカスは異所性涙液メニスカスと呼ばれる[2]．異所性に形成されたメニスカスの隣接部でも，meniscus-induced thinning が起こり，涙液層が菲薄化する．異所性涙液メニスカスを形成するものとして，結膜弛緩症（図4），翼状片（図5），瞼裂斑，ハードコンタクトレンズの装用，緑内障術後の濾過胞などがある[1,2]．meniscus-induced thinning の強さは，周囲の涙液層の厚みに依存し，涙液の厚みが薄いほど強くなる．菲薄化した涙液は安定性が悪いため，容易に上皮障害を引き起こし，時には dellen を生じることもある（図6）．

（杉田二郎）

涙液油層のターンオーバーとその異常

涙液油層のターンオーバーの速度

現在,涙液層は油層と液層の二層から構成されると考えられており,各層の交換率について,液層は10.3％/minであるのに対し,油層は0.93％/minと,涙液油層は液層に比べて非常にターンオーバーが遅いことが報告されている[1]. また,眼軟膏に関する研究では,眼表面への点入後,軟膏の脂質が1時間以上にもわたって涙液表面に滞留することが示されている[2]. さらに,瞬目ごとに油層の干渉像が,非常に再現よく毎回類似したパターンを示すこと(pleated drape effect)[3] も,油層のターンオーバーが遅いことの証拠と考えられる.

本項では,涙液油層のターンオーバーのメカニズムについて,分泌,貯留,排出といった一連の流れに沿って述べる.

文献は p.386 参照.

マイボーム腺からの meibum の分泌

涙液油層の分泌は,眼瞼縁後方の皮膚に開口するマイボーム腺によってなされる(図1). マイボーム腺は,腺房と導管から構成され,上瞼板に30〜40本,下瞼板に20〜30本存在している. マイボーム腺の腺房より分泌された油脂(meibum)は,マイボーム腺の導管内に蓄積され,導管の弾性および眼輪筋の一部をなす Riolan 筋の作用によって,最終的に開口部から分泌される.

この分泌にかかわる異常として,マイボーム腺機能不全(meibomian gland dysfunction；MGD)が挙げられる. MGD は,開口部近傍の導管上皮細胞の過剰角化を契機として生じるとされ,開口部が閉塞することによって油脂の蓄積,ひいては,腺組織の廃用性萎縮をきたし,meibum の分泌低下を生じて,ドライアイの要因となる.

眼瞼縁における meibum の貯留と涙液層の形成

マイボーム腺から分泌された meibum は,眼瞼縁にいったん貯留し(図1),開瞼を契機として涙液油層として利用される. しかし,脂漏性 MGD においてしばしばみられるように,マイボーム腺開口

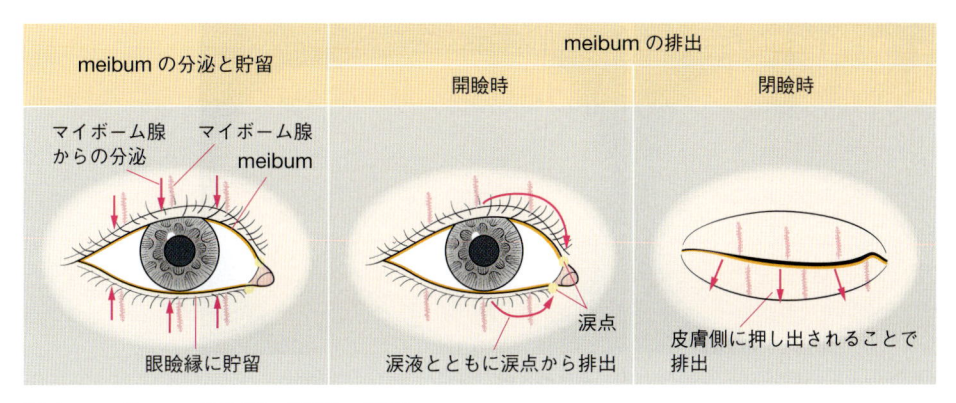

図1 meibum の分泌，貯留，排出
上下の瞼板内に存在するマイボーム腺より，meibum は分泌され，眼瞼縁に貯留する．その排出経路としては，開瞼時にメニスカスの涙液の水分とともに涙点から排出される経路と，閉瞼時に眼瞼縁から押し出される経路が考えられる．

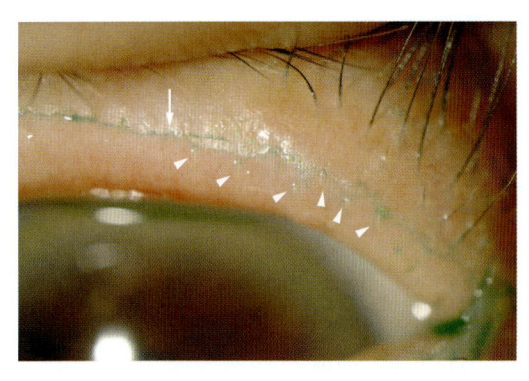

図2 duct exposure
眼瞼結膜側からマイボーム腺の導管が透見される．
矢頭：duct exposure，矢印：Marx's line

部付近に生じた炎症が結膜下に瘢痕性変化を生じさせ，導管が結膜側に引き寄せられると，結膜から導管が透見されるようになり（duct exposure，図2），しばしば皮膚粘膜移行部の結膜側に，涙液に浸かる形で開口部が存在するようになる．そのような場合には，眼瞼縁での meibum の貯留プロセスが正常に機能しなくなり，涙液液層から油層に向けて油層が浮遊する形で供給されるため，涙液油層のターンオーバーの過程が変化する可能性がある．

　涙液層の形成において，油層は重要な役割を果たしている．開瞼時に，下方メニスカスに貯留している水分とともに，meibum が下眼瞼縁から上方に引き上げられると，眼表面では，下方で厚く，上方で薄いという油層の厚み（表面圧）の勾配が生じる．すると，圧力差を解消すべく，眼瞼縁に貯留している meibum がさらに上方伸展し（Gibbs-Marangoni 効果），その際，油層直下の液層を引き上げながら涙液層を形成する[4]．

　涙液層の形成には適切な量の水分・油分が必要となるが，涙液油層は涙液液層をそのキャリアとする．このため，涙液減少の状態で

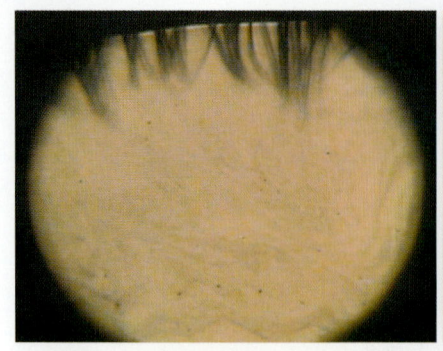

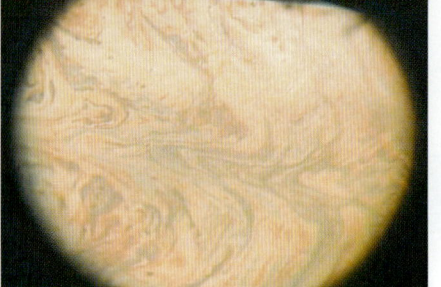

a. 健常眼　　　b. 涙液減少眼

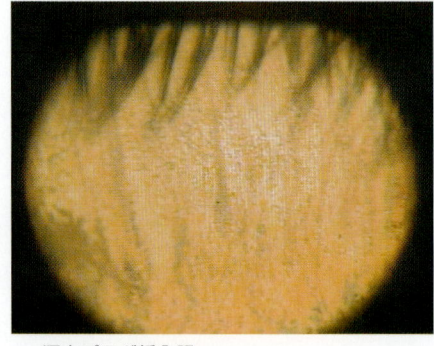

c. 涙点プラグ挿入眼

図3　涙液油層像
健常眼と比較して，涙液減少眼，涙点プラグ挿入眼は，多彩な色の干渉像を示し，油層が厚いことがわかる．

は，角膜表面における油層の上方伸展が得られにくくなり，眼瞼縁における油脂の貯留量が相対的に増える結果，特に角膜下方での油層の厚みが増加して多彩な干渉色が観察されやすくなる（図3）[5]．

meibumの排出経路

　下眼瞼に貯留しているmeibumの排出経路としては，閉瞼時に眼瞼縁の睫毛方向に押し出される経路と，開瞼時に涙液とともにメニスカスを経由して涙点から排出される経路とが考えられる（図1）[6]．涙液減少においては一般に涙液油層が厚くなることが観察される（図3）が，これは，閉瞼時にmeibumが前方に押し出されにくいことや，涙液減少において涙液のターンオーバーが低下するために貯留油脂量が増加しやすいことが関係していると考えられる．また，涙点プラグ挿入眼においても，厚い涙液油層が観察されやすいが，これは涙点からの油脂の排出が阻止されることが大きく関与していると推察される（図3）．また，以上のようにmeibumのターンオーバーが悪くなる状況では，脂質の過酸化が起きやすくなりmeibumの質の低下が生じている可能性がある．

（横井則彦）

涙液のターンオーバーとその異常

涙液のターンオーバーとは

　涙液の水分の主な供給源は涙腺であり，排出路としては涙点からの排出と蒸発が主要な経路であるが，時には角結膜上皮を通じた水分移動も関与する場合がある．健常では涙液量はほぼ一定に保たれているが，涙液の産生と排出のバランスによって動的に維持されている．

　涙液動態を表現するパラメータとしては，涙液分泌量，涙液量，涙液排出量，涙液蒸発量があるが，涙液の動きを端的に示す指標として涙液のターンオーバー（涙液交換率）と涙液流量がある（図1）．涙液分泌量は涙液排出量と涙液蒸発量の和にほぼ等しく，涙液流量は涙液排出量とほぼ等しい．

涙液動態の評価

　涙液動態を評価する方法の golden standard はフルオロフォトメトリである．フルオロフォトメトリは，蛍光色素であるフルオレセインを水のトレーサーとして用いる方法で，測定では微量のフルオレセイン溶液を点眼し，涙液中の蛍光強度の変化を経時的に測定，

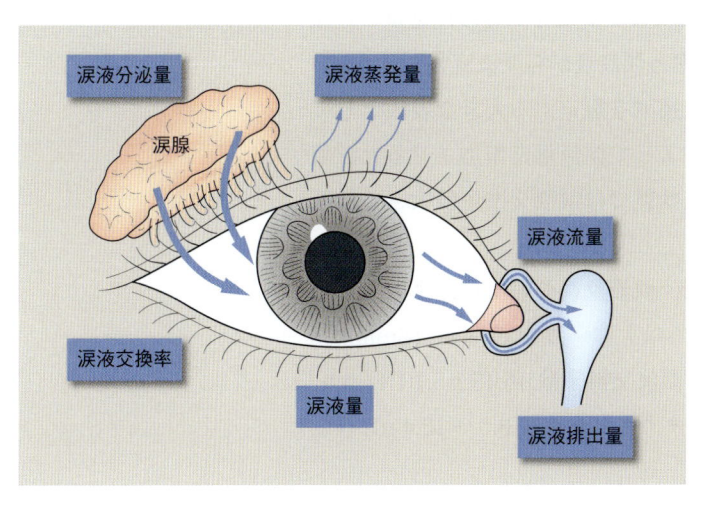

図1　涙液動態のパラメータ
涙液分泌量，涙液量，涙液排出量，涙液蒸発量に加えて，涙液ダイナミクスの指標として涙液交換率と涙液流量がある．

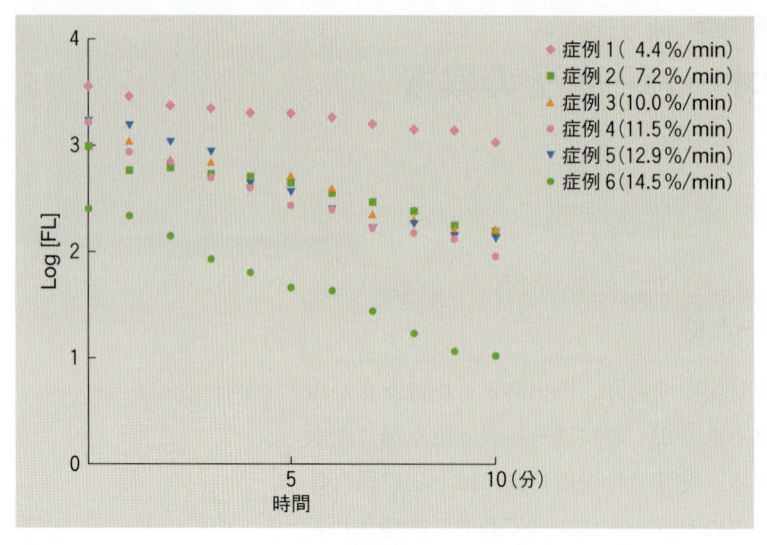

図2　フルオロフォトメトリの測定例
微量のフルオレセイン溶液を点眼し，涙液中の蛍光強度の変化を経時的に測定し，片対数グラフにプロットする．回帰直線の傾きが涙液交換率（%/min）となる．

記録する．涙液中の蛍光強度は時間とともに減衰していくが，この変化から涙液量，涙液流量，涙液交換率が計算できる．本方法は1966年にMishimaら[1]が開発したものであり，現在も基本的原理は同一である．測定機器として欧米ではスキャンタイプの機器（Fluorotron™ Master，Ocumetrics）が用いられているが，わが国で前眼部専用機器（アンテリアフルオロメーター FL-500，興和）が開発されたことがある（現在は製造中止）．

実際の測定結果の例を**図2**に示す．涙液中の蛍光強度の変化を片対数グラフにプロットすると，症例によって傾きは異なるが，ほぼ直線に回帰できる．この回帰直線の傾きが涙液交換率（%/min）であり，回帰直線のx軸切片と点眼したフルオレセインの濃度と量から涙液量（μL）が求められ，涙液交換率と涙液量から涙液流量（μL/min）を計算することができる．涙液交換率を規定する大きな要因として涙液量と瞬目頻度があり，点眼によって涙液量を増加させると涙液交換率は上昇し，瞬目を制限した状態では涙液交換率は大きく低下することが知られている[2]．

健常者の涙液交換率，涙液流量，涙液量についてはさまざまな報告があるが，Mathersらの報告以外は大体一致している．Tomlinsonら[3]のメタ分析によれば健常者の涙液交換率は16.19±5.10%/min，涙液流量は1.03±0.39μL/minであり，涙液量は6.5～12.4μL程度の値が報告されている[1,4]．

文献はp.386参照.

涙液蒸発量に関してはゴーグルを装用して眼周囲に閉鎖腔を作製し，閉鎖腔内の湿度変化から涙液蒸発量を求める方法が用いられてきた．この方法で求められた涙液蒸発量はほぼ一致しており，健常者の場合，$0.14±0.07\,\mu L/min$ 程度である[3]．涙液流量との比率から考慮すると，健常者では涙液のうち 10～15％ が蒸発によって失われ，残りは涙点から排出されることになる．ただし，角膜前涙液膜の菲薄化を用いて涙液蒸発量を測定した Nichols ら[5] の報告では，健常者の涙液蒸発量は $1.13±1.25\,\mu L/min$ と非常に大きくなっている．涙液蒸発量は風の影響を受けるため，閉鎖腔内で測定されてきた従来の涙液蒸発量測定値は現実を過小評価している可能性もある．

涙液ターンオーバーの異常

涙液ターンオーバーが異常となる代表的な病態は三つある．涙道閉鎖と兎眼（瞬目不全），そしてドライアイである．涙道閉鎖は，涙液の主要な排出系路である涙道が機能しない状態であり，涙液は蒸発か流涙によって排出されることになる．また，涙液交換は瞬目によって促されるので，兎眼（瞬目不全）では涙液交換が低下する．

ドライアイの場合には，涙液量の減少に伴って涙液流量が減少することが基本となる．涙液減少型ドライアイの場合には涙液量が減少するが，涙点からの排出も減少するためと考えられる．蒸発亢進型ドライアイの場合には涙液蒸発量が増加するので，涙点から排出される涙液量が減少し，涙液流量は減少する．結果的にどのタイプのドライアイであっても涙液流量は減少し，涙液交換が滞った状態になり，蒸発によって失われる涙液の割合が増加することになる．この結果として涙液浸透圧が上昇するはずであり，欧米で涙液浸透圧測定がドライアイの診断検査として重要視される理論的根拠となっている．また，涙液流量の低下は涙液中の老廃物や debris，生理活性物質の蓄積を招く場合があり，ドライアイの病態形成にも関与すると考えられている．前述したように点眼によって涙液交換率は一時的に上昇するので，停滞した涙液をターンオーバーさせることになり，治療上の価値がある．

（山田昌和）

クリニカル・クエスチョン

コンタクトレンズ装用眼の涙液のターンオーバーはどうなりますか？

Answer　コンタクトレンズ装用時にはレンズ下涙液の動きは著明に制限されますが，瞬目ごとに外部との涙液交換が生じます．瞬目ごとの涙液交換率はハードレンズでは20～30％程度と大きく，ソフトレンズでは1％程度と小さくなります．

コンタクトレンズ装用眼の涙液

　コンタクトレンズ（contact lens；CL）装用時には，涙液膜はレンズ上涙液とレンズ下涙液に二分される．開瞼時にはレンズ下涙液はトラップされた状態にあり，涙液交換は生じないが，瞬目時にレンズが動く際に涙液交換が生じる．このメカニズムとしてポンプ作用による涙液交換と，レンズ下の間隙の体積変化による涙液交換が考えられている．

　直径が小さく，瞬目時のレンズの動きが大きいハードレンズ（hard contact lens；HCL）では涙液交換が生じやすく，直径が大きく，レンズの動きが少ないソフトレンズ（soft contact lens；SCL）では涙液交換が生じにくい．

二つの涙液交換率

　CL装用時の涙液交換率という用語は二つの意味合いがあり，誤解しやすい．一つは涙液のターンオーバー（tear turnover rate）で，単位は％/min，もう一つは瞬目ごとに交換される涙液の割合（tear replenishment rate）で，単位は％/blinkである[*1]．以下では，tear turnover rateを涙液交換率，tear replenishment rateを瞬目ごとの涙液交換率と呼び，単位を記載することで区別したい．

CL下涙液のターンオーバーの評価方法

　CL装用時のレンズ下涙液の涙液交換を評価する方法として，フルオロフォトメトリと酸素分圧の測定が用いられてきた．フルオロフォトメトリは微量のフルオレセイン溶液を点眼し，涙液中の蛍光強度の変化を経時的に測定して涙液交換率や涙液流量を計算するも

[*1] レンズ下涙液の涙液交換率（％/min）は直接測定可能であるが，瞬目ごとの涙液交換率（％/blink）は，仮定を含んだ理論式から計算したものになる．その一方で，臨床やCL装用の生理を考えるうえでは，レンズ下涙液の涙液交換率（％/min）よりも，瞬目ごとの涙液交換率（％/blink）のほうが重要と考えられる．

のである．ただし，通常のフルオレセインはSCLに染みこんでしまうため，HCLにしか使用できない．SCLでは，フルオレセインで標識した高分子化合物（デキストランなど）を使用する必要がある[1]．一方，酸素分圧の測定は酸素を透過しないPMMA（polymethyl methacrylate）製のHCLにしか使用できないこと，装置が高価で入手しにくいなどの問題点がある．

HCLに関しては，涙液交換率（%/min）はHCL装用時と非装用時の値と変わらないとする報告が多い[2-5]．HCL装用時にレンズ下涙液とメニスカス部涙液の涙液交換率（%/min）を比較した報告でも両者に差はなかったとしている．理論的には瞬目ごとの涙液交換率が20%/blink以上あると，レンズ下涙液とメニスカス部涙液の涙液交換率（%/min）に差がみられなくなる[5]*2．これまでの報告を総合すると，HCLのレンズ下涙液の瞬目ごとの涙液交換率は20〜30%/blink程度である．

HCLと比較すると，SCL装用時のレンズ下涙液の交換はきわめて小さい値をとる．1970年代にPolseやHayashiらはSCLのレンズ下涙液の瞬目ごとの涙液交換率は1%/blink程度と報告しており，比較的最近のPaughら[6]の報告では0.67%/blinkとさらに小さい値となっている．SCLはレンズ径が大きく，瞬目時のレンズの動きが少ないためと解釈される．

CL下涙液のターンオーバーの意義

酸素透過性のないPMMA製のHCLを装用できる理由は，瞬目によるCL下涙液の交換によって酸素が供給されるためであり，装用したまま就寝すると角膜上皮障害を生じるのは，涙液交換による酸素供給が途絶えるためである[7]．酸素透過性が低いCLでは，CL下涙液のターンオーバーは角膜への酸素供給路として必須ということになる．

一方，酸素透過性の高いCL，たとえばシリコーンハイドロゲルレンズ（silicone hydrogel contact lens；SHCL）では酸素供給路としてのCL下涙液のターンオーバーの重要性は低くなる[7]．しかし，固着のようなまったく涙液交換がなされない状態では，SHCLであってもacute red eye syndromeなどの急性の角膜障害が惹起される．これは，涙液交換は角膜への酸素の供給だけでなく，涙液中の生理活性物質の供給，二酸化炭素や乳酸，老廃物の排出など，さまざまな役割を果たしていることを示している*3．

（山田昌和）

文献はp.386参照．

*2 ただし，これはフィッティングが良好な場合であり，両者の涙液交換率（%/min）の差から瞬目ごとの涙液交換率（%/blink）を求めた報告では，フィッティング不良の場合には，フラットでもスティープでも値は低下することが知られている．

*3 SCLにおいては瞬目ごとの涙液交換率は1%か，それ以下ときわめて小さいが，この程度であっても角膜の生理を維持し，安全にCL装用を行うためには重要な要素であることが示唆される．

ムチンのターンオーバー

　眼表面におけるムチンのターンオーバーを *in vivo*,および *in vitro* にて測定した報告は現在のところない．現在，眼表面におけるムチンの濃度測定は難しく，変化や二群間の比較について半定量的に行っているのが現状である．

ムチンの種類と役割

　眼表面に存在するムチンには，結膜杯細胞から分泌される分泌型ムチン（MUC5AC）と，角結膜上皮細胞自身が細胞表面に発現する膜型ムチン（MUC1，MUC4，MUC16）の二種類がある．ムチンの眼表面における働きは，①眼表面を親水性に保つ，②眼表面のバリア機能，③眼表面を潤滑にすることで眼瞼との摩擦を減らす（lubricant としての働き），などが挙げられるが，常に眼表面がムチンで覆われることで正常な状態が保たれている．

分泌型ムチンのターンオーバー

　結膜には，杯細胞（goblet cell）が散在しており，その密度は1,000～56,000個/mm² といわれ，眼瞼結膜および鼻下側眼球結膜に多く存在している．結膜杯細胞の幹細胞や前駆細胞がどのようなもので，どこにあるかはいまだわかっておらず，重症オキュラーサーフェス疾患の病態解明や治療のためにも，その解明に期待したいと考える．杯細胞における MUC5AC 分泌は，コリン作用性神経支配を受けており，特に VIP（vasoreactive intestinal peptide）の関連が深いと報告されている[1]．今後，神経支配の解明が進むことでムチンのターンオーバーについて明らかになってくると思われる．

膜型ムチンのターンオーバー

　膜型ムチンは角結膜上皮細胞の apical 側に存在する．角結膜上皮細胞の表面には，微絨毛（microvilli, microplicae）が存在しており，微絨毛には多数の糖鎖や糖蛋白が発現し，糖衣（glycocalyx）を形成している．もともと角結膜上皮細胞自身は疎水性だが，微絨毛と

文献は p.387 参照．

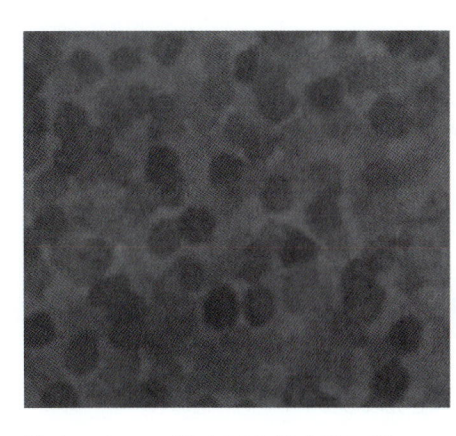

図1 角膜上皮表層細胞の走査型電子顕微鏡像
暗く大きな細胞（dark cell）と，明るくやや小さい細胞（light cell）がモザイク状に配列している．dark cell は微絨毛の密度が高く成熟した細胞であり，light cell は微絨毛の密度が低い，若い細胞であると考えられている．

糖衣によって眼表面を親水性に保っているのである．

角膜上皮は5～6層の重層扁平上皮であり，一番下に単層の基底細胞（basal cell），次に2～3層の翼細胞（wing cell），その上に2～3層の表層細胞（superficial cell）が存在して基底細胞から表層細胞へと少しずつ分化し，7～14日で脱落する．この表層細胞に微絨毛があり，走査型電子顕微鏡で観察すると，暗く大きな細胞と明るくやや小さい細胞がモザイク状に配列している様子が観察される（図1）．この暗く大きな細胞は dark cell といい，細胞表面に微絨毛が多く存在し，成熟した細胞であると考えられ，また明るく小さい細胞は light cell といい，微絨毛が少なく若い細胞であると考えられている．微絨毛には多数の膜型ムチンが発現して糖衣を形成しているため，眼表面における膜型ムチンのターンオーバーは上皮細胞のターンオーバーと密接に関連していると考えられる．ただし，ドライアイやオキュラーサーフェス疾患においては，ターンオーバーの機序自体が変化している可能性が考えられ，今後の研究に期待したいと考える．

粘液のターンオーバー

粘液（mucus）とは粘膜を覆っている液体で，その主成分はムチンである．Adams は，眼表面の mucus の動態について興味深い研究を行っている．mucus は網目状に眼表面に存在し，剝げ落ちた上皮やデブリスをとり込んでおり，それらは瞬目のたびに網目状の mucus は1本の糸状になり，さらに内眼角のほうへと圧縮され集められていると報告している[2]．このことはドライアイで涙液の水分のターンオーバーが悪くなり，眼脂の訴えが出てくることや，糸状角膜炎はうまく剝げ落ちることができなかった上皮細胞に mucus が逆にとり込まれ集まって発生していくことと関連していると考えられる．

（堀　裕一）

クリニカル・クエスチョン

ムチンのsheddingとドライアイとの関連について教えてください

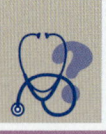

Answer shedding（シェディング）とは，一般的に，膜貫通型の蛋白を細胞外の膜近傍で選択的に切断し，細胞外領域を可溶化するという翻訳後修飾機構であり，切断される蛋白のみならず，それを発現している細胞の機能をも制御することができる，きわめて有効な分子機構です．ドライアイにより，sheddingの状態がどのように変化するのかは今のところ明らかではありませんが，研究が進むにつれて病態との関連が予想されることから大変注目されています．

涙液中におけるムチン

ヒトの眼表面では二種類の分泌型ムチン（MUC5AC，MUC7）が発現しており，MUC5ACは結膜の杯細胞から，MUC7は涙腺の腺房細胞からそれぞれ涙液中に分泌される．また，3種類の膜型ムチン（MUC1，MUC4，MUC16）が角結膜上皮細胞の表面の微絨毛から突き出るように発現しており，眼表面の水濡れ性とバリア機能を担っている．

sheddingの機序

ヒトの涙液を採取して涙液中に存在するムチンを調べると，分泌型ムチンであるMUC5ACだけでなく，角結膜上皮細胞の表面の微絨毛に存在するMUC1，MUC4，MUC16といった膜型ムチンにもウェスタンブロット法で蛋白の存在が認められることが報告されている[1,2]．このことから，膜型ムチンもsheddingをきたしている可能性が示唆されるが，実際に，これらの膜型ムチンには細胞外の部分にcleavage siteと呼ばれるコア蛋白が切れる部分が存在しており，そこで切断された膜型ムチンが涙液中に存在している（図1）．現在，ヒト角膜上皮細胞においては，TNFαやneutrophil erastase，MMP7といった分子がsheddingに関連していることが明らかになっている[*1]．

ドライアイとの関連

ドライアイ患者において，このsheddingが正常と比べてどのように変化しているかは不明であるが，非常に興味のあるところであ

文献はp.387参照．

[*1] TNFαがMUC1，MUC4，MUC16すべてに対してsheddingを生じるのに対し，neutrophil erastaseやMMP7はMUC16のみにsheddingを生じ，MUC1およびMUC4には生じないことが報告されている[3]．

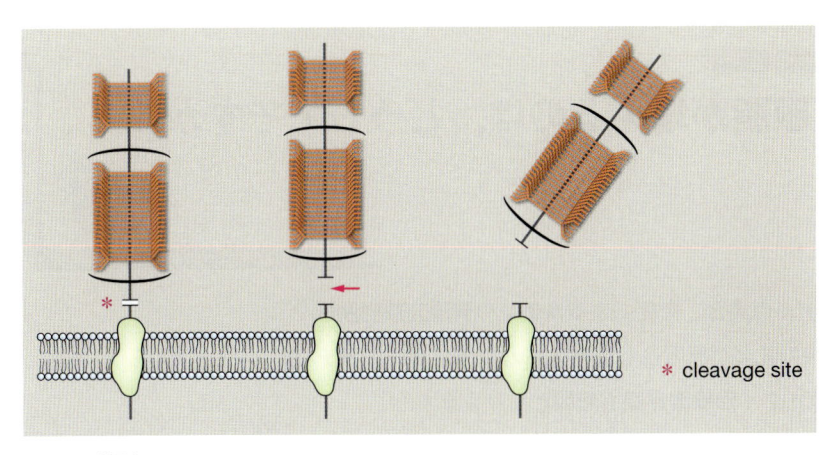

図1 膜型ムチンの shedding
膜型ムチンには細胞外の部分に cleavage site と呼ばれるコア蛋白が切れる部分が存在しており，そこで切断された膜型ムチンが涙液中に存在している．

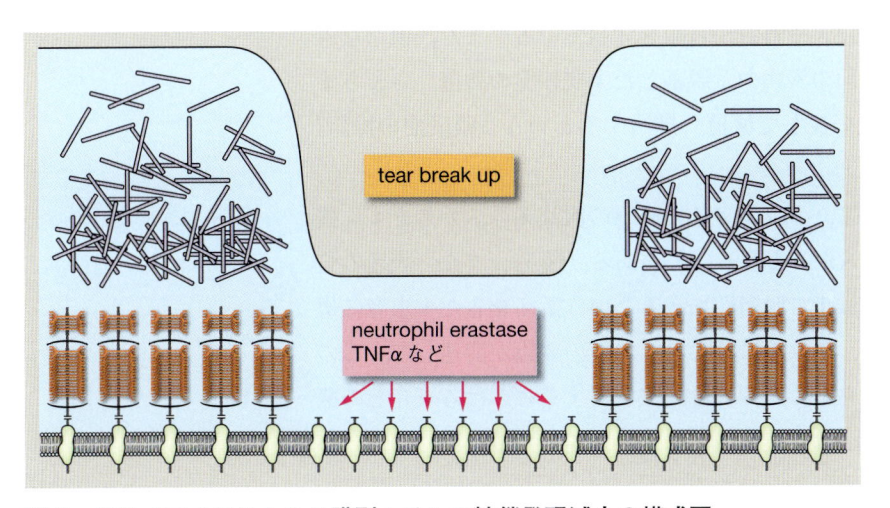

図2 ドライアイにみられる膜型ムチンの糖鎖発現減少の模式図
もし，ドライアイ患者において，何らかの原因で shedding が亢進しているならば，角結膜上皮は障害されないが膜型ムチンの糖鎖発現だけが減少している状態が起こっていると考えられ，これは，角膜上皮障害はないが，上皮の水濡れ性が悪くなっている BUT 短縮型ドライアイの病態と合致すると思われる．

る．もし，ドライアイ患者において，何らかの原因で shedding が亢進しているならば，角結膜上皮は障害されないが膜型ムチンの糖鎖発現だけが減少している状態が起こっていると考えられ，これは，角膜上皮障害はないが，上皮の水濡れ性が悪くなっている BUT 短縮型ドライアイの病態と合致すると思われる（図2）．さらにまた，この切れた膜型ムチンが，単に脱落するだけではなく，もしかすると涙液中に浮遊するムチンを増やすことでさらに別の働きを行っている可能性もあり，shedding についての研究は，今後のドライアイの病態解明に役立つと考えられる．

（堀　裕一）

クリニカル・クエスチョン

涙液減少で眼脂が増えるのは，どうしてですか？

Answer ドライアイの場合，炎症によるムチンの発現亢進や涙液減少による洗い流し効果の減弱が原因として考えられます．また，ムチン分泌を促進させるドライアイ治療薬点眼も起因となりえます．

涙液減少による眼表面での変化

眼の表面には涙液層が膜のように張りついており，眼表面を乾燥から守り，異物の侵入や刺激から眼を守っている．また，涙（なみだ）には，眼の表面の異物や，脱落した上皮細胞の残渣，さまざまな分泌物などを洗い流して涙道へ排出するという"眼表面の掃除"的役割もある．

一般臨床において，ドライアイの患者の涙液メニスカスをよく観察すると，デブリスがみられることがある（図1）．また，表題の質問のように，涙液減少で眼脂が増えるという訴えをきたす患者に遭遇することがある．これらには大きく二つの要因が関連しているのではないかと考えられる．一つは，ドライアイにおける炎症との関連であり，もう一つは，涙液減少により前述の"眼表面の掃除"がうまく行われていないことである．

ドライアイの病態（1）炎症によるムチン発現亢進

ドライアイに炎症が関与することは以前からいわれており，ドラ

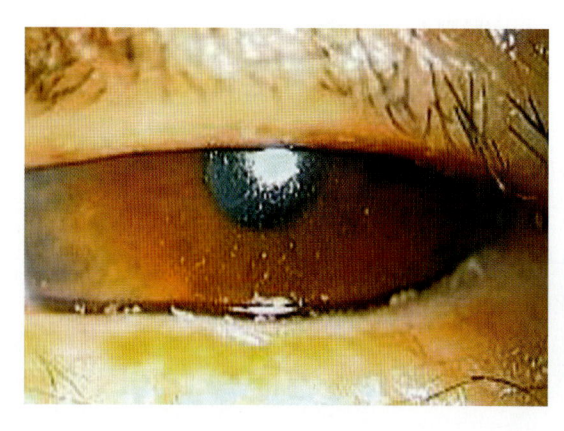

図1 ドライアイ患者の涙液メニスカス
涙液メニスカスに眼脂様のデブリスが浮遊している．

イアイ患者の涙液や角結膜上皮において，炎症性サイトカインが上昇することは明らかになっている[1,2]．また，瞬目とドライアイの関係は密接であり，瞬目のたびに眼瞼結膜と，眼球結膜および角膜が擦れて摩擦を引き起こすことで，炎症を惹起する．一般的に，生体内では炎症が引き起こされるとムチン発現が増加することがわかっており，これは，生体内ムチンが粘膜保護に働いているため，炎症が起こったり，刺激に曝露されたりすると，粘膜を保護するためにムチン発現が亢進しているのである．たとえば，アレルギー性結膜炎で眼脂が増えるのは日常臨床で多く遭遇するが，このアレルギー性結膜炎患者の結膜においては，炎症や刺激が結膜の杯細胞からのムチン分泌を亢進させている．

文献は p.387 参照．

ドライアイの病態（2）涙液減少による洗い流し効果減弱

ドライアイ患者では，結膜杯細胞数が減少し，眼表面のムチン発現が減少しているが[3,4]，ドライアイは慢性疾患であり，ドライアイの初期には炎症のために一時的にムチン発現が上がっていても長期間にわたっていると細胞自身が障害されるため，ムチン発現量が減少すると考える．ただ，何らかの刺激や炎症が特に生じると，反応性に眼脂（ムチン）の量が上がると思われる．通常だと，眼の表面に刺激があると，涙腺からの涙液分泌が亢進し，涙液量も多くなり，その分泌物を洗い流してくれるので，眼脂が目立つことはないが，ドライアイにおいて涙液が減少すると，涙で眼の表面の残渣や分泌物を洗い流して涙道から排出することが困難になる．よって，眼表面に眼脂が貯留しやすい状況になっていると考える．

ドライアイ治療薬との関連

また，最近では，ドライアイの治療薬でムチン分泌を促進させる点眼（ジクアホソルナトリウムおよびレバミピド）が登場した．これらの点眼を使用している患者のなかには，この点眼を使い始めてから眼脂が増えたと訴える人もいる．患者のためには，適度なムチン分泌亢進がよいのかもしれない．

〔堀　裕一〕

クリニカル・クエスチョン

糸状角膜炎のメカニズムについて教えてください

Answer 何らかの障害のある角膜上皮が眼瞼による摩擦で角膜上皮細胞からなる芯が生じ，その周りを粘性のあるムチンが脱落した結膜上皮細胞や炎症細胞を含んで絡みついて生じると考えられています．

角膜糸状物の構成成分

　糸状角膜炎は涙液減少型ドライアイ，角膜移植術後および重症眼表面疾患患者で多く認められ，しばしば瞬目時に強い痛みを引き起こす．糸状角膜炎で角膜上に認められる比較的サイズの大きい糸状物について，その構成成分が免疫組織学的手法により明らかにされた[1]．その報告では，糸状物は角膜上皮への付着部では比較的細く自由端にいくにつれて太くなる形状で，角膜上皮への付着部よりサイトケラチン（cytokeratin；CK）12陽性の角膜上皮細胞がロール状に巻かれて長い芯となって存在した．その芯の周りを分泌型ムチンであるMUC5AC，膜結合型ムチンであるMUC1，MUC4およびMUC16などがとり巻いていた．また，そのムチンのなかにはCK4およびCK13陽性の結膜上皮細胞，および好中球などの炎症細胞の細胞成分が含まれていた．これらの細胞成分の核は角膜上皮への付着部ではおおむね球形または楕円形に観察されたが，自由端では核の形状は認められず，多くが壊れて，DNAが線維状にムチンのなかに観察された．

文献はp.387参照．

糸状物の生成メカニズム

　免疫染色による観察結果より，糸状物の生成メカニズム（**図1**）は以下のように考えられる．まず，何らかの角膜上皮に障害が認められ，眼瞼による瞬目時の摩擦により障害された角膜上皮から芯が生じる．さらに，眼瞼による摩擦により芯の周囲に脱落した結膜上皮や炎症細胞とともに，粘性の強いムチンと壊れた細胞核より生じたDNA線維の混合物が絡みつき，角膜上皮への付着部では細く自由端にいくにつれて太くなる糸状物が形成される．フルオレセイン染色による角膜検査で，糸状物の角膜付着部にしばしば円形の染色域

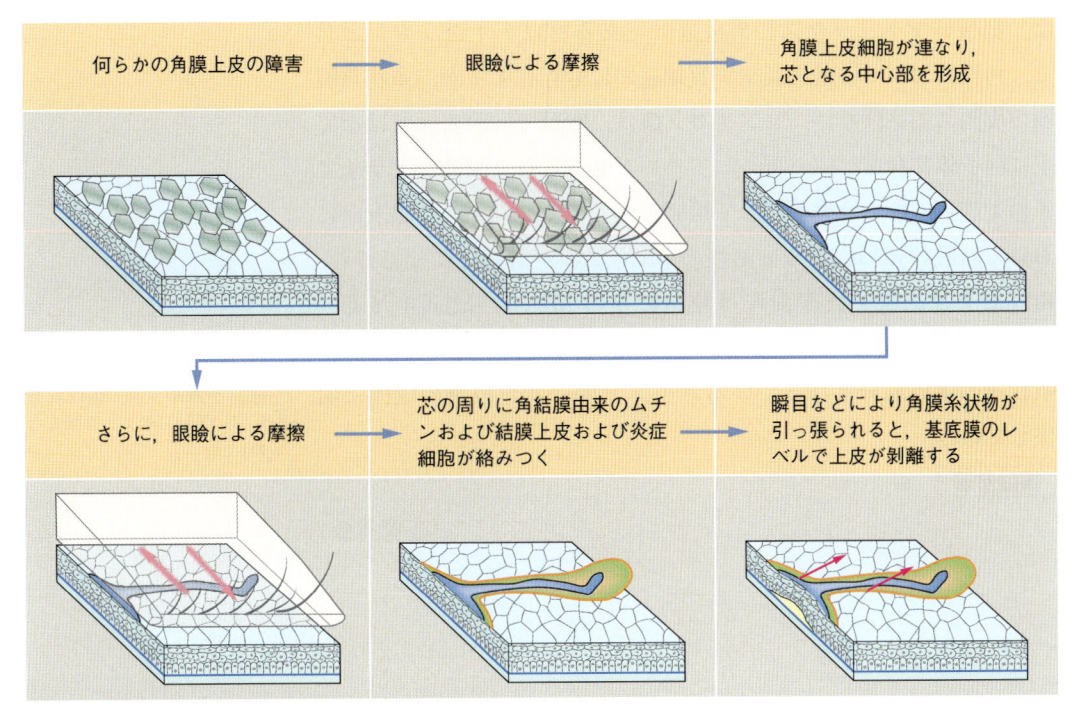

3. 涙液動態と病態とのかかわり　81

図1　角膜糸状物の生成メカニズム

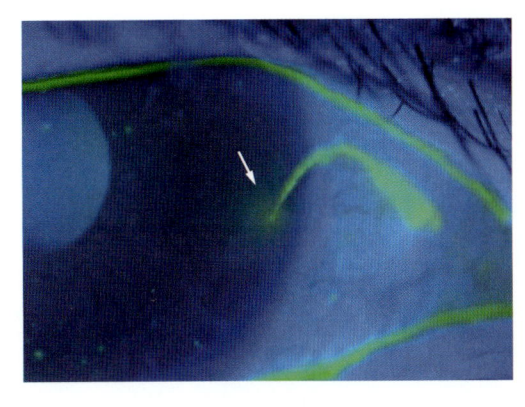

図2　角膜上に認められた大型の糸状物（フルオレセイン染色）
糸状物の付着部位は，円形にフルオレセイン染色陽性部位が認められる（矢印）．

（図2）が認められるが，これは瞬目などで糸状物が強く牽引されたため付着部の角膜上皮細胞層が基底膜の付近で剥離して生じたものと考えられる．

カコモン読解　第23回 一般問題33

糸状角膜炎の成因に関与しているのはどれか．
a ケラタン硫酸　　b コンドロイチン硫酸　　c デルマタン硫酸
d ヒアルロン酸　　e ムチン

解説　ケラタン硫酸，コンドロイチン硫酸およびデルマタン硫酸

は，細胞外マトリックスの構成成分であるプロテオグリカンとして，角膜においては基底膜や実質細胞間にも存在するが，糸状角膜炎の成因に関係はない．ヒアルロン酸は，眼球では眼表面ではなく主に硝子体に存在し，一方，ヒアルロン酸を含む点眼液がドライアイおよび眼の傷の治療薬として用いられている．ムチンは眼表面において結膜の杯細胞から分泌型の MUC5AC が涙液中に分泌され，角膜および結膜上皮表面には膜結合型の MUC1，MUC4 および MUC16 などが存在する．このように涙液中および眼表面に存在し，糸状物の構成成分となっているムチン[*1]が糸状角膜炎の成因に関係している．

[*1] 角膜糸状物の構成成分については，本文を参照されたい．

模範解答　e

（谷岡秀敏）

涙液の安定性とその維持機構

概略

　眼表面は，涙液層と表層上皮からなるが，涙液層は，最近では，油層と液層の二層構造としてとらえられるようになってきている．ここに，涙液油層は，非極性と両親媒性の二層の脂質からなり[1]，液層の水分の蒸発抑制に働くとともに，開瞼後の涙液層の形成（図1）に重要な役割を果たしている[2,3]．また，液層には分泌型ムチン[3]が分布し，ネットワークを形成しながら水分を保持し，その陰性荷電の反発により，開瞼維持時の水分蒸発による液層の菲薄化に抵抗する働きをもつ．一方，眼表面上皮に属する膜型ムチン[4]は，糖衣を構成しながら，上皮表面の水濡れ性維持に働く．つまり，眼表面の各層のすべてが涙液層の安定性維持のために働いている．

文献は p.387 参照．

ドライアイの"コア・メカニズム"のわが国の考えかた[5]

　ドライアイ研究会によれば，ドライアイは"さまざまな要因による涙液および角結膜上皮の慢性疾患であり，眼不快感や視機能異常を伴う"と定義される[6]．これは，DEWS（Dry Eye WorkShop）の定義[7]のエッセンスの日本語訳であり，その意味で世界標準の考えかたである．つまり，この定義によれば，ドライアイのコア・メカニズムは，涙液層の安定性低下と主に角膜表層上皮障害との間に形成される悪循環として理解されるが，角膜表層上皮障害は，涙液層の安定性の低下を結果として生じるため，涙液層の安定性の低下は，ドライアイのコア・メカニズムの目に見える一つの表現といえる．つまり，フルオレセインで観察しうる BUT（breakup time）の異常は，ドライアイの本質的な異常である．

BUT の異常を診る TFOD と TFOT という考えかた

　2010年末以来，涙液層の安定性維持に働く眼表面の成分を補うことができる点眼液が登場[8,9]したことで，眼表面の異常を層別に診断して成分補充で眼表面を層別に治療し，涙液層の安定性を高めて

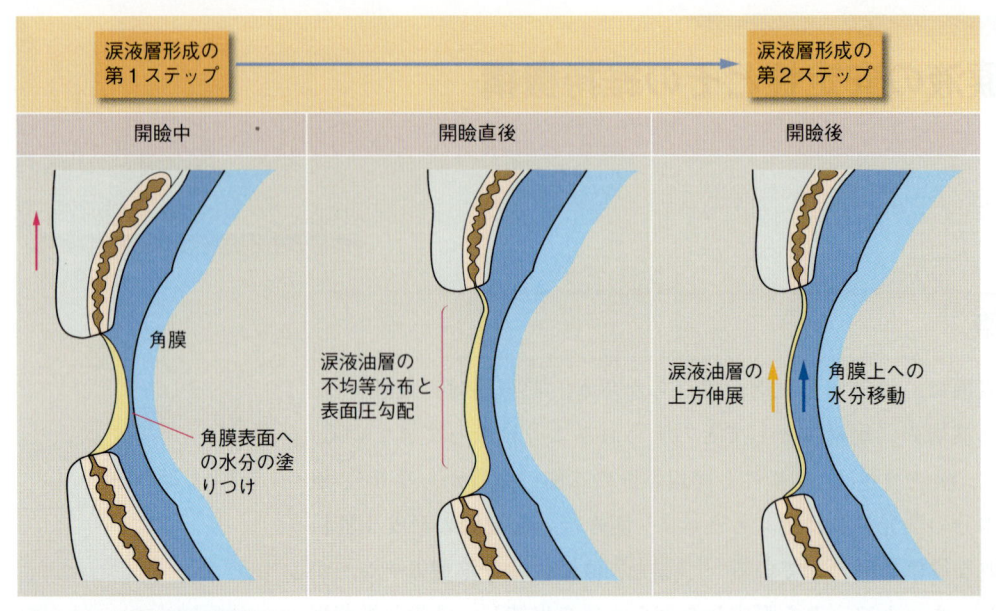

図1 涙液層の形成過程
開瞼に伴う角膜表面における涙液層の形成過程は，以下の二つのステップに分けられ，これにより涙液層が完成する．
第1ステップ：角膜表面への水分の塗りつけ（左図）．
第2ステップ：開瞼直後の油層の表面圧勾配（中図）を駆動力とする油層の上方伸展と，それに伴う水分移動（右図）．

ドライアイを治療するという，まったく新しいドライアイ診療の考えかたが誕生した[9,10]．そしてこの新しい診療の方法は，それぞれ tear film oriented diagnosis (TFOD), tear film oriented therapy (TFOT) と名づけられ，まず TFOT がドライアイ研究会から国内に向けて発信されている[*1]．

BUT が異常を示す原因は，涙液層の安定性維持機構の障害原因に相当するが，そこには少なくとも，①涙液（の水分の）減少，②油層の異常，③分泌型ムチンの異常（②，③は，涙液層の水分の蒸発亢進を導く），④膜型ムチンの異常（上皮表面の水濡れ性低下を導く）の四つの原因がありうる．そして，TFOD では，BUT の異常を示す眼から，これらの原因を看破しようとする．

[*1] 下記のウェブサイトで TFOT を閲覧できる．
http://www.dryeye.ne.jp/tfot/index.html

涙液層の形成過程

涙液層は開瞼後に角膜瞼裂部の表面に完成するが，それまでの過程は，大きく二つのステップに分けられる[2,9,10]．第1ステップは，開瞼時の角膜表面への涙液の水分の塗りつけ（図1左図）であり，第2ステップは，開瞼後の油層の上方伸展によってもたらされる角膜上への水分移動（図1右図）である．そして，開瞼時角膜表面へ

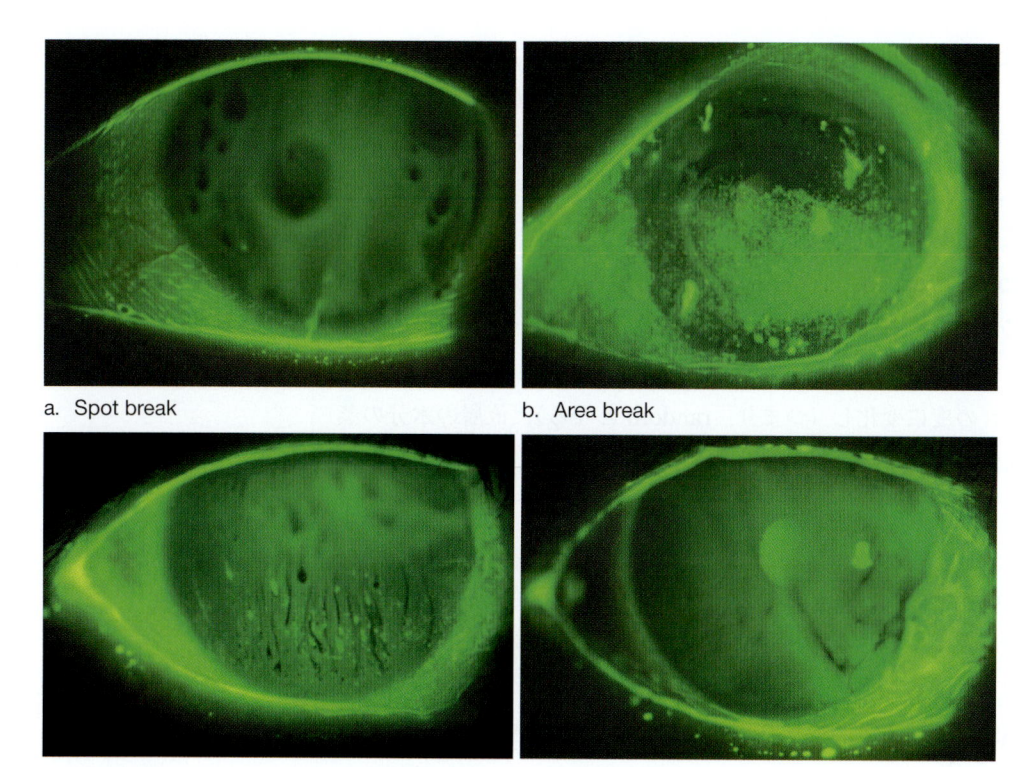

a. Spot break　　　　　　　　　　b. Area break

c. Line break　　　　　　　　　　d. Random break

図2　TFODの骨子となる四つの涙液破壊パターン
Spot breakは上皮の水濡れ性の低下，Area breakは高度の水分減少，Line breakは軽度～中等度の水分減少，Random breakは，水分の蒸発亢進がそのメカニズムとして推察される．

の水分の塗りつけ（**図1左図**）は，上方の涙液メニスカスの陰圧（毛管圧）が駆動力となり，開瞼後の角膜上への水分移動は，油層の上方伸展*2が駆動力となる．以上の結果，角膜上に安定した涙液層が形成される．

TFODの骨子となる四つのパターン

筆者らは，涙液層の破壊パターンを診るうえでの基本となる四つ（**図2**）をTFODの基本型として提唱している[5,9,10]．

Spot break（**図2a**）：開瞼直後からみられる類円形の涙液破壊であり，角膜表面の水濡れ性低下がその原因として考えられる．

Area break（**図2b**）：涙液の水分が極端に少ない場合に油層の上方伸展，ひいては，涙液層の形成が得られないもので，開瞼直後から角膜の広い範囲で涙液層は破壊状態にある．Area breakにおいては，瞬目をさせても，液層がないために，動くフルオレセイン像がまったくみられないか角膜下方に限局している．また，高度の角結膜上皮障害を伴い，重症の涙液減少型ドライアイに相当する．

[*2] 開瞼時，油層は，直下の水分の粘性抵抗を受けるため，開瞼直後，油層の分布は不均等になる．すなわち，図1中図にみられるように，上方で薄く，下方で厚い状態となる．その結果，油層に表面圧勾配が生まれ，その勾配に基づいて油層の上方伸展が生じる．これをGibbs-Marangoni効果と呼ぶ．

Line break（図2c）：油層の上方伸展時（水分の上方移動時）に，下方メニスカスの陰圧によって，角膜下方で涙液層の破壊がみられるもので，一般に，その破壊像は線状となり，角膜下方に上皮障害を伴う．軽症～中等症の水分減少が原因と考えられ，中等症までの涙液減少型ドライアイに相当する．

Random break（図1d）：油層の上方伸展の終了後（角膜上に涙液層が完全に形成されてから，つまりフルオレセインの上方への動きが静止してから），涙液層の破壊がみられるもので，一般にその破壊像は瞬目の度に変化し（つまり，randomとなる），液層の水分の蒸発亢進が原因と考えられ，蒸発亢進型ドライアイに相当する．

まとめ

　以上の涙液破壊パターンの分類は，眼表面に不足する成分の情報を層別に教えてくれるとともに，ドライアイの分類についての情報も提供してくれる．今後さらにパターンが増える可能性があるが，日常臨床に使いやすい形で整理されることが期待される．

　新しい点眼液の登場により，わが国に誕生したTFODとTFOTの考えかたは，ドライアイ診療の一つの理想像と考えられる．この新しい考えかたの発展により，ドライアイそのものの理解がさらに深まることが期待される．

（横井則彦）

涙液減少と涙液動態

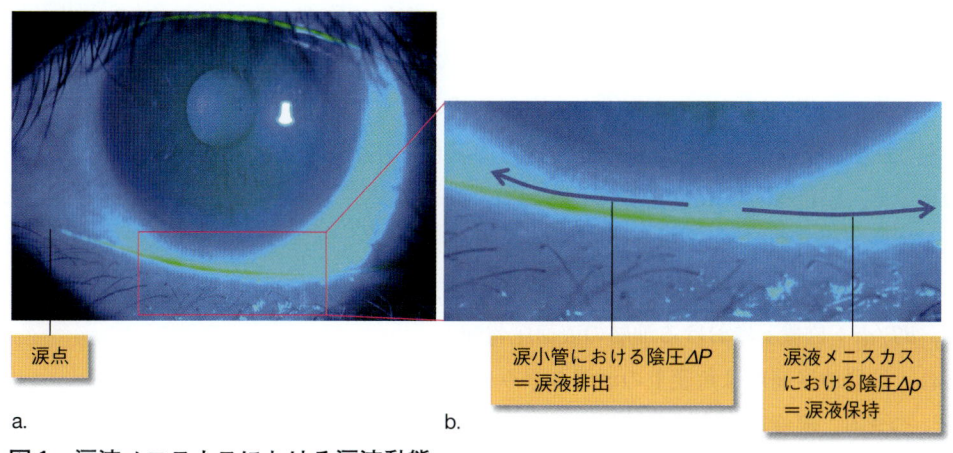

涙液減少時の涙液メニスカスにおける涙液動態の変化

　涙液は，涙腺から分泌されたのち，一部は眼瞼縁の涙液メニスカスに保持され，残りは涙点から鼻涙管を通って鼻腔へと排出される．涙液メニスカスに涙液を保持できるのは，$\Delta p = \gamma/R$（γ：涙液の表面張力，R：涙液メニスカス曲率半径）の毛管圧（陰圧）[1,2]が働くためである[*1]．それに対して，涙液が涙点へと導かれるのは，開瞼後のHorner筋[*2]の弛緩によって涙小管に生じる（ΔP）の陰圧のためである．すなわち，涙道に排出される涙液量は，ΔpとΔPの強弱によって決まり（図1），涙道に流れ込む涙液量をVとすれば，

$$V = K(\Delta P - 2\Delta p) = K(\Delta P - 2\gamma/R)\quad(K：比例定数)$$

の関係が成り立つ[1]．したがって，涙液メニスカス曲率半径Rが眼表面の涙液貯留量と一次相関すること[4]を考慮にいれると，涙液減少によって涙道に流れる涙液量は大幅に減少する．その結果，涙液ターンオーバーの低下，あるいは涙液クリアランスの低下が引き起こされる．

文献は p.388 参照.

[*1] 気体，液体のように異なる流動体が接する境界面には圧力の差が生じる．この圧力差は，毛管圧としてYoung-Laplaceの式
$\Delta p = \gamma(1/R_1 + 1/R_2)$
（γ：表面張力，R_1, R_2：楕円の主曲率半径）
で与えられる．境界面がきれいな球面の場合は$\Delta p = 2\gamma/R$，涙液メニスカスのように境界面が円柱の場合は$\Delta p = \gamma/R$となる．

[*2] Horner筋を初めて発見し報告したのは，フランスの解剖学者で外科医のJacques-François-Marie Duverneyである．1730年には彼の学生であるJohann Caspar Schobingerにより，涙液の排出に関与しているのではないかと報告された[3]．

図1　涙液メニスカスにおける涙液動態
涙液メニスカスに涙液を保持する Δp，涙小管内に生じ涙液の排出を促す ΔP，それぞれの陰圧の強弱によって，涙液のターンオーバーが決定される．

a. 涙点
b. 涙小管における陰圧ΔP＝涙液排出　　涙液メニスカスにおける陰圧Δp＝涙液保持

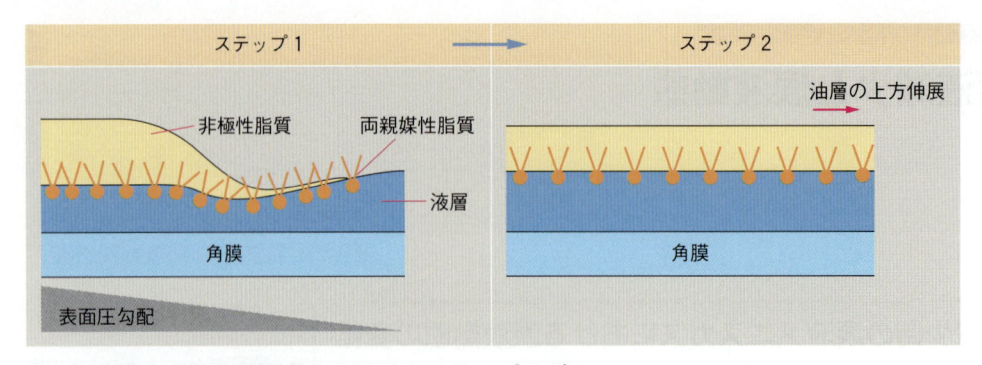

図2 角膜上の涙液層形成における2ステップモデル
ステップ1は開瞼時に生じる角膜上への液層の塗りつけ過程であり，ステップ2は開瞼後に生じる油層の上方伸展とその結果としての液層厚の増加である．

涙液減少時の角膜上の涙液層動態の変化

　開瞼により，下方涙液メニスカスに貯留していた涙液は角膜上に利用され涙液層が形成される．開瞼に伴う角膜上の涙液層の形成過程は，まず，液層が角膜上に塗りつけられ，次に，油層が液層の上を伸展するという2ステップをとる（図2）[5,6]．まず，一番目のステップである角膜上への水分の塗りつけは，上眼瞼縁の涙液メニスカスの陰圧が駆動力となる[6]．すなわち，開瞼に伴って上方のメニスカスの陰圧で，下方の涙液メニスカスに貯留した涙液が上方にもち上げられるとともに，角膜上に液層が塗りつけられていくが，油層はその直下の液層の粘性抵抗（摩擦）を受けるために，容易には上方にもち上げられず，開瞼直後には，角膜下方で厚く，角膜上方で薄いという厚みの勾配が生まれる．そして，この厚みの勾配が，表面圧の勾配を生み，これが二番目のステップである開瞼直後に始まる涙液油層の上方伸展の駆動力となる．すなわち，この表面圧勾配を打ち消すように，表面圧の高い下方から表面圧の低い上方に向かって，非極性脂質が直下に液層を伴いながら上方伸展していく．そしてこの現象は，Gibbs-Marangoni効果と呼ばれている．

　液層上の油層の伸展挙動は，Gibbs-Marangoniの関係式

　　$V = (h/\mu) \cdot dT/dx$　（V：伸展速度，h：液層の厚さ，μ：液層の粘度，dT/dx：位置xにおける油層の表面圧勾配）

で与えられ，油層伸展速度は角膜上の液層の厚みに比例することがわかる[7,8]．つまり，涙液減少により油層のキャリアとして角膜上の液層の厚みが減少すると，油層伸展速度が低下するとともに，涙液油層が角膜上に十分に行き渡らなくなる．

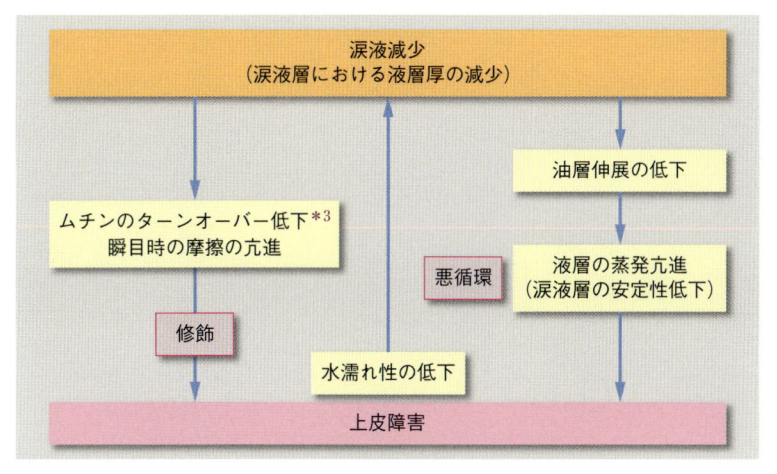

図3 涙液減少による角膜上皮障害の悪化のメカニズム
涙液減少は，油層伸展の低下，液層の水分の蒸発亢進（涙液層の安定性の低下を招く），上皮障害による上皮の水濡れ性の低下を介して，眼表面に悪循環を引き起こす．また，ムチンのターンオーバーの低下と瞬目時の摩擦の亢進が，上皮障害を修飾する．

[*3] 涙液減少眼では，液層からの析出ムチンの増加やムチンのターンオーバーの障害を介して，眼表面にムチンの増加を伴うため，瞬目時の摩擦の亢進と相まって，涙液減少の重症度や蓄積したムチンの量に依存して，上皮障害は，いわゆるpatchy SPKの形をとったり，corneal mucous plaqueや角膜糸状物を伴うようになる．

涙液減少によって角膜上皮障害が生じるメカニズム

　先に述べたように，涙液油層は，開瞼後に直下に水分を伴いながら，より厚い涙液層の形成に貢献する．しかし，涙液減少時には，下方涙液メニスカスにおける毛管圧が増加するため，開瞼後に油層が上方に水分を運ぼうとすると，下方メニスカスからより強い陰圧を受けるようになり角膜下方で涙液層の破壊が生じやすくなる．そして，涙液減少の程度がさらに大きいと，涙液油層の上方伸展さえ良好に行われなくなり，角膜上に油層の被覆が得られない領域を生じるようになる．そして，その領域では，水分の蒸発が亢進して，上皮障害が引き起こされる．一方，上皮障害により膜型ムチンが障害されると，上皮の水濡れ性が低下するため，水分が角膜上に塗りつけられる一番目のステップさえうまく働かなくなり，このことが上皮障害をさらに悪化させる要因になると考えられる．さらに高度の涙液減少では，瞬目時の摩擦の亢進も，上皮障害を増強する要因となる．

　以上のように，涙液減少眼においては，涙液油層の伸展障害，液層の水分の蒸発亢進（涙液層の安定性低下を招く）が引き起こされ，結果としての上皮障害により上皮の水濡れ性が低下することで，さらなる液層の菲薄化，ひいては油層の伸展障害が生じるという悪循環が眼表面にもたらされると推察される（図3）．

（横井則彦）

4. 定義, 診断基準, 分類, 疫学

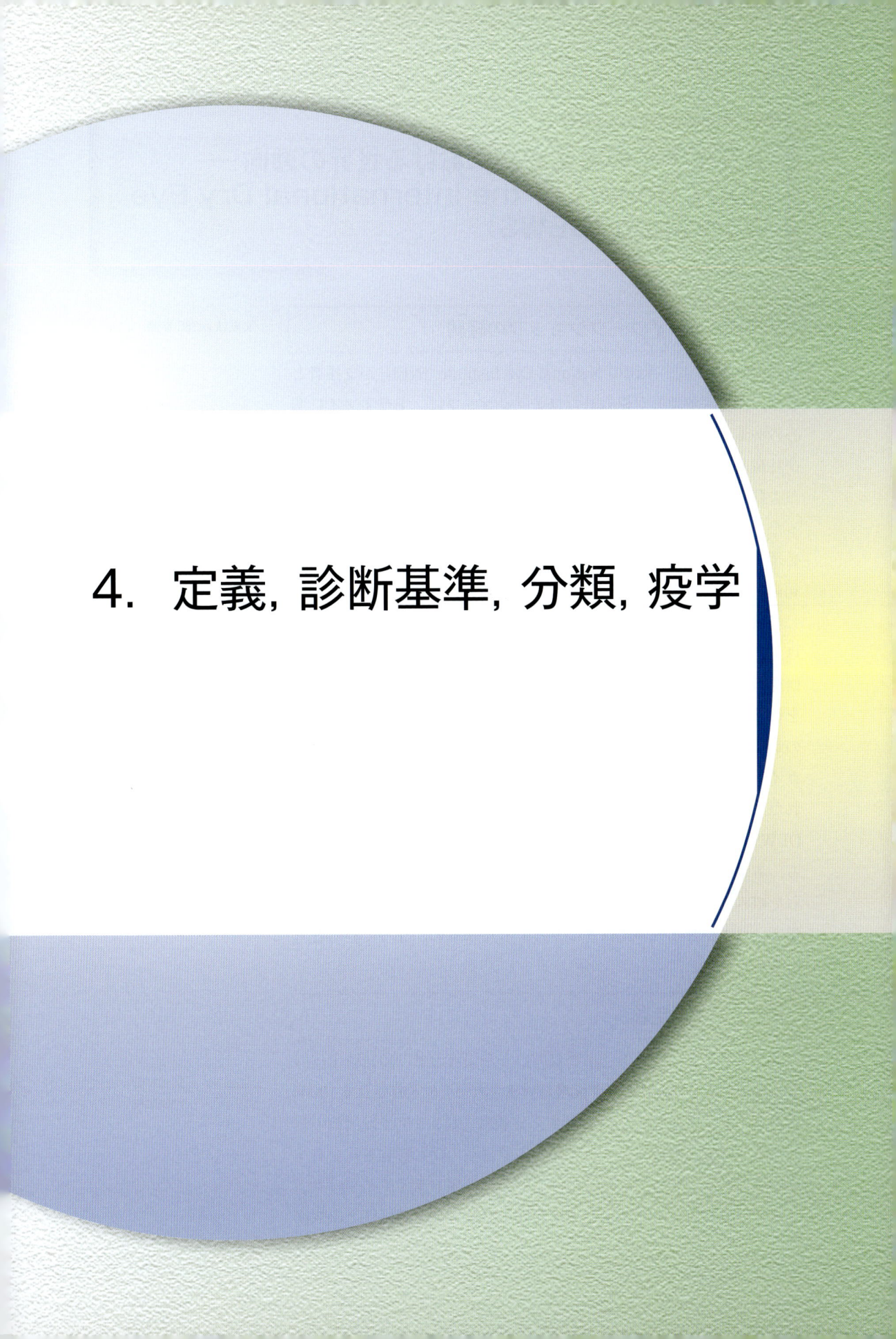

ドライアイの考えかたにおける世界の動向―2007 Report of the International Dry Eye WorkShop (DEWS)

世界ドライアイワークショップの経緯[1]

1994〜1995年，米国のNational Eye Institute (NEI) が支援者となり，関連医療産業が協力したワークショップに，ドライアイに関心のある科学者，臨床医，研究者が集まり，ドライアイの定義および特徴の明確化，ならびにドライアイ疾患に関する臨床研究の実施および臨床試験の実施について，信頼できるパラメータの提示を行った．世界のドライアイの定義には，"眼が疲れるなどの自覚症状が必須"であったにもかかわらず，わが国のドライアイの定義には"自覚症状の有無は問わない"とあり，ここに大きな隔たりがあった．

当該ワークショップの報告書は，ドライアイの分野において10年以上，確たるリソースとして利用されたが，その間に，基礎と臨床研究の双方において情報が急増したことで，再度，前述のプロセスを行う必要が生じた．DEWSの取り組みは，許容できるエビデンスのレベル，およびそのエビデンスを裏づける文書化の方法を決めるガイドラインを提案した運営委員会によって，2004年より指揮された．Tear Film & Ocular Surface Societyのウェブサイト[*1]ではDEWSの結果を拡大版として，電子形式で閲覧できるようにしてある．各章は，ドライアイの理解に関する話題に対応しており，これらを組みあわせた発行により，臨床医，疫学研究者，基礎・臨床科学者，および製薬業界関係者にとって有用なものになっていると考えられる．

文献はp.388参照．

[*1] www.tearfilm.org/

ドライアイの定義[1]

ドライアイとは，"さまざまな要因による涙液および角結膜上皮の慢性疾患であり，眼不快感や視機能異常を伴う"と定義される（2006年ドライアイ研究会）．当時の世界の定義は"ドライアイは涙液の量的・質的異常，蒸発亢進，眼表面上皮障害ならびに自覚症状を有する疾患である"という定義になっていた．世界ドライアイワークショップの委員会は，ドライアイにおける涙液の高浸透圧性と眼表面

の炎症の役割，ならびに視機能に対するドライアイの影響に関する新しい知識に照らし，この定義は改正可能であるという点で合意した．まず，二つの定義が作成され，ワークショップのメンバーに提示された．これらの"全般的"で"実務的"な定義は，ある程度重複するため，2007年の最終報告書では，これらのバージョンを組みあわせて，以下の定義を作成した．"ドライアイは，不快感，視覚障害，涙液層の不安定性を有し，眼表面の障害に至る涙液および眼表面の多因子疾患である．ドライアイでは，涙液層の浸透圧が上昇し，眼表面に炎症が起こる"．

ドライアイ疾患の分類とリスクファクター[1]

aqueous-deficient（涙液減少型）ドライアイと evaporative（蒸発亢進型）ドライアイの区別は，定義から除外されたが，病因病理論的分類では維持されている．分科委員会により作成された病因病理学的分類は，NEI／産業ワークショップ報告書[2]で提示された分類の更新バージョンであり，ドライアイ疾患に関するより新しい知識を反映している．新分類は，特にドライアイのリスクファクターの影響を示している．環境因子（例：乾燥環境）や自然瞬目率の低下や性ホルモンの低下といった，個人的な内部因子の影響も着目されている．ドライアイの病因論において，性ホルモンの役割を裏づけるエビデンスが多数存在し，一般的に，アンドロゲン濃度が低く，エストロゲン濃度が高いことがドライアイのリスク因子になるとされる[*2]．涙腺からの涙液分泌は，いくつかの全身薬により減少するが，こうした影響は，内部環境の障害とみなされる．加齢により，涙液量および流量の減少，浸透圧の亢進，涙液層の安定性の低下，マイボーム腺脂質の組成の変化など，ドライアイにかかりやすくなる生理学的変化が生じる．1995年のワークショップで示されたように，ドライアイの主な種類は，現在も aqueous tear-deficient dry eye（涙液減少型ドライアイ；ATDDE）と，evaporative dry eye（蒸発亢進型ドライアイ；EDE）となっている．ATDDE のカテゴリは，主に涙腺からの分泌不足を指しており，このアプローチは維持されている．ただし，結膜からの水分分泌不全も aqueous tear deficiency に寄与することを認識すべきである．EDE 分類は，眼瞼および眼表面の状態，ならびに外因性の影響から生じる状態それぞれに依存する原因を区別できるよう分類されてきた．

[*2] 生物学的に活性なアンドロゲンは，涙腺およびマイボーム腺の機能を促進する．ドライアイは，前立腺癌治療で抗アンドロゲン薬に曝露する患者に起こり，また，完全アンドロゲン不応症候群の女性では，マイボーム腺および杯細胞の機能障害のエビデンスとともに，ドライアイの徴候と症状に進行がみられる．また，女性および閉経後のエストロゲン療法もドライアイの重要なリスク因子であり，早期卵巣機能不全の女性は，涙液の生成が影響を受けていないにもかかわらず，ドライアイの症状と徴候に悩まされることになる．

涙液浸透圧と炎症について

　涙液の高浸透圧性は，眼表面の炎症，ドライアイ症状を誘発する中心的メカニズム，ならびにドライアイにおける代償的イベントの開始としてみなされている．涙液の高浸透圧性は，涙液量が少ない場合に，露出した眼表面からの水分蒸発の結果として，または過剰な蒸発の結果として，あるいはこれらの組みあわせとして生じる．ドライアイの中心的なメカニズムとして高浸透圧説は欧米では好まれているようだが，臨床上，涙液の浸透圧を再現性がよく，簡便に測定できる器具が普及していない．世界ドライアイワークショップの定義・分類委員会は，ドライアイの重症度（**表1**）とドライアイ重症度による治療方針についても提案している（**表2**）．

わが国の考えかた

　2006年よりDEWSの方向性もかなり固まってきたことで，その流れを参考にしながらドライアイ研究会の協力のもとで，わが国の新しい定義と基準も見直して作成されることになった．2006年度よりわが国のドライアイの定義は，"ドライアイとはさまざまな要因による涙液および角結膜上皮の慢性疾患であり，眼不快感や視機能異常を伴う"という"自覚症状ならびに視機能異常"の概念が含まれるものに変わった．ここ10年間，ドライアイの不定愁訴が中心とな

表1　ドライアイの重症度による分類

重症度レベル	レベル1	レベル2	レベル3	レベル4
違和感・頻度	軽度・時に	中程度・慢性	重症	重症
視覚症状	なし/軽度	気になる	気になる	いつも
結膜の充血	なし/軽度	なし/軽度	+/−	+/++
結膜上皮障害	なし/軽度	軽度〜中程度	中程度	重症
角膜上皮障害	なし/軽度	軽度〜中程度	中央部	重症
角膜所見	なし/軽度	debris, TMH↓	糸状炎	糸状炎〜潰瘍
MGDの有無	なし/軽度	なし/軽度	よくあり	角化・睫毛乱生
涙液層破壊時間（秒）	さまざま	≦10	≦5	即座に乾く
Schirmer値（mm）	さまざま	≦10	≦5	≦2

MGD：meibomian gland dysfunction（マイボーム腺機能不全）
debris：涙液中の老廃物
TMH：tear meniscus height（涙液メニスカス高）

表2 ドライアイ重症度による治療方針

レベル1	患者の生活習慣・職場環境の変更について指導	
	ドライアイの原因になる薬剤の中止	
	人工涙液点眼	
	眼瞼縁のマネジメント（温罨法など）	
レベル2	レベル1の治療は不十分であればプラスで	抗炎症薬点眼液
		テトラサイクリン／ミノサイクリン全身投与（マイボーム腺炎の場合）
		涙点プラグ
		涙液分泌亢進薬
		ドライアイ保護用カバーのモイスチャーエイド®
レベル3	レベル2の治療は不十分であればプラスで	血清点眼
		Boston Scleral Lens® など
		涙点焼灼
レベル4	レベル3の治療は不十分であればプラスで	抗炎症薬・免疫抑制剤の全身投与
		外科的治療（羊膜移植，眼瞼形成術，唾液腺移植，粘膜移植など）

る新しいタイプのドライアイ（コンピュータ作業によるものなど）が非常に多くなってきているといわれている．DEWSで，わが国におけるドライアイの頻度に関する疫学調査や研究が非常に少ないことや，大規模の疫学調査がほとんどなされてないことが指摘されている．新ドライアイ定義に自覚症状が含まれたことで，疫学調査もアンケートのみによって行うことが十分可能となり，ドライアイの頻度やドライアイにおけるリスクファクターをより容易に評価できるようにもなったと思われる．

世界の考えかたにおけるわが国の位置づけ

わが国のドライアイ診断基準では，症例を確定例，疑い例と分け，さらに検査のカットオフ値も明確となっている．欧米では上述したように，原因やメカニズムによって疾患を ATDDE か EDE という形で分け，重症度に応じて治療を段階的に行う考えが普及している．

(村戸ドール)

日本のドライアイの定義と診断基準

広くなったドライアイの考えかた

　ドライアイの定義と診断基準が，2006年に約10年ぶりに新しくなり，それからさらに7年が経過した．内容の詳細はすでに発表されているので，表に掲載するにとどめる（**表1, 2**）[1]．本項ではこの改訂がもたらしたドライアイの概念の変化を検証するとともに，今後の課題について考察したい．

　1995年のドライアイ定義は，ドライアイを"涙液の異常"と"角結膜上皮障害"の二つに分け，前者が後者の原因として規定した．しかしながら，ドライアイ研究の進歩により，古典的な涙液減少型ドライアイのほかに，マイボーム腺機能不全（meibomian gland dysfunction；MGD），結膜弛緩症，手術や薬剤の影響など，数多くの因子が眼表面に影響することが明らかとなってきた．そのため2006年の定義でドライアイは，"さまざまな因子によって引き起こされる涙液および眼表面の障害"とされた（**図1**）．これによってドライアイは，"慢性のオキュラーサーフェス障害"の大半を包含する疾患概念となった．特にMGDは，わが国においても，また世界的

文献はp.388参照．

表1　2006年版　ドライアイの定義と診断基準

定義
ドライアイとはさまざまな要因による涙液および角結膜上皮の慢性疾患であり，眼不快感や視機能異常を伴う．
診断基準
1. 眼不快感や視機能異常といった自覚症状がある
2. 涙液（層）の質的および量的異常 ① SchirmerテストI法にて5mm以下 ② 涙液層破壊時間（BUT）5秒以下 ①，②いずれかを満たすものを陽性とする
3. 角結膜上皮障害（1以外の明らかな原因のあるものは除く） ① フルオレセイン染色スコア3点以上（満点9点） ② ローズベンガルまたはリサミングリーン染色スコア3点以上（満点9点）

表2　ドライアイの診断

1. 自覚症状	○	○	×	○
2. 涙液検査	○	○	○	×
3. 角結膜上皮検査	○	×	○	○
ドライアイの診断	確定	疑い	疑い	疑い*

＊涙液の異常を認めない角結膜上皮障害の場合は，ドライアイ以外の原因検索を行うことを基本とする．

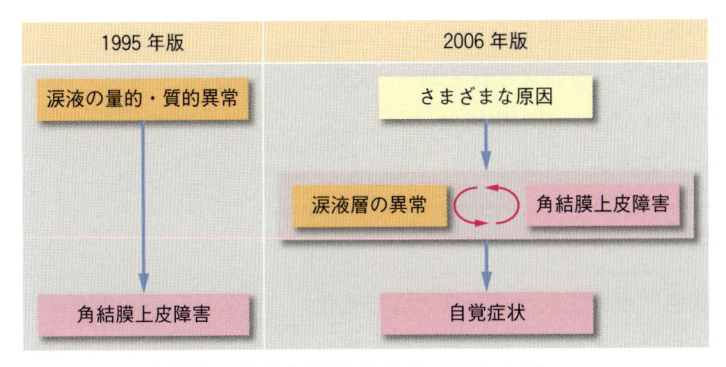

図1 1995年版と2006年版ドライアイ概念の違い

にもその定義と診断基準についての討議がこの数年で進み，重要性が再認識されている．

わが国では，ドライアイの病態において"涙液層の安定性"が非常に重視されている[*1]．涙液層の安定性には，涙液量はもちろんのこと，涙液の質，角膜上での分布，蒸発，排出など多くの因子がかかわる．涙液安定性が損なわれることは，眼の疲れや乾燥感などの自覚症状の増悪，視機能の低下，炎症や上皮障害など，ドライアイに伴うあらゆる変化の引き金となる．近年開発されたドライアイ検査の多くは，この涙液層の安定性の状態を調べることを目的としている．

自覚症状の重要性

もう一つの大きな特徴は，自覚症状が診断基準に含まれるようになったことである．ドライアイ患者は，ごろごろする，眼を開けていられない，などの症状があって初めて眼科医のもとを訪れるわけで，これがドライアイの診断に含まれるのは当然といえる．自覚症状が基準に含まれたことで，その軽減がドライアイ治療の目的として意識されるようになった．Ocular Surface Disease Index（OSDI）は欧米で用いられている代表的な自覚症状スコアリングであり，多くの臨床研究にもドライアイの重症度の尺度として用いられている．実際，欧米では新しいドライアイ治療薬の開発において承認を受ける条件に，上皮障害などの他覚所見だけでなく，自覚症状の一定以上の改善がその要件となっている．わが国ではまだそこまで至っていないが，今後，自覚症状がより一層重視される流れになることは間違いない．そのためには，標準化された自覚症状の聴取が必要であり，近年ドライアイ研究会などが発表したドライアイ質問票は，その流れによって生み出されたものである[*2]．一つ注意が必要

[*1] これについては欧米の考えと若干違いがある．本巻"日本と欧米のドライアイの定義はどう違うのですか？"（p.101）を参照されたい．

[*2] 詳細は，本巻"ドライアイの症状とクエッショネア"（p.131）を参照されたい．

なのは，自覚症状は異物感などの眼不快感に限らない，ということである．次に述べる視機能異常も症状の一つに含まれており，実際，瘢痕性角結膜症などの重症ドライアイでは，眼不快感はほとんどなく視機能低下が主要症状となっているケースもある．

ドライアイでの視機能異常

ドライアイの定義に"視機能異常"が含まれたことも大きな変化である．ドライアイでは，強い上皮障害が角膜中央に存在する場合を除いて通常の視力検査で異常と示すことはあまりないが，患者の訴えのなかには，「何となく見づらい」，「運転や読書が不自由である」などがよく含まれていた．以下に述べるように，最近のドライアイ研究の進歩により，このドライアイ患者の視機能異常を検出する方法が開発され，特に運転やコンピュータ作業といった瞬目が減少するような状況では，視機能異常が起こりやすくなることが示されている．いずれの検査も，涙液層の不安定化によって良好な光学面が形成されなくなることを検出している．

実用視力検査：実用視力は，継続的に視力を測定し，その変化を測定する検査法である．通常は2秒間に1回の割合で字ひとつ視力を測り，正答すると小さいLandolt環に変わり，誤答すると大きくなる．ドライアイ患者では継続的に視力を測定すると，健常者に比べてその低下が大きいことが判明した[2]．ドライアイ患者では，涙液層表面が形成する光学面が不整となりやすく，これが視機能の不安定化につながっていると考えられる．

tear stability analysis system（TSAS）：角膜トポグラフィーを開瞼させた状態で1秒ごとに10秒間撮影する方法で，その間に生じる涙液層の変化をとらえる検査である[3]．波面収差解析が眼球全体の光学の状態を調べるのに対し，TSASは涙液・角膜の状態を反映すると考えられる[*3]．

波面収差解析：波面収差解析（wavefront analysis）によって涙液層の不安定化による不正乱視の度合いを測定する方法で，ドライアイのタイプや治療によって特徴的な変化を示すことが報告されている[4][*4]．

[*3] 詳しくは，本巻"tear stability analysis system"（p.215）を参照されたい．

[*4] 詳しくは，本巻"高次収差解析"（p.218）を参照されたい．

ドライアイ診断の変化

診断基準で挙げられているドライアイ検査にも，いくつかの変化があった．ポイント別に解説してみたい．

涙液検査としての綿糸法：以前の診断基準に含まれていた綿糸法は，国際的に広く行われているとはいえないことと，必ずしも涙液貯留量を反映しているとはいえないなどの理由で基準からは省かれた．ただし，コンタクトレンズ装用でのスクリーニングなどでの有用性はあると考えられるので，検査法の意義そのものが否定されたわけではない．

涙液層破壊時間の測定：2006年の改訂で変化があったわけではないが，ドライアイ検査のなかでも涙液層破壊時間（tear film breakup time；BUT）がますます重視されるようになってきている．測定法の実際については他項に譲るが，BUTは涙液安定性の指標であるため，涙液安定性が重視されるにつれてBUTもその重要性が増している．さらに，涙液層破壊のパターンがドライアイ患者によって異なり，その病態を反映している可能性が示唆されている．臨床の場でも，BUTが減少している以外に明らかな涙液・眼表面の変化がないにもかかわらず強い自覚症状を訴える"BUT短縮型ドライアイ"が問題となっており，今後BUTをめぐる研究はますます盛んになると考えられる．

上皮障害の検査としてのリサミングリーン染色液：角結膜上皮障害の診断に，リサミングリーン染色試験が新たに入った．リサミングリーンは，分子量576の生体染色色素であり，細胞毒性が低い．細胞膜が障害された細胞を染色するので，角結膜上皮障害の判定に用いられている[5]．結膜上皮障害の判定には，従来ローズベンガルが用いられてきたが，光毒性があり，上皮障害を有する患者では強い痛みを覚えることがあるので，臨床上用いにくかった．リサミングリーンは，傷害上皮を染色するのに対し，ローズベンガルはムチンで覆われていない細胞を染めるという違いはあるが，臨床的には似た染色パターンを示すことが報告されている．ローズベンガルもSjögren症候群の診断には必要であるが，より患者に優しい検査法のオプションが増えたといえる．ただし，気軽に入手できる環境になっていないのが課題である．

強調された結膜障害の重要性：角結膜上皮障害のスコアリングに変化がもたらされた．今回の改訂では，フルオレセイン，ローズベンガル，リサミングリーンのいずれかで，角結膜上皮障害が9点満点で3点以上あるものが，上皮障害を有すると定められた．特に，フルオレセイン染色のスコアリングは従来，角膜上でのみ3点満点中1点以上で陽性，すなわち少しでも角膜上皮障害があれば陽性と判

定されていたのに対し，今回の改訂により結膜上皮障害もあわせて9点満点で3点以上が陽性となった．健常者でもごくわずかのフルオレセイン染色は高率にみられることが報告されており，今回の改訂でそういった疑陽性を拾ってしまう可能性が減った．また，フルオレセイン染色の観察方法として，ブルーフリーフィルタが徐々に広まっており，これも結膜上皮障害の観察を容易にした．

ドライアイ定義と診断基準における今後の展望

　2006年の改訂により，ドライアイの概念は広がり，オキュラーサーフェス全体を観察することが求められるようになった．また，見づらさや不快感など，自覚症状が重視されるようになったことは，患者主体の医療の現れといえる．しかしながら，ドライアイ研究はこの改訂版の発表以後も早いスピードで日々進歩している．少し前は考えられなかった，微量の涙液からそこに含まれる蛋白やサイトカインを分析する技術が開発されており，将来，血液検査を行うように涙液分析を日常診療で行う日が来る可能性もある．また治療でも，わが国で近年発売されたドライアイ点眼薬は，わが国のドライアイ治療に大きなインパクトを与えた．世界を見渡せば，10を超えるドライアイ治療薬が開発・治験中であり，これらが市場に出ることで，ドライアイ治療戦略そのものを変えていく可能性も高い．ドライアイの定義や診断基準もこれらの進歩を反映してのものでなくてはならず，そう遠くない時期に改訂を行う必要があると考えられる．

〔島﨑　潤〕

クリニカル・クエスチョン

日本と欧米のドライアイの定義はどう違うのですか？

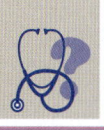

Answer　2007年に"Dry Eye WorkShop"で決められた欧米の基準には"涙液浸透圧の上昇と眼表面の炎症を伴う"とされており，この部分がわが国での基準と異なるところです．

欧米の基準

Tear Film & Ocular Surface Society (TFOS) が中心となって世界中から選ばれたドライアイ研究者によって結成された"Dry Eye WorkShop (DEWS)"で決められた．その結果は2007年に，Ocular Surface誌に掲載され[1]，日本語版もTFOSのサイトから手に入る[*1]．

わが国の基準との違い

DEWSのドライアイ定義（表1）をみると，前半の部分はほとんどわが国と同じであるが，後半の文章（下線の部分）が異なることに気づく．すなわち，ドライアイは涙液浸透圧の上昇と眼表面の炎症を伴う，とされている．この考えは，同じ報告書で示されたドライアイのコア・メカニズムにも反映されている（図1）．

涙液浸透圧の上昇：涙液浸透圧は，以前より米国などで行われ，単独の検査としては最も感度，特異度が高いという考えもある．涙液分泌が減少しても蒸発が亢進しても，結局は浸透圧の上昇として現れ，これがドライアイによる上皮障害や涙液安定性低下を引き起こすという考えである．最近，比較的容易に測定できる機器も発売されたが，実際に測定すると測定のタイミングによってばらつきが大きく，判定が容易でないケースも多い．

眼表面の炎症：炎症が重視されているのも大きな特徴である．ドライアイ患者の涙液や結膜での炎症性サイトカインや炎症細胞浸潤の

文献は p.389 参照．

[*1] http://www.tearfilm.org/dewsreport_Japanese/

表1　DEWSのドライアイ定義

Dry eye is a multifactorial disease of the tears and ocular surface that results in symptoms of discomfort, visual disturbance, and tears film instability with potential damage to the ocular surface. It is accompanied by increased osmolarity of the tear film and inflammation of the ocular surface.

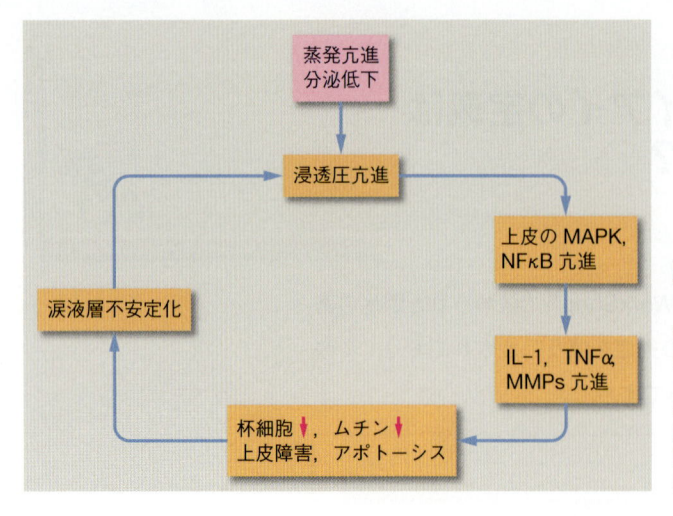

図1 DEWSによるドライアイのコア・メカニズム

MAPK：mitogen-activated protein kinase
MMPs：matrix metalloproteinases
(The definition and classification of dry eye disease：report of the Definition and Classification Subcommittee of the International Dry Eye WorkShop〈2007〉. Ocul Surf 2007；5：75-92.)

増加がみられるという報告は多く，これが病状を修飾していることは間違いない．ただし，これがドライアイの原因であるのか結果であるのかは現時点ではわからないという意見も強く，まだ今後議論の余地がある．

カコモン読解　第22回　一般問題26

2006年度版ドライアイ診断基準で正しいのはどれか．
a Schirmer試験前に点眼麻酔を行う．
b 自覚症状として視機能異常が含まれる．
c ローズベンガル染色スコア判定は含まれない．
d 涙液異常のないものはドライアイから除外される．
e リサミングリーンテストは角膜上皮障害判定に用いる．

解説　a．Schirmer試験は，点眼麻酔を用いないI法で5mm以下が陽性となっている．
b．自覚症状には，眼不快感のほか視機能異常も含まれる．
c．フルオレセイン，リサミングリーンとともに，ローズベンガルも角結膜上皮障害のスコアリングに用いられる．
d．涙液異常を伴っていなくても，自覚症状と角結膜上皮障害があれば"ドライアイ疑い"となる．ただし，この場合はドライアイ以外の原因についても検索すべきである．
e．リサミングリーンは，結膜上皮障害の判定に用いられる．

模範解答　b

（島﨑　潤）

ドライアイの分類

分類の意義

2007年のInternational Dry Eye WorkShop（DEWS）の定義・分類分科委員会から提唱されているもので，病因学的分類，重症度分類がある[1]．また，ムチンの分泌を促す点眼薬を有するわが国では，ドライアイ研究会により日本から発信しているTear Film Oriented Therapy（TFOT）[2]のために，ドライアイを分類してみることも臨床上重要である．

分類は，専門家の熟考のうえ作成されているので，分類をみることで，疾患への理解が深まる．さらに，分類を考えながら診ると，治療方針もたてやすく，患者への説明も容易になり，ドライアイの面白さや奥深さも実感できる．

文献はp.389参照．

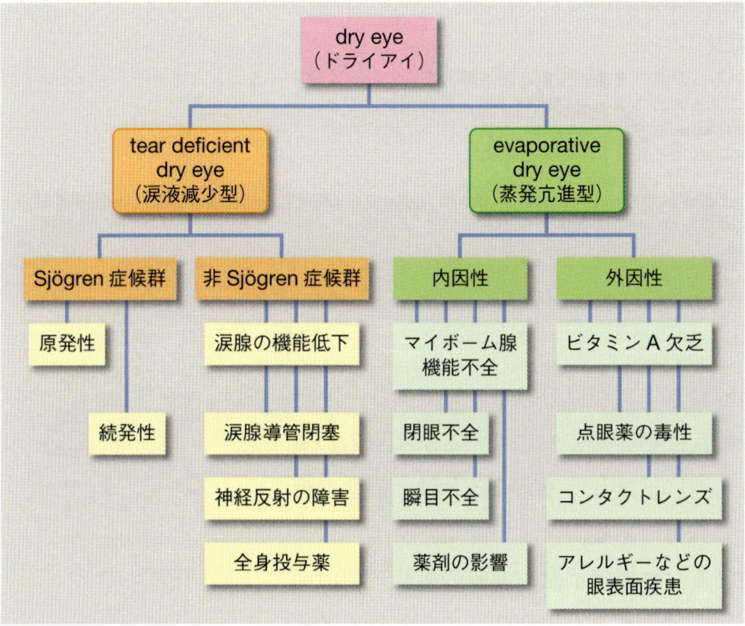

図1　病因学的分類
主な要因を涙液減少型と蒸発亢進型に分けて分類．
（The definition and classification of dry eye disease：report of the Definition and Classification Subcommittee of the International Dry Eye WorkShop〈2007〉. Ocul Surf 2007；5：77.）

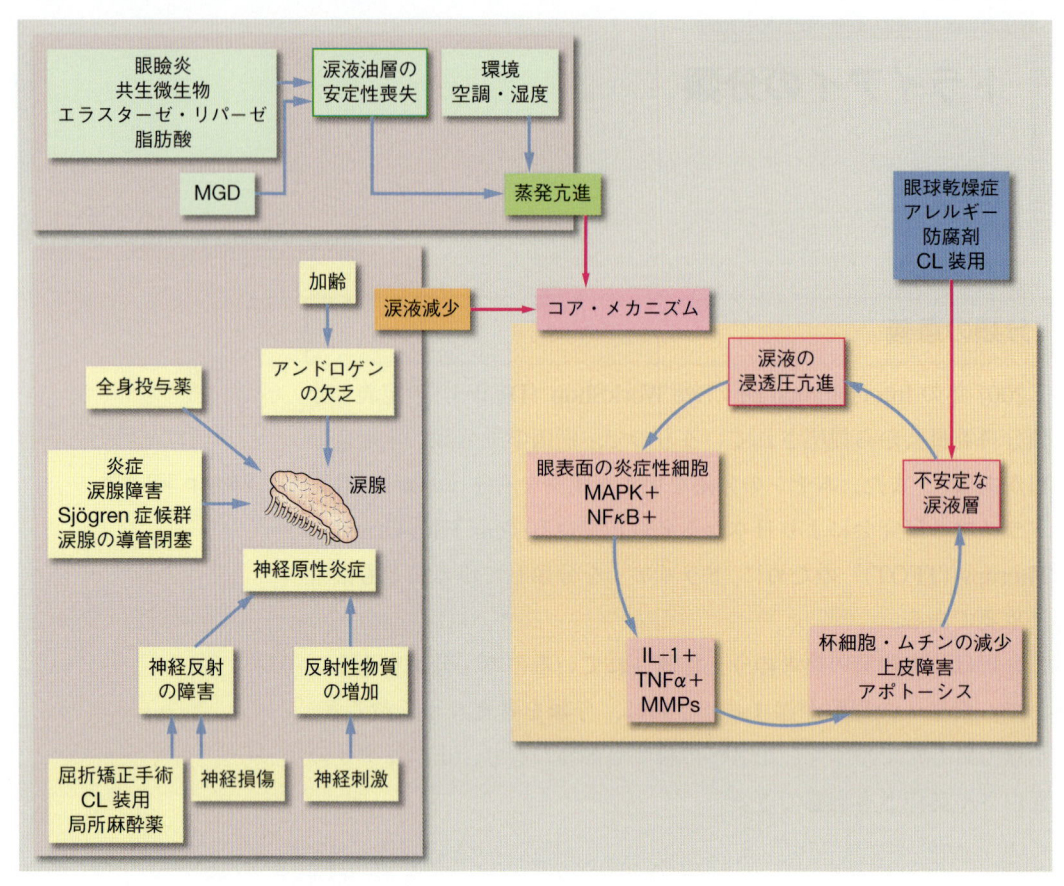

図2 ドライアイのメカニズム
ドライアイのメカニズムを示している．涙液の浸透圧亢進と涙液層の不安定性がコア・メカニズムである．ドライアイのさまざまな要因が相互に影響し，コア・メカニズムを活性化させ，悪循環が生じる．
MAPK：mitogen-activated protein kinase
MGD：meibomian gland dysfunction（マイボーム腺機能不全）
MMPs：matrix metalloproteinase
(The definition and classification of dry eye disease：report of the Definition and Classification Subcommittee of the International Dry Eye WorkShop〈2007〉. Ocul Surf 2007；5：85.)

病因学的分類（図1）[1]

　涙液減少型と蒸発亢進型の大きく二つに分ける分類である．ドライアイはさまざまな要因が相互に影響して生じているが（**図2**），主たる原因を涙液減少と蒸発亢進に二分して考えることは，病態の把握，治療方針をたてるうえで有用である．

涙液減少型：涙腺腺房の損傷または機能不全，涙腺の導管・開口部閉塞による涙腺からの涙液分泌減少もしくは抑制によるドライアイである．典型例を**図3**に示す．まずは，Sjögren症候群か否かに分け，原発性であるか，関節リウマチはじめ，ほかの膠原病に合併する続発性かに分類する．一方，非Sjögren症候群は，加齢，サルコイドー

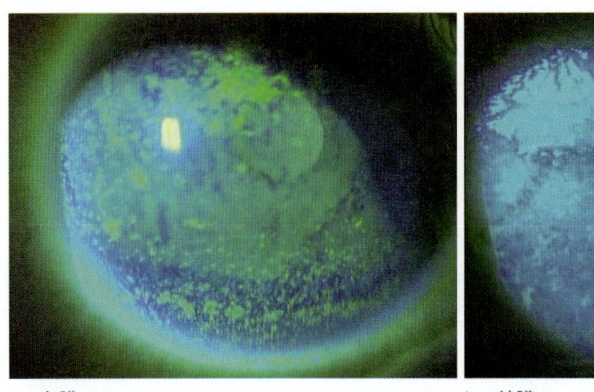

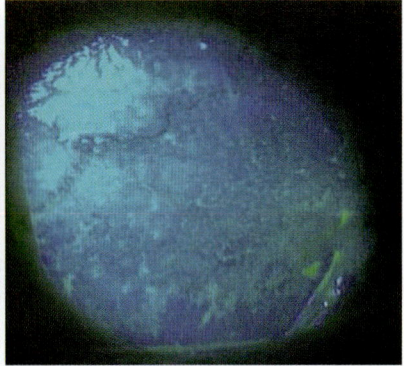

a. 角膜　　　　　　　　　　　　　　　　　　　b. 結膜

図3　涙液減少型ドライアイ
43歳，女性．SchirmerテストI法1mm，BUTは1秒のSjögren症候群の症例である．フルオレセイン染色を示す．角膜，結膜とも上皮障害が著明である．

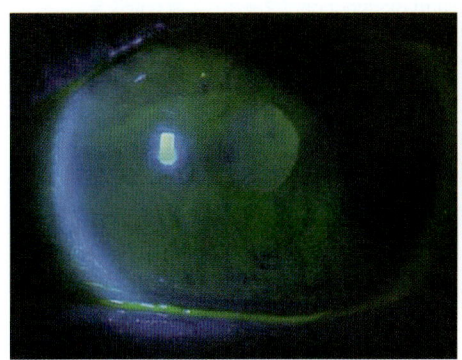

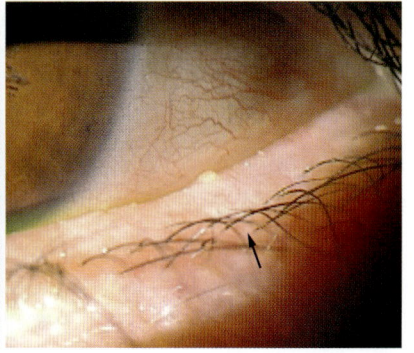

a.　　　　　　　　　　　　　　　　　　　　　b.

図4　蒸発亢進型ドライアイ
63歳，女性．SchirmerテストI法14mm，BUTは1秒，マイボーム腺機能不全を伴うドライアイの症例である．
a. 角膜のフルオレセイン染色．涙三角は正常範囲であるが，涙液層が不安定．
b. マイボーム腺開口部にplugging（矢印）を認める．

シス，移植片対宿主病（graft-versus-host disease；GVHD），リンパ腫，瘢痕性角結膜症など涙腺の機能不全や導管閉塞によるドライアイ，コンタクトレンズ装用，糖尿病や第VII脳神経での中枢神経損傷などの疾患による神経反射の異常，全身投与薬によるものに分類される．
蒸発亢進型：涙液分泌機能が正常な場合に，露出した眼表面から水分が過剰に消失するドライアイである．図4に典型的な例を示す．マイボーム腺機能不全，兎眼などの閉瞼不全，VDT（visual display terminal）作業やパーキンソン病などの錐体外路系疾患による瞬目減少，薬剤性など内因的なもの，ビタミンA欠乏，点眼薬の防腐剤や局所麻酔薬の影響，コンタクトレンズ装用，外部への曝露により眼表面に異常をきたすアレルギー性結膜炎など外因性の要因に分け

表1 重症度分類

重症度	不快感	視覚障害	角結膜	眼瞼	TFBUT（秒）	Schirmer値（mm/5分）
1	軽症 かつ／または時々 環境要因による	なし～時々軽い 疲労感	なし～軽度	MGDは さまざま	さまざま	さまざま
2	中等度 時々または慢性環境 要因あり，またはなし	症状あり 時々日常生活に 支障	なし～軽度 軽度デブリス，涙液メニスカス低下	MGDは さまざま	≦10	≦10
3	重症 頻繁または環境要因 に関係なく常時	慢性 常時日常生活に 制限	中等度～著明，糸状角膜炎，ムチンの凝縮，デブリスの増加	MGD	≦5	≦5
4	重症 かつ／または常時 日常生活に障害	常時 日常生活に障害	著明，糸状角膜炎，ムチンの凝縮，デブリスの増加，角膜潰瘍	睫毛乱生， 角化，瞼球癒着	即時	≦2

症状と所見から重症度を分類したものである．MGD：meibomian gland dysfunction（マイボーム腺機能不全）
（Behrens A, et al：Dysfunctional tear syndrome study group：Dysfunctional tear syndrome：a Delphi approach to treatment recommendations. Cornea 2006；25：900-907.）

油層		異常（あり・なし）
液層	水分	異常（あり・なし）
	分泌型ムチン	異常（あり・なし）
上皮	膜型ムチン	異常（あり・なし）
	上皮細胞層	異常（あり・なし）
+		
炎症		異常（あり・なし）

図5 ドライアイ要因の層別分類
TFOT[2]を意識し，ドライアイの要因を涙液層の層別に異常の有無を分類し，治療の選択に活用する．

る．ただし，内因性，外因性の境界は，不明確な点もある．

重症度分類（表1）

DEWSで，重症度による分類は，臨床的に有用と考え，Delphi Pらの分類[3]を一部改変し提示された[1]．

ドライアイ要因の層別分類（図5）

TFOT[2]のために，涙液層から表層上皮に至る眼表面の異常を層別に明らかにする必要がある．油層，液層（水分，分泌型ムチン），上皮層（膜型ムチン，上皮細胞）炎症のいずれに異常があるかを分類する．

実際の臨床では，病因学的分類で主たる要因を分類し，機序を考える．主たる要因に影響する因子も考慮し，重症度，涙液層の層別の異常の有無を考え，点眼薬の選択をはじめ，治療方針を決めていく．

（篠崎和美）

マイボーム腺機能不全の定義と診断基準

診断基準作成の背景

マイボーム腺は瞼板内にあり，上下の眼瞼縁に開口部をもつ脂腺である．マイボーム腺から分泌される脂質（meibum）は，涙液蒸発の抑制，涙液安定性の促進，涙液の眼表面への伸展の促進，眼瞼縁における涙液の皮膚への流出を抑制，などの働きをしている．マイボーム腺機能不全（meibomian gland dysfunction；MGD）は，その患者数の多さから国内外で注目されている疾患である[1,2]．一般臨床の現場において，眼不快感などを主訴に眼科を訪れる患者のかなりの割合でMGDがその原因となっており，quality of life, quality of visionの低下を引き起こしている．MGDは臨床的に重要な疾患であるが，①炎症や常在細菌の関与を伴う場合と伴わない場合があり，臨床像が多様である，②軽症例から重症例まで，重症度が広範囲にわたる，③これまで定義や診断基準がなかった，④効果的な治療法が少ない，などの理由で，あまり大きな注意を払われてこなかった．

こうした背景をもとに，2008年から"ドライアイ研究会（世話人代表：坪田一男）"のなかに"MGDワーキンググループ（代表：天野史郎）"がつくられ，以下に示すMGDの定義，分類，診断基準が作成された[1]．

文献はp.389参照．

定義

MGDの定義を表1に示す．MGDは原発性のものと，アトピー，Stevens-Johnson症候群，移植片対宿主病などに続発する場合がある．マイボーム腺に発生する疾患としては，霰粒腫，内麦粒腫などがある．これらが局所的な疾患であるのに対して，MGDはマイボーム腺機能がびまん性に障害されており，眼不快感，乾燥感などの自覚症状を伴う．

表1 マイボーム腺機能不全の定義

さまざまな原因によってマイボーム腺の機能がびまん性に異常をきたした状態であり，慢性の眼不快感を伴う．

分類

MGDの分類を表2に示す．MGDは大きく分泌減少型と分泌増加

表2 マイボーム腺機能不全の分類

分泌減少型	1. 原発性（閉塞性，萎縮性，先天性） 2. 続発性（アトピー，Stevens-Johnson 症候群，移植片対宿主病，トラコーマなどに続発する）
分泌増加型	1. 原発性 2. 続発性（眼感染症，脂漏性皮膚炎などに続発する）

表3 分泌減少型マイボーム腺機能不全の診断基準

以下の3項目（自覚症状，マイボーム腺開口部周囲異常所見，マイボーム腺開口部閉塞所見）が陽性のものを分泌減少型 MGD と診断する．	
① 自覚症状	眼不快感，異物感，乾燥感，圧迫感などの自覚症状がある．
② マイボーム腺開口部周囲異常所見	1. 血管拡張 2. 粘膜皮膚移行部の前方または後方移動 3. 眼瞼縁不整 1～3のうち1項目以上あるものを陽性とする．
③ マイボーム腺開口部閉塞所見	1. マイボーム腺開口部閉塞所見（plugging, pouting, ridge など） 2. 拇指による眼瞼の中等度圧迫でマイボーム腺から油脂の圧出が低下している． 1, 2の両方を満たすものを陽性とする．

型に分けられる．臨床における頻度は，分泌減少型のほうが分泌増加型よりもはるかに多い．

　分泌減少型 MGD は閉塞性，萎縮性，先天性などの原発性のものと，アトピー，Stevens-Johnson 症候群，移植片対宿主病，トラコーマなどに続発する続発性のものがある．分泌減少型 MGD では，原発性のなかの閉塞性のものが最も頻度が多い．

　分泌増加型 MGD も同様に，原発性のものと，眼感染症や脂漏性皮膚炎などに続発する続発性のものに分けられる．分泌増加型 MGD は分泌減少型 MGD の前段階とであるという考えかたと，分泌減少型 MGD とは別の疾患であるという考えかたがあり，まだ国際的コンセンサスが得られていない．今回の MGD ワーキンググループの提案では，分泌減少型 MGD の診断基準のみとする．

分泌減少型 MGD の診断基準

　分泌減少型 MGD の診断基準を表3に示す．一般の眼科外来で施行可能な検査項目のみを診断基準に組み込んだ．分泌減少型 MGD の診断に必要な項目は大きく分けて三つあり，① 自覚症状，② マイボーム腺開口部周囲異常所見，③ マイボーム腺開口部閉塞所見である．これら3項目すべてを満たす場合に，分泌減少型 MGD と診断する．分泌減少型 MGD の自覚症状としては，眼不快感，異物感，

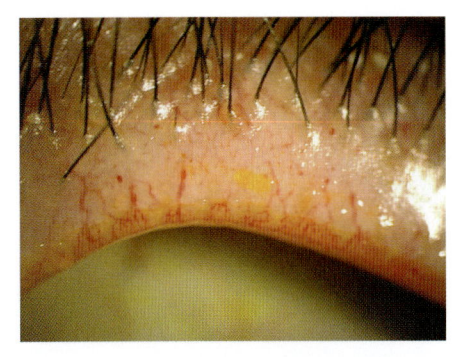

図1　マイボーム腺開口部周囲の血管拡張

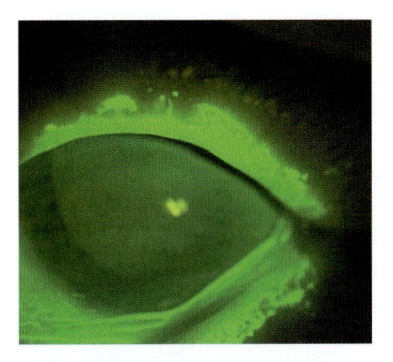

図2　粘膜皮膚移行部の移動

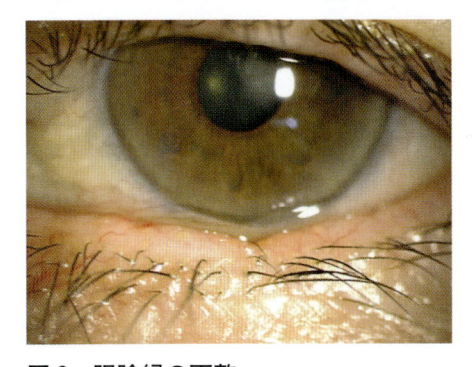

図3　眼瞼縁の不整
マイボーム腺が脱落した部位と一致して開口部が萎縮するため，下眼瞼の角膜と接触するラインが不整となる．

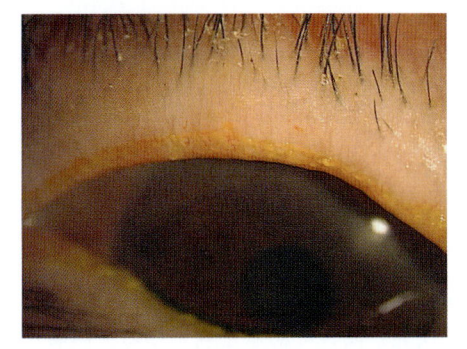

図4　マイボーム腺開口部の plugging，閉塞所見

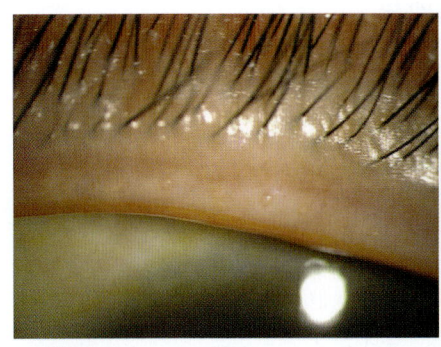

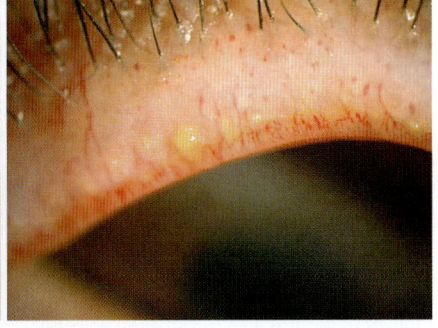

a. 健常眼
b. MGD 眼

図5　マイボーム腺から圧出される油脂の性状
a. 健常眼では，マイボーム腺開口部から透明な meibum が圧出される．
b. MGD 眼では，マイボーム腺開口部から練り歯磨き状の濁った meibum が圧出される．

乾燥感，圧迫感などが多い．ドライアイと鑑別できるような特異的自覚症状は今のところない．分泌減少型 MGD のマイボーム腺開口部周囲異常所見は，血管拡張（図1），粘膜皮膚移行部の前方または後方移動（図2），眼瞼縁不整（図3）があり，これら三つの所見のうち少なくとも一つがある場合，マイボーム腺開口部周囲異常所見

表 4　分泌低下型 MGD の診断に関するほかの参考所見

1. マイボグラフィーでマイボーム腺が脱落，短縮．
2. 涙液スペキュラーで油層所見が欠損．
3. マイボメトリで貯留油脂量が減少．
4. 涙液蒸発率測定で蒸発量亢進．
5. コンフォーカルマイクロスコープで腺房拡大，腺房密度減少．
6. 角膜中央より下方の上皮障害．
7. 涙液層破壊時間が減少．

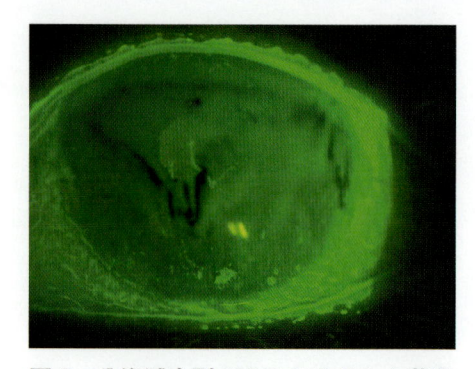

図 6　分泌減少型 MGD にみられた蒸発亢進型ドライアイとしての所見
涙液油層の減少から，角膜中央よりも下方に上皮障害がみられる．

陽性とする．マイボーム腺開口部閉塞所見の判定においては，まず細隙灯顕微鏡でマイボーム腺開口部閉塞所見（plugging, pouting, ridge など，図 4）があることを確認し，さらに拇指による眼瞼の中等度圧迫でマイボーム腺から油脂の圧出が低下していることを確認する（図 5a, b）．この二つの所見が両者ともあるときにマイボーム線開口部閉塞所見が陽性であると判定する．眼瞼を圧迫して出てくるマイボーム腺脂の量や性状に関しては，半定量的な判定法が提案されている[3]．

分泌減少型 MGD の診断に関するほかの参考所見

分泌減少型 MGD の診断に必要な項目として，上記以外にも診断の参考となる検査所見があり，それらを表 4 に示した．マイボグラフィーはマイボーム腺の形態を観察する装置で，マイボーム腺の脱落や短縮が観察され，分泌減少型 MGD の診断に有用な検査である．最近，Arita らによって開発された非侵襲的マイボグラフィーは，侵襲性がなく操作も容易であるため急速に普及しつつある[4,5]*1．涙液スペキュラーでは涙液油層の分布や伸展動態を評価する．マイボメトリでは眼瞼縁にある貯留した脂の量を定量的に評価する．分泌減少型 MGD では涙液蒸発量の増加がみられる．コンフォーカルマイクロスコープ（共焦点顕微鏡）では，分泌減少型 MGD でマイボーム腺房の拡大，密度減少がみられる[6]．その結果として現れる角膜中央より下方の上皮障害や涙液層破壊時間の短縮といった，蒸発亢進型ドライアイとしての所見も分泌減少型 MGD の診断の参考となる（図 6）．

（有田玲子）

*1 本巻 "マイボグラフィー" の項（p.188）を参照されたい．

Sjögren 症候群の診断基準

主症状，分類

Sjögren 症候群（Sjögren's syndrome；SS）[*1] は，涙腺，唾液腺をターゲットとする慢性炎症性自己免疫疾患であり，主として中年女性に好発する．涙液減少型ドライアイの代表疾患であり，眼乾燥，口腔乾燥を主症状とする．結合織疾患に伴う SS を続発性 SS，伴わないものを原発性 SS と分類する．進行例では，肺，腎臓，甲状腺などの腺外病変，悪性リンパ腫を発症することがあり，内科，耳鼻科，歯科・口腔外科と連携して診療する必要がある．SS 診断基準は，欧米ではアメリカ・ヨーロッパ分類基準[1][*2]が主流となっているが，ここでは，わが国で汎用されている厚生省研究班による SS の改訂診断基準（表1）[2] について解説する．

[*1] **Sjögren 症候群**
1933 年にスウェーデンの眼科医ヘンリック・シェーグレン（Henrik Sjögren）が，眼の乾き，口の渇きを伴う女性患者に関節炎が高頻度でみられると報告した．乾燥症状が全身病変のひとつであるとした初めての報告であることより，この疾患に彼の名が冠されるようになった．

文献は p.389 参照．

[*2] 本巻 "わが国でのSjögren 症候群の患者数，国際的な診断基準・共同研究の現状について教えてください" の項（p.114）を参照されたい．

表1　Sjögren 症候群の改訂診断基準（厚生省研究班，1999年）

1. 生検病理組織検査で次のいずれかの陽性所見を認めること
a. 口唇腺*生検で 4mm² あたり 1 focus** 以上 b. 涙腺生検で 4mm² あたり 1 focus** 以上
2. 口腔検査で次のいずれかの陽性所見を認めること
a. 唾液腺造影で Stage1（直径 1mm 未満の小点状陰影）以上の異常所見 b. 唾液分泌量低下（ガムテスト 10mL/10 分以下，または Saxon テスト 2g/2 分以下）があり，かつ唾液腺シンチグラフィーにて機能低下の所見
3. 眼科検査で次のいずれかの陽性所見を認めること
a. Schirmer テストで 5mm/5 分以下で，かつローズベンガル染色テスト（van Bijsterveld スコア）で 3 以上 b. Schirmer テストで 5mm/5 分以下で，かつ蛍光色素テストで陽性
4. 血清検査で次のいずれかの陽性所見を認めること
a. 抗 SS-A/Ro 抗体陽性 b. 抗 SS-B/La 抗体陽性
以上の 4 項目中，2 項目以上が陽性であれば SS と診断

（筆者注）
*：口唇粘膜中の小唾液腺．
**：導管周囲に 50 個以上のリンパ球浸潤が認められる．

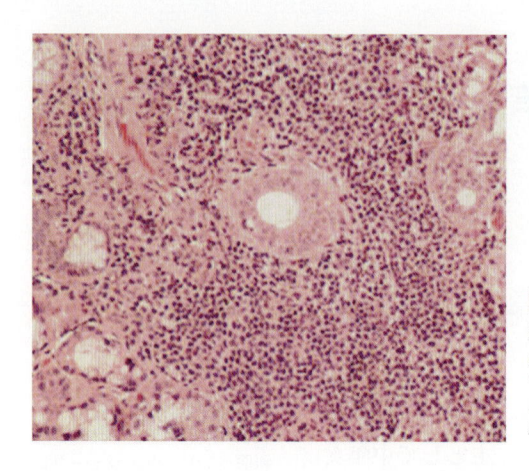

図1 口唇腺生検所見
導管周囲に50個以上/4mm^{2}のリンパ球浸潤が観察され，1 focus以上と診断．
（写真提供：金沢医科大学名誉教授　菅井　進先生．）

Sjögren症候群の改訂診断基準（厚生省研究班，1999年）[*3]

以下の4項目中，2項目以上が陽性であればSSと診断する（**表1**）．

1. 生検病理組織検査：口唇腺と涙腺の生検が提示されているが，通常は口唇腺で行われることが多い．小葉内導管周囲のリンパ球浸潤が特徴であり，4mm^{2}に50個以上の巣状リンパ球浸潤が存在すれば（1 focus），陽性と判定される（**図1**）．

2. 口腔検査：唾液腺造影は大唾液腺開口部より造影剤を注入し，大唾液腺を描出するX線検査である．導管の変化が明瞭となる．通常は耳下腺の導管を造影し，Stage 1～4に分類する．Stage 1（直径1mm未満の小点状陰影が散在性に認められるもの）以上を陽性とする．造影剤注入は疼痛や組織を傷つける危険があることより，近年ではMRシアログラフィーで代用されることもある．

ガムテストは1枚のガムを10分間かみ，分泌される唾液量を測定するものであり，10mL以下を陽性とする．Saxonテストは専用のガーゼを2分間かみ，増加重量が2g以下を陽性とする．唾液腺シンチグラフィーは，放射性同位元素である^{99m}TcO$_4^-$（過テクネチウム酸）静注後の耳下腺，顎下腺への集積状況，口腔内排泄状況により判定する（**図2**）．

3. 眼科検査：Schirmerテストは点眼麻酔なしで，規定の試験紙（Whatman® No.41濾紙，または昭和薬品化工のシルメル試験紙）を用い，5分間で5mm以下を陽性とする．

ローズベンガル染色テストはvan Bijstervedスコア[3][*4]で3以上に相当する程度の染色を認めた場合を陽性とする（**図3**）．蛍光色素テストでは，角膜上皮障害によるフルオレセイン染色が認められた場合を陽性とする（**図4**）．

[*3] **本診断基準の問題点**
この基準の問題点として，各項目に複数の代替検査が存在すること，それらの検査の互換性の有無（ローズベンガルテストと蛍光染色テスト，唾液腺造影と唾液腺シンチグラフィー，など），ローズベンガル色素の眼刺激性，自己抗体・病理検査がともに陰性のSSをどのように評価するのか，などの課題が残る．

[*4] **van Bijstervedスコア**
1969年に報告された方法がいまだに汎用されており，原文を以下に示す．定量性，客観性にやや欠けるが，判定が容易であるというメリットがある．
"The intensity of staining of both medial and lateral bulbar conjunctiva and of the cornea was scored, each section up to three points, so that a maximum score of nine could be obtained."

	集積正常	軽度低下	高度低下
10分後			
20分後			
60分後			

図2　唾液腺シンチグラフィー
右側面像を示す．過テクネチウム酸を静注すると，耳下腺，顎下腺に集積後，10分で十分な口腔内排泄が認められるが，唾液腺炎があり分泌が障害されると，集積，排泄ともに低下する．

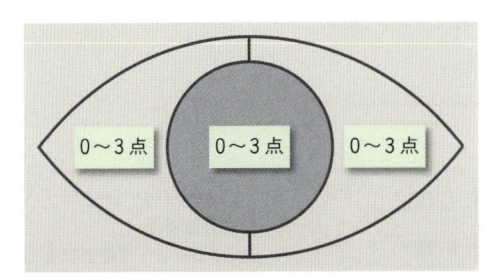

図3　ローズベンガル染色テスト（van Bijsterveld スコア）
1%ローズベンガル液を点眼後，耳側球結膜，鼻側球結膜，角膜の染色程度をそれぞれ0～3の4段階で評価し合計する（最高9）．3以上を陽性とする．

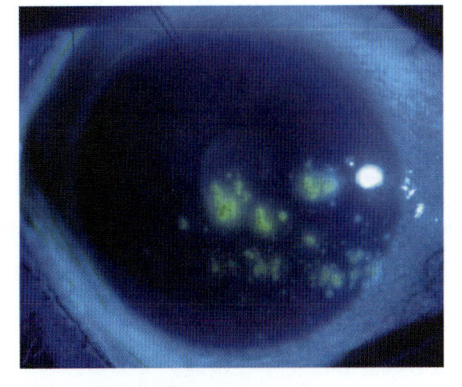

図4　蛍光色素テスト
フルオレセインによる角膜染色を認めた場合を陽性とする．SSでは，斑状に集合した染色パターン(patchy staining)や糸状角膜炎を観察することが多い．

4. **血清検査**：SSに高率に出現する自己抗体として，抗SS-A/Ro抗体，抗SS-B/La抗体がある．この抗体が検出されれば陽性と判定する．抗SS-B/La抗体の単独発現はきわめてまれで，ほぼ常時，抗SS-A/Ro抗体とともに発現する特徴がある．

（北川和子）

クリニカル・クエスチョン

わが国でのSjögren症候群の患者数，国際的な診断基準・共同研究の現状について教えてください

Answer 2008年の全国疫学調査の結果によれば，わが国における原発性Sjögren症候群の年間受療患者数は79,000人です．Sjögren症候群の国際診断基準としては，アメリカ・ヨーロッパ基準（2002年）が最も広く使用されています．その後，Sjögren症候群のさらに新しい診断基準を作成するために，わが国を含めた世界5か国で共同研究がスタートしました．Sjögren's International Collaborative Clinical Alliance（SICCA）projectと名づけられています．

Sjögren症候群患者数

わが国のSjögren症候群（Sjögren's syndrome；SS）患者数は79,000人であり，1,000人あたりの有病率は0.6人となる[1]．米国では13人[2]，中国では3〜8人[3]，英国では33人[4]であるのに比較すると，わが国の患者数は非常に少ない．わが国の関節リウマチ患者数が70万人であることから推定すると，SS患者数はおそらく30万人以上である可能性があるが，正確なデータはまだない．

文献はp.389参照．

Sjögren症候群の国際診断基準

国際基準としては，アメリカ・ヨーロッパ分類基準（2002年）[5]*1が，広く使用されている（表1）．本基準では，口唇腺組織所見，自己抗体のどちらかが陽性であることが必須とされていることより，わが国の改訂診断基準より厳しいものになっている．自覚症状を二項目含む点も改訂診断基準との違いである．

[*1] **アメリカ・ヨーロッパ分類基準**
これはヨーロッパ基準[5]をもとに米国と合意を得た基準である．ヨーロッパ基準はアメリカ・ヨーロッパ基準と同様に6項目であるが，抗体陽性，生検陽性は必須項目ではなく，6項目中4項目を満たすものを確実例としている．

新しい国際基準作成の試み

SICCA projectは2003年に米国国立衛生研究所（National Institutes of Health；NIH）の研究費補助金を得て発足した国際研究プロジェクトで，SSの新しい国際基準作成を目的としている．カリフォルニア大学サンフランシスコ校を本部とし，世界5か国の専門施設が参加してスタートした前方視的多施設研究である．5か国の内訳は，米国，日本，中国，アルゼンチン，デンマークであり，日本からは金

表1 アメリカ・ヨーロッパ分類基準

以下の6項目中4項目以上（IVかVIを含む），あるいは他覚的検査4項目（III～VI）中3項目以上を満たす場合を陽性とする．

I. 眼自覚症状（3項目中1項目以上）

1. 3か月以上，毎日不快なドライアイが持続している
2. 目に砂利や砂が入った感じが繰り返す
3. 人工涙液を1日3回以上使う

II. 口腔自覚症状（3項目中1項目以上）

1. 3か月以上，毎日口の渇きが持続している
2. 成人後繰り返し，または常時唾液腺が腫れた
3. 乾いた食物を飲み込むために頻繁に水を飲む

III. 眼障害の他覚的検査所見（2項目中1項目以上）

1. Schirmerテス トI（5分間5mm以下）
2. ローズベンガルあるいは他の色素による染色スコアが4以上（van Bijsterveld法）

IV. 口唇腺組織所見で focus score 1 以上

V. 唾液腺障害の他覚的検査所見（3項目中1項目以上が陽性）

1. 唾液腺シンチグラフィー
2. 耳下腺シアログラフィー
3. 無刺激下での唾液量（15分間1.5mL以下）

VI. 以下の血清中自己抗体が陽性

1. 抗SS-A/Ro抗体または抗SS-B/La抗体，あるいは両者

(Classification criteria for Sjögren's syndrome: a revised version of the European criteria proposed by the American-European Consensus Group, 2002.)

表2 ACR分類基準

1. 血清抗SS-A抗体 and/or 抗SS-B抗体陽性あるいは（リウマチ因子陽性かつ抗核抗体≧320）
2. 口唇腺生検で focus score≧1/4 mm^2
3. 眼染色スコア≧3（12点満点中）

除外基準：頭頸部の放射線治療，C型肝炎，免疫不全症候群，サルコイドーシス，アミロイドーシス，宿主対移植片病，IgG4関連疾患[*2]

(Shiboski SC, et al: American College of Rheumatology classification criteria for Sjögren's syndrome: a data-driven, expert consensus approach in the Sjögren's International Collaborative Clinical Alliance cohort. Arthritis Care Res〈Hoboken〉2012; 64: 475-487.)

[*2] **IgG4関連疾患**
除外基準中のIgG4関連疾患は最近クローズアップされた疾患概念であり，腫脹した組織内に多数のIgG4陽性形質細胞が浸潤するのが特徴である．内科的疾患としては自己免疫性膵炎が有名であるが，眼科領域ではMikulicz病がIgG4関連疾患であることが，金沢医科大学を含めた日本人研究者により明らかにされた．

沢医科大学が参加している．本プロジェクトの強みとして，多人種を含む，検査や診断の担当者が各施設で中央からの厳格な評価を受けた同一人で行われ統一性が保たれている，データの欠落がほとんどないことが挙げられる．

　1,600例超のデータ解析により提案された原案は，米国リウマチ学会（American College of Rheumatology；ACR）の承認を受け，

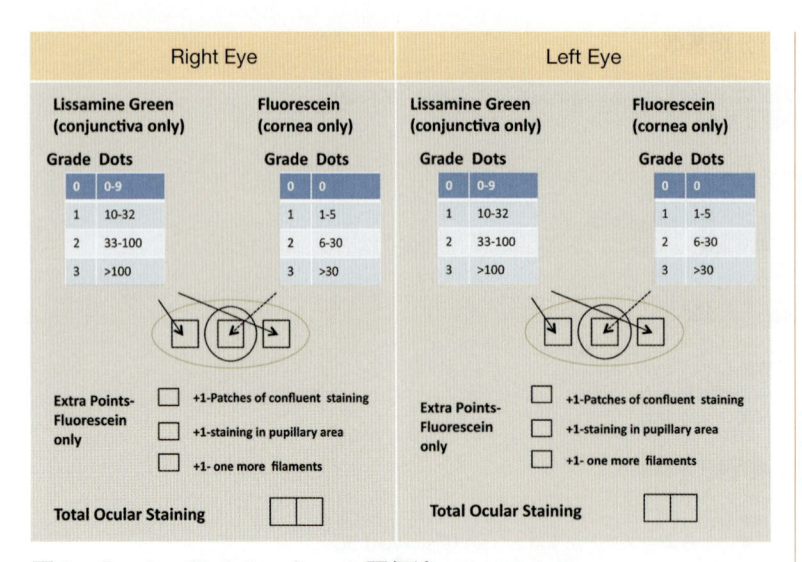

図1 Ocular Staining Score 評価法（ACR 分類基準）
角膜，球結膜（鼻側，耳側）で染色されたドットを数え Grade を決定，さらに角膜では 3 点の Extra Points を加える．

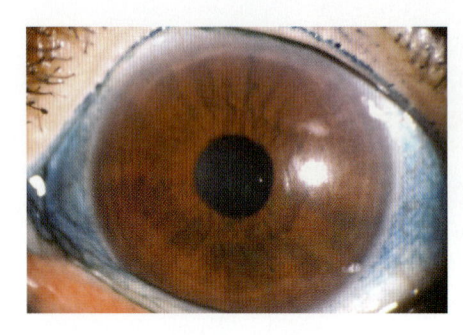

図2 リサミングリーンによる球結膜染色
球結膜障害の判定に有用であり，ローズベンガルでみられるような刺激性がない．

2012 年に公表された（ACR 分類基準）[6]．これは三項目よりなり，二項目を満たせば陽性となる（表2）．一項目内に代替案を含まないきわめてシンプルな基準であるが，抗体陽性，生検陽性のどちらかが必ず陽性であることを必要とする．

眼染色スコアは，染色されたドット数をカウントし Grade 分けする定量的測定法[7]を基礎としている．フルオレセインによる角膜染色スコア（6 点満点），リサミングリーンによる球結膜染色スコア（6 点満点）を測定し，3 点以上を陽性とする（図1）．今回，ローズベンガルでなくリサミングリーンを採用したのは，リサミングリーンがローズベンガルと同等の染色性を有し，かつ毒性が低いことによる（図2）．

ACR 分類基準は，SS の生物学的製剤による将来的治療を見据えた基準として，ゴールドスタンダードになるものと思われるが，今後その検証が必要である．

（北川和子）

ドライアイの疫学

ドライアイという疾患について，疫学的に研究されている事項は多岐にわたっている．ドライアイの罹患率・危険因子・日常生活に与える影響，わが国ではまだあまり重要視されていないドライアイ診断に使用されるさまざまな質問票，さらには疾患が与える経済効果に関して，今までにわかっていることをまとめた．

有病率

ドライアイの有病率の研究は海外で多く施行されており，その結果には非常に大きな幅がある．わが国におけるドライアイの有病率は他項目に記載があるため，ここでは海外の有病率に焦点を当てて記載したい．2007年のDry Eye WorkShop（DEWS）レポート[1]によると，その有病率は5～50％である．興味深いことに米国の有病率4.3～14.6％に比較するとアジアのドライアイの有病率は12.5～50.1％と圧倒的に高率である．この人種差を同じ診断基準で比較した報告がある（図1）．この報告は，米国で約4万人の女性を対象にSchaumbergらにより実施された研究であり[2]，この結果から白人

文献はp.390参照．

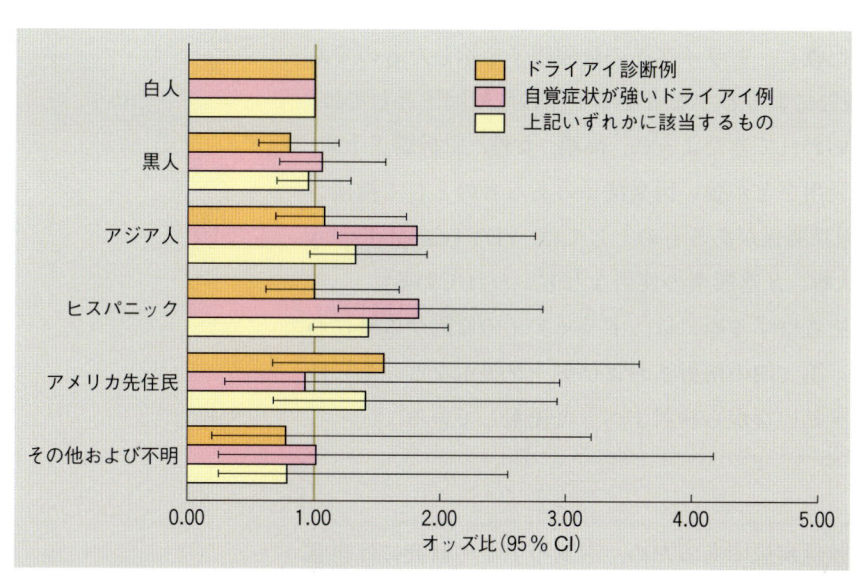

図1 人種別のドライアイの有病率

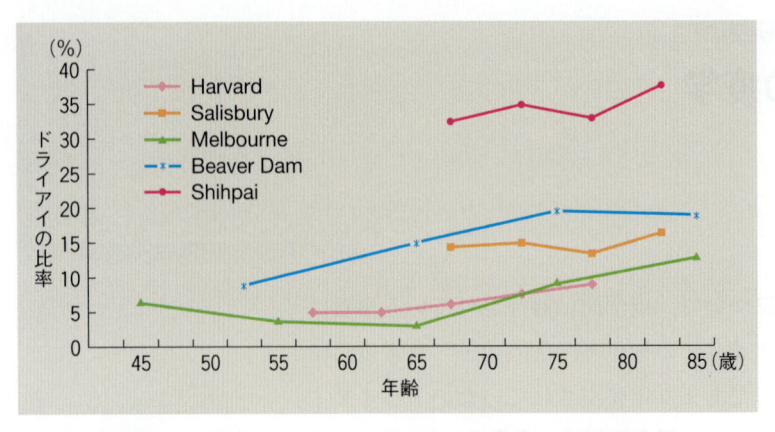

図2 疫学研究で報告されたドライアイの有病率の年齢別比較

と比較とするとアジア人やヒスパニックは約2倍，自覚症状が強いドライアイが多いことが明らかにされている．しかしながら，いまだにこの人種差の起因因子の研究はなされていない．

ドライアイの危険因子に高齢があることは周知ではあるが，既存の有病率にかかわる研究報告を年齢に関してまとめてみたところ，45歳より年齢が高くなるに従いドライアイの有病率が高くなる傾向を示唆していることが判明した（**図2**）．

危険因子

ドライアイの危険因子は，DEWSレポート[1]の疫学チームが多くの論文のデータからまとめている．これはドライアイの危険因子について記載された論文を疫学研究の妥当性（十分な検出力）から3段階に分類および比較し，ドライアイの危険因子を示したものである（**表1**）．この報告によると主なドライアイの危険因子としては，すでにわが国でもいわれてきたように，高齢，女性，屈折矯正手術，コンタクトレンズ装用などが強い因果関係のあるものとして指摘されている．ほかに因果関係があるものとしては，VDT（visual display terminal）作業，人種，β遮断薬の使用などもいわれている．

また，危険因子を考察する際には，ドライアイの原因が多岐にわたることを考慮し，論文内の解析法およびデータ提示などのあらゆる点に適切な注意を払いながら検討すべきと提案している．

質問票

ドライアイは症候性疾患であるため，ドライアイの研究には自覚症状のアンケートがよく使用され，重要な位置を占める．驚くことに

表1 ドライアイのリスクファクター

因果関係強い	因果関係あり	因果関係不明
高齢 性別（女性に多い） 閉経期後のエストロゲン治療 抗ヒスタミン薬の使用 LASIK および屈折矯正手術 放射線療法 骨髄移植 ビタミンA欠乏症 C型肝炎 アンドロゲンホルモンの低下 日常栄養中脂肪酸のオメガ3：オメガ6の比率 コンタクトレンズ装用	VDT作業 人種（アジア人に多い） 利尿薬，うつ病薬 β遮断薬の使用 糖尿病 HIV/HTLV-1感染 化学療法 サルコイドーシス 乾燥している環境 卵巣機能不全 角膜移植術	喫煙 飲酒 精神安定薬使用 月経閉止期 ボツリヌス注射 酒皶 痛風 妊娠 避妊薬使用

LASIK：laser in situ keratomileusis
HIV：human immunodeficiency virus（ヒト免疫不全ウイルス）
HTLV-1：human adult T cell leukemia virus-1（成人T細胞白血病ウイルス-1）
（The epidemiology of dry eye disease：report of the Epidemiology Subcommittee of the International Dry Eye WorkShop〈2007〉. Ocul Surf 2007；5：93-107.）

表2 DEWS（2007）で推奨されるドライアイ質問票とその有効性（%）

質問票	再現性	治療判定	治験利用	疫学研究利用
OSDI	87.5	50	75	40
Schein	100	20	25	83.3
DEQ	100	33.3	50	60
Schaumberg	83.3	16.7	16.7	83.3

　海外において，ドライアイの診断は質問票のみで行われている国と地域がある．しかしながら，質問票はその一つ一つが"長さ，意図された使用方法，検査対象集団，管理方法（自記式，面接）"により使用目的が異なる．DEWSレポートにはそれぞれの質問票の目的（治療判定・治験利用・疫学研究）と再現性を評価し，推奨一覧表とした（**表2**）．代表的な質問票としては四つ存在し，それぞれに特徴がある．

1. Ocular Surface Disease Index（OSDI）[3] は12の質問項目，三つのサブの質問より構成されており，疾患の重症度を評価することのできる質問票である．
2. Schein Questionnare[4] は Salisbury Eye Evaluation Questionnaire ともいわれ，世界中，特にアジアでの大規模疫学調査で使用されているものである．6項目の質問から構成されており，回答は頻度を4段階に評価したものである．
3. Dry Eye Questionnare（DEQ）[5] は21項目の質問票で構成され

ており，コンタクトレンズの装用，年齢，性別を含む．有病率，頻度，昼間の重症度，1週間のうち，典型的な1日における症状による日常生活の活動に対する影響力を質問した質問票．

4. Schaumberg Questionnare[2]は三つの簡単な質問で構成されており，二つ（乾燥感・違和感）はそれぞれで頻度を問い，1項目はドライアイの過去における診断の有無をたずねたものである．質問項目の結果により，自覚的ドライアイもしくは診断的ドライアイと定義され，大規模疫学調査に使用されている．

また最近，日本人特有のドライアイの自覚症状を検出し，治療判定に使用できる質問票（Dry Eye-related Quality of life Score；DEQS）[*1]の開発が，ドライアイ研究会と参天製薬の共同研究のもと行われた．この質問票はValidation Studyの結果，信頼性と妥当性のある日常診療の治療効果判定に有効であることが検証された．DEQSはメンタル面も含め，多面的なQOLが評価可能な質問票である．この質問票を用いたわが国独自の研究が待望される．

ドライアイと経済

ある疾患が，どれだけ経済に悪影響を及ぼすかを測る指標はいくつかある．一つは患者が治療を受けるのに支払う医療費などの直接経費，もう一つは疾患により及ぼされる経済活動への悪影響を測る間接経費である（**図3**）．間接経費のなかには，疾患により会社を休まざるをえなくて生じる損失（病気欠勤〈absenteeism〉）と，疾患により達成する能力の低下が生じるもの（疾病就業〈presenteeism〉）とに分類される．つまり，何らかの不調により仕事を休んでしまうのが病気欠勤（absenteeism）であれば，何らかの不調はあるが仕事を続けている状態が疾病就業（presenteeism〈プレゼンティーズム〉）である．

直接経費

米国の研究：2,000人の米国でのドライアイによる医療費を調査した研究によると，1年間の平均は783ドル（治療により，757〜809ドルまで幅あり），米国全体では38.4億ドルになると計算された[6]．

ヨーロッパの研究：フランス，ドイツ，英国をはじめとする6か国の研究．一人にかかるドライアイの治療費は，フランスで2,700ドル，英国では1,100ドルであることが証明された[7]．

アジアの研究（1）日本：118人の研究で一人当たりの1年の薬剤費

[*1] この質問票はドライアイの症状，日常生活への影響に関する15項目からなり，総合的なQOL障害度はサマリースコア（0〜100）として算出され，ドライアイ研究会から発表された．ドライアイ研究会のウェブサイトのお問い合わせフォームに連絡をすると，PDFが送られ診療に使用可能になっている．（www.dryeye.ne.jp/）

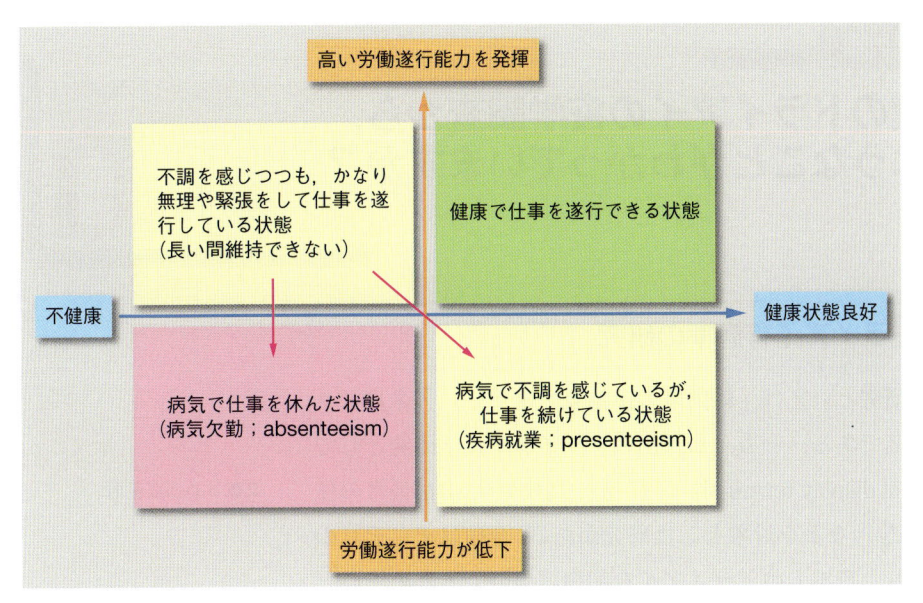

図 3　間接経費の概念

の平均は 323 ドル，治療費は 165 ドルで，プラグを含めた場合の治療費は 530 ドルであることが証明された[8]．

アジアの研究（2）シンガポール：2 年分の 5 万 4,000 人のデータより，一人当たりの 2008 年の治療代金は 22 ドル，2009 年は 24 ドル，すべての治療代金は 1,500 万ドルと計算された[9]．

間接経費

病気欠勤（absenteeism）：米国で行われた研究によると，シビアなドライアイでの病気欠勤は年間 14.2 日，マイルドなドライアイで 8.4 日とされている[6]．Reddy らの研究によると，ドライアイの人は年間 2～5 日欠勤することが報告されている[10]．ドライアイによる病気欠勤をわが国で施行された研究はいまだ存在しない．

疾病就業（presenteeism）：米国での研究で Reddy らは，ドライアイの患者は 191～208 日の間，症状をもちながら仕事をしていると報告している．ほかの研究では，一人の患者平均 11,300 ドルの仕事能率の低下で，米国全体では 5 億 5,400 ドルの損失があるという報告もある[11]．また，わが国での報告では，山田らが 400 人弱にインターネットを通じて調査をしており，その平均損失額は平均 741 ドルと報告している[12]．

　これらの研究をみると，ドライアイがいかに経済損失に大きな影響を与えるかを認識できるものと思われる．

（内野美樹）

エビデンスの扉

大規模のドライアイの疫学調査から，どのようなことがわかっていますか？

わが国のドライアイ有病率の研究

　眼科の疫学研究といえば，緑内障の多治見スタディ，久米島スタディなどが有名である．一方，わが国のドライアイ疫学研究としては，VDT（visual display terminal）作業者[1]，高校生[2]，山岳地帯の住民（Koumi Study）[3]などを対象とした研究がある．今回はそれぞれの研究で解明された日本人のドライアイ有病率についてまとめたい．

文献は p.390 参照．

　上記いずれの研究も米国で行われた大規模疫学調査[4]（対象 3 万 9,000 人）で使用された自覚症状質問票（表1）を用いてドライアイ診断を行い，電子メールもしくは郵送による質問票配布形式で調査を実施した．この質問票は Schaumberg らにより作成され，2007 年の Dry Eye WorkShop（DEWS）[5]の報告書においても，ドライアイ診断として有用とされているものである．この質問票は三つの質問項目でできており，各項目は，①あなたは目が乾きますか？　②あなたは異物感を感じますか？　③ドライアイと診断されたことがありますか？　という簡単なものである（表1）．これらの質問票を用い，①"乾燥感"または②"異物感"が，"いつも"または"時々"ある場合を"自覚的ドライアイ"とし，③ドライアイ診断歴ありを"診断的ドライアイ"と定義した（表1）．

VDT 作業者のドライアイ

　対象は上場企業 4 社，4,393 人の VDT 作業を行う一般事務職員に

表1　ドライアイの質問票と診断基準

質問票	定義
[1] あなたは目が乾きますか？ {いつも・時々・ほとんどない・決してない}	自覚的ドライアイ
[2] あなたは異物感を感じますか？ {いつも・時々・ほとんどない・決してない}	[1] "乾燥感"または [2] "異物感"が，"いつも"または"時々"ある．
[3] ドライアイと診断されたことがありますか？	診断的ドライアイ
	過去にドライアイと診断されている．

表2 VDT作業者におけるドライアイ有病率

		ドライアイ割合	有病率（95%信頼係数）
自覚的ドライアイ	男性	711/2,640	26.9%（25.9-28.7）
	女性	436/909	48.0%（44.3-49.5）
診断的ドライアイ	男性	266/2,640	10.1%（8.4-10.2）
	女性	195/909	21.5%（18.7-22.9）

表3 VDT作業者におけるドライアイ危険因子（多変量解析）

要因		オッズ比（95%信頼係数）
VDT作業時間	<2時間	1.00
	2～4時間	1.22（1.01-1.47）
	>4時間	1.69（1.39-2.16）
コンタクトレンズ使用	なし	1.00
	あり	3.65（3.11-4.29）
性別	男性	1.00
	女性	1.73（1.44-2.08）

表4 高校生におけるドライアイ有病率

		ドライアイ割合	有病率（95%信頼係数）
自覚的ドライアイ	男性	599/2,848	21.0%（20.1-21.8）
	女性	143/585	24.4%（23.9-25.0）
診断的ドライアイ	男性	123/2,848	4.3%（3.9-4.6）
	女性	47/585	8.0%（7.4-8.4）

アンケートを送付し，有効回答率80.1%，3,549人（男性2,640人，女性909人）に回答を得た．その結果，"自覚的ドライアイ"の割合は男性26.9%，女性48.0%，"診断的ドライアイ"は男性10.1%，女性21.5%であった（**表2**）．ドライアイのリスクファクターとしては三つが判明した（**表3**）．

1. VDT作業時間：VDT作業時間が4時間を超える群は，2時間未満の群に比べてリスクが1.7倍．
2. コンタクトレンズ（CL）使用：CL装用者は非装用者に比べてリスクが3.6倍．
3. 性別：女性は男性に比べてリスクが1.7倍．

高校生のドライアイ

対象は私立高校生5校，3,433人．質問票を配布，質問項目はコンタクトレンズの使用，その種類とした．有効回答率は100%，3,433人（男性2,848人，女性585人）．その結果，"自覚的ドライアイ"の割合は男性21.0%，女性24.4%，"診断的ドライアイ"は男性4.3%，女性8.0%であった（**表4**）．ドライアイのリスクファクターとしては，男女ともにハードコンタクトレンズ（HCL），ソフトコンタクトレンズ（SCL）であった．非CL使用者と比較し，男性においてはHCLが4.4倍，SCLが4.2倍であり，女性はHCLが2.5倍，SCLが

表5 山岳地帯におけるドライアイ有病率

		ドライアイ割合	有病率（95％信頼係数）
自覚的ドライアイ	男性	140/1,221	11.5％（9.7-13.4）
	女性	266/1,423	18.7％（16.7-20.8）
診断的ドライアイ	男性	25/1,221	2.0％（1.3-3.0）
	女性	113/1,423	7.9％（6.6-9.5）

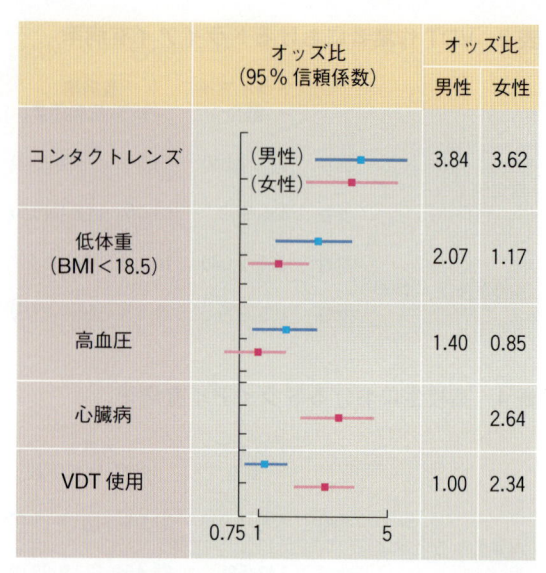

	オッズ比（95％信頼係数）	オッズ比 男性	オッズ比 女性
コンタクトレンズ	（男性）（女性）	3.84	3.62
低体重（BMI＜18.5）		2.07	1.17
高血圧		1.40	0.85
心臓病			2.64
VDT使用		1.00	2.34

図1 Koumi Studyよりわかったドライアイのリスクファクター

4.9倍と高率であった．

山岳地帯のドライアイ（Koumi Study）

2010年1月時点で長野県小海町の住民台帳に登録されていた40歳以上3,294人を対象とした（population based study）．郵送にて質問票を配布，質問項目は年齢，性別，学歴，身長・体重，body mass index（BMI），喫煙，VDT作業，CL使用，既往歴とした．有効回答者数2,644人（男性1,221人，女性1,423人；有効回答率80.3％），"自覚的ドライアイ" は男性で11.5％，女性18.7％，"診断的ドライアイ" は男性で2.0％，女性で7.9％，であった（表5）．ドライアイのリスクファクターとしては，複数の因子が判明し，図1のとおり，男性ではCL使用，低BMI（＜18.5），高血圧であり，女性ではCL使用，心臓病，VDT使用であった．

まとめ

以上のように，わが国におけるドライアイ有病率およびリスクファクターの研究がなされてきた．いずれの研究でも，ドライアイのリスクファクターとして，女性，CL使用などが明らかになってきた．今後は，小海町で行われたようなpopulation based studyを都市部において，同じ質問票を使用し調査したいと考えている．

（内野美樹）

5. 一般外来検査

ドライアイ検査の手順

　ドライアイは，全身疾患に加えてさまざまな環境要因によって生じる疾患であり，現在はパソコン，エアコンが日常生活には欠かせず，コンタクトレンズ装用者も増えている．また，高齢化も進み，ドライアイ患者は今まで考えられていたよりも増加している．

　外来患者のなかでドライアイ患者は比較的多く，約2割を占めるというアンケート結果もあり[1]，さまざまな愁訴のなかにドライアイは含まれている可能性がある．ドライアイを的確に診断し適切な診療を行うことにより，日常診療をより円滑に進めていくことができる．

文献は p.391 参照．

検査全体の流れ

　2006年のドライアイ研究会から出されたドライアイの定義では，"ドライアイとはさまざまな要因による涙液および角結膜上皮の慢性疾患であり，眼不快感や視機能異常を伴う"とされている[2]．この定義をもとにドライアイの診断，治療を進めていくことが必要になるが，実際の診療のなかで行うには診断の方法に一定の指針があるほうがよいと思われる．

　診断は普段行う細隙灯顕微鏡検査，生体染色検査，Schirmerテストなどで可能である．しかし，順序や方法にやや気をつけて行う必要があり，観察していくときのいくつかのポイントがある．

　まず，検査を行う順序としては侵襲が少ないものから行う必要があり，問診→目視による観察→細隙灯顕微鏡検査（フルオレセイン染色前→フルオレセイン染色後→眼瞼接触を伴う）→SchirmerテストⅠ法となる（図1）．油脂や涙液の反射性分泌が増えるため，眼瞼に触れることは最後に行うことが大切である．

1. 問診

　問診では症状，リスクファクターとなる背景，ライフスタイルの確認をする．

　まず，一番困っている症状はなにか，いつから，どんなときに困

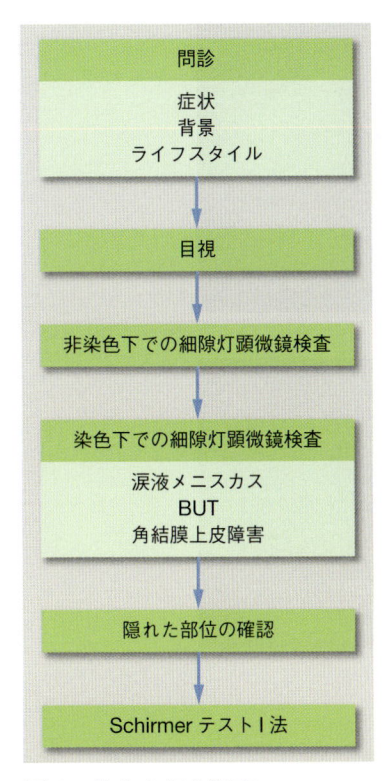

図1 検査を行う順序
BUT：tear film breakup time（涙液層破壊時間）

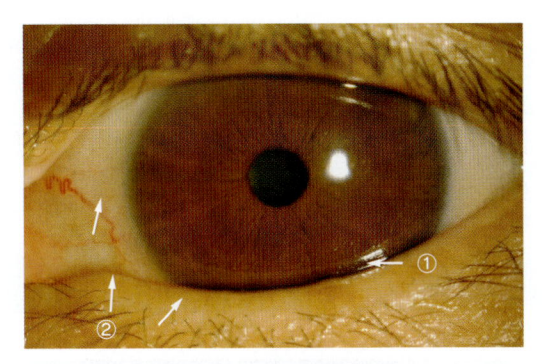

図2 生体染色前の細隙灯顕微鏡検査
① メニスカスの高さ，汚れを確認する．
② 涙点，瞼裂間，眼瞼縁の異常の有無について確認する．

っているのかを確認する．ドライアイ＝涙液の安定性低下（BUT〈tear film breakup time；涙液層破壊時間〉短縮）による症状は，眼が乾く（BUT短縮による眼表面の乾燥）というものだけでなく，眼が赤い（ドライアイの悪循環の結果としての炎症），眼が疲れる（BUT短縮に伴う高次収差の増加による調節過多），眼がごろごろする（瞬目時の摩擦による症状），涙が出る（これらの異常に対する反射性涙液分泌）など，さまざまみられる．これらの症状のなかにドライアイがあるということを知っておくことが大切である．

次にリスクファクターとなる背景について確認する．膠原病や糖尿病などの全身疾患，抗コリン作用のある薬剤の服用，また，点眼薬，眼科手術の既往があるかどうかをたずねる．

また，ライフスタイル（パソコン，エアコン，コンタクトレンズ装用）の確認を行う．

これらを確認し，その後の検査でみられた異常と合致するかどうかを考えていくことが必要となる．

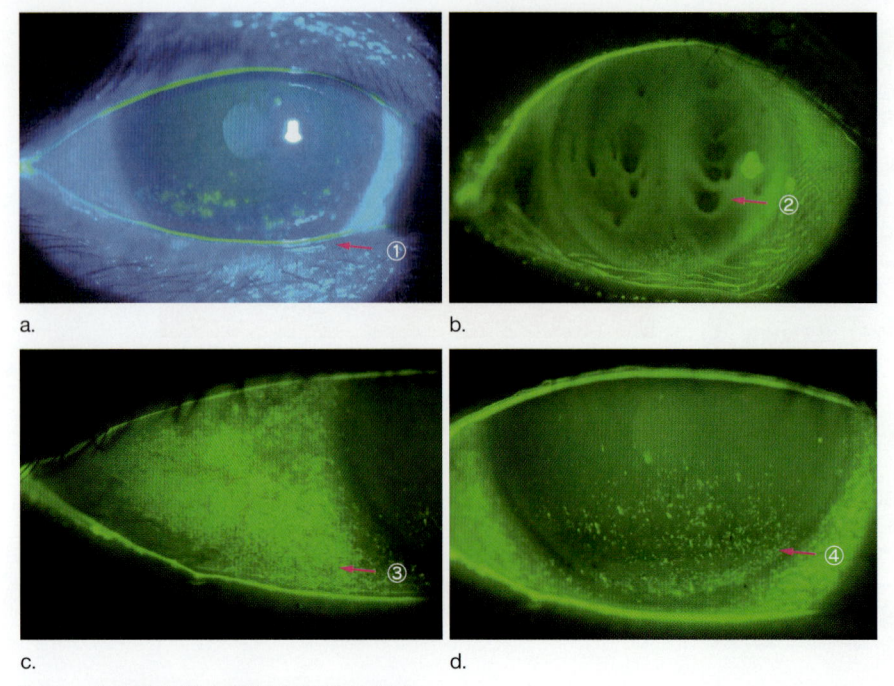

図 3　生体染色後の細隙灯顕微鏡検査
① メニスカスの高さを確認する.
② BUT を測定する.
③,④ 角結膜上皮障害を確認し, スコアリングする.

2. 目視による観察

　油脂や涙液の反射性分泌が増えるため, 眼瞼に触れずに行うようにする. 目視では眼瞼の異常の確認（眼瞼の変形, 眼瞼下垂, 瞼裂幅が大きいか, 簡易二重瞼, 眼瞼けいれんなど）, 瞬目の問題（瞬目過多, 瞬目不全, 兎眼）などの確認を行っていく.

3. フルオレセイン染色前の細隙灯顕微鏡検査

　染色前にメニスカスの高さ, 汚れを確認する. メニスカスの高さは涙液貯留量を, 汚れはクリアランスが悪いことが推定される. また, 眼瞼に触れずに涙点や眼瞼縁の異常の有無, 結膜充血, 結膜弛緩, 翼状片, 瞼裂斑など, みえる範囲で確認しておく（図2）.

4. フルオレセイン染色後の細隙灯顕微鏡検査

　メニスカスの高さを変えないように染色を行うことがポイントである. フルオレセイン試験紙を使用する場合, 点眼液を2滴落として一度点眼液を振り切って下眼瞼縁のメニスカスの水際に触れ, メニス

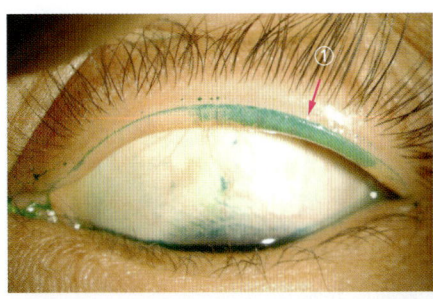

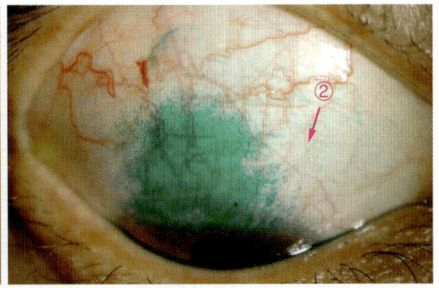

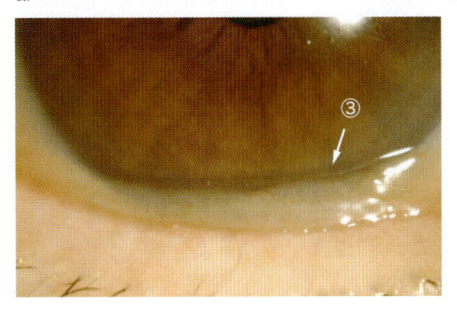

図4 眼瞼接触を伴う細隙灯顕微鏡検査
① lid-wiper epitheliopathy
② 上輪部角結膜炎（SLK）
③ 結膜弛緩症

カスの高さを変えないように染色することを奨めている[3]．それから改めてメニスカスの高さの確認，BUT，結膜，角膜の染色を観察する．

BUTの低下は涙液安定性低下を示しており，どのタイプのドライアイでも認められる．角膜の水濡れ性低下を反映する開瞼直後にみられる類円形のブレイク，また，涙液層の異常を反映する線状，面状のブレイクがある[4]．BUTは，電子メトロノームなどを用いて計測時間を正確に測り，3回測定し平均をとる．強い瞬目をすると油脂分泌されBUTは延長するため，普通に軽く瞬きをしてもらい，その後に開瞼維持する．

次に瞼裂間の角結膜上皮障害を観察する．フルオレセイン染色では結膜上皮障害はわかりにくいため，結膜，角膜の順に上皮障害を確認しスコアリングを行う（図3）．

5. 眼瞼接触を伴う細隙灯顕微鏡検査

眼瞼を触り，隠れているリスクファクターを検索することは最後に行う．今まで述べたように，眼瞼に触れると油脂や涙液の反射性分泌が増えるためである．球結膜，結膜嚢，眼瞼縁や眼瞼裏を確認し，翼状片，瞼裂斑，結膜弛緩症，上輪部角結膜炎（superior limbic keratoconjunctivitis；SLK），lid-wiper epitheliopathy，マイボーム腺機能不全（meibomian gland dysfunction；MGD），眼類天疱瘡，眼瞼裏の異常の有無について確認していく（図4）．

6. Schirmer テスト I 法

その後に Schirmer テスト I 法を行う．細隙灯顕微鏡検査終了後10分以上経過してから，通常は点眼麻酔を行わない Schirmer テスト I 法を行い 5mm 以下を異常とする．斜め上を見てもらい，角膜に触れないように耳側下眼瞼に Schirmer 試験紙を挿入する．Schirmer テストは涙液貯留量との相関があり，また，眼表面に異常が起きたときに回復させる自己修復システム（reflex loop-涙腺システム）が機能しているかどうかを調べる検査である．

まとめ

このように普段行っている検査を順序に気をつけ，一つずつ確認していくことによりドライアイの診断を正確に行い，また，関連する疾患を鑑別することができるようになると考えている．

カコモン読解 第19回 一般問題 23

涙液分泌検査値で正常なのはどれか．
a Schirmer 試験 I 法：5mm　　b Schirmer 試験 II 法：8mm
c 綿糸法：15mm　　d 涙膜破壊時間：5秒　　e 涙液メニスカス高：1mm

解説　a．Schirmer 試験 I 法は点眼麻酔を使用せずに行い，涙液貯留量と涙液分泌量を示すと考えられている．10mm 以上を正常，5mm 以下は異常とする．
b．Schirmer 試験 II 法は鼻腔奥に綿棒を挿入し，鼻粘膜を刺激して Schirmer 試験 I 法を行い，反射性分泌量を測定する．10mm 以下を異常とする．
c．綿糸法は綿糸を結膜嚢内に入れて測定し，涙液貯留量を反映していると考えられており，10mm 以下を異常とする．涙液貯留量を反映するといわれているが，吸水力が十分でないため，貯留量を必ずしも反映していない可能性がある．
d．涙膜破壊時間は瞬目してから開瞼持続し，角膜上皮に涙液のないドライスポットがみられるまでの時間を呼ぶ．角膜上の涙液の安定性をみる検査であり，5秒以下を異常とする．
e．涙液メニスカスの高さは涙液貯留量を推定でき，正常値は 0.2〜0.3mm とされる．

模範解答　c

（薗村有紀子）

ドライアイの症状とクエッショネア

ドライアイの症状と QOL への影響

　ドライアイの症状は実に多彩である．典型的な症状としては，その病名どおり"眼の乾き"がイメージされるが，症状の訴え方や内容には個人差が大きく，ほかにも「眼がゴロゴロする」，「眼に不快感がある」，「眼が開けにくい」，「まぶしい」，「かすんで見える」，「充血する」，「眼が疲れる」，「重たい感じがする」など，一見ドライアイとは関係がないように思われる症状を訴えることも，日常診療では多く経験する．これらの自覚症状は，他覚的検査所見と一致しないということも，以前から多数報告されている[1-3]．1995 年から日本国内で用いられてきた旧ドライアイ診断基準では，自覚症状は診断基準に含まれていなかった．しかし，2005 年に行われた International Dry Eye WorkShop（DEWS）にて，ドライアイ診断基準に自覚症状の有無が含まれるようになり，わが国でも 2006 年にドライアイ研究会が設定した新ドライアイ診断基準で，自覚症状の有無がドライアイ確定診断に重要な因子となった．また，ドライアイの自覚症状は，quality of life（QOL）にも負の影響を及ぼすとして注目されている．Miljanovic らの報告[4]では，ドライアイ患者はドライアイのない人と比べ，読書，コンピュータの使用，仕事，車の運転，テレビ鑑賞などの日常的な活動で，2〜4 倍ぐらい負の影響を受けているとされている．また，ドライアイ患者ではその症状のため，仕事の効率が低下するという報告[5]や，最近のスタディではドライアイが精神的健康を障害しているという報告[6,7]などもある．

　ドライアイの症状は，訴えかたや内容に個人差が大きく，客観的に評価することは難しいが，患者の多くは症状の改善を目的に病院を受診しており，自覚症状と QOL に及ぼす影響を評価することは，治療法の選択や治療効果の判定という面においても重要である．

文献は p.391 参照．

ドライアイの症状とクエッショネア

　ドライアイの症状や QOL に及ぼす影響を評価するには，患者の

主観をいかに的確に測定・把握するかが重要である．ドライアイの研究では，尺度としてクエッショネア（質問票・調査票）を用いて数値化し，統計学的に解析する定量的なアプローチが多く行われている．測定に使用されるクエッショネアは，計量心理学的に検討され，十分な信頼性と妥当性が確認されている必要がある．ドライアイの研究で頻繁に使用されている尺度は，以下の三つに大別される．

1. 包括的健康関連 QOL 尺度：代表的なものとして，SF-36（Short-Form 36-Item Health Survey）が挙げられる．36項目八つの下位尺度から構成されるクエッショネアで，130か国語以上に翻訳されて国際的に広く使用されている．疾患特異的ではないため，さまざまな領域の疾患で測定し，比較することができる．また，国民標準値も設定されているため，健常者との比較もできる．しかし，眼に関する直接的な質問はなく，ドライアイ研究で治療効果などの細かな変化を評価するには向いていない．

2. 視覚に関連した健康関連 QOL 尺度：代表的なものとして，NEI VFQ-25（National Eye Institute Visual Function Questionnaire-25）[8]が挙げられる．25の質問項目と12の下位尺度で構成されており，生活場面における視機能と，見えかたによる身体的・精神的・社会的な生活側面の制限の程度を測定することができる．日本語版が開発されており，計量心理学的に信頼性と妥当性が確認されている．ドライアイ特異的ではないが，白内障・加齢黄斑変性・緑内障などでも利用されているため，ほかの眼科疾患と比較が可能である．

3. 疾患特異的尺度：代表的なものとして，OSDI（Ocular Surface Disease Index）[9]や IDEEL（Impact of Dry Eye on Everyday Life questionnaire）[10]が挙げられる．OSDI は12項目のクエッショネアで，自覚症状・日常生活への影響・環境因子の三つの下位尺度で構成されている．ドライアイの診断と重症度の分類にも有用であるとされている．QOL の評価は IDEEL に比較してやや不十分だが，項目数が少ないため簡便で使用しやすく，多くのドライアイ研究で用いられている．IDEEL は57項目六つの下位尺度で構成されたクエッショネアで，ドライアイの症状，QOL への影響，治療に対する満足度など，ドライアイに関連する領域を幅広く評価することができる．しかし，項目数が多く完答に約30分が必要とされていることから，日常診療で手軽に使用することは難しい．また，これらの質問票は計量心理学的に検討された正式な日本語版がなく，わが国では使いづらいという欠点もあった．そのため，最近ではわが国で使用

できる日本語の新しいドライアイクエッショネアの開発が進んでおり，その代表的なものとして，DESIS（Dry Eye Severity Index）[11]やDEQS（Dry Eye-related Quality of life Score）が挙げられる．DESISは，OSDIの日本語版ともいえるクエッショネアで，さらに視機能や日常生活に関する質問項目を追加しているため，OSDIよりQOLの面もしっかり評価することができる．自覚症状12項目，視機能関連9項目，環境や日常生活での誘因8項目で構成されており，ドライアイの診断や重症度評価に有用である．DEQSは，筆者らが開発したクエッショネアで，眼の症状に関する6項目と日常生活への支障に関する9項目で構成されている．質問項目が少ないため，簡便に使用することができ，症状だけでなくドライアイの日常生活や精神面への影響も評価することができる．治療による症状やQOLの変化を評価するのに有用である．

まとめ

以上のように，クエッショネアにはさまざまな種類がある．そのため，診断や重症度，治療効果の判定など細かな変化を測定したいときには疾患特異的なものを用い，他領域の疾患やほかの眼科疾患と健康状態を比較したいときには，包括的もしくは視覚に関連した健康関連QOL尺度を用いるなど，目的や用途を考えて使い分ける必要がある．特に疾患特異的なクエッショネアは，今後のドライアイ診療や臨床研究において重要な役割を担うと考えられる．

カコモン読解　第21回　一般問題25

流涙が主訴とならないのはどれか．
a 眼瞼外反　　b ドライアイ　　c 結膜弛緩症
d 早発型発達緑内障　　e Meige症候群

解説　a．×．涙点の外反による涙の排出不良，外反眼瞼の機械的刺激などにより流涙が生じる．
b．×．ドライアイでも，乾燥による刺激で涙液分泌が増加し，流涙を訴えることがある．
c．×．弛緩結膜が下方涙液メニスカスを崩し，涙の流路が阻害されるため，流涙が生じる．
d．×．眼圧上昇による角膜浮腫で羞明が起こり，流涙が生じる．
e．○．眼瞼けいれんが主症状で，羞明感や眼乾燥感を伴うことが

多い．

模範解答 e

カコモン読解 第 23 回 一般問題 23

羞明を訴えないのはどれか．
a 角膜混濁　　b ドライアイ　　c 星状硝子体症
d 虹彩毛様体炎　　e 錐体ジストロフィ

解説　a．×．角膜混濁により光が散乱するため，羞明を訴える．
b．×．角膜上皮障害や BUT 短縮により羞明感が生じる．
c．○．星状硝子体症はカルシウムを含むリン脂質の顆粒状混濁がみられるが，通常は無症状で羞明の原因とはならない．
d．×．前房内の炎症により羞明感が生じる．充血，眼痛，視力低下などの症状を伴うことが多い．
e．×．錐体ジストロフィでは，進行性の視力低下，色覚障害，羞明などが生じる．

模範解答 c

（坂根由梨）

外眼部の視診

　眼表面の恒常性と視機能を維持するために，上下眼瞼の役割は大切である．瞬目により涙液が分泌され，眼瞼縁によってならされ，涙液が，光を眼のなかへ正しく導くための最初の層として存在するために，お互いがうまく相互関係を形成しているのである．眼瞼の機能異常，また眼瞼と眼球の位置関係の異常は，疾患としての認識が薄く見過ごされがちであるが，患者からすると毎日の不快感のもとであり，慢性に経過すると易感染性から思いもよらない結果を導いてしまうこともある．

瞬目異常

　眼瞼けいれんは，その症状からドライアイとの鑑別診断の一つに挙げられる疾患である（**図1**）．ドライアイとしての加療のみを漫然と受けているなかに含まれることがあるので，細隙灯だけで観察するのではなく，face to face で相手の表情に違和感がないかとらえることは，病態を見つけだす突破口になることがある．自然でリズミカルな瞬目ができているかの検査を行う．ボツリヌス注射による治療が主である．

　また，逆に瞬目異常が眼表面に与える影響もあり，相互的加療が必要である．たとえば過剰な眼瞼下垂手術は術後乾燥による角膜上皮障害の原因となり[1]，瞬目過多など上眼瞼の摩擦によって上輪部角結膜炎（superior limbic keratoconjunctivitis；SLK）をきたすこともある．

文献は p.391 参照．

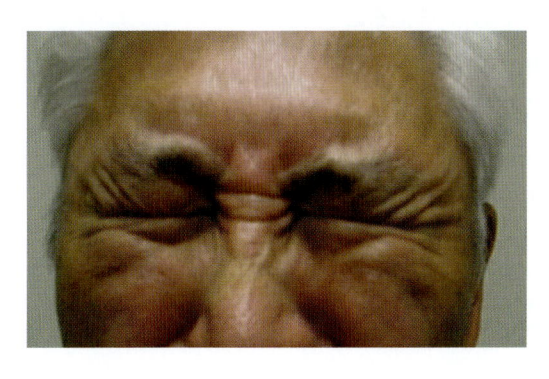

図1　眼瞼けいれん
重症例では，持続開瞼困難なことが多い．

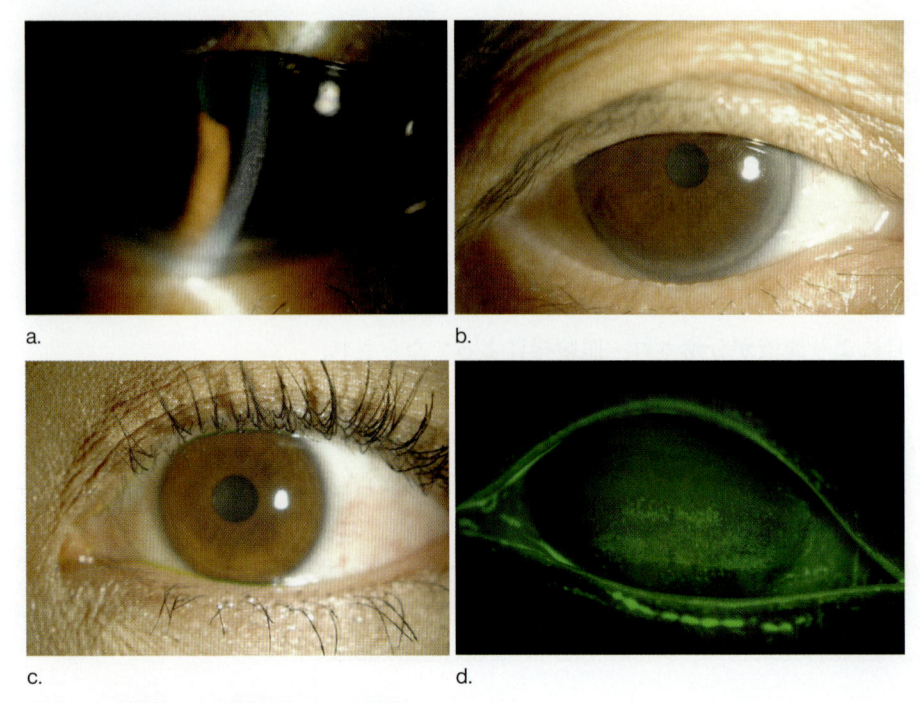

図2 化粧品による眼表面への影響
a. 涙液に化粧の粉が浮いている.
b. 化粧の粉が眼瞼縁にたまっている.
c. アイメイクと結膜充血.
d. 化粧品による角膜上皮障害.

化粧品による眼表面への影響

　化粧品が涙に浮遊したり，眼瞼によれたきな粉のように付着したりしているのをよく目にする（**図2a, b**）．ひとたび，化粧品が眼に接触しただけで，障害を起こすことはまずない．しかし，ドライアイや鼻涙管狭窄症のように眼表面の浄化機能が低下している場合では，化粧品が滞留してしまい，涙液層破壊時間（tear film breakup time；BUT）を短縮させ，点状表層角膜症（superficial punctate keratopathy；SPK）の原因にもなりうる．眼瞼形状が正常であっても，アイメイクの境界ラインは睫毛の生え際までである[2,3]．そこを越えて塗ってしまうと，瞬目を繰り返すうちに化粧品が眼表面へ運びこまれてしまう（**図2c, d**）．また点眼の必要な患者は，境界ラインを正しく守っていても点眼とともに眼表面へもち込まれてしまう．毎日頻回に点眼する患者への配慮が必要である．

眼瞼異常

内反症：先天性のなかには，角膜への影響が軽微であれば年齢とと

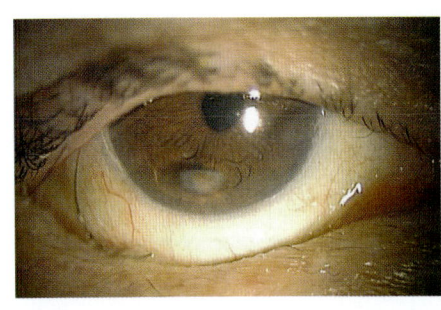

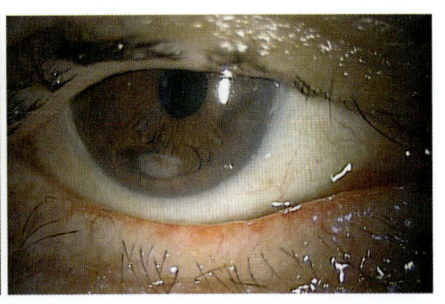

a.　　　　　　　　　　　　　　　　　　b.
図3　内反症患者にみられた角膜上皮障害
a. 内反症による慢性角膜上皮障害から，角膜穿孔をきたした症例．
b. 内反症術後，角膜上皮障害は改善され，瘢痕は残すも角膜穿孔は治癒した．

もによくなる症例もあるが，それ以外，加齢性も含めて角膜上皮障害が強いものは手術の対象となる．角膜上皮障害が慢性化すると，思いもよらない結果を招くこともあるので（**図3a, b**），確実に手術による加療が必要である．

外反症：外傷や顔面神経麻痺による．軽度であれば点眼や軟膏によって眼表面の乾燥をケアすることが可能であるが，手術加療を必要とする場合もある．

その他の注意点：眼瞼の異常である内反症や外反症をみたときに，気をつけておきたいのは眼球突出などの有無である．上下眼瞼と眼表面との正しい関係が形成されていない場合に，必ずしも眼瞼の異常とは限らない．顔の正面だけでなく，横から上から観察することを念頭に置いておくべきである．眼科の病気ではないこともありえる．

まとめ

眼科診療時には，角膜から眼球内へとついルーチンに移ってしまいがちではあるが，顔つきや眼瞼の形状にも気を配るように努めたいところである．

（五藤智子）

涙液メニスカスを指標とした涙液の量的評価

評価法の変遷と計測意義

　Sjögren症候群をはじめとする涙液減少眼において，涙液メニスカスの中央の高さが低いことは古くから知られていたが，フォトスリットランプで撮影されたメニスカスの断面の"高さ"，"奥行き"，"面積"，"曲率半径"の四つの指標のうち，"高さ"と"曲率半径"がドライアイのスクリーニングに有用であることが報告[1]されるに至り，前眼部光干渉断層計（前眼部OCT）の進歩も加わって，涙液メニスカスを指標とする涙液の量的評価法が発達してきている．特に下方の涙液メニスカスは，瞬目による動きが少なく，睫毛や眼瞼縁の影響が少ないために，安定した指標を提供しうる．

　涙液メニスカスは，結膜嚢や涙道の涙液，瞼裂部の角結膜表面の涙液層と関係をもちながらも涙液貯留の要所として機能するのみならず，その陰圧により，涙液層や涙液の動態を大きく制御している．そのため，メニスカスにおける涙液貯留量の評価は，涙液層の動態やその結果としての涙液破壊，導涙機能を予測する指標にもなりうる．涙液層や涙液の動態の詳細は他項に譲り，本項では，涙液メニスカスを指標とした涙液の量的評価について総論的に述べる．

文献はp.391参照.

涙液メニスカスの評価法

　涙液メニスカスの評価法には，静的な評価法と，時間軸を入れた動的な評価法がある．前者は，ある時点での涙液メニスカスを評価することにより，定量的あるいは半定量的な涙液貯留量の指標を得る方法で，現在行われている方法の多くはこれに相当する．後者は，フルオレセイン[2]，炭素粒子[3]，Quantum Dot[4]などのトレーサーを用いて，涙液メニスカスにおける涙液動態を評価する方法である．また，一定量の水分を眼表面に滴下して，メニスカスの指標を用いてその経時変化を追跡する方法も後者に属し，導涙機能をみる検査法となりうる[5]．一方，涙液メニスカスの観察方法には，その断面を観察する方法と，正面から観察する方法の二つがある（図1）．前

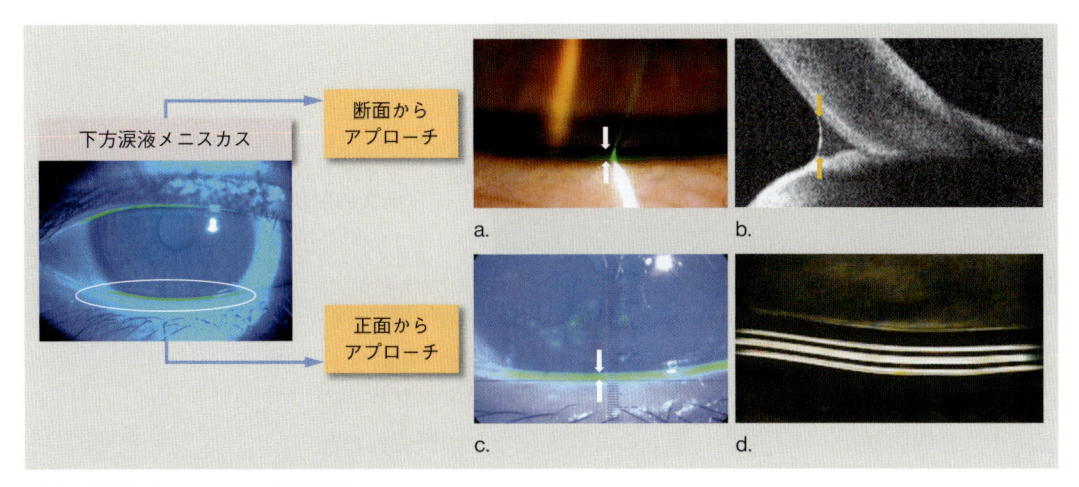

図1 涙液メニスカスの評価法
涙液メニスカスの評価法として，断面を評価する方法と，正面から評価する方法がある．
a．フルオレセインで染色後，スリット光を照射して写真を撮影し，"高さ"を計測する方法．
b．前眼部光干渉断層計を用いて"高さ"を計測する方法．
c．フルオレセインで染色後，細隙灯顕微鏡にマイクロメータースケールを装着して直接，"高さ"を測定する方法．
d．メニスコメトリ法で"曲率半径"を測定する方法．

者には，先に述べたように，フルオレセインで染色したメニスカスのスリット写真からメニスカスを評価する方法（**図1a**）[6]や，前眼部 OCT を用いて評価する方法（**図1b**）[7]などがある．後者には，スリットランプの観察部にマイクロメータースケールを装着して，直接，涙液メニスカスの"高さ"を計測する方法（**図1c**）[6]や，水平縞を通した光を涙液メニスカスに照射し，その反射像を解析することで"曲率半径"を測定するメニスコメトリ法（**図1d**）[8]などが挙げられる．

注意点

　涙液メニスカスの断面を評価対象とする場合には，下眼瞼のカーブや被検者の眼位および顔位を確認しながら計測を行う必要があり，涙液メニスカスに対して斜め切れの断面を評価したり，眼位によりメニスカスが開いたり，閉じたりしている状況で評価してしまうと，測定値の再現性が失われたり，測定値に誤差が生じる危険性がある．また，マイボーム腺開口部における貯留油脂の影響や，加齢やマイボーム腺疾患による皮膚粘膜移行部（muco-cutaneous junction；MCJ）の前方移動によっても，涙液メニスカスの形状が局所的に変化することがある．正面から評価する方法ではその変化を確認することができるが（**図2**），断面から評価する方法ではその確認が不可能であるため，注意が必要である．

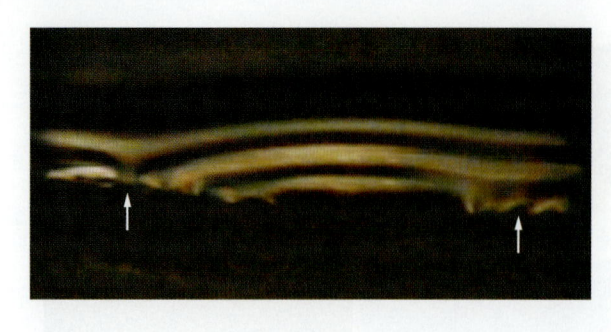

図2 マイボーム腺開口部による涙液メニスカスの形状の変化（メニスコメトリ）
マイボーム腺開口部における貯留油脂の存在により，涙液メニスカスの形状が局所的に変化していることがわかる．

　また，特に高齢者においては，眼瞼弛緩による涙道ポンプ機能の低下や，結膜弛緩症，半月ひだ・涙丘の耳側変位などの眼表面の加齢性変化によって，涙液メニスカスが影響を受けて，ベースラインよりも一時的に高くなっていることがある．この見かけ上の変化は，しっかりと瞬目することで解消されるため，涙液メニスカスの評価は，被検者に数回の瞬目を行ってもらってから行うのがよい．

今後の動向

　涙液メニスカスの評価法として，近年では特に前眼部 OCT を用いた方法が進歩してきており，涙液メニスカスに貯留する涙液の"容量"を評価の対象とする報告もみられる[8]．涙液メニスカスから得られる指標は，従来の二次元から三次元へと拡大しつつあり，涙道の分野においても，導涙機能を評価するための涙液クリアランステストとして新たな活路が見いだされようとしている．涙液メニスカスは瞬目時に大きく変化するため，今後は三次元の評価に時間の要素をとり入れた，よりダイナミックな解析がなされるようになることが予想され，今後の研究の発展が期待される．

〔加藤弘明，横井則彦〕

クリニカル・クエスチョン

OCT で，どのような涙液の指標が得られますか？

Answer OCT（optical coherence tomography；光干渉断層計）で得られる涙液の指標としては，涙液メニスカスを観察したものが中心で，涙液メニスカス高，涙液メニスカス深度，涙液メニスカス面積，涙液メニスカス曲率，涙液メニスカス容積などが挙げられます．一方，深さ方向 3〜4 μm もの高分解能を実現した OCT の開発により，涙液層の厚みも指標の一つとなっています．

クエスチョンの背景

涙液量の検査として Schirmer テストⅠ法が広く用いられているが，簡便である反面，Schirmer 試験紙の挿入位置による角結膜への刺激は測定ごとに異なり，測定値がばらつくという問題があった．また，テスト中に自然瞬目させるか閉瞼させるか，施設によっていまだ統一されていないという問題もある．一方，数ある生体計測機器のなかで，Schirmer テストにとって代わる可能性を秘めた涙液量測定装置が OCT であろう．その最大の理由は，光源に近赤外光を用いていることが挙げられる．近赤外光は 0.7〜3 μm 付近の光を指すが，この波長帯の光は人間の目では感知しにくいという特徴をもつ．したがって OCT は，余計な光刺激による涙液分泌への影響を最小限に抑えた涙液量測定が可能となっている．それでは，OCT を用いてどのような涙液観察がこれまでに行われてきたのだろうか．

OCT で観察されてきた指標

古くからスリットランプを用いた，涙液メニスカスの観察が行われてきた[1]．涙液をフルオレセイン染色して測定するのが一般的で（図1），涙液メニスカス高（tear meniscus height；TMH），涙液メニスカス深度（tear meniscus depth；TMD），涙液メニスカス面積（tear meniscus cross-sectional area；TMA），涙液メニスカス曲率（tear meniscus radius of curvature；TMC）などの指標が得られる（図2）[2]．OCT でも，これらの指標が非侵襲，非接触で測定されてきた（図3）[3]．さらに 12 mm のスキャン幅をもつ超高分解能 OCT

文献は p.392 参照．

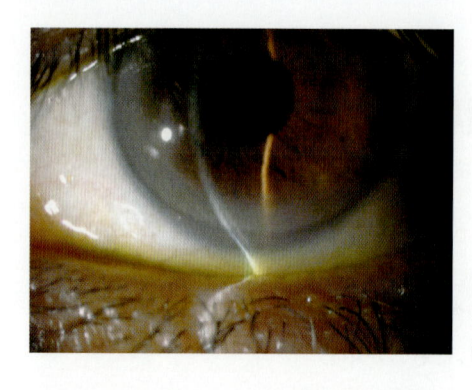

図1 涙液メニスカスの観察
涙液メニスカスは，角結膜と眼瞼縁の間に形成される．

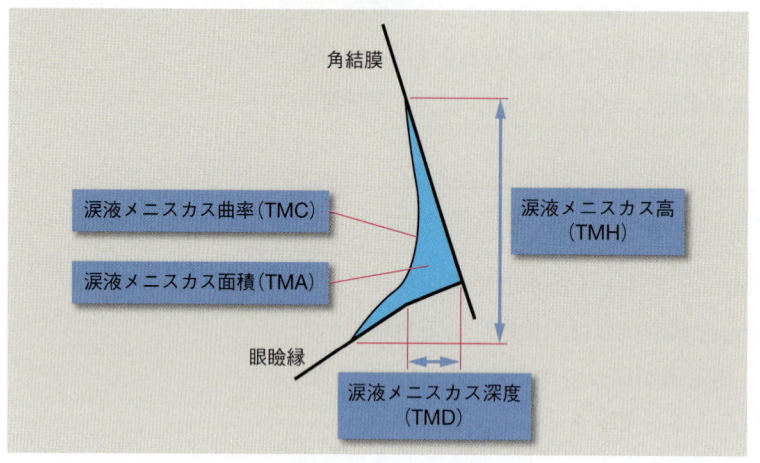

図2 涙液メニスカスの指標
スリットランプを用いた観察で涙液メニスカス高（tear meniscus height；TMH），涙液メニスカス深度（tear meniscus depth；TMD），涙液メニスカス面積（tear meniscus cross-sectional area；TMA），涙液メニスカス曲率（tear meniscus radius of curvature；TMC）などが提唱され，これら指標がOCTにおいても用いられている．
（Mainstone JC, et al：Tear meniscus measurement in the diagnosis of dry eye. Curr Eye Res 1996；15：653-661.）

（ultrahigh resolution OCT；UHR-OCT）の登場で，上下涙液メニスカスと涙液層の厚み（tear film thickness；TFT）の同時測定が可能になった[4]．また，Palakuru Jが提唱する計算式（**表1**）から求めた涙液メニスカス容積（tear meniscus volume；TMV）も指標の一つとして観察されてきた[4]．以上の指標を用いて，これまでに報告されてきた研究成果を考察する（**表2**）．

これまでの研究成果（1）ドライアイの診断・治療に関する研究

Shen Mらは，涙液減少型ドライアイ患者を対象に，TMH，TMAおよびTMCの診断精度について検討している．診断精度が高かったのは下方TMHおよび下方TMRで，感度はそれぞれ0.92と0.92，特異度はそれぞれ0.90と0.87であった[5]．

a. b.

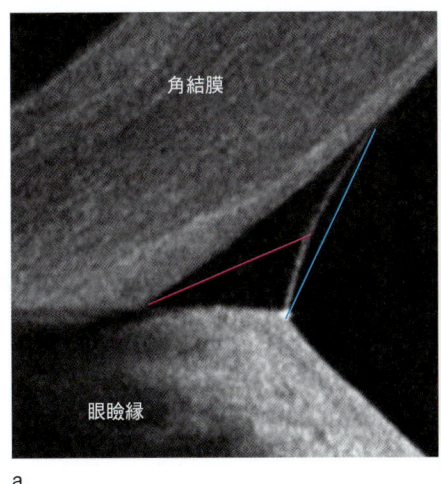

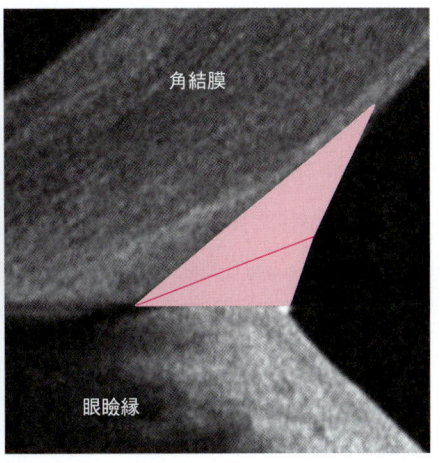

図3 OCTによるTMH，TMD，TMAの測定
涙液メニスカス表面が角結膜および眼瞼縁と接する点を結んだ直線をTMH（―），眼瞼と角結膜が交わった点と涙液メニスカス表面の中間点を結んだ直線をTMD（―）と定義する（a）．これらの点で囲まれた領域をTMA（■）と定義する（b）．
(Tittler EH, et al：Between-grader repeatability of tear meniscus measurements using Fourier-domain OCT in patients with dry eye. Ophthalmic Surg Lasers Imaging 2011；42：423-427.)

表1 TMVの計算

指標	計算
上方TMV	上方眼瞼長（mm）×上方TMA（mm^2）×1.294
下方TMV	下方眼瞼長（mm）×下方TMA（mm^2）×1.294

TMA：tear meniscus cross-sectional area（涙液メニスカス面積）
TMV：tear meniscus volume（涙液メニスカス容積）

　Tao A らは，LASIK 術後の TMH，TMA および TMV について調べている．術後1か月までこれらの指標は減少し，20か月で改善していることがわかった[6]．

　Chen F らは，上下涙点コラーゲンプラグの治療効果の比較をしている．上下いずれのコラーゲンプラグ治療でも自覚症状，上皮障害，BUT，下方 TMH の改善を認めたが，Schirmer 値と上方 TMH の改善は認めなかった．このことから，プラグ治療効果判定に下方 TMH の評価が適しているとしている．また，上下涙点コラーゲンプラグ治療に，有意な効果の違いはないとしている[7]．

　Chen Qi らは，CL（コンタクトレンズ）の日中装用と自覚症状の関係について報告している．CL 装用後，徐々に TMV は減少することが明らかになり，しかも自覚症状の悪化と相関していることがわかった[8]．

　Cui L らは，健常者とドライアイ患者を対象に TMH，TMA およ

表2 これまでの研究成果

著者(発表年)	報告内容
Shen M (2009)	ドライアイ診断指標として下方TMH, 下方TMCが優れている
Tao A (2010)	LASIK術後にはTMH, TMAおよびTMVが20か月まで低下
Chen F (2010)	プラグ治療効果判定指標として下方TMHが適している
Chen Qi (2011)	CL装用後TMVは徐々に減少し,しかも自覚症状の悪化と相関
Cui L (2011)	TMVは加齢とともに年間1%の割合で減少
Tao A (2011)	CLの夜間装用は起床時の涙液分泌を抑制
Li J (2012)	下方TMH, TMA, TMCとSchirmer値, BUT, 上皮障害スコアが強く相関することから,ドライアイ診断指標として重要
Li M (2012)	コラーゲンプラグはTMVおよび自覚症状を改善させる
Wang J (2012)	シクロスポリン点眼薬は治療開始1か月で上下TMH, TMVを改善
Li M (2012)	ドライアイ患者の下方TMVは,午後12時30分と2時30分に健常群より減少
Cui L (2012)	涙液減少型ドライアイ患者のTFT測定
Shen M (2011)	ソフトCLのエッジ形状によるフィッティングの違い
Cui L (2012)	4種のCLの眼表面での挙動
Chen Qi (2010)	CL下涙液交換

びTMVの加齢変化について報告している.まず,健常者において,すべての涙液指標は年齢とともに有意に減少していることがわかった.総TMV(上方TMV+下方TMV)について調べたところ,年間1%の割合で減少していることがわかった.一方,ドライアイ群のTMH, TMAおよび上下TMVはいずれも健常群よりも有意に低値であることがわかった[9].

Tao Aらは,CLの夜間装用による涙液への影響について報告している.夜9時30分にCL装用させたCL群とCL装用させなかった対照群は,ともに夜10時就寝時と比較して,朝7時起床時の総TMV(上方TMV+下方TMV)は有意に増加していたが,CL群の変化は対照群に比較し小さく,わずか10分後には就寝前の値と有意差がなくなってしまっていた.このことから,CLの夜間装用は,起床時の涙液分泌を抑制しているのではないかと述べている[10].

Li Jらは,上下TMH, TMAおよびTMCとSchirmer値,BUTならびに上皮障害スコアといった従来のドライアイ指標との関連性について報告している.上下涙液メニスカス指標はいずれもこれら従来のドライアイ指標と相関していたが,特に下方TMH, TMAお

よび TMC とより強く相関していたことから，ドライアイ診断指標として重要であると述べている[11]．

Li M らは，コラーゲンプラグが TMV を改善させるとともに，自覚症状の改善にも寄与することを明らかにしている[12]．

Wang J らは，シクロスポリン点眼治療効果について，TMH および TMV を用いて評価している．治療開始 1 か月で上下 TMH および TMV が有意に増加し，2 か月後にも変わらなかったことから，おそらく抗炎症作用により涙液分泌機能の回復が得られたのではないかと述べている[13]．

Li M らは，日中 8 時間（朝 8 時 30 分から夕方 4 時 30 分）の TMV 変化について報告している．彼らによると，ドライアイ群の上方 TMV はいずれの時刻においても健常群と有意差を認めなかったが，下方 TMV は午後 12 時 30 分と 2 時 30 分に健常群よりも有意に減少していた．おそらくドライアイ群の涙液維持機能の低下が原因ではないかと述べている[14]．

一方 Cui L らは，涙液減少型ドライアイ患者の TFT 測定にも成功している（図 4）．自然瞬目時に平均 5.8 μm であった TFT が，瞬目抑制にて 7.3 μm に有意に増加していたことから，瞬目抑制にて涙液分泌が促された結果ではないかと考察している[15]．

これまでの研究成果（2）CL フィッティング，涙液交換に関する研究

Shen M らは，ソフト CL のエッジ形状によるフィッティングの違いについて報告している．シャープエッジの CL のほうが，ラウンドエッジの CL よりもエッジ部の結膜の盛り上がりが有意に少なかった．一方，輪部および角膜での CL 下の隙間は，ラウンドエッジの CL のほうに多く認められた．これらエッジ部の結膜の盛り上がりと CL 下の隙間から理想的なフィッティングの評価が可能と述べている[16]．

Cui L らは，4 種の CL の眼表面での挙動について報告している．それによると耳側注視にて，CL は平均 366 μm 移動したのに対して，鼻側注視にて平均 320 μm 移動していた．また，瞬目にて CL は平均 342 μm 上方に移動していた．この移動は CL の種類によって有意に異なっていた．また，耳側および鼻側方向への移動は CL カーブならびに角膜形状が影響していることを明らかにした[17]．

興味深い研究として，Chen Qi らの CL 下涙液交換についての報

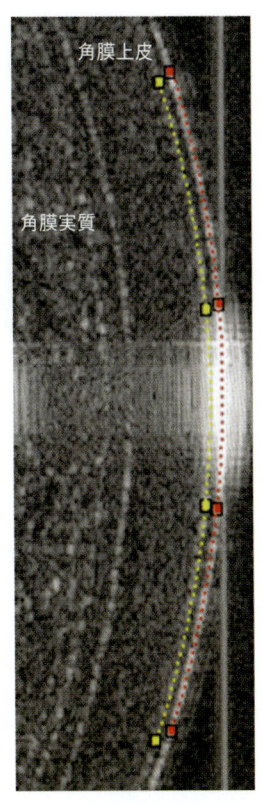

図 4 超高分解能 OCT による涙液層の測定

深さ方向 3〜4 μm もの高分解能を実現した超高分解能 OCT の開発により，涙液層の厚み（tear film thickness；TFT）の定量が可能になった．涙液層は，赤線と黄線に挟まれた領域．
（Cui L, et al：Visualization of the precorneal tear film using ultrahigh resolution optical coherence tomography in dry eye. Eye Contact Lens 2012；38：240-244.）

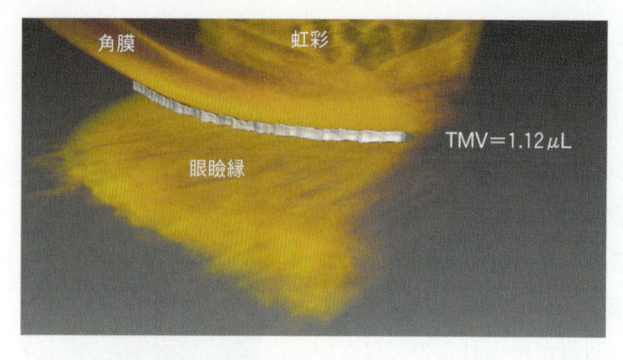

図5 超高速OCTによる涙液メニスカス容積の測定

超高速OCTの開発により,涙液メニスカス容積(tear meniscus volume; TMV)のリアルタイム測定が可能になった.北里大学で開発した超高速OCTのスキャンレートは,1秒当たり60,000,000A-スキャンである.
(Choi D, et al: Fourier domain optical coherence tomography using optical demultiplexers imaging at 60,000,000 lines/s. Opt Lett 2008; 33: 1318-1320.)

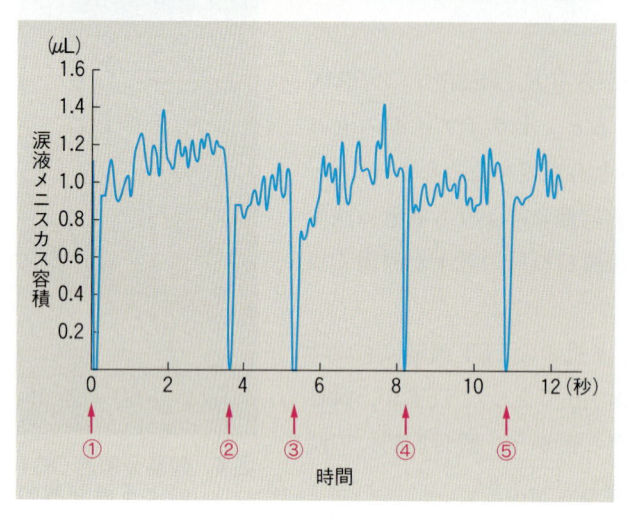

図6 超高速OCTによる涙液のターンオーバーの測定

北里大学で開発した超高速OCTのスキャンレートを,1秒当たり1,000,000A-スキャンに調整し,1秒当たり12ボリュームのTMVを測定した.赤矢印は瞬目を示す.
(未発表データ)

告がある.CL装用者に人工涙液点眼をすると,CL上涙液(prelens tear film; PLTF)は点眼後10分間にわたり増加していたが,CL下涙液(postlens tear film; PoLTF)はまったく変化しなかった.このことから人工涙液点眼をしても,CL下涙液交換は行われていない可能性が示唆された[18].

超高速OCTの登場

研究領域では,Choi Dらが開発した超高速OCTの登場により,TMVをリアルタイムで測定することが可能になった(**図5**)[19].涙液メニスカスの形状は,本来とても複雑で,**表1**の計算式がTMVを正確に近似しているとはいいがたい.TMVがリアルタイムで測定できるようになり,より正確な涙液量測定が可能になったといえる.超高速OCTを用いると,瞬目前後にTMVが変化する様子を経時的に測定し,涙液のターンオーバーを評価することも可能である(**図6**).これらOCTの発展により,涙液に関する新しい知見の報告が期待される.

(中西 基)

BUTの測定

文献は p.393 参照.

測定意義

BUTは涙液層破壊時間（tear film breakup time）のことであり，フルオレセイン染色後，開瞼の持続によって角膜上にドライスポットが出現するまでの時間を測定する．5秒以下は異常とされ，BUTは涙液層の安定化の指標として用いられており，ドライアイにおける検査のなかで最も重要な検査であるといえる．BUT測定検査は簡便である割に非常に有用な情報を得ることができるが，正しい検査方法を知っておくことが重要である．

フルオレセイン染色を行う前の観察が重要

フルオレセイン染色で得られる情報は非常に多いが，実際に染色を行う前の患者の眼表面の状態を把握しておくことは重要である．特に眼瞼の状態と結膜の状態を把握しておく必要がある．具体的には，睫毛乱生はないか，眼瞼内反や外反はないか，眼瞼縁の不整はないか，結膜弛緩症がないか，瞬目はきっちり行っているか，などをフルオレセイン染色の前に細隙灯顕微鏡で観察しておくことが重要である．

フルオレセイン染色では多くの情報が得られる

フルオレセイン染色でわかることは，①涙液メニスカスの可視化，②角結膜上皮障害の程度，③角結膜のバリア機能の評価，④眼表面の異常上皮の検出，⑤BUT測定などが挙げられ，一度フルオレセイン染色を行うと，BUT測定だけでなく，さまざまな検査を行うことができる．図1にフルオレセイン染色の流れを示すが，さまざまな検査を行ってから最後にBUTを測定する．以下にBUT測定の際の注意点について列挙する．

1. **最少量のフルオレセインを点眼する**：フルオレセイン染色を行う方法として，フルオレセイン試験紙を用いる方法や，マイクロピペットを用いる方法，ガラス棒を用いる方法，希釈したフルオレセインを点眼瓶から点眼する方法などがあるが，大切なことは"最少量の

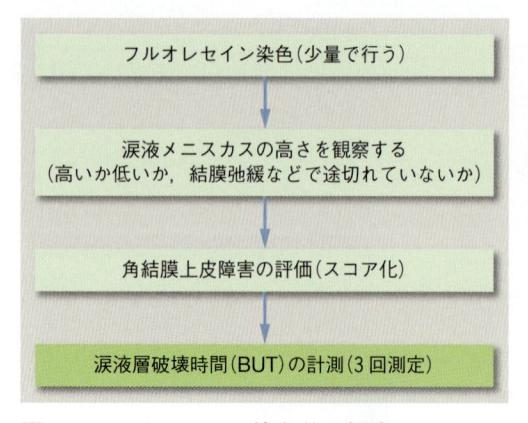

図1 フルオレセイン染色後の観察

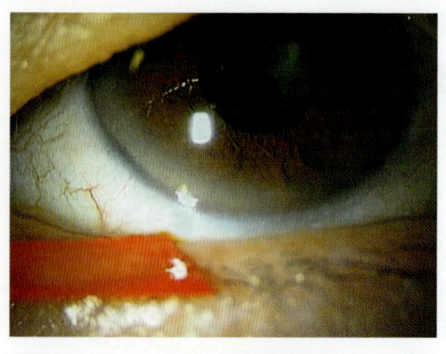

図2 フルオレセイン試験紙を用いた染色
下方涙液メニスカスの端に少し触れるように染色を行う．

フルオレセインを点眼する"ことである．過剰な量のフルオレセインを点眼すると，涙液メニスカスの高さを変化させたり，BUTの長さが変わったりする可能性があるため，注意を要する．具体的にはフルオレセイン試験紙（フローレス®眼検査用試験紙）に生理食塩水などの点眼を2滴たらし，試験紙をよく振って水分を切ってから，涙液メニスカスのエッジに少し触れるように染色することが推奨されている（図2）．その際に，試験紙が眼球に触れないように注意をすることと，染色後は十分に瞬目をさせてフルオレセインが眼表面に十分にいきわたるようにすることが重要である．また，治験などでは，$2\mu L$の希釈したフルオレセイン染色を点眼する方法が用いられる．

2. 患者への声掛けが重要：BUTは，正しく測定するためには患者の協力が必要である．患者に開瞼状態を維持してもらう必要があるが，指で強制的に上眼瞼を上げるようにすると眼表面に負担が掛かるためできるだけ避けたい．事前に，「この検査は涙の乾きをみるので，軽く眼を閉じてから，私が合図をしたら眼を開いてしばらく開いたままにしてください」と説明して，患者の協力を得ることが重要である．

3. 涙液層の破壊が角膜のどこかに生じたら，それを陽性とする：通常，瞬目で眼を開いたときに下方の涙液メニスカスに貯留した涙液が上に引き上げられ，角膜上に塗りつけられる．その後，涙液層の薄くなっている部分から破壊を起こしていく．涙液層の破壊は，一般的に角膜下方に起こることが多いが，角膜のどこにでも生じうるため，どこかに生じたらそれを涙液層破壊としてよい．また，BUTが常に早く生じる部位で角膜上皮障害が発生しやすいため，SPK（superficial punctate keratopathy；点状表層角膜症）の有無やその位置に注意しておくとよい．

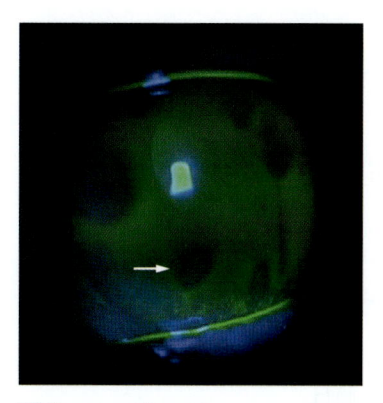

図3 spot break
開瞼直後に円形の涙液層破壊がみられる．BUT短縮型ドライアイに多くみられる．

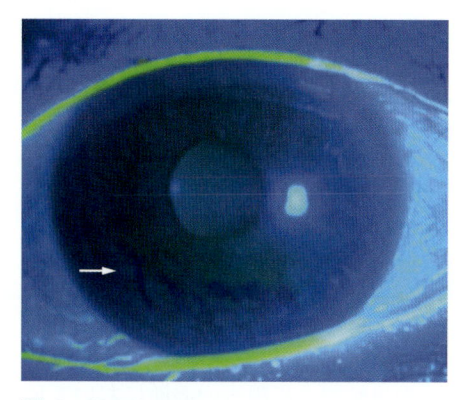

図4 line break
縦線状の涙液層破壊がみられる．涙液減少型ドライアイに多くみられる．

4. 検査は3回行って，その平均をとる：BUTは瞬目によって変わることがあるため，測定は3回行ってその平均をとるのがよいとされている．

5. 涙液層破壊の形状のパターンをみる：最近，BUT測定の際の涙液層破壊にはいくつかのパターンがあることがわかってきた．代表的なものとして，円形状に破壊するパターン（スポットブレイク；spot break）と縦線状に破壊するパターン（ラインブレイク；line break）の二つが挙げられる．特にspot breakは，BUT測定の際，眼を開けた瞬間に円形の破壊がみられるため，BUTは0秒となる（図3）．このspot breakは角膜上皮の水濡れ性の低下が生じ，もともと開瞼時に涙液メニスカスに貯留した涙液が角膜に塗りつけられないために起こっていると考えられている．spot breakは，BUT短縮型ドライアイに多くみられる．一方，line breakでは，いったんは開瞼時に涙液メニスカスに貯留した涙液が角膜に塗りつけられ，その後に涙液層が破壊する現象であり，多くの涙液減少型ドライアイでは，このパターンを呈する（図4）．

まとめ

BUT測定は，ドライアイの病態を把握するうえで最も大切な"涙液層の安定化"をみることができる簡便で非侵襲な検査であり，正しい検査方法を知っておくことが重要である．また，単に時間を測るだけでなく，涙液層破壊の形状をみることも眼表面の状態を把握するうえで重要である．

（堀　裕一）

眼表面の上皮障害の評価

評価法の変遷

これまでドライアイの角結膜上皮障害の診断においては，角膜はフルオレセイン染色，結膜はローズベンガル染色で評価が行われることが推奨されてきたが（1995年ドライアイ診断基準，ドライアイ研究会），2006年のドライアイの診断基準において，角結膜上皮障害の評価はフルオレセイン，ローズベンガル，リサミングリーン染色のいずれかを用いることが定められている．表1にこれら色素の特性を示す[1]．

文献はp.393参照．

フルオレセイン染色

日常診療において最も使われる．破綻した上皮細胞の間隙を染色すると考えられている．どこでもだれでも使えるというのが長所である．後述のブルーフリーフィルタを用いれば，結膜上皮障害の観察も容易に行うことができる．

表1 染色色素の特性

	フルオレセイン	ローズベンガル	リサミングリーン
化学式	$C_{20}H_{10}Na_2O_5$*	$C_{20}H_2Cl_4Na_2O_5$	$C_{27}H_{25}N_2NaO_7S_2$
分子量	376.275	1,017.64	576.61
色	黄	赤	青緑
光毒性	−	＋	±
刺激性	−	＋	−
健常細胞の染色性	−	＋（ムチン被覆がないと染まる）	−
死んだ細胞，変性細胞の染色性	−	＋	＋

＊臨床ではナトリウム塩が用いられる．

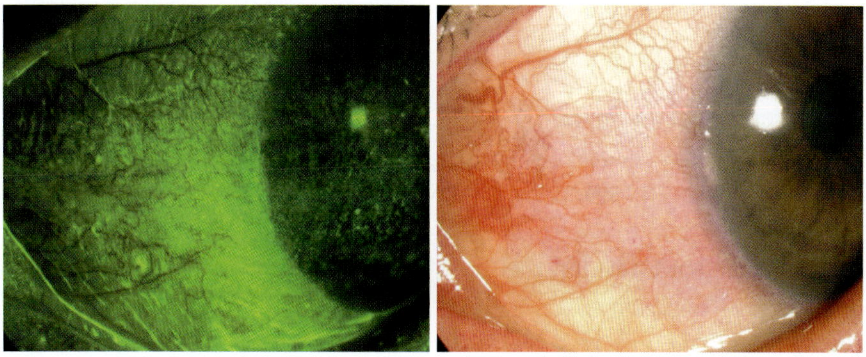

a.　　　　　　　　　　　　　　　　b.

図1　同一眼における生体染色の比較
a．ブルーフリーフィルタを用いたフルオレセイン染色，b．ローズベンガル染色．

ローズベンガル染色

　ムチンで覆われていない上皮細胞を染色すると考えられている．正常細胞でもムチンに覆われていなければ染まり，またムチンで覆われていれば変性細胞でも染まらない．特に結膜上皮障害の検出においては視認性がよいが，細胞毒性，刺激性，眼周囲皮膚への染色などがある[2]ことから，実際にローズベンガル染色を行っている施設はドライアイ専門クリニックを除いて非常に少ない．また，最近ではブルーフリーフィルタを用いることによりフルオレセイン染色のみでドライアイの診断が可能になったため，ローズベンガル染色が用いられる機会は少なくなっている（図1）．

リサミングリーン染色

　細胞膜が障害された細胞を染色する．染色性はローズベンガルと同等で，また刺激は少ない（点眼麻酔不要）[3]．このことから，今後ローズベンガルにとって代わり普及していく可能性がある．ただし，入手困難であるのが難点である．

いざ染色！

　一般的に最もよく用いられるフルオレセイン染色の実際について述べる．ドライアイ，あるいはドライアイが疑われているからといってすぐに染色するのではなく，染色前にも必ず細隙灯顕微鏡による観察を行う．また，染色前にSchirmer検査を行わないようにするなど，検査の順序に注意する．特にドライアイを鑑別に入れるう

表2 AD分類

A（Area）：病変が及んでいる範囲（面積の合計）	A0	点状染色がない
	A1	点状染色が角膜全体の面積の1/3以下
	A2	点状染色が角膜全体の面積の1/3〜2/3
	A3	点状染色が角膜全体の面積の2/3以上
D（Density）：点状染色の密度	D0	点状染色がない
	D1	疎（点状染色が離れている）
	D2	中間
	D3	密（点状染色が隣り合う）

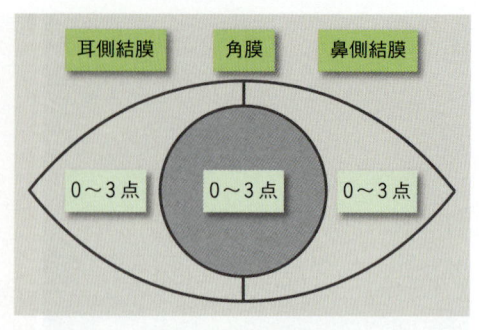

図2 ドライアイの上皮障害スコアリング

耳側結膜　角膜　鼻側結膜
0〜3点　0〜3点　0〜3点

えで涙液量を変えないようにするために，入れるフルオレセインの量はできるだけ最小限にする．

染色した際は，角膜だけでなく必ず結膜も観察する．ドライアイ診断のみならず，その合併・鑑別疾患（上輪部角結膜炎，結膜弛緩症，コンタクトレンズ装用，薬剤性上皮障害など）をチェックするうえで重要である．また，結膜上皮障害はその他のさまざまな眼表面疾患でみられることがあり見過ごされていることも多いので，注意してみる習慣をつけるとよい．

上皮障害のスコアリング

治療効果などの判定として上皮障害を評価する場合には，スコアリングが有用である．角膜上皮障害のスコアリングにはAD分類[4]が臨床上よく用いられる．スコアを染色面積（Area）と染色密度（Density）の組み合わせで評価する方法であり，"A2D2の角膜上皮障害が治療によりA1D1に改善した"などのように用いる（表2）．

ドライアイのスコアリング評価としては，図2に示すように，角膜，結膜両サイドを3部位に分け，各部位で0から3の4段階でスコアリングを行う．合計9点満点のうち，3点以上で角結膜上皮障害陽性となる．

（高　静花）

クリニカル・クエスチョン

薬剤性眼表面の障害とドライアイの鑑別法を教えてください

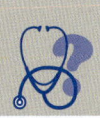

Answer　詳細な問診とフルオレセイン染色所見が鑑別のキーとなります．上皮障害の分布に違いがあり，ドライアイでは角膜よりも結膜に強く，薬剤毒性角膜症では角膜のみで結膜には認められません．ただし，ドライアイに薬剤毒性角膜症を生じることもあり，その場合には主原因判定は困難です．

起因による分類

　薬剤性眼表面の障害は，"薬剤毒性角膜症"あるいは"薬剤性角膜上皮障害"と表現されることが多い．臨床的には，眼圧下降薬（β遮断薬，プロスタグランジン製剤），抗菌薬（アミノグリコシド系），抗ウイルス薬，抗真菌薬，非ステロイド性抗炎症薬，点眼麻酔薬などが知られている．薬剤性角膜上皮障害はその起因からして二つのパターンに分類することができる．一つは角膜上皮細胞の tight junction の障害によるもの，もう一つは細胞膜の障害によるものである．

tight junction の障害によるもの：表層細胞の脱落がみられ，いわゆる superficial punctate keratopahty（SPK）のパターンをとる．代表的なものはアミノグリコシド系抗菌薬による障害がある．

細胞膜の障害によるもの：SPK パターンはみられず，角膜上皮のバリア機能低下による透過性亢進のパターンを示す．代表的なものは塩化ベンザルコニウム（benzalkonium chloride；BAC）による障害である．

臨床所見

　薬剤毒性角膜症の臨床像について，重症度分類[1]が知られている（表1）．図1に epithelial crack line の症例を示す．上皮障害にとどまらない重症例では，角膜実質の融解による菲薄化や，炎症や沈着による混濁をきたすことがある．

　細胞膜が障害を受けた透過性亢進型角膜上皮障害の場合，フルオレセイン染色を行って 5〜10 分して観察すると角膜内にフルオレ

文献は p.393 参照．

表1 薬剤毒性角膜症の重症度分類

1	点状表層角膜症
2	ハリケーン角膜症（渦を巻いたような角膜上皮障害）
3	epithelial crack line[2]（角膜中央部や下方に水平方向に生じる，ひび割れ状のライン）
4	遷延性角膜上皮欠損

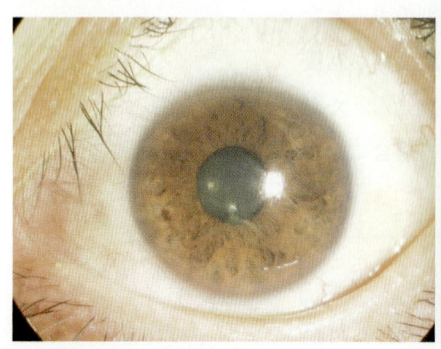

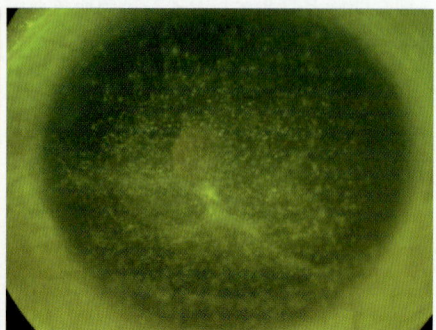

a. 前眼部所見　　　　　　　　　　　b. フルオレセイン染色所見

図1 epithelial crack line
42歳，女性．偽樹枝状のひび割れ状のラインを認める．

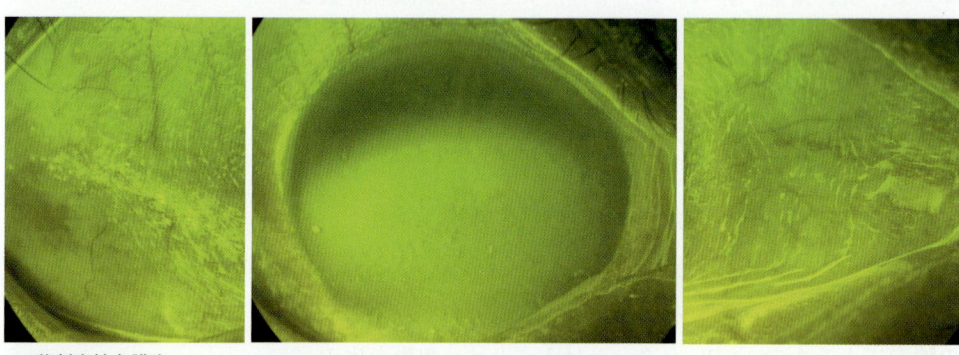

a. 薬剤毒性角膜症

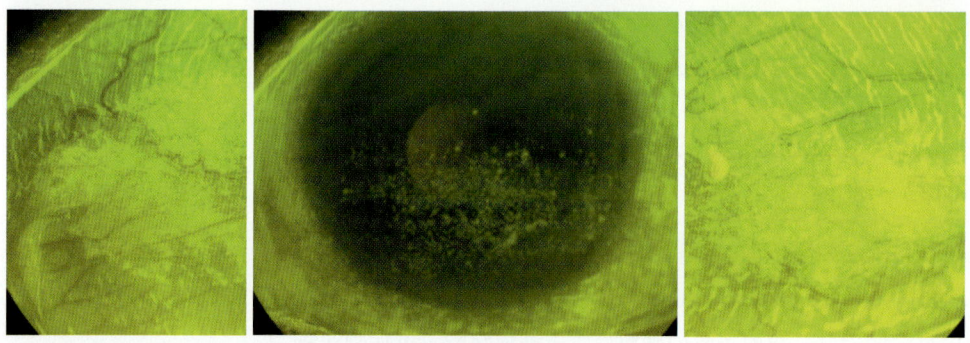

b. ドライアイ

図2 薬剤毒性とドライアイ
a. 70歳，女性．抗緑内障点眼液と眼精疲労点眼液を使用していた．
b. 63歳，女性．無治療のドライアイ．

セインが著明に浸透していく所見（delayed staining）がみられ，バスクリン角膜症[*1]とも呼ばれる．なお SPK 型と透過性亢進型は混在する場合もある．

[*1] バスクリン®は着色入浴剤であり，ライトグリーンのものがフルオレセインの色に似ていることから，この名がついた．

診断のポイント

本症は臨床上ドライアイとの鑑別が非常に重要であり，詳細な問診とフルオレセイン染色所見がキーになる．

問診：患者がどの点眼をどのように（回数など）使用していたかを聞き出す．早く治ると思って，患者の自己判断で指示をはるかに上回る回数で点眼しているケースもある．

フルオレセイン染色所見：概して以下のように考えるとよい．

　ドライアイ：結膜上皮障害＞角膜上皮障害
　薬剤毒性：角膜上皮障害＞結膜上皮障害

ドライアイでは，上皮障害が角膜（下方〜中央部）よりも結膜が強いのに対し，薬剤毒性では角膜全体に上皮障害を認め結膜の上皮障害は，認めない〜軽度であるのが特徴である（図2)[3]．ブルーフリーフィルタ[4]を用いると結膜上皮障害を詳細に観察することが可能であり，便利である．ただし，ドライアイに薬剤毒性角膜症を生じた場合，どちらが主たる原因であるかを判断するのは困難である．

治療

原因となる薬剤を中止する．また，薬剤毒性を wash out するために防腐剤無添加の人工涙液を用いる．

カコモン読解　第19回　臨床実地問題32

66歳の女性．3種類の点眼薬で緑内障治療を行っている．最近，異物感と充血および視力低下を訴えて来院した．前眼部写真を図に示す．適切な治療はどれか．2つ選べ．

a　人工涙液点眼
b　抗菌薬頻回点眼
c　抗ウイルス薬内服
d　緑内障治療薬中止
e　副腎皮質ステロイド薬点眼

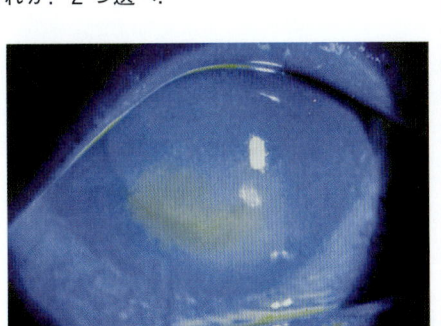

[解説] 角膜下方に，角膜バリアの透過性が亢進している所見がみられる．3種類の抗緑内障点眼薬を用いていることから，薬剤毒性角膜症と考えられる．本文中に述べたとおり，薬剤毒性角膜症の治療の基本は，原因薬剤の中止と防腐剤無添加の人工涙液の使用である．抗緑内障点眼薬による薬剤毒性角膜症においては，1～2か月くらい抗緑内障点眼を休止してもよい場合は抗緑内障点眼薬の中止，休止ができない場合はダイアモックス®の内服を用いる．

[模範解答] a, d

(高　静花)

クリニカル・クエスチョン

ブルーフリーフィルタを使うと，どうして結膜の上皮障害が見やすいのですか？

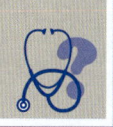

Answer ブルーフリーフィルタを用いるとフルオレセイン蛍光の一部を選択的に透過させることができ，このため観察が容易になります．

背景

コバルトブルーフィルタ（通常，細隙灯顕微鏡で用いる青いフィルタ）を用いて結膜上皮のフルオレセイン染色を観察する場合，結膜上皮障害が相当強くない限りその観察は難しい．その理由としては，以下が挙げられる．

1. 結膜全体が染まってしまい，コントラストが弱くなる．
2. フルオレセインは脂溶性なので，結膜全体を染めてしまう．
3. 濾過フィルタ[*1]でないと，弱いフルオレセインの染色がscatteringで飛んでしまう．

また，ドライアイでは角膜上皮障害より結膜上皮障害が先行するため，結膜上皮障害を早期に診断することは治療のうえでも重要であるにもかかわらず，軽度～中等度の結膜上皮障害を通常のフルオレセイン染色で観察すると，蛍光の輝度が弱く励起光に紛れて観察しにくいという問題点が挙げられる．

ブルーフリーフィルタ（blue free filter；BFF）

細隙灯顕微鏡のフルオレセイン染色観察像を向上させるためのフィルタである（図1）[1,2]．青色を消すためにその補色である黄色をしており，そのため"ブルーフリー（blue free）"という名前になっているが，ブルーフリーフィルタ（BFF）はイエローフィルタとは異なる．

コバルトブルーフィルタはフルオレセインの励起フィルタ[*1]であり，310～510 nmの波長の光を通し，透過光のピークは400 nmあたりにある．フルオレセインの励起光の波長は450～510 nmの範囲にあり，493 nmにピークをもつ．そしてフルオレセイン蛍光は490 nmから570 nmの波長域で513 nmにピークをもつ．そのため，

[*1]

励起フィルタ（exciter filter）

励起光をその波長の周辺のもののみ通す．

濾過フィルタ（barrier filter）

通す光の波長以外をブロックする．

文献はp.393参照．

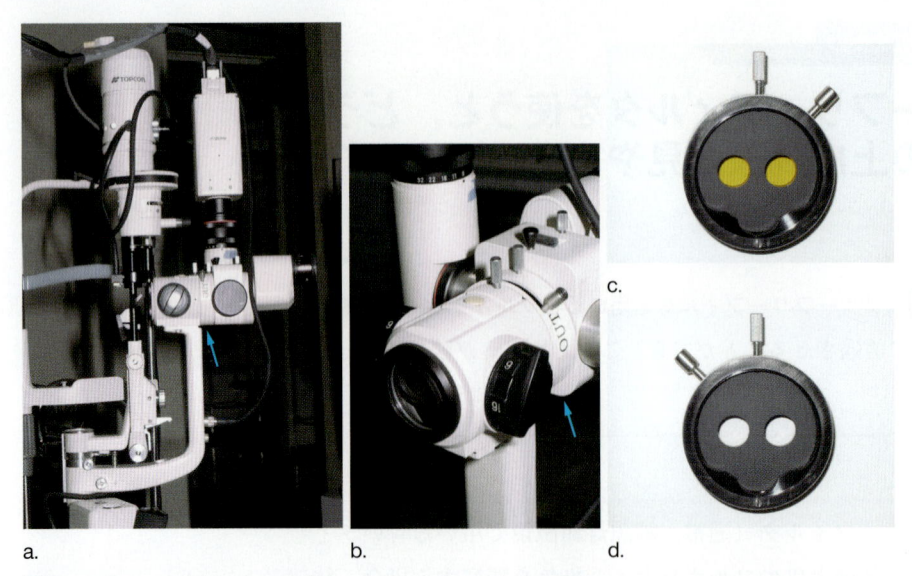

図1　ブルーフリーフィルタ
細隙灯顕微鏡の観察系にフィルタを挿入する（a, b, 矢印）. c はフィルタを挿入したところ, d はフィルタをはずしたところ.
（Koh S, et al：Diagnosing dry eye using a blue-free barrier filter. Am J Ophthalmol 2003；136：513-519.）

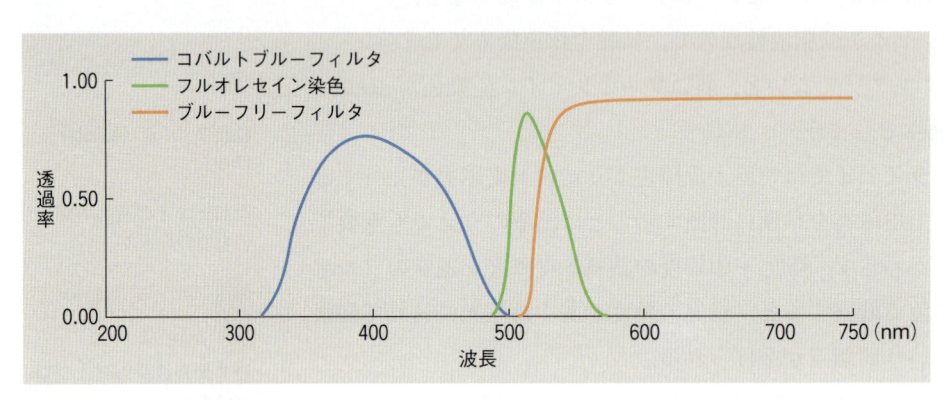

図2　フィルタの透過率
コバルトブルーフィルタ, ブルーフリーフィルタの透過率, フルオレセイン染色の可視波長域も示している.
（Koh S, et al：Diagnosing dry eye using a blue-free barrier filter. Am J Ophthalmol 2003；136：513-519.）

フルオレセイン染色のよりよい観察像を得るためには, 490 nm の光をできるだけたくさん当てて, 520 nm 以上付近の光を選択的に透過させるようにすればよい. BFF は 520 nm 以上の波長の光を通す high pass filter である（図2）. なお, イエローフィルタよりも, BFF のほうが透過する波長の選択性が高い.

ドライアイでの有用性

筆者らが以前行った研究結果[1]によれば, BFF なしでの結膜上皮

a. 角膜

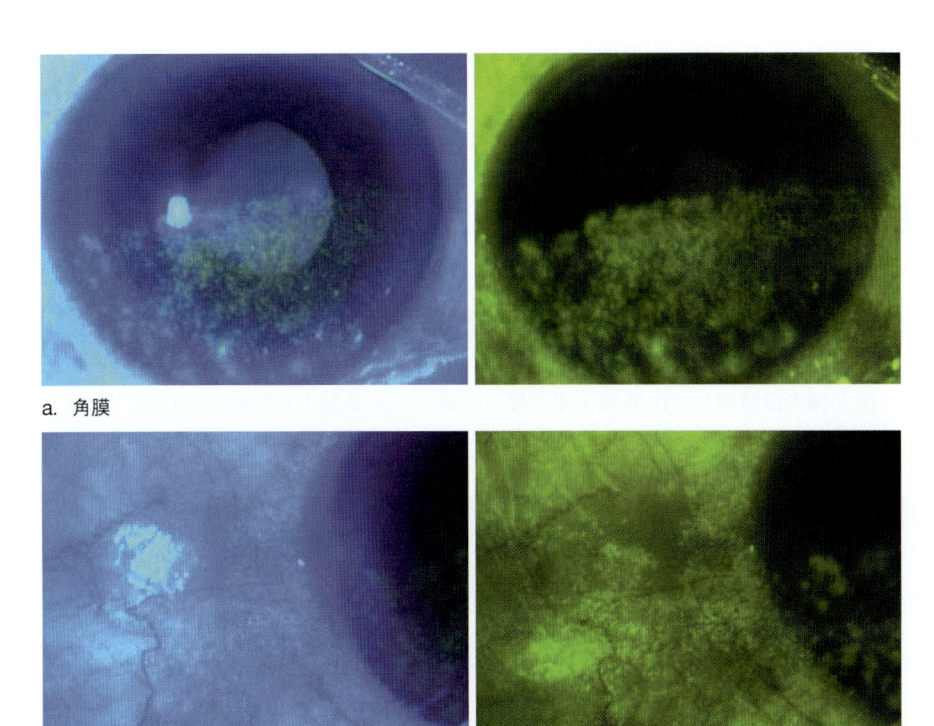

b. 結膜

図3 ブルーフリーフィルタを用いた観察
同一眼で，ブルーフリーフィルタ挿入前（左図），挿入後（右図）で角膜，結膜上皮障害を観察した．

障害フルオレセインスコアが軽度，中等度（3点満点で0〜2点）の場合，BFFを使うとその70％でスコアが増加していた．スコアが3点の重症の場合は，BFFありでもなしでもスコアは同等であった．つまり，重度の結膜上皮障害の場合はBFFなしでもありでもスコアは変わらないが，軽度〜中等度の場合は，たとえ見えていたとしても上皮障害が少なめに評価されている可能性がある．そのため，軽度〜中等度の結膜上皮障害が予想されるドライアイが疑われる場合には，BFFの使用によりその検出が容易になるので，ぜひともBFFの使用を奨める．

ドライアイ以外でも有用！

結膜上皮障害の観察という点においては，BFFを用いた観察はドライアイと薬剤毒性との鑑別で役立ち，治療方針が大きく変わるので重要である[*2]．また，BFFを用いると結膜上皮障害はもちろんのこと，コントラストがはっきりするので角膜上皮障害やマイボラインなどの視認性も向上する（図3）．写真で記録するとき，BFFを入

[*2] 本巻 "薬剤性眼表面の障害とドライアイの鑑別法を教えてください" の項（p.153）を参照されたい．

れて結膜上皮障害を撮影するのはもちろんのこと，角膜上皮障害も BFF を用いて撮影することを奨める．

カコモン読解 第21回 臨床実地問題17

52歳の男性．眼精疲労で市販の点眼薬を使用していた．1週前からの両眼の充血と異物感および視力低下を訴えて来院した．フルオレセイン生体染色を行うと，染色直後は点状表層角膜症のみであったが，10秒，30秒と経過するにつれて，図A，Bのように変化した．みられる病態はどれか．

a ドライアイ　　b 角膜内皮障害　　c 角膜上皮の接着障害　　d 角膜上皮幹細胞の疲弊
e 角膜上皮のバリア機能障害

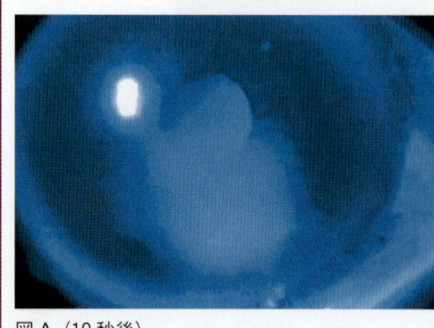

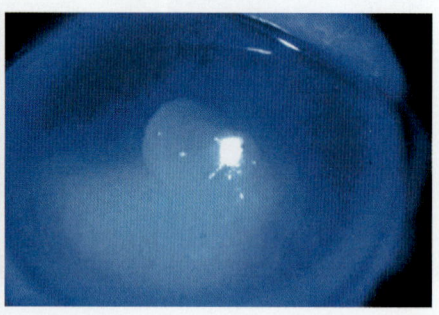

図A（10秒後）　　図B（30秒後）

解説 フルオレセインの delayed staining がみられ，透過性亢進型の薬剤毒性角膜症と考えられる．細胞膜が障害を受けた角膜上皮のバリア機能の低下を認める．その場合，フルオレセイン染色を行って5〜10分して観察すると，角膜内にフルオレセインが著明に浸透していく所見（delayed staining）がみられ，バスクリン角膜症と呼ばれる．ドライアイでは，角膜上皮障害に比べて結膜上皮障害のほうが強いのが特徴である[3]．

模範解答 e

（高　静花）

Schirmer テスト

目的と手技の概略

　Schirmer テストは，1903 年に Schirmer により考案された涙液分泌機能検査である[1]．100 年以上の歴史をもつ涙液検査法であり，ドライアイの検査において中心的な役割を果たしている．Schirmer テストは 1 mm 単位の目盛がついた 5 mm×35 mm の短冊状の濾紙を用いて（図1），5 分間の涙液分泌量を測定する．正面よりやや上方を向くように指示しながら，5 mm の折り目を下眼瞼耳側 1/3 のところに静置する．折り目から濾紙に吸収された涙液量を mm 単位で表し，測定値とする．

　Schirmer テストは鼻刺激を行わないⅠ法と鼻刺激を行うⅡ法に分類される．それぞれの特徴を下記にまとめる．

Schirmer テストⅠ法

　最も一般的に行われている方法で，点眼麻酔を使用せずに行う．ドライアイの診断基準[2]*1 において，涙液異常を評価する際には Schirmer テストⅠ法を用いる．最大の刺激を結膜に与え，眼表面の自己修復力をみる検査で自然瞬目下で行う（図2）．涙液貯留量と涙液分泌量（基礎分泌量と刺激分泌量）の和を測定すると考えられる．通常，10 mm 以上を正常，5〜10 mm がボーダーライン，5 mm 以下を異常と判定するが，試験紙のずれなどにより角結膜への刺激が涙液分泌を促すこともあり，測定結果にばらつきが多い．また，涙点の閉鎖を施行している症例や鼻涙管閉塞や狭窄の症例では，涙液貯留量の増加により涙液分泌がみかけ上多く測定される．

　再現性は乏しいが，手技が簡便であり，ドライアイのスクリーニング検査としては重要である．

Schirmer テストⅠ法変法（点眼麻酔使用）

　点眼麻酔を用い，角結膜の刺激による反射性分泌を抑えたうえで Schirmer テストⅠ法を行う．点眼麻酔を使用しても知覚が完全に消

文献は p.393 参照．

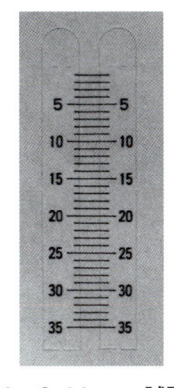

図1　Schirmer 試験紙

*1 **ドライアイの診断基準**
2006 年にドライアイ研究会によりドライアイの定義・診断基準が改訂され，"ドライアイとは，さまざまな要因による涙液および角結膜上皮の慢性疾患であり，眼不快感や視機能異常を伴う"と定義された．

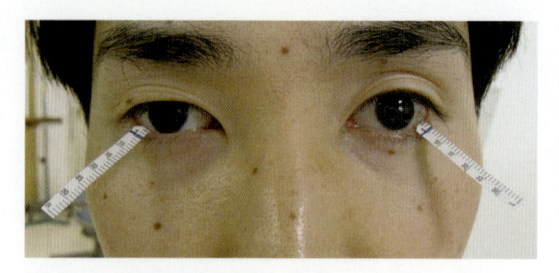

図2 Schirmer テスト I 法
Schirmer 試験紙を角膜に触れないように，下眼瞼耳側 1/3 の結膜嚢に静置する．

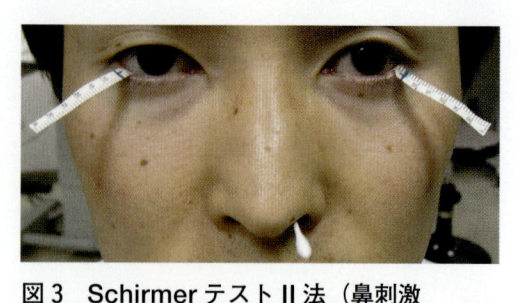

図3 Schirmer テスト II 法（鼻刺激 Schirmer テスト）
Schirmer テスト I 法において分泌量が少ない症例において，鼻腔粘膜を刺激して測定する．

失するわけではないので，完全に反射性分泌を除くことはできない．点眼麻酔薬としては，通常，0.4％オキシブプロカイン塩酸塩点眼（ベノキシール®）を用いる．局所麻酔薬の点眼5分後，下眼瞼結膜嚢の涙液をふきとることにより得られる測定値は，涙液の基礎分泌を反映していると考えられる．下眼瞼結膜嚢の涙液をふきとらないことにより得られる測定値は，涙液の基礎分泌と結膜嚢内の涙液貯留量を反映していると考えられる．ここで得られる測定値は，Schirmer テスト I 法の平均値の約40％である．5mm以下を異常と判定する．

Schirmer テスト II 法（鼻刺激 Schirmer テスト）

　涙腺の反射性分泌が保たれているかを確認する検査である[3]．Schirmer テスト I 法において分泌量が少ない症例において，鼻腔粘膜を刺激して反射性分泌量を測定するものである．綿棒はジョンソン®ベビー綿棒（ジョンソン・エンド・ジョンソン）が適当で，鼻中隔に沿うように綿棒のほとんどが鼻腔内に入るくらいまで挿入する（図3）．Schirmer テスト I 法の涙液分泌の少ない側の鼻腔に綿棒を挿入する．10mm以下を異常とする．測定値は基礎分泌と最大反射性分泌と結膜嚢貯留量を表し，涙腺の予備能力をドライアイの重症度として評価でき，ドライアイの病態を反映すると考えられ，診断的価値も高い．異常値を示す例は，Sjögren 症候群などの重症ドライアイの可能性が高い．ただし，鼻疾患の既往などのために偽陰性化することがあるので注意を要する．

（西條裕美子）

眼瞼縁の異常の評価

健常所見

眼瞼縁は，睫毛から眼瞼後縁までの領域を指し，前 3/4 が皮膚，後ろ 1/4 が粘膜組織からなり，両者の境界を粘膜皮膚移行部（mucocutaneous junction）と呼ぶ（**図1a**）．通常の白色光でも移行部の観察は可能であるが，フルオレセイン染色を行うと移行部が蛍光色素のラインとして描出され，観察が容易である（**図1b**）．この蛍光色素のラインを Marx's line と呼ぶ[1]．粘膜皮膚移行部のやや前方にはマイボーム腺の開口部が，上眼瞼で 30〜40，下眼瞼で 20〜30 並んでいる．開口部周囲には同心円状の不透明なカフを認める．

文献は p.394 参照．

異常所見

眼瞼縁の異常所見としては，睫毛付近の異常とマイボーム腺開口部付近の異常の二つがある．

睫毛付近の異常：睫毛の脱落，乱生，付着物の沈着がある．睫毛の付着物としてはブドウ球菌性眼瞼炎でみられるフィブリン様の膜様物（collalette）と脂漏性眼瞼炎でみられ油状の分泌物の付着がある．

マイボーム腺開口部付近の異常：2010 年にマイボーム腺機能不全

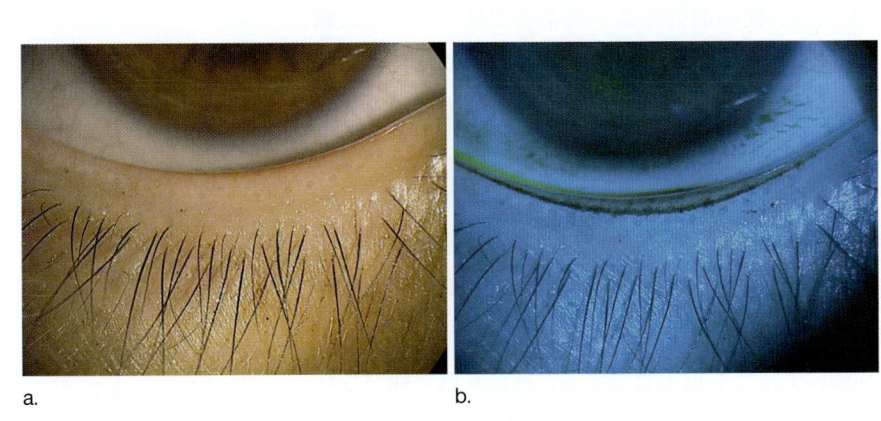

a.   b.

図1 健常の眼瞼縁
眼瞼縁は前方を皮膚，後方を粘膜組織で構成され，その境界は粘膜皮膚移行部と呼ばれ，灰白色を呈している（a）．フルオレセイン染色すると移行部が蛍光色素のラインとして明瞭に観察され，このラインを Marx's line と呼ぶ（b）．移行部のやや前方には，マイボーム腺開口部が観察される．

表1 分泌減少型マイボーム腺機能不全の診断基準

1. 自覚症状

眼不快感，異物感，乾燥感，圧迫感などの自覚症状がある．

2. マイボーム腺開口部周囲異常所見

① 血管拡張
② 粘膜皮膚移行部の前方または後方移動
③ 眼瞼縁不整

①〜③のうち1項目以上あるものを陽性とする．

3. マイボーム腺開口部閉塞所見

① マイボーム腺開口部閉塞所見（plugging, pouting, ridgeなど）
② 拇指による眼瞼の中等度圧迫でマイボーム腺からの油脂の圧出が低下している．

①，②の両方を満たすものを陽性とする．

上記の3項目が陽性のものを分泌減少型マイボーム腺機能不全と診断する．

（天野史郎：マイボーム腺機能不全の定義と診断基準．あたらしい眼科 2010；27：627-631.）

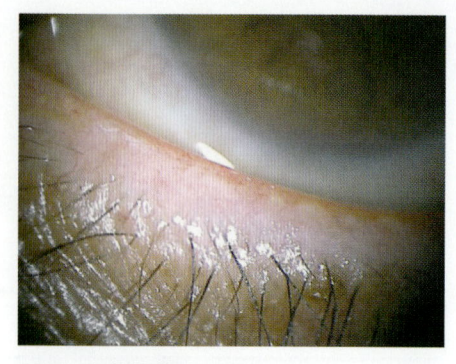

図2 血管拡張

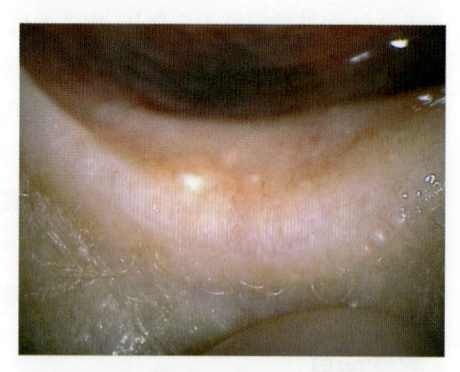

図3 粘膜皮膚移行部の前方移動
粘膜皮膚移行部が睫毛付近まで前方移動している．マイボーム腺導管が結膜側に向かって透見する duct exposure の所見も認める．

(meibomian gland dysfunction；MGD) ワーキンググループが分泌減少型 MGD の診断基準を作成した（**表1**）．よって，その基準に掲載されている異常所見に沿って解説する．

1. マイボーム腺開口部周囲の血管拡張：健常者ではマイボーム腺開口部周囲に分布している血管は目立たないが，MGDでは血管が拡張し目立つ例が多い（**図2**）．加齢によっても血管拡張の頻度は増加するので注意する[3]．

2. 粘膜皮膚移行部の前方または後方移動：MGD などでマイボーム腺からの油脂の分泌が低下すると，粘膜皮膚移行部は前方移動する（**図3**）．これは涙液の眼瞼皮膚への流出を抑制する，マイボーム腺の油脂の働きが低下するために起こると考えられている．また，加齢によっても前方移動する．特に耳側で観察される頻度が高い[4]．導管周囲の結膜下組織に慢性炎症が持続すると，結膜下が線維化して収縮し，移行部が後方へ移動する．

3. 眼瞼縁不整：マイボーム腺の萎縮によって，開口部付近にくぼ

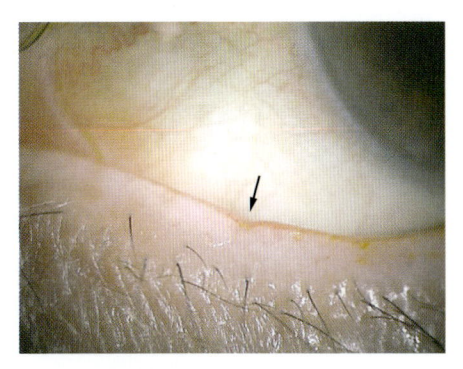

図4　眼瞼縁不整
マイボーム腺開口部がくぼんでいる.

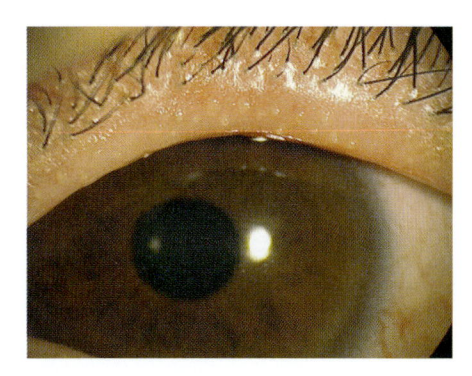

図5　plugging
上眼瞼のマイボーム腺開口部に白色の小隆起を多数認める.

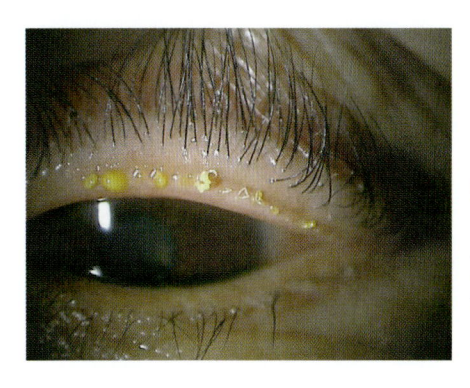

図6　マイボーム腺からの脂質の圧出
上眼瞼のマイボーム腺からの脂質の圧出写真. 向かって左側は黄色混濁, 右側は練り歯磨き状を呈しており, いずれも異常な脂質が圧出されている所見である.

みが観察されることがある（図4）.

4. マイボーム腺開口部の閉塞所見：開口部の導管内の油脂の固形化や導管上皮の過剰角化により閉塞すると考えられている. pluggingは開口部に白色の小隆起として観察される（図5）. poutingはマイボーム腺開口部を含んで, くちばし状にとがった所見を示す. また, pluggingの間を橋渡しする分泌物の所見をridgeと呼ぶ.

5. マイボーム腺からの脂質の圧出低下：親指で眼瞼を圧迫し, マイボーム腺から油脂の圧出量やその性状を評価する[*1]. 正常であれば透明な脂質が容易に圧出されるが, MGDなどでは脂質が圧出されない[*2], もしくは黄色混濁・練り歯磨き状の脂質が圧出される（図6）. 眼瞼より圧出される脂質の量や性状に関して, 半定量的な判定法が提案されている[5-7].

まとめ

眼瞼縁の所見は, マイボーム腺の機能と密接にかかわっている. MGDの有病率の高さを考慮すると, 普段から眼瞼縁の観察を行い, 所見をカルテに残す癖をつけておくとよい.

（鎌尾知行）

[*1] マイボーム腺から圧迫して出てくる脂質をmeibumと呼ぶ.

[*2] MGDの診断基準では, 拇指による眼瞼の中等度圧迫でマイボーム腺からの脂質の圧出が低下していることと規定されている. ドライアイ研究会のウェブサイト（www.dryeye.ne.jp）に, 健常者や分泌減少型MGDでのマイボーム腺からの脂質の分泌状態についてビデオで提示されているので参考にするとよい.

6. 特殊検査

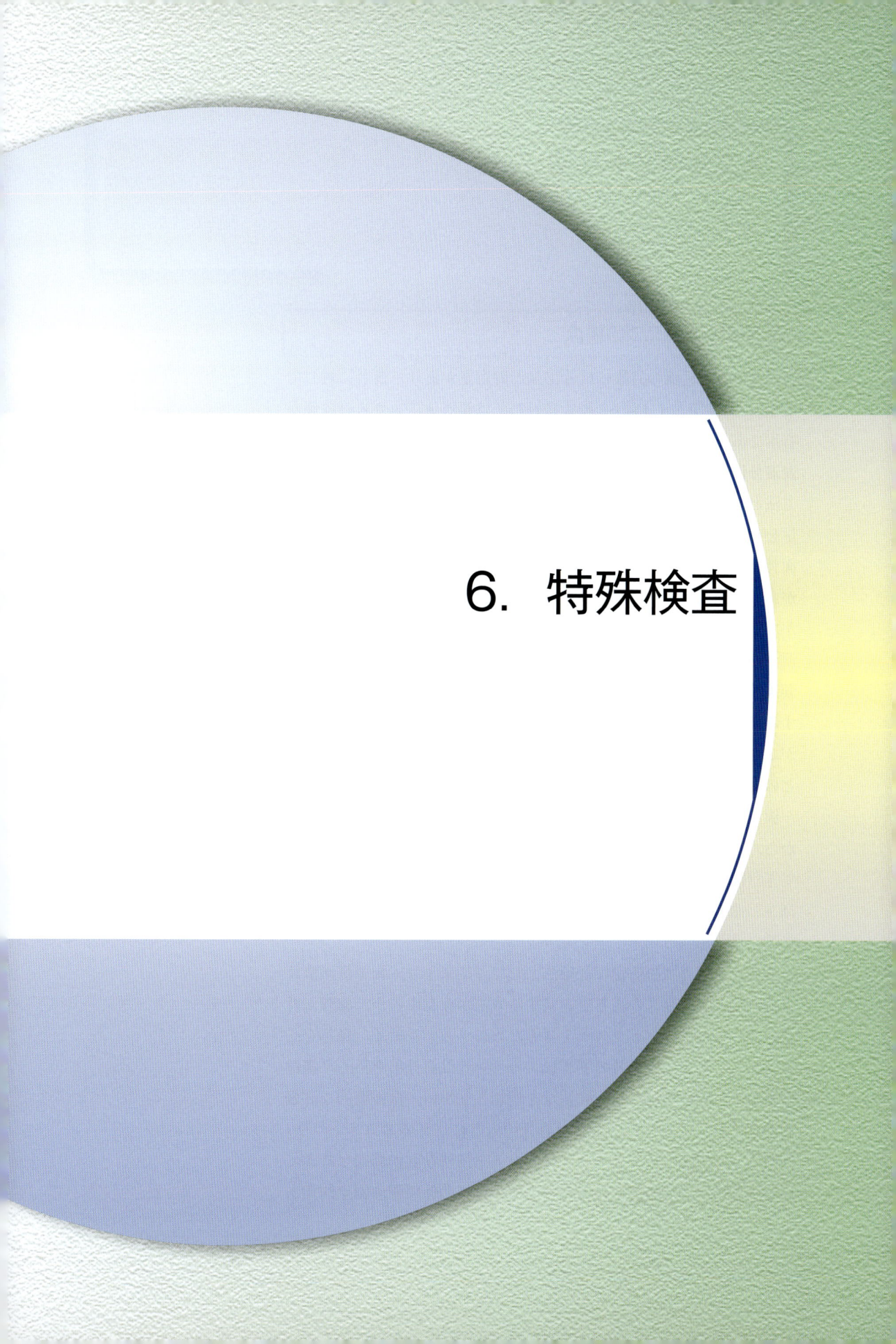

メニスコメトリ法

涙液量評価の二つの視点

涙液の量的評価の対象には分泌量と貯留量があり，前者に対してはSchirmerテストI法が，後者に対しては涙液メニスカスの評価が有用である．

涙液分泌量の評価：SchirmerテストI法は涙液分泌機能を評価する方法として普及しており，基礎分泌量に結膜刺激に伴う反射性分泌量を含めた涙液分泌量全体が反映される．本法では，三叉神経-顔面神経-副交感神経からなる神経系と，涙腺のいずれの部位に障害があるのかという高位診断はできないが，簡便で，半定量的な計測ができ，涙液層の安定性の低下をどの程度自己修復できるかという涙液の予備能力の情報が得られる点において，その意義は大きい．

涙液貯留量の評価：涙液メニスカスとは上下の眼瞼縁に沿って存在する涙液の貯留部位であり（**図1**），眼表面全体の涙液量の75〜90％がこの部に存在するといわれ[1]，下方のメニスカスの中央の高さなどの計測値が涙液貯留量の指標として用いられてきている．

涙液メニスカスは，毛管圧により，凹面形状を示すが，その断面から，高さ，奥行き，曲率半径，断面積のパラメータを得ることができ（**図2a**），いずれも涙液貯留量の指標となりうるが，なかでも高さと曲率半径のパラメータがドライアイと健常眼を区別するうえで役立つとされる[2]．

涙液メニスカスの簡便な評価法として，従来より，細隙灯顕微鏡下で直接メニスカスの高さを測定する方法が存在するが，結膜が背景にある場合はコントラストを得るためにフルオレセイン染色を必要とすることや，染色時の刺激による反射性涙液分泌を招く可能性があることのために，涙液貯留量を増加させない，低侵襲的な評価法が望まれてきた．このような背景のもとに，メニスコメトリ法，OCTによる解析，ストリップメニスコメトリ法などが発達してきている．ここでは，涙液メニスカスの曲率半径の低侵襲的測定法であるメニスコメトリ法[3-7]について紹介する．

文献はp.394参照．

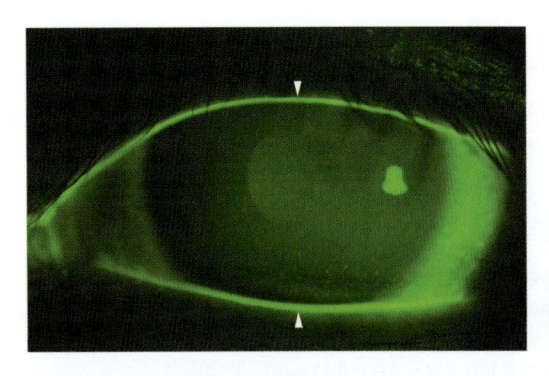

図1　フルオレセインで染色された涙液メニスカス

涙液メニスカス（矢頭）とは，上下の眼瞼縁に沿って存在する涙液の貯留部位を指す．

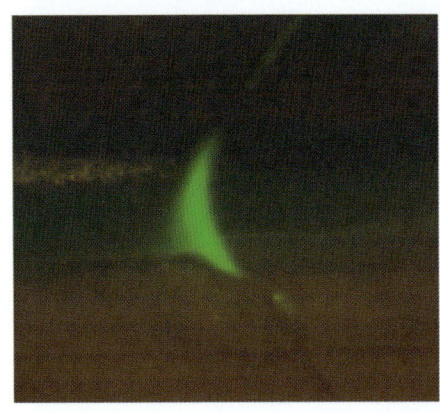

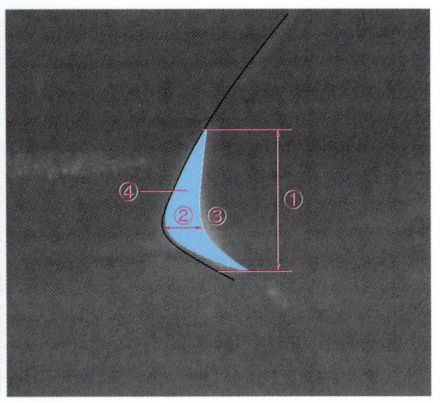

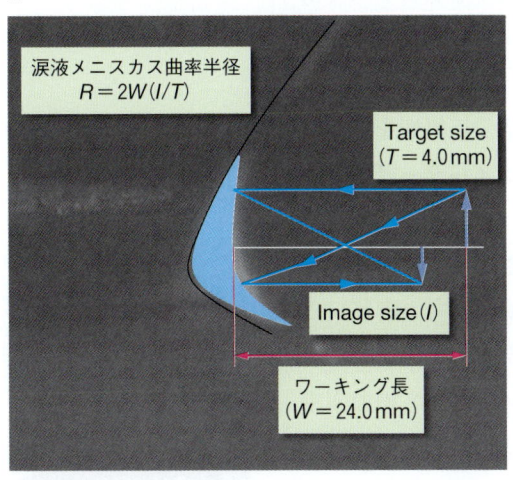

図2　フルオレセインで染色された涙液メニスカスの下方中央における断面像

a. 涙液メニスカスの断面は凹面形状をしており，そこから，① 高さ，② 奥行き，③ 曲率半径，④ 断面積のパラメータを得ることができる．
b. メニスコメトリ法における涙液メニスカス曲率半径（R）の測定．涙液メニスカスの下方中央の凹面にターゲットを投影し，イメージを得，イメージの線幅とワーキング長で決まる一定値（図中の T, W）を凹面鏡の光学式にあてはめて R を算出する（実際は，フルオレセイン染色を必要としない）．

涙液メニスカス曲率半径
$R = 2W(I/T)$

Target size ($T = 4.0$ mm)
Image size (I)
ワーキング長 ($W = 24.0$ mm)

メニスコメトリ法

　メニスコメトリ法とはメニスカスの曲率半径を低侵襲的に測定しうる方法であり，通常，下方の涙液メニスカスを測定対象とする．その理由は，下方の涙液メニスカスが上方に比べて睫毛や眼瞼縁の形状および瞬目の影響を受けにくいためである．

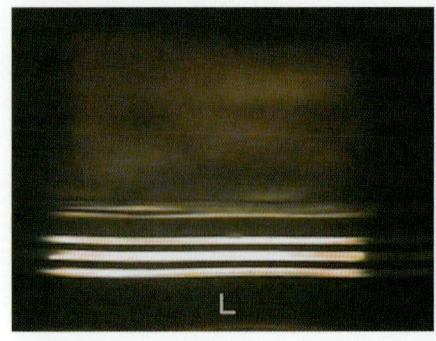

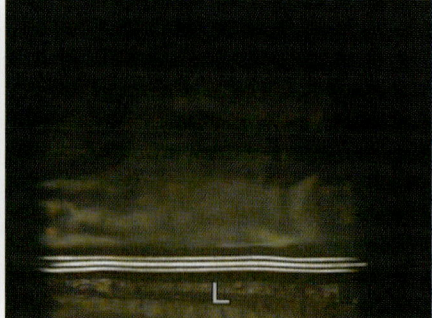

a. 健常眼（$R=0.32$ mm）　　　　b. 涙液減少型ドライアイ（$R=0.13$ mm）

図4　ビデオメニスコメーターでとらえたターゲットイメージと曲率半径の計算値
健常眼（a）と涙液減少型ドライアイ（b）における下方中央の涙液メニスカスにおけるイメージの代表例と，それぞれの曲率半径（R）の測定値．

　本法の基本原理は，水平縞のターゲットを涙液メニスカス表面に投影してその反射像をとらえ，反射像の水平縞の線幅とターゲットの線幅を凹面鏡の光学式に当てはめて，涙液メニスカスの曲率半径を算出するものである（**図2b**）．フルオレセインを用いず涙液メニスカスの曲率半径を測定できることや下方メニスカスのみに光を当てるために羞明がなく，低侵襲的であることが最大のメリットである．

　本法が開発された当初は反射像をカメラで撮影するシステムであり[3]，しかも，ターゲットの投影系と撮影系が同軸に置かれておらず，見つけた反射像を瞬時にカメラで撮影しなければならなかったために，高度な技術を必要とした．しかし，その後，反射像を同軸に置かれたビデオカメラでとらえるビデオメニスコメーター（**図3**）が開発され[4]，リアルタイムに反射像を追跡することが可能となった．さらに，ターゲットを回転させることで，さまざまな部位の異所性のメニスカスをとらえたり，反射像をデジタル録画してコンピュータで曲率半径を計算できるようになり，便利なシステムとなった．

　健常眼とドライアイにおける下方中央の涙液メニスカスの曲率半径の比較（**図4**）では，ドライアイは，健常眼に比べて有意に低値をとり[3-5]，かつ，曲率半径がメニスカスの高さとも有意な相関を示すことが報告されている[6]．

　その後，メニスコメトリ法によって得られたメニスカスの曲率半径が，眼表面全体の涙液貯留量と一次相関することが見いだされ[7]，曲率半径をモニターすることで，点眼液の点眼後の眼表面における滞留性の評価や導涙機能の評価にも活用できることがわかり，メニスコメトリ法の活用の幅は，ますます広がってきている．

（横井則彦）

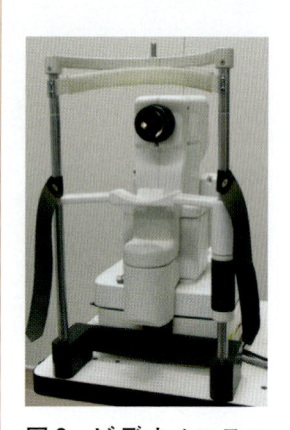

図3　ビデオメニスコメーターの外観

ストリップメニスコメトリ

従来の涙液評価法と問題点

Schirmer 試験：涙液量を測定する方法として，5mm 程度の幅の濾紙片の先端を下眼瞼の外側と眼球との間に入れ，5 分後の濡れた部分の長さを Schirmer 値とする．しかし，不快感や痛みを伴う検査である．また，Schirmer 試験紙を下眼瞼に接触させる刺激によって涙液の反射性分泌が生じ，検査の再現性に乏しい．さらに測定時間が 5 分間と長く，被検者への負担が大きい．眼表面上皮障害を引き起こす可能性もある．

綿糸法：Schirmer 試験紙のかわりに滅菌した綿糸を使用する方法であるが，検査の再現性に問題があることが指摘されている．また，綿糸が伸縮しやすく，濡れた長さを測るのに綿糸自体に目盛りが表示されていないため，別のスケールを当てて読みとる必要がある．

涙液クリアランステスト：涙液クリアランステストは，5％ のフルオレセイン色素液を片眼ずつ結膜嚢内に点眼し，5 分後に Schirmer 試験紙にて，何倍に薄まったかを調べるものである．

涙液と涙液メニスカス

角膜上にはムチンなどの糖蛋白を多く含む粘液層があり，その上に涙液層と油層が形成されている．眼表面の涙液のうち 75〜90％ が涙液メニスカスに存在するといわれている[1]．この涙液メニスカスの涙液には，涙液の表面張力に比例し，その曲率半径に反比例する陰圧が生じており，皮膚粘膜移行部と呼ばれる凹面が形成されている．涙液メニスカスの高さや曲率半径のパラメータがドライアイの診断において重要とされ[1-4]，近年，涙液メニスカスの涙液量と病理的症状との関係が注目されている．

涙液メニスカス中の涙液量は約 5μL ときわめて少ないので測定が困難である．現在，メニスカスの涙液量測定に利用できる装置は高額で日常診療での応用は難しい．このような状況において，涙液メニスカスの涙液量を，簡便で短時間に定量ができる検査用具が求

文献は p.394 参照.

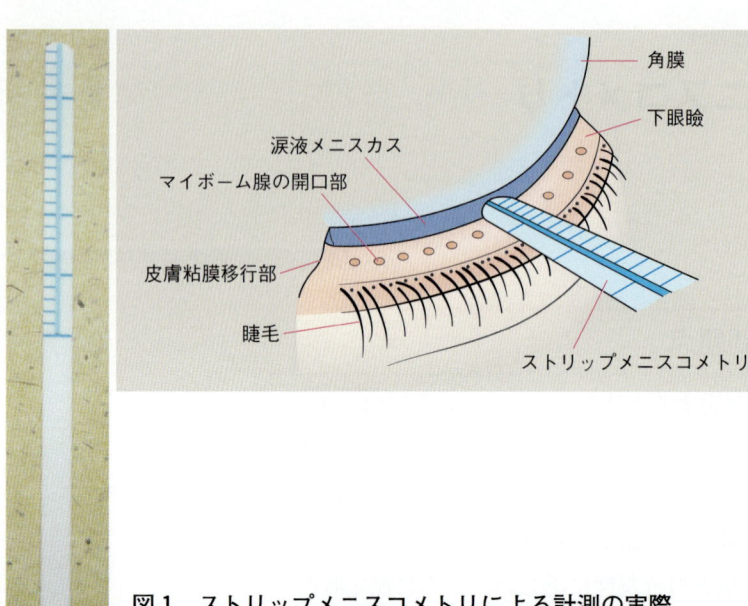

図1 ストリップメニスコメトリによる計測の実際
下眼瞼との間に沿って涙液が形成され，その部位を測定する．

められてきた．

ストリップメニスコメトリ（図1）

　ストリップメニスコメトリ（SM）は涙液の量を簡便に検査できる新しい検査器具で，涙液量の少ないドライアイの被検者に対しても涙液メニスカスから涙液貯留量の測定が可能である．ストリップメニスコメトリのもつ長所を以下にまとめる．
1. フルオレセイン染色を行う必要がない．
2. 5秒間と短時間で，簡便に涙液メニスカスにおける涙液貯留量を定量できる．
3. 経験を積めば，眼表面に接触せずに施行することができる．

素材と構造：最初に開発されたストリップメニスコメトリは，主に低蛋白吸着性の親水性ポリエーテルスルホン，レーヨン，アセテート，ニトロセルロースからなる，幅が3mm，長さ25mmの本体のなかに，幅0.4mm，深さ140μmの溝がある製品である[5]．涙液が8μmの孔サイズをもつニトロセルロース膜の溝を伝って吸い上げられSM値が測定される．

ストリップメニスコメトリの臨床応用：健常眼とドライアイを比較すると，ストリップメニスコメトリ値はドライアイでは有意に低下を示し，かつ涙液メニスカスの高さや生体染色スコア，Schirmer値とも有意な相関を示すことが報告されている[5]．また，反射性の涙

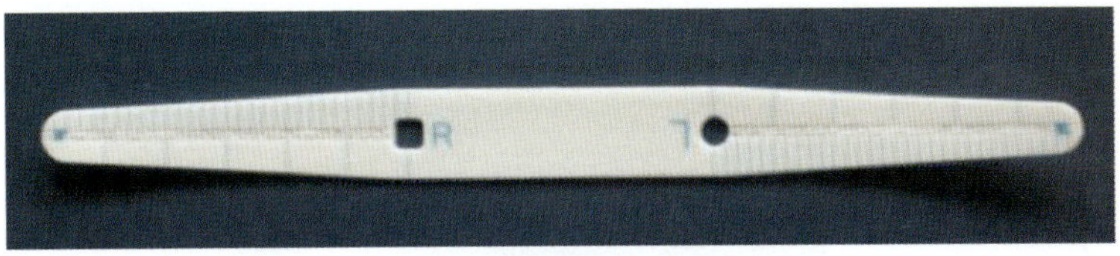

図2 ストリップメニスコメトリチューブ

液分泌を起こしにくい[6]ことも前眼部OCTを用いて確認されている．単独で用いた場合のドライアイ診断の感度および特異度はカットオフ値を≦4mmに設定するとそれぞれ83％，58％であり，涙液層破壊時間と組み合わせると特異度が99％に改善することが報告されている[6]．

ストリップメニスコメトリチューブ（SM Tube）

　以前開発されたストリップメニスコメトリが，慌ただしい診療現場で使いやすいように改良されたもので，1本で両眼が測定できるよう左右が印字されている．また，本体両側に涙液量を計測するための目盛りが付されている．

形状（図2）：本品は，細長く薄い形状で，その長さ方向の中央部に沿って涙液を吸収するために，中央に構造を有している．溝内には不織布が充填され，その両側に涙液量を計測するための目盛りがついており，1枚ずつ滅菌包装されている．寸法は，幅7mm，厚さ0.3mm，長さ85mmであり，手で保持しやすい．被検者の目に触れる可能性のある先端部は，不要な刺激を目に与えないように半円状である．

　ストリップメニスコメトリチューブは，柔軟性があり吸湿，吸水性が低いポリウレタン，ポリエステルと，その溝内に配置される剛性があり吸水に優れるレーヨン，パルプとからできている．柔軟性を有する本体部が，万が一，被検者の眼球に触れた場合も苦痛が低減するよう工夫されている．一方，中空チューブ先端部が被検者に接触すると，① 中空チューブの吸収速度に加え，② 両端が開放端になっている溝の毛細管現象により涙液の吸引効果が生じ，③ また吸水性が低い本体により涙液の流れの幅が狭められ，中空チューブをそのまま露出したときよりも格段に濡れ速度が増加しているため，迅速で正確に涙液の量を判断することができる．そのため，涙液が微少量であっても，短時間に正確な涙液量を判定することができる．中空チューブの先端近辺に青色1号が添加されており，涙液が浸透

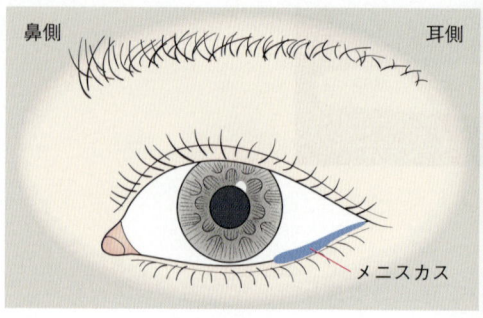

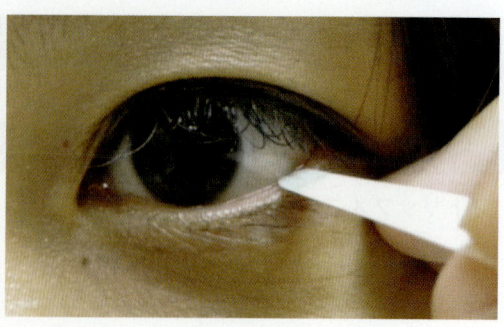

図3 ストリップメニスコメトリチューブの使用方法

した長さは，色素によって容易に目視でき，本体部の目盛りから読みとれる．その数値により，ドライアイ症状であるか否かの初期診断を行う．

測定方法：細隙灯顕微鏡で涙液および眼表面を観察しながら，**図3**のように眼表面に接触させずに手で保持しながら，下眼瞼外側3分の1の涙液メニスカスに5秒間浸し涙液を採取する．このとき，検査用具の先端が角膜に触れる必要はないので，従来の方法で懸念されていたような障害を眼表面に与えない．被検者にとっては，測定時間が短時間であるため苦痛などの負担軽減が期待される．今後，開発に向けて SM Tube の感度，特異度，カットオフ値を，さらなる臨床研究を重ねて検討をしていく予定である．

（オサマモハメドアリ イブラヒム）

涙液クリアランステスト

涙液減少のないドライアイ

ドライアイは"さまざまな要因による涙液および角結膜上皮の慢性疾患であり，眼不快感や視機能異常を伴う"[1]とされ，語源の"ドライ"が示すように，涙液の量的な減少が主な原因であることが多い．しかしながら，臨床では測定される涙液量が多いにもかかわらず，ドライアイ症状，ドライアイによると思われるオキュラーサーフェスの障害を認めることも多く，そのような場合これらの矛盾する病態を理解し，より有効な治療法を選択することが望まれる．

涙液は，体内で最も少量の体液で外界に接しているという特徴から環境変化，合併疾患やほかの治療の影響も受けやすい．正常な状態では，涙液はオキュラーサーフェスのメンテナンスのために分泌，瞬目，排出により交換されている．通常の瞬目開瞼，無刺激時の涙液分泌量はおよそ$1.2\,\mu L/min$[2]，1割が蒸発し9割が鼻腔へと排出され新たな涙液に交換されている．結膜囊の涙液貯留量は個人差があるが，約$6\sim10\,\mu L$であり，貯留可能な上限が点眼の1滴と同じような$50\sim100\,\mu L$程度であるため，2滴以上点眼すると眼瞼縁から点眼液があふれることとなる．これらのおおよその数字は，臨床上患者説明で役立つことが多い．涙液は少量でわずかなことで変化することから涙液減少のないドライアイ症例の診察時，点眼，刺激性分泌，瞬目異常，睡眠など，個々の患者自身の特有な環境の変化の問診も重要となる．

涙液クリアランステスト

ここでは，実際に量的計測が可能な涙液の水層の交換について述べる．涙液交換を比較的簡便に量的に評価する方法として，5分間の色素希釈率を測定する涙液クリアランステストがある[3]．

必要な器具と薬品を示す（**図1**）．少量$1\sim20\,\mu L$の点眼が可能なマイクロピペットおよびチップ，蛍光眼底撮影用フルオレセイン（FL，5％），点眼麻酔液（ベノキシール®〈0.4％オキシブプロカイ

文献は p.395 参照.

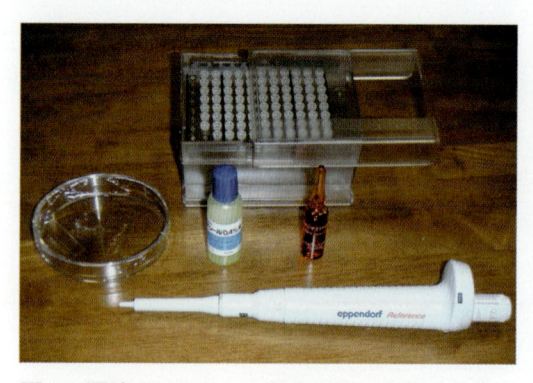

図1 涙液クリアランス測定で用いる器具と薬品

図2 涙液クリアランス法比色表
Schirmer試験紙を用い，倍々希釈により自分自身で作成することも可能．

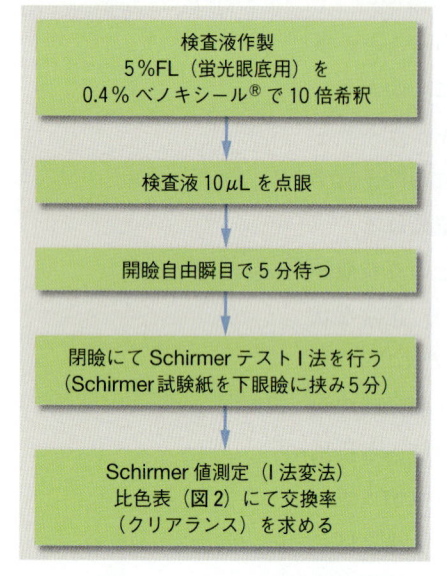

図3 涙液クリアランス法（流れ図）
FL：fluorescein（フルオレセイン）

ン塩酸塩〉），Schirmer試験紙，比色表（図2）を用いる．次に手順を図3に示す．検査液を作製（5%FL〈フルオレセイン〉をベノキシール®で10倍希釈）し10μLを点眼．開瞼自由瞬目5分後，Schirmerテストを行い（5分），試験紙の濡れ（点眼麻酔使用のためSchirmerテストI法変法に値する）と，色素表による希釈率を求める．

　涙液クリアランステストの正常値は5分間での色素希釈率8倍以上，異常値は4倍以下である（筆者による）．10μLの液体はSchirmer試験紙上でおよそ15mmの値を示す．後で述べるようにSjögren症候群（SS）のような，涙液分泌がほとんど認められない重度のドライアイに対し涙点プラグで上下の涙点閉鎖を行った場合，結膜嚢

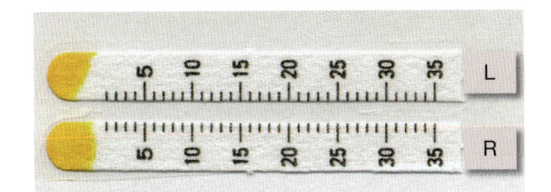

図4 涙点閉鎖前の涙液クリアランス
R：0mm×2，L：0mm×2

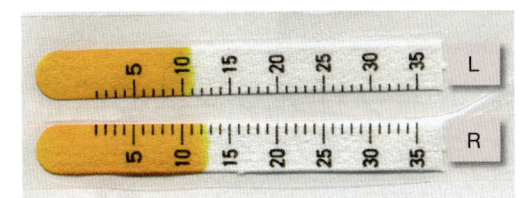

図5 涙点閉鎖後の涙液クリアランス
R：13mm×2，L：11mm×2

内の涙液はほとんどないため，閉鎖の具合を確認する際にも有効である．

涙液クリアランステストによる涙液動態変化の評価

図4に涙点閉鎖前，図5に上下涙点閉鎖後の涙液クリアランステストの結果を示す．涙点閉鎖前では点眼された10 μLの検査液のほとんどが涙道から鼻腔へ排出されたため，Schirmer I 法変法の値は低値（R：0mm，L：0mm）で色調も異常値（R：×2，L：×2〈濃い：涙液クリアランス低値〉）を示している（**図4**）．一方，涙点閉鎖後はほとんどそのまま残るためSchirmer I 法変法の値は高値（R：13mm，L：11mm）となる．しかしながら，色調は点眼時とあまり変化のない異常値（R：×2，L：×2〈濃い〉）を示す．

涙点閉鎖は重症ドライアイ治療に重要な手技であるが，時にその涙点の閉鎖具合の評価が困難なことも多い[4]．涙液クリアランステストによる涙液動態の評価により，治療効果を判定することにも役立つ．

〔小野眞史〕

クリニカル・クエスチョン

涙液クリアランスの異常は，どのような疾患で生じますか？

Answer Sjögren 症候群，Stevens-Johnson 症候群，眼類天疱瘡，アルカリ外傷などの重症ドライアイが挙げられます．臨床上，涙液クリアランスが低下することによって外的内的環境の影響を受けやすくなることが問題となります．

涙液クリアランスの異常とは？

　涙液はごく少量で，オキュラーサーフェスのメンテナンスのために常に交換されている．臨床上，涙液クリアランス（交換率）の異常として問題になる場合はクリアランスの低下であり，高度な分泌減少，排出不全あるいはその双方により問題となる．交換率の低下した状態では，より外的内的環境の影響を受けやすくなり，涙液の浸透圧，炎症[1]，酸化ストレス[2]といったドライアイ発症のメカニズム[3]の悪循環サイクルを生じやすくなると考えられる．また，飛散する液体や粉末（料理，たばこの煙など），高濃度の防腐剤含有点眼あるいは緑内障など，ほかの治療目的の点眼など，日常生活で接するさまざまな環境の変化によりオキュラーサーフェスの障害を生じやすくなる．

　ここで涙液動態を涙液交換率，涙液量といった二つのパラメータ

文献は p.395 参照．

表1 涙液交換率，涙液量からみた涙液動態

	涙液交換率 ↑ 涙液クリアランス ↑	涙液交換率 ↓ 涙液クリアランス ↓
涙液量（貯留量）↑ 涙液メニスカス ↑ Schirmer I 法変法 ↑	正常および 涙液分泌亢進状態	重症ドライアイ涙点閉鎖治療例 （図1c） 薬剤性角膜上皮障害 （図3）
涙液量（貯留量）↓ 涙液メニスカス ↓ Schirmer I 法変法 ↓	ドライアイ軽症例	重症ドライアイ （図1a）

ーで考えると，四つの臨床像が考えられる（表1）[4]．ここでは涙液交換率を涙液クリアランステストの結果として，また涙液量（主に貯留量）を涙液クリアランス測定時に得られるSchirmer I法変法の値として考える．これらの値は，刺激性分泌の保たれている正常あるいは軽度の分泌機能低下例では涙液クリアランステスト時の点眼麻酔使用，点眼による刺激性分泌および涙液の量的負荷の影響により，特に涙液量に関し本来の値と誤差を生じている可能性とも考慮する必要がある．表1の右2項目が涙液クリアランスの異常（低下）である．

涙液クリアランスが低下する疾患例

高度な分泌障害によって生じる涙液クリアランス低下がみられる疾患としては，Sjögren症候群（SS），Stevens-Johnson症候群，眼類天疱瘡，アルカリ外傷など，涙腺の高度な機能不全あるいは涙腺導管開口部の閉鎖を伴うような重症ドライアイが挙げられる．

排出障害としては涙点，涙管，涙道閉鎖を生じる疾患があり，高度な結膜の炎症，急性，慢性涙道，涙嚢の炎症，物理的・化学的外傷が挙げられる．また，後述するように重症ドライアイに対する治療としての涙点プラグ，焼灼による涙点および涙小管閉鎖によりクリアランスは低下し，さらなる角結膜上皮障害の悪化を生じる場合もある．

また高齢者では，しばしば陳旧性トラコーマ，陳旧性涙嚢炎などにより涙液排出不全を生じている例も認められ，軽度な涙液分泌障害があるにもかかわらず，あたかもドライアイが治療されたようになる症例もしばしば認められる．

涙液クリアランス異常の実際の症例

実際の症例を示す．図1aに涙点プラグ挿入前のSSのFL（フルオレセイン）染色像を示す．涙液メニスカス低値で糸状角膜炎を伴う高度な角結膜上皮障害を認める．図1bに，その涙液クリアランステスト結果を示す．涙液量は少なく，涙液クリアランスも低値である．

図1cに涙点プラグ挿入を行った2日後のFL染色像を示す．このSS症例においては，涙点閉鎖により涙液の貯留量を増やし，これによって涙液クリアランスは低値であるが，角膜上皮障害の著明な改善を認めた．ここでは涙液メニスカス高値，FL染色の消失，涙液クリ

a.
c.
b.
d.

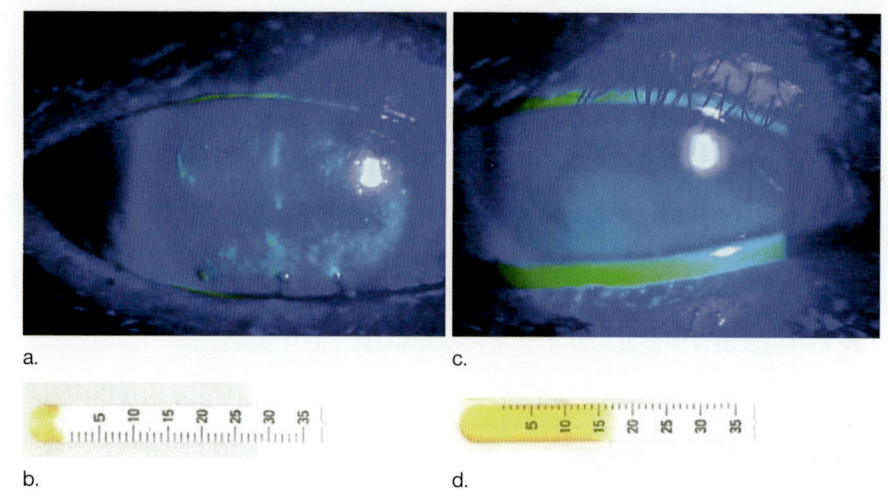

図1 Sjögren症候群
a. プラグ挿入前（FL染色）．
b. プラグ挿入前（涙液クリアランステスト結果）．涙液クリアランステストにより，高度な涙液の減少と高度な涙液クリアランスの低下が認められる．（R：0mm×2）
c. プラグ挿入後（FL染色）．
d. プラグ挿入後（涙液クリアランステスト結果）．（R：17mm×2）

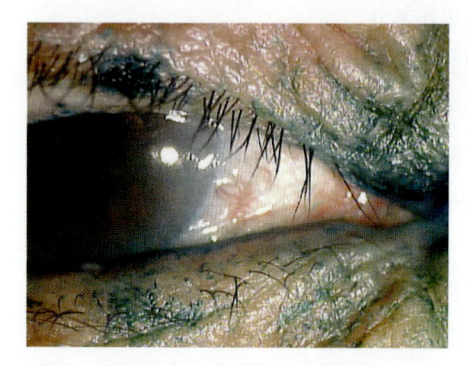

図2 Sjögren症候群涙点焼灼後（眼瞼皮膚写真）
涙液クリアランス低下例では，点眼した検査薬（リサミングリーン；LG）があふれ，皮膚を染色している．

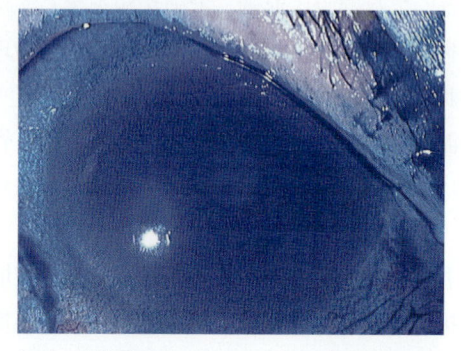

図3 低涙液クリアランスの薬剤性角膜上皮障害症例（図2と同一症例）
低い涙液クリアランスの状態でほかの点眼薬剤を追加した後，角結膜上皮障害の悪化を認めた．

アランス測定のための10μLの点眼により涙液量の増加（0→17mm）を認めるが，涙液クリアランスは低値（×2）のままである（**図1d**）．この例では，**表1**の右下から右上へ病態が移行したことになる．このように，クリアランスは低値でも涙液（貯留）量を増加させることで，上皮障害は改善を示すことが多く認められる．

　涙液クリアランスが低下した症例では，点眼や涙液が結膜囊内にとどまらず眼瞼皮膚側へあふれ出ることがしばしば認められる．このような症例では，染色液が皮膚側にあふれる場合があり，**図2**に

示す症例では検査で用いたLG（リサミングリーン）染色液で皮膚が染色されている（図2）．本症例はSSですでに上下涙点の閉鎖が認められ，高度に涙液クリアランスが低下した状態であった．合併症とほかの治療のために点眼薬剤を追加したところ，薬剤毒性と考えられる角結膜上皮障害の増悪を認めた（図3）．

このような症例では，疾患の治療戦略にもよるが，低い涙液クリアランスがあり，通常のドライアイ治療に対する点眼治療による涙液貯留量の改善のみでは上皮障害が改善しないようなドライアイ発症メカニズムの悪循環が考えられる場合は，悪循環を断つためにも涙液交換を促進するための人工涙液によるウォッシュアウトなどの治療追加を検討する．

〔小野眞史〕

涙液インターフェロメトリ

涙液層構造とインターフェロメトリ

　涙液層の構造は現在二層構造モデルを基本として考えられている[*1]．涙液は微量無色透明で観察しがたく，その厚みは報告にもよるが数 μm オーダーであり，非侵襲的観察方法としては現在のところインターフェロメトリ（干渉法，干渉像解析）によるしかない．すなわち涙液層に関して，想像ではない実際の様子を評価するにはインターフェロメトリが最も優れている．眼表面の涙液分野では，涙液油層評価（厚み，動態），涙液層評価（厚み，動態），ならびに涙液メニスカス評価（高さ，曲率半径など）が行われている．

インターフェロメトリの計測原理

　interferometory は interference の計測，である．interference の日本語訳は干渉（という現象）である．インターフェロメトリは物理，工学などの分野で薄膜計測を行う際に多用され，眼科ではこれを涙液評価などに応用している．たとえば涙液表層と涙液/角膜の界面などのように，屈折率の変化する二つの界面を表裏に有する薄膜（図1）の計測に有用である．その変数は薄膜厚み，光の波長，入射

[*1] 近年では，眼表面ムチンは眼表面上皮から突き出ている膜貫通型ムチンと，杯細胞から分泌される分泌型ムチンによりなることが明らかとなっており，水層にもムチンが分布していることがわかっている．

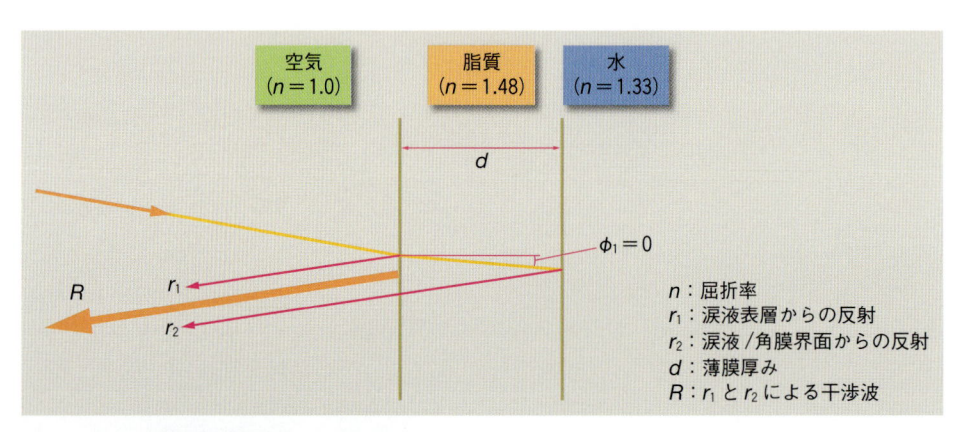

図1　白色光薄膜干渉現象の概念図
（Goto E, et al：Computer-synthesis of an interference color chart of human tear lipid layer, by a colorimetric approach. Invest Ophthalmol Vis Sci 2003；44：4693-4697.）

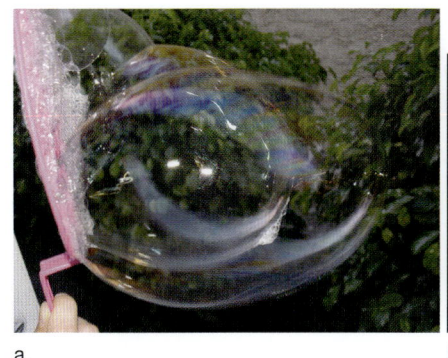

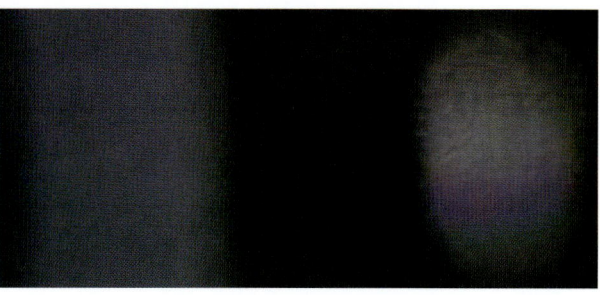

図2 干渉現象
a. シャボン玉でみられる白色光薄膜干渉現象.
b. スリットランプでみられる涙液油層の干渉色.

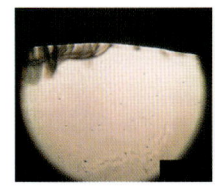

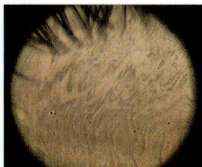

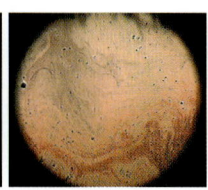

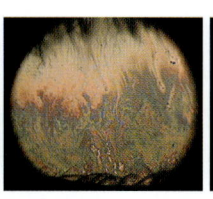

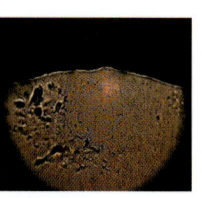

a. Grade 1　　b. Grade 2　　c. Grade 3　　d. Grade 4　　e. Grade 5

図3　DR-1™による干渉色パターンのGrade分類
DR-1™による干渉色のパターンをYokoiらはドライアイ重症度によりGrade分類した[5]．灰色1色（Grade 1〈a〉，Grade 2〈b〉），茶色の干渉色が現れる（Grade 3〈c〉），多彩な干渉色が現れる（Grade 4〈d〉），角膜表面が露出（Grade 5〈e〉）の五つのGradeに分類される．干渉色が灰色のものは縞模様が認められない均一な油層干渉像がGrade 1，縞模様を認める不均一な油層干渉像がGrade 2である．健常な状態の涙液油層はGrade 1, 2を呈し，ドライアイではGrade 3以上のものが多い．Grade 1, 2にはマイボーム腺機能不全（meibomian gland dysfunction；MGD）やBUT短縮型ドライアイが含まれ，暗い干渉像を呈し，垂直方向の干渉縞を呈することが多い．

角である[1]．干渉現象では，光源がレーザーなどのように単色であれば単色の干渉縞が，光源がbroadbandな白色光であれば虹色の干渉縞，干渉色を呈する．シャボン玉の薄膜では虹色の干渉色が観察される（図2a）．雨上がりの水たまりに油膜が張っているときも虹色の干渉色が観察される．眼表面では，特定の条件で涙液油層薄膜から虹色などの干渉色が観察される．すなわち，スリットランプで角膜の鏡面反射を観察する際にピントを涙液表層に合わせると，涙液油層の干渉色が観察可能である（図2b）[*2]．

涙液油層のインターフェロメトリ

DR-1™干渉像グレーディング：涙液油層からの干渉色，干渉縞のパターンをもとにドライアイ患者の干渉像を重症度によりグレーディングする（図3）[2]．

DR-1™による涙液油層厚み測定（白色光薄膜干渉とcolorimetryの組み合わせ）：涙液インターフェロメトリでは，古典的には比色表

文献はp.395参照．

[*2] 涙液インターフェロメトリは時に涙液スペキュラーとも呼ばれる．角膜裏面にピントを合わせ，鏡面反射より角膜内皮細胞を観察する角膜内皮スペキュラーマイクロスコープと同じ原理である．

(color lookup table)を作成し，涙液油層干渉色と比色することで涙液油層薄膜厚みを決定（推定）していた．現在ではcolorimetryを適用し，干渉色から直接涙液油層厚みを求める．すなわち，薄膜厚みごとの RGB 値，XYZ 三刺激値のセットを理論的に算出する．この薄膜厚みごとの干渉色は以下の方法より算出され，干渉の光路長差から反射率 R を求める．

$$R(\lambda) = 1 - \frac{8n_0 n_1^2 n_2}{(n_0^2+n_1^2)(n_1^2+n_2^2)+4n_0 n_1^2 n_2 + (n_0^2-n_1^2)(n_1^2-n_2^2)\cos 4\pi \frac{n_1 d}{\lambda}}$$

薄膜厚 d ごとの反射率から，干渉色ごとの XYZ 三刺激値が求まる（臨床的には，薄膜厚み 10 nm ごと 0〜400 nm の範囲で十分である．コンピュータ上での比色のために tear interference color chart を作成する）．この XYZ 三刺激値を実際の DR-1™ 画像から得られる XYZ 三刺激値と比較して薄膜厚みを決定する（コンピュータ比色，図4，5）[3]．この方法により，健常者は薄膜厚み 80 nm 近辺の均一な油層をもつこと，マイボーム腺機能不全（meibomian gland dysfunction；MGD）においては涙液油層厚みの減少があること，涙液減少型ドライアイでは不均一な涙液油層厚みの分布を呈しうること，などが示された[4]．

DR-1™ 干渉像の動的解析（NIBUT，動的解析，界面化学的検討）：DR-1™ 干渉像を動的に解析することで涙液油層動態が解析可能となった．

Non-invasive BUT（NIBUT）計測：DR-1™ 干渉像の破綻までの時間を計測することにより非侵襲的に涙液の安定性を評価した．

DR-1™ 干渉像動的解析：DR-1™ からのビデオ信号を非圧縮で取り込み，干渉像の動き，すなわち，涙液油層の動きを解析した．健常者，MGD，涙液減少型ドライアイではそれぞれ特徴的な涙液油層動態がみられた．

DR-1™ 干渉像動的解析と界面科学との融合：Yokoi らは干渉像の動的解析に流動学および界面化学的検討を導入し，非侵襲的なドライアイ診断への貢献を示した（図6）[5]．

涙液層のインターフェロメトリ

涙液油層干渉と同様の原理により，涙液層厚みの計測が可能である[6]．真の眼表面涙液貯留量の評価に貢献することが期待される

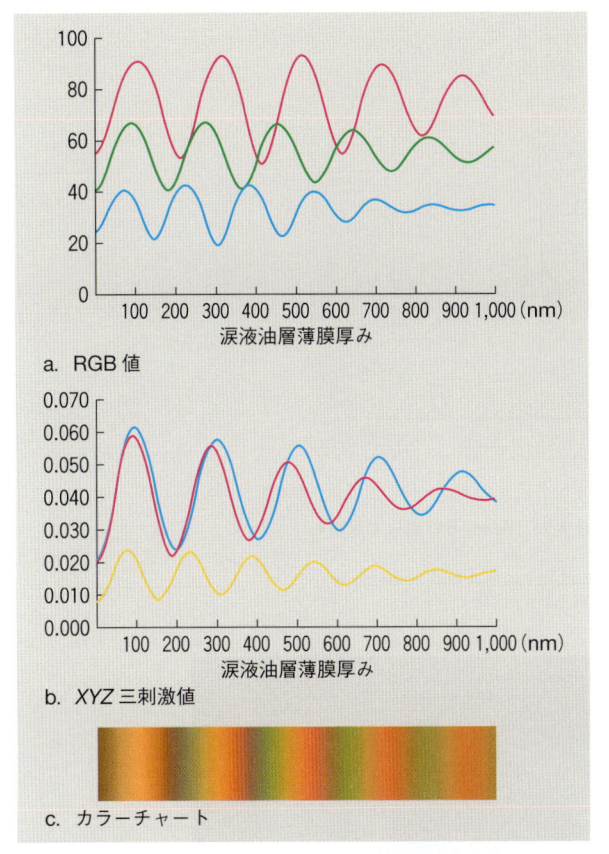

図4 DR-1™用の涙液油層薄膜厚みごとのRGB値，*XYZ*三刺激値，カラーチャート

a. RGB値
b. *XYZ*三刺激値
c. カラーチャート

(Goto E, et al：Computer-synthesis of an interference color chart of human tear lipid layer, by a colorimetric approach. Invest Ophthalmol Vis Sci 2003；44：4693-4697.)

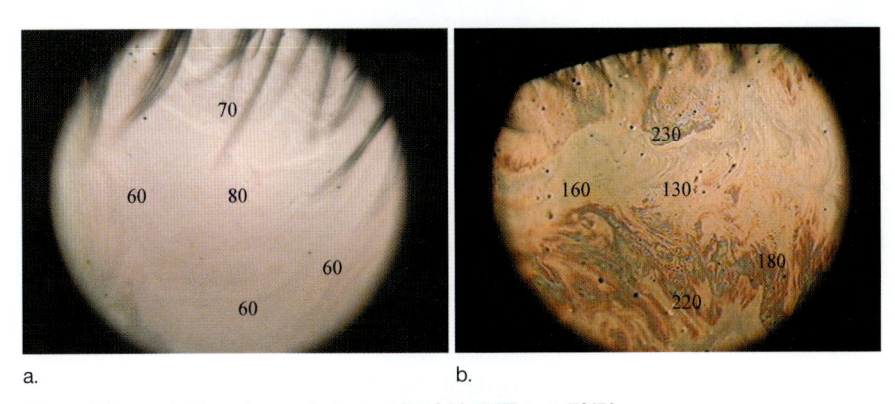

図5 図4のカラーチャートからの涙液油層厚みの計測
a. 健常者，中心涙液油層厚み 80 nm，YokoiのGrade 1.
b. ドライアイ患者，中心涙液油層厚み 130 nm，YokoiのGrade 4.
(Goto E, et al：Computer-synthesis of an interference color chart of human tear lipid layer, by a colorimetric approach. Invest Ophthalmol Vis Sci 2003；44：4693-4697.)

(図7)．

涙液メニスカスのインターフェロメトリ

涙液油層干渉を広角に観察するデバイスとして tear scope があ

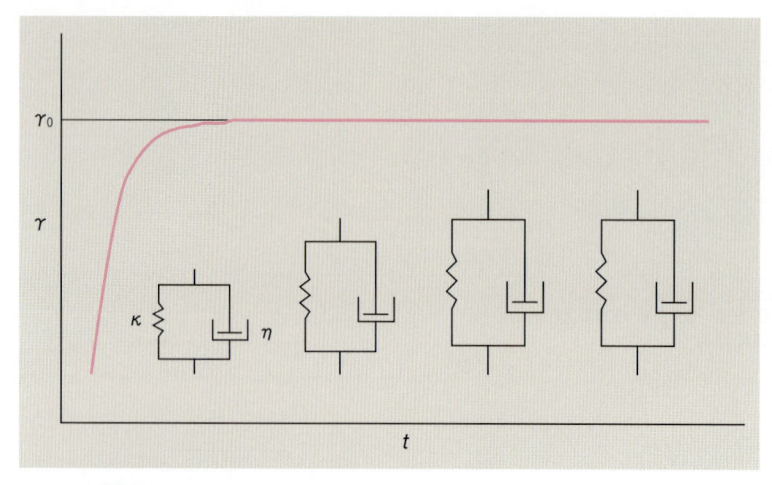

図6　流動学における Voigt モデル
涙液油層の動態が流動学 Voigt モデルに適応されうることが，Yokoi らによって示された．η：viscosity，κ：elasticity，t：time
(Yokoi N, et al：Rheology of tear film lipid layer spread in normal and aqueous tear-deficient dry eyes. Invest Ophthalmol Vis Sci 2008；49：5319-5324.)

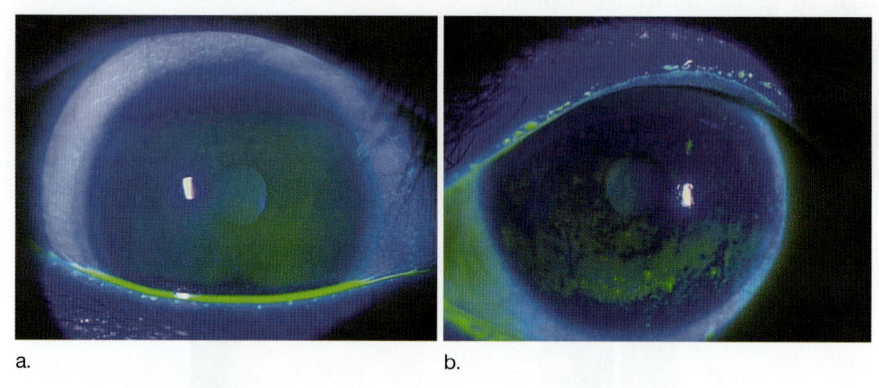

図7　涙液層厚み計測
a，b ともに，染色前に涙液層厚み計測を実施．
a．健常者，涙液層厚み 6.4 μm．
b．ドライアイ患者，涙液層厚み 2.4 μm．
(Hosaka E, et al：Interferometry in the evaluation of precorneal tear film thickness in dry eye. Am J Ophthalmol 2011；151：18-23.)

る．涙液メニスカスが観察されるため，その評価が可能である．臨床的には，涙液メニスカス高さ計測が有用である（図8）[7]．真の眼表面涙液貯留量の評価に貢献することが期待される．

コンタクトレンズ上涙液層のインターフェロメトリ

　涙液表面の涙液油層同様にコンタクトレンズ表面の涙液層も DR-1™ で干渉像が描出される．ただし，屈折率，位相が異なるため，涙液油層の干渉色とは異なった色味の干渉色が現れる．Maruyama らは，これを Grade 分類して臨床応用を報告している[8]．

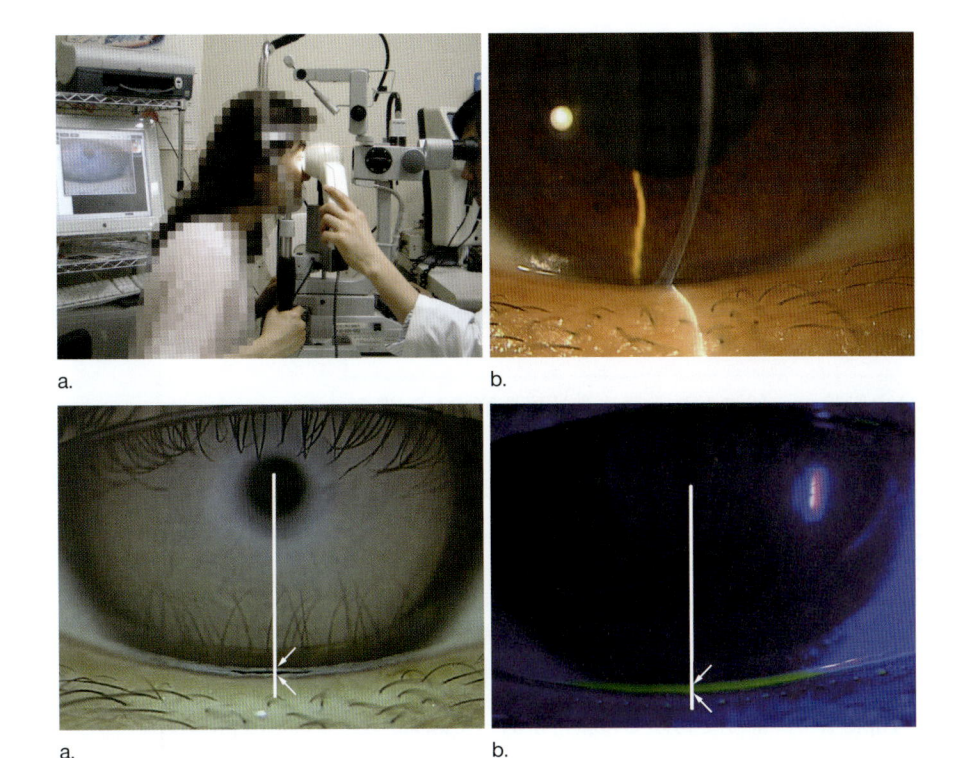

図8 interference meniscometry
a. tear scope による interference meniscometry.
b. 細隙灯写真. 涙液メニスカス評価困難.
c. b と同一眼. 健常眼. tear scope による interference meniscometry 写真. 涙液メニスカス高さ 0.21 mm.
d. b と同一眼. 健常眼. フルオレセイン染色された涙液メニスカス写真. 涙液メニスカス高さ 0.24 mm.
(Uchida A, et al：Noninvasive interference tear meniscometry in dry eye patients with Sjögren syndrome. Am J Ophthalmol 2007；144：232−237.)

涙液インターフェロメトリの今後の展望

　涙液層は，最表層に油層の薄膜をもって眼表面を湿潤している．ただし，今までの通常の眼科臨床機器で，この涙液の層構造を詳細に観察することは困難であった．そこに DR-1™ が登場し，涙液表層薄膜の干渉像の観察が可能となった．すなわち，DR-1™ 登場後は涙液油層の直接かつ詳細な観察が可能となったのである．その分析は主に干渉色（薄膜厚み）情報と動き情報で行われている．蒸発亢進型ドライアイを診断して，油性分を投与する，というような診療にも活用されている[9]．涙液の疾患であるドライアイでは涙液を観察する手段が必要である．それが DR-1™ である．涙液干渉像観察の今後のますますの発展に期待したい．

（後藤英樹）

マイボグラフィー

マイボーム腺って何？

　マイボーム腺は皮脂腺の一種であり，涙液の油層を形成し，過剰な涙液の蒸発を防ぐ役割をしている．瞼板腺ともいう．上眼瞼に約30〜40本，下眼瞼に約20〜30本ある．

マイボグラフィーって何？

　マイボグラフィーとはマイボーム腺を皮膚側から透過することにより，マイボーム腺の構造を生体内で形態学的に観察する方法である．30年以上前Tapie R[1]によって初めての報告があって以来，さまざまな改良がなされてきたが，光源プローブが患者眼瞼に直接接触することによる疼痛や不快感を解消することはできなかった．また，従来の光源プローブの照射範囲も狭く，上下眼瞼耳側から鼻側まで全体を把握するためには時間と苦痛を伴う侵襲的検査と位置づけられ，一般外来で普及することはなかった．それで筆者らは，非侵襲的にマイボーム腺を観察できるマイボグラフィーの開発を行った[2,3]．

文献はp.395参照．

非侵襲的マイボグラフィーの開発

スリットランプ付属式非侵襲的マイボグラフィー（**図1a**）：赤外線透過フィルター（波長840nm以上），CCDカメラをスリットランプに付属させたもの．スリットランプ付属式マイボグラフィー（ノンコンタクトマイボグラフィー，トプコン）の利点は，一般外来で患者を診察する流れのなかにマイボグラフィーを自然に組み込むことが可能なことである．マイボーム腺開口部周辺や眼瞼の状態を細隙灯顕微鏡の散乱光を用いて観察したのち，フルオレセイン染色をして，ブルーフィルタ（もしくはブルーフリーフィルタ）で角結膜上皮障害の観察，涙液層破壊時間（tear film breakup time；BUT）の計測を行う．その後，さらにフィルタを一枚回転させ，赤外線透過フィルタにし，患者の上下眼瞼の瞼結膜を翻転しながら，観察用

6. 特殊検査　189

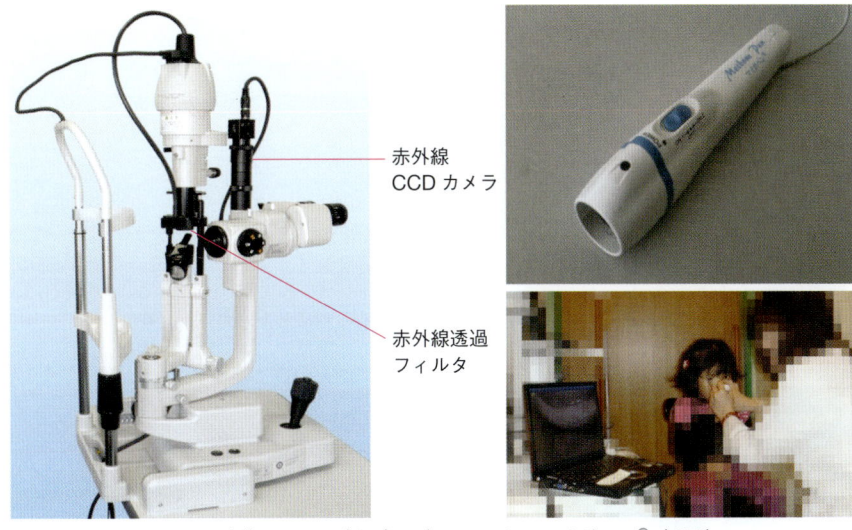

a. ノンコンタクトマイボグラフィー（トプコン）　　b. マイボペン®（JFC）

図1　非侵襲的マイボグラフィー装置
a. ノンコンタクトマイボグラフィー．スリットランプに赤外線透過フィルタと赤外線CCDカメラを付属させている．眼表面診察の一連の流れのなかにマイボーム腺形態観察を組み込むことが可能．
b. マイボペン®．赤外線LED光源とCMOSカメラよりなる．120gと軽量でポケットに入るサイズ．

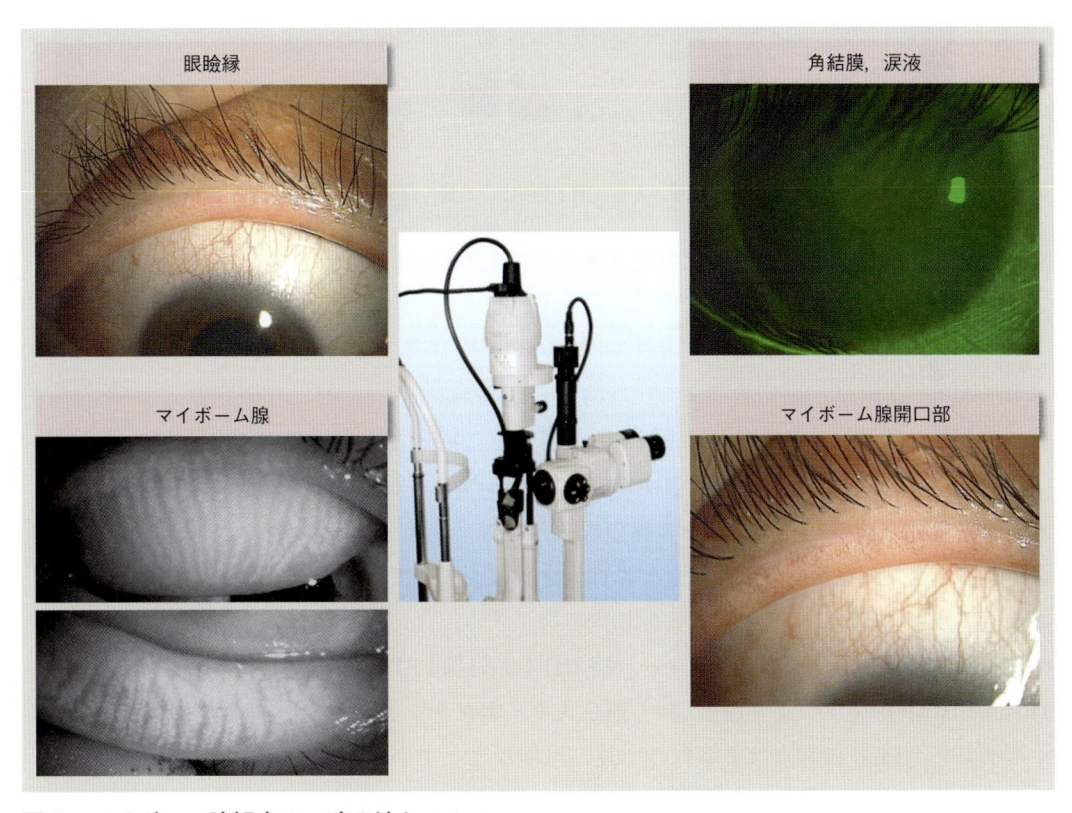

図2　マイボーム腺観察の一連の流れ（健常眼）
ノンコンタクトマイボグラフィー（トプコン）では，マイボーム腺開口部，角結膜上皮障害，涙液層破壊時間，メニスカスの観察のあと，マイボーム腺の形態を非侵襲的に観察することが可能．

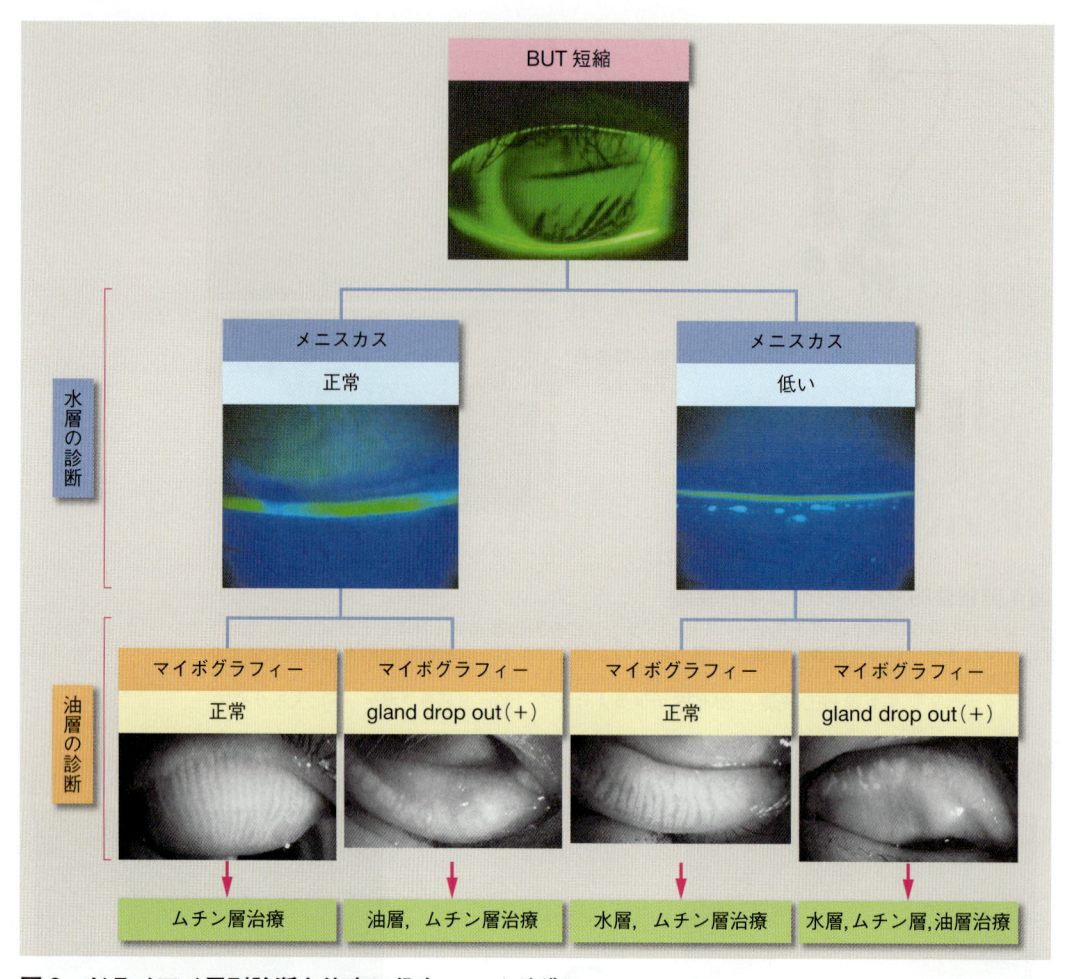

図3 ドライアイ層別診断と治療に役立つマイボグラフィー
角結膜上皮障害がなくても涙液破壊時間の短縮がみられたら涙液不安定化のサインと考え，水層，油層の診断をする．油層の診断の際，眼瞼縁異常所見とよく相関し，再現性，客観性の高い検査がマイボグラフィーである．ドライアイ診断を行ったのちは，油層にダメージがある場合，油層の治療を行う．油層の治療とは，温罨法，眼瞼清拭，油成分の補充などである．

モニターでマイボーム腺を観察，評価する（図2）．このとき，倍率は細隙灯顕微鏡の範囲内であれば自由に変更できるので，まず弱拡大で眼瞼全体を観察し，マイボーム腺の脱落，短縮，途絶，拡張，歪曲など，異常所見をみつけたら，その部分を強拡大にして腺房まで詳細に観察する．ここまで通常3分以内で終了する．

持ち運び式非侵襲的マイボグラフィー（図1b）：赤外線LED（波長940 nm），CMOSカメラよりなる．持ち運び式マイボグラフィー（マイボペン®，JFC）の利点はまさに持ち運び可能なことである．往診，手術室，検診，海外など，ポケットに入るサイズで重さも120 gと軽量なため，どこでもマイボーム腺を観察することができる．細隙灯顕微鏡の顎台に顔をのせられない乳児や，重症の全身疾患を抱

えた入院患者のマイボーム腺も観察可能である．

従来のマイボグラフィーと非侵襲的マイボグラフィーの見えかたは反転する

　従来のマイボグラフィーは皮膚側にプローブを接触させ，透過光でマイボーム腺を観察するため，マイボーム腺は黒く見える．非侵襲的マイボグラフィーは結膜側からの反射光によりマイボーム腺を観察するため，マイボーム腺は白く見える．

マイボグラフィーの課題

　マイボグラフィーはマイボーム腺の構造の検査であり，インターフェロメトリ法で得られるような涙液油層の検査ではない．しかし，非侵襲的マイボグラフィーを用いて観察したマイボーム腺消失面積と自覚症状，涙液油層の厚み，NIBUT（non-invasive breakup time）と相関があった，との報告がされており[4,5]，マイボーム腺の形態変化と機能の相関の解明が待たれる．

マイボグラフィーの今後

　現在，ドライアイを層別に治療することが可能になったからこそ，油層の診断を正確に行うことが重要である（図3）．マイボーム腺の形態観察は客観的で再現性が高い．マイボーム腺機能不全だけでなく，コンタクトレンズ装用やアレルギー性結膜炎，長期点眼薬などの影響でマイボーム腺の形態は大きく変化することが，筆者らの研究で明らかになっている[*1]．著しくQOLを低下させるドライアイ症状を訴える患者の早期診断，早期治療のためにも，今後マイボグラフィーはオキュラーサーフェス関連疾患診断の要として，"特殊検査"ではなく"routine examination"になるものと考える．

（有田玲子）

[*1] 本巻"マイボーム腺組織の破壊は，どのような状況や病態で起こるのでしょうか？"（p.192）の項を参照されたい．

クリニカル・クエスチョン

マイボーム腺組織の破壊は，どのような状況や病態で起こるのでしょうか？

Answer マイボーム腺機能不全（meibomian gland dysfunction；MGD）患者における病態としては，マイボーム腺導管上皮の過角化による開口部の閉塞，慢性的に繰り返すサブクリニカルな炎症や，感染によるマイボーム腺脂質の変性やうっ滞が原因でマイボーム腺の閉塞，萎縮が起こり最終的には脱落に至ると考えられています．

臨床的にマイボーム腺の形態が変化することがわかっているのは，コンタクトレンズ装用，アレルギー性結膜炎，長期抗緑内障薬点眼などです．

アンサーへの鍵

マイボーム腺の形態を非侵襲的に観察する方法として，非侵襲的マイボグラフィーが挙げられる[*1]．マイボグラフィーで観察できる所見として脱落（drop out），短縮，屈曲，拡張などが挙げられる．

加齢：年齢とともにマイボーム腺は減少する[1]．

MGD：マイボーム腺関連疾患のなかで，特に患者数の多い分泌減少型 MGD では脱落，短縮，拡張など，さまざまな所見が一眼瞼のなかに観察され，その減少のしかたは不均一で白黒のコントラストも低下する（図1）．分泌減少型 MGD の診断においてマイボグラフィーの所見は有用である[2]．分泌増加型 MGD では，マイボーム腺の変化がみられないことが多い[3]．

コンタクトレンズ装用：ハードコンタクトレンズ装用では，上眼瞼のマイボーム腺の短縮や脱落が起き（図2），ソフトコンタクトレンズ装用では，下眼瞼のマイボーム腺の均一的な短縮が起きる（図3）．そのメカニズムは明らかになっていないが，瞬目時の機械的ストレスによるものと考えている[4]．

アレルギー性結膜炎：通年性のアレルギー性結膜炎では，上眼瞼においてマイボーム腺の屈曲がみられる（図4）．そのメカニズムは明らかになっていないが，瘙痒感により眼瞼をこする，掻くなどの機械的刺激，ストレスによるものと考えている[5]．

長期抗緑内障薬点眼：1年以上，抗緑内障薬を点眼している場合，マイボーム腺の形態に MGD 様の変化が現れることがある．抗緑内障

[*1] 本巻"マイボグラフィー"（p.188）の項を参照されたい．

文献は p.396 参照．

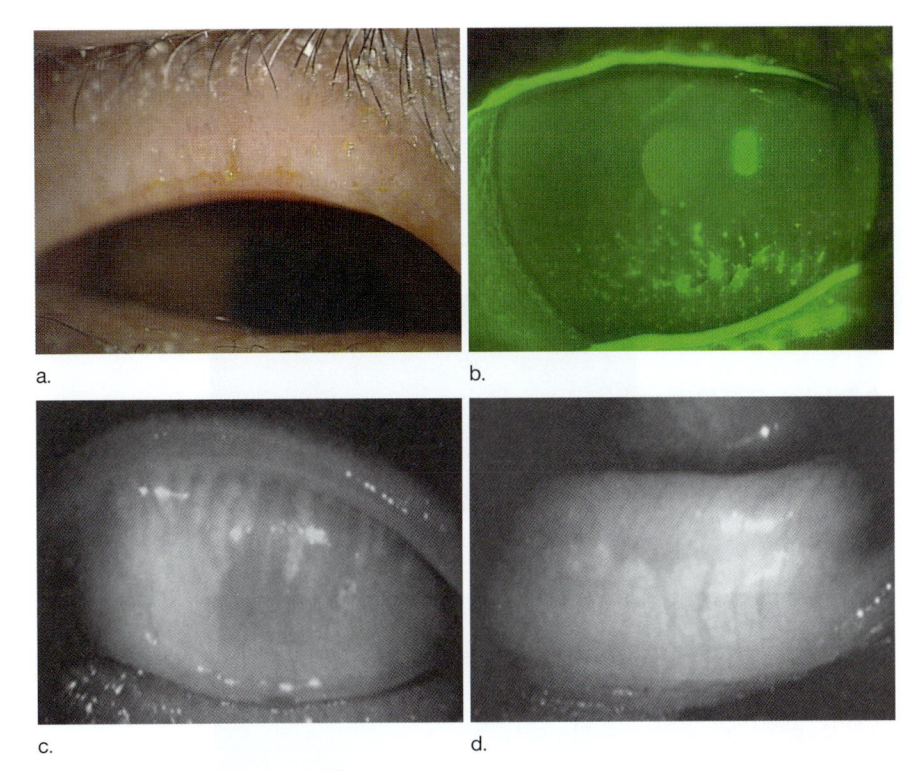

図1 分泌減少型MGD症例

78歳，男性．主訴は眼灼熱感，眼乾燥感，眼の疲れ．眼瞼縁に血管拡張，閉塞を認め（a），BUTが1秒と短縮，角結膜上皮障害を角膜下方に認める（b）．マイボグラフィーによるマイボーム腺の形態は脱落，短縮，屈曲，拡張など多様な変化をみせている（c, d）．

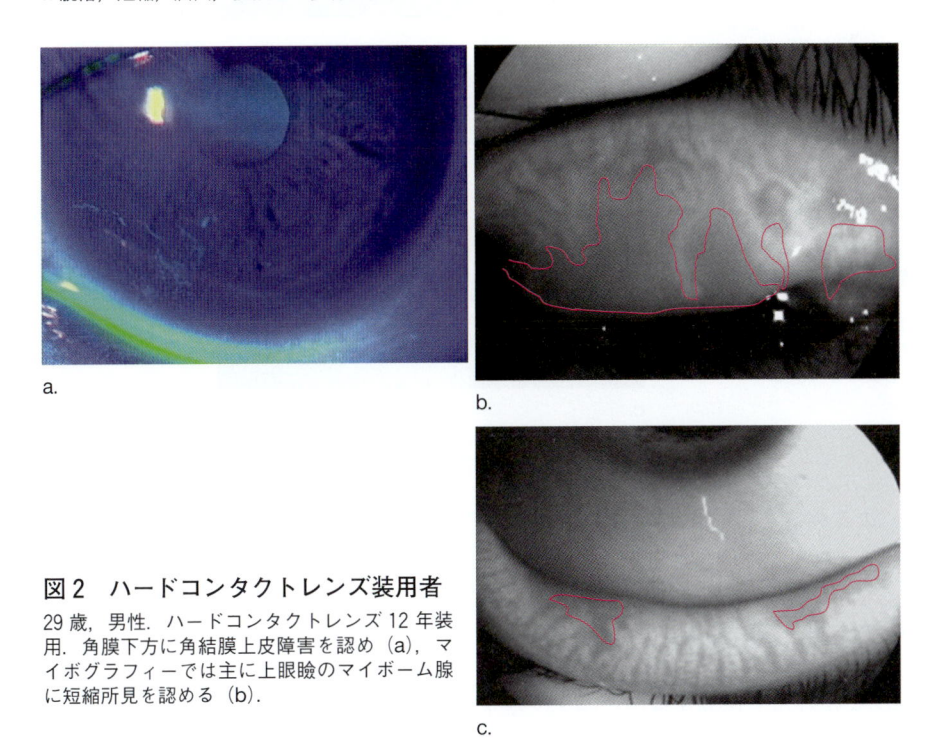

図2 ハードコンタクトレンズ装用者

29歳，男性．ハードコンタクトレンズ12年装用．角膜下方に角結膜上皮障害を認め（a），マイボグラフィーでは主に上眼瞼のマイボーム腺に短縮所見を認める（b）．

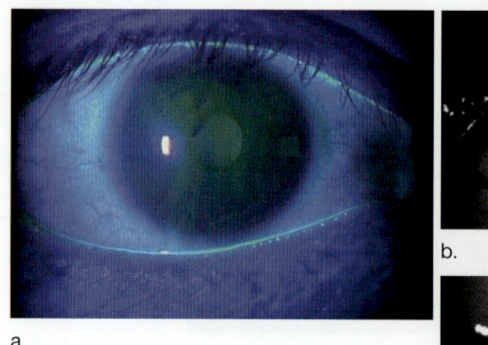

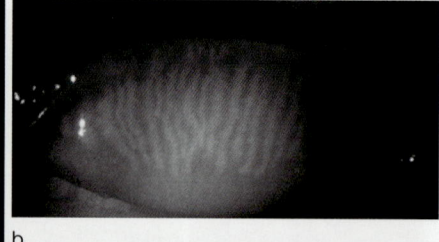

図3 ソフトコンタクトレンズ装用者

28歳，女性．使い捨てソフトコンタクトレンズ10年装用．ドライアイ症状が強い．角膜上皮障害はないが，涙液メニスカスが低く，BUTは1秒と短い（a）．マイボグラフィーにおいて，下眼瞼のマイボーム腺の短縮が顕著（c）．

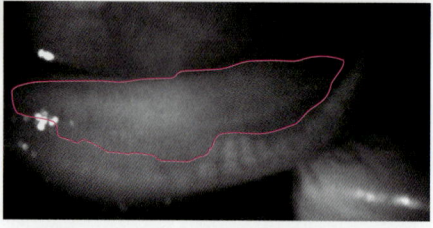

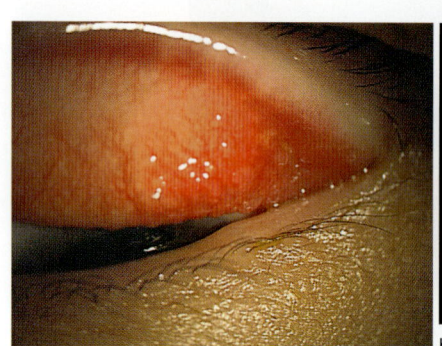

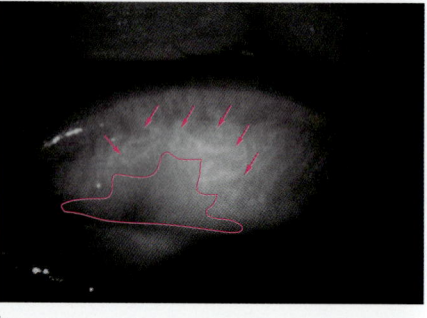

図4 アレルギー性結膜炎のマイボグラフィー

28歳，男性．アレルギー性結膜炎．使い捨てソフトコンタクトレンズ装用．上眼瞼結膜に乳頭増殖を認め，充血所見あり（a）．マイボグラフィーにおいて，上眼瞼のマイボーム腺に強い屈曲所見，下眼瞼ではソフトコンタクトレンズによると思われる短縮所見を認める（b, c）．

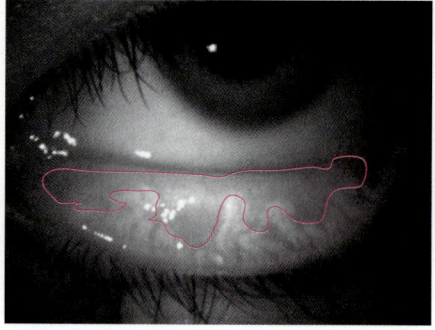

薬の薬剤の種類による検討を行ったが有意差はなかった．防腐剤の影響などの観点からも今後検討を有する[6,7]．

アンサーからの一歩

最近，眼表面温度を赤外光で検査するサーモグラファー（TOMEY）を用いて，MGDの発症機序の一部となりうる新しい知見が得られ

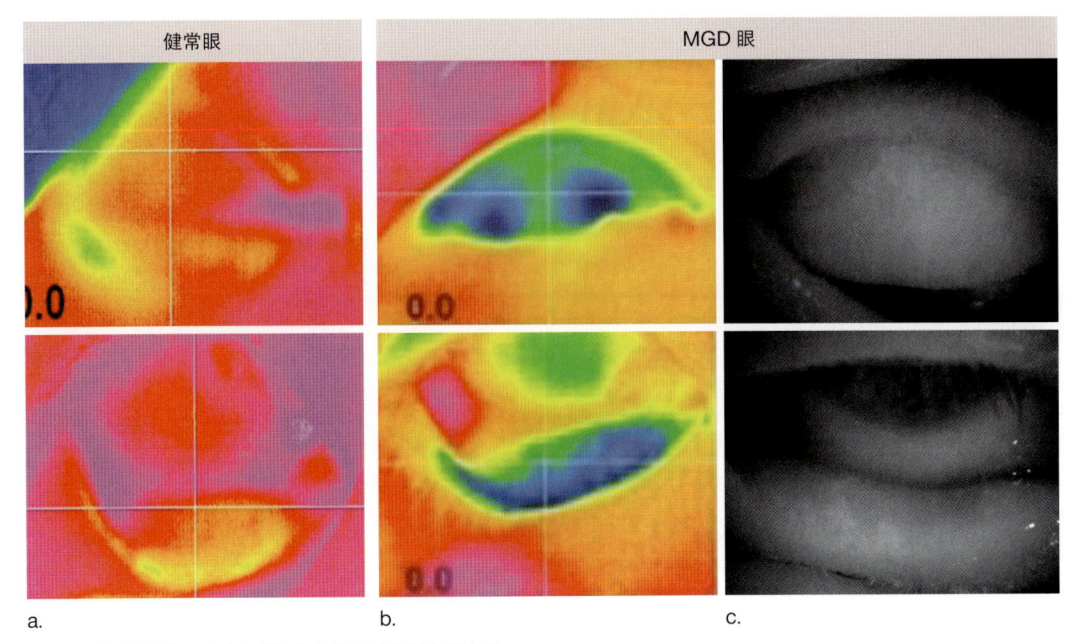

図5 健常眼とMGD眼の上下眼瞼結膜温度
角膜温度は34.0℃と健常眼(a)とMGD眼(b)に有意差はないが,MGD患者の眼瞼結膜温度は有意に低い.温度低下は,マイボグラフィーによるマイボーム腺の消失面積と相関がある(c).

た.MGD患者の上下眼瞼結膜の温度は,健常眼に比べ有意に低下していることがわかった(**図5**)[8].温罨法で上下眼瞼の温度を上げ,マッサージなどで血流改善することはMGDの治療でもあり,予防にも役立つと期待される.

(有田玲子)

共焦点顕微鏡

角膜画像診断のいろいろ

画像診断は非侵襲的に繰り返し検査できることから，角膜疾患の診断だけでなく，病態の経時的な評価や治療法の決定など非常に重要な検査となっている．代表的なものとして，角膜の形状を解析する角膜トポグラフィ，角膜内皮細胞を評価するスペキュラーマイクロスコープ，生体組織を観察するコンフォーカルマイクロスコープ（confocal microscope；CM, 共焦点顕微鏡）などがある．これまでに，オキュラーサーフェス疾患のなかでも最も罹患率が高い，ドライアイ患者の角膜をコンフォーカルマイクロスコピーで観察した結果の報告がいくつかなされている．本項では，CMがドライアイ診断に有用な疾患（マイボーム腺機能不全を除く）をとりあげながら，結膜上皮，涙腺組織へのCMの応用について紹介する．

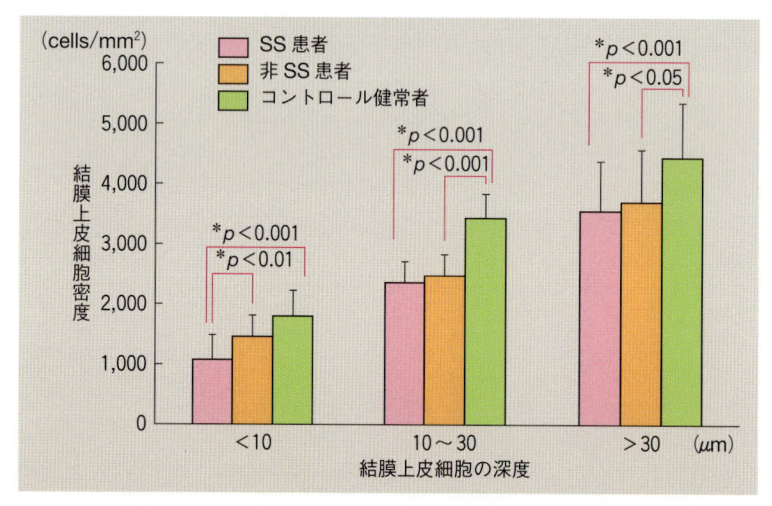

図1　CM検査による結膜上皮細胞の三つの異なる深度での密度の比較
SS症例ではコントロール健常者に比較して，三つの深さにおいて結膜上皮細胞密度の有意な減少が認められる．
* Kruskal-Wallis Test（nonparametric ANOVA）

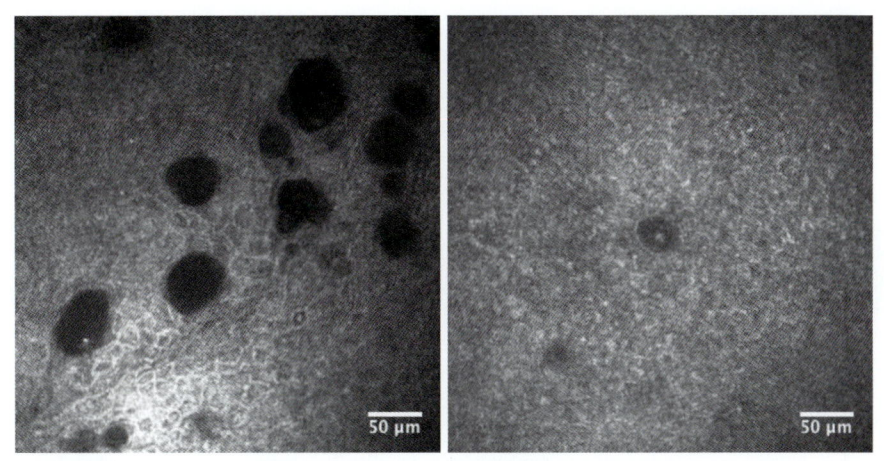

a. SS症例　　　　　　　　　　　　　　b. 健常者

図2　CM検査による結膜上皮所見
SS症例（a）ではコントロール健常者（b）に比較して，多数の微小囊胞が認められる．

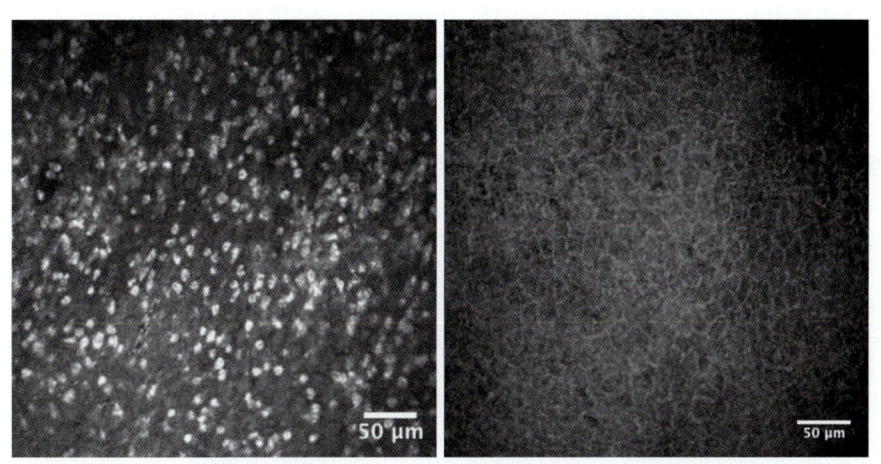

a. SS症例（55歳，女性）　　　　　　b. 健常者（60歳，女性）

図3　CM検査による結膜上皮細胞内の炎症細胞の観察
SS症例（a）ではコントロール健常者（b）に比較して，多数の炎症細胞が認められる．

Sjögren症候群の画像診断としてのコンフォーカルマイクロスコピー

結膜組織の評価：われわれは，高度に涙液分泌が障害されているSjögren症候群におけるドライアイが，通常のドライアイと比較して，結膜上皮障害を特に強く伴うことに着目し，コンフォーカルマイクロスコピー[*1]を用いて，結膜上皮を観察することを試みた．その結果，Sjögren症候群におけるドライアイでは，通常のドライアイや健常者と比較して，結膜上皮細胞密度は有意に減少し（図1），微小囊胞（図2）や炎症細胞（図3，4）は有意に増加していること

[*1] ここには，HRT（Heidelberg Retina Tomography Rostock Cornea Module）を用いた計測結果を中心に述べている．

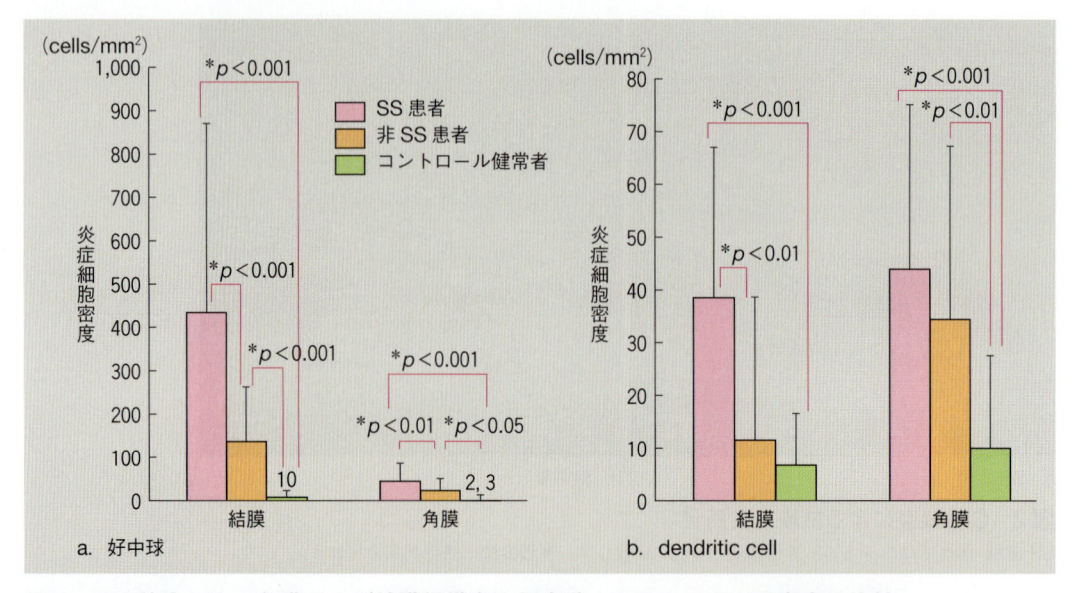

図4 CM 検査による角膜および結膜組織内の好中球，dendritic cell 密度の比較
SS 症例の角膜ならびに結膜組織では（a），コントロール健常者に比較して（b），好中球と dendritic cell 密度の有意な上昇が認められる．
* Kruskal-Wallis Test（nonparametric ANOVA）

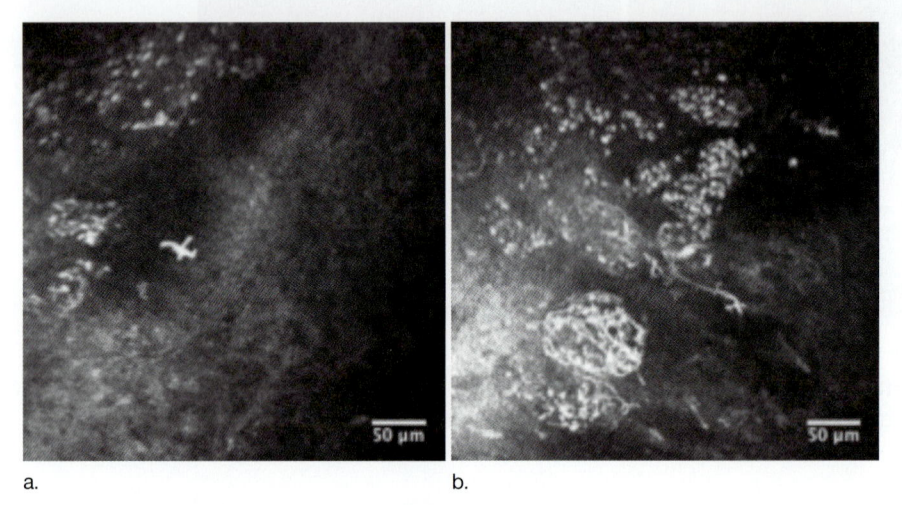

図5 CM 検査によるドライアイ治療効果の評価（a, c：75 μm の深さの結膜上皮 CM 所見，b, d：65 μm の深さの結膜上皮 CM 所見）
a, b．52 歳，女性の SS 症例．治療前の耳側輪部付近球結膜の 65 μm（b）と 75 μm（a）の深さの CM 所見．多数の好中球および dendritic cell を認める．

が明らかとなった[1]．また，CM はドライアイ治療評価（特に治療による眼表面の炎症の変化）にも有用であり（図5），積極的に経過観察に用いることができると思われる．CM を用いて結膜上皮細胞の密度だけでなく，細胞の直径と核の直径も測定できるため nucleocytoplasmic ratio の算出も可能で，結膜上皮細胞の角化の評価に利

文献は p.396 参照．

c.   d.

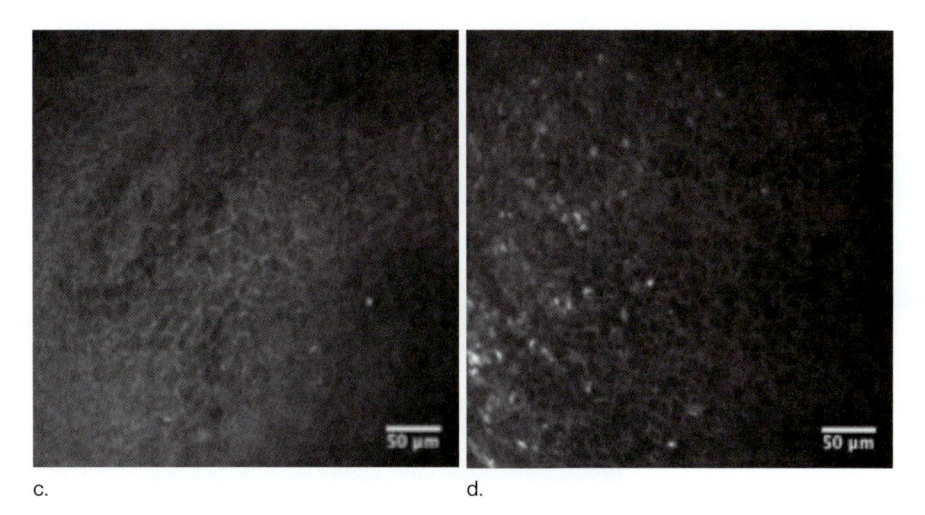

(図5のつづき)
c, d. 0.1％ フルメトロン®，0.3％ ヒアレイン® および人工涙液点眼液を1か月使用後の CM 所見．両方の深さとも，炎症細胞の著明な減少を認める．

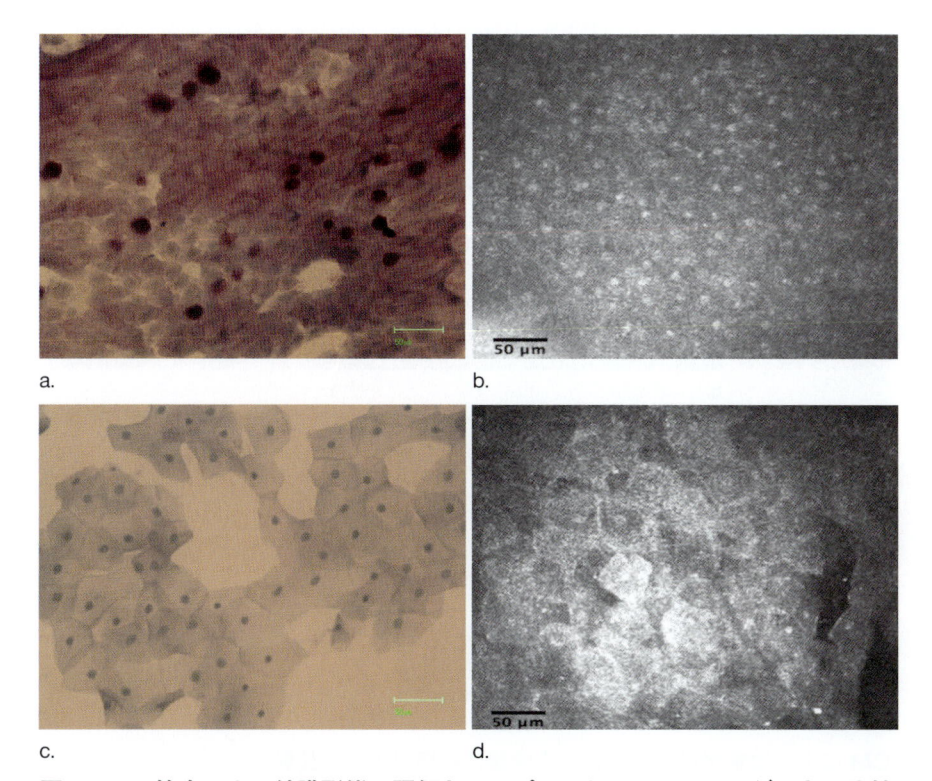

a.   b.

c.   d.

図6 CM 検査による結膜形態の評価とインプレッションサイトロジーとの比較

a. 46歳，女性の健常者の結膜のインプレッションサイトロジー（IC）標本．多数の杯細胞と核の大きい結膜上皮細胞を認める．
b. 同症例の CM 所見．上皮細胞の形態が確認できる．
c. 48歳，女性の SS 症例の IC 標本．核の小さい角化細胞が多数確認できる．
d. 同症例の CM 所見．上皮細胞の角化が同様に確認できる．

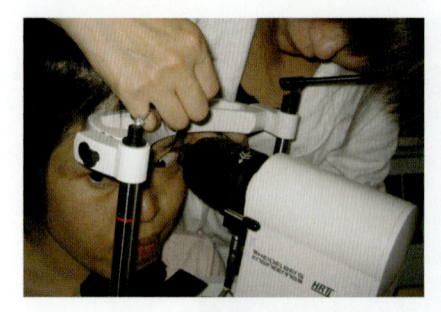

図7 CMによる涙腺観察の様子

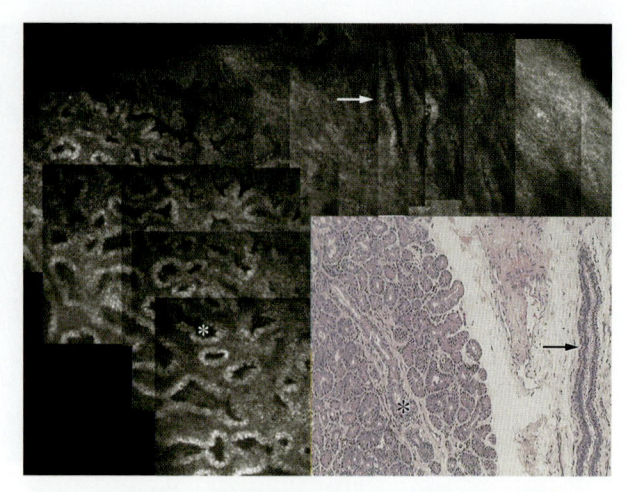

図8 CMによる涙腺組織の観察と生検後の病理標本との比較
涙腺組織のCM組み立て画像に腺房（白＊）と導管（白矢印）を認める．健常者標本でも腺房（黒＊）と導管（黒矢印）を確認できる．
（写真提供：自治医科大学医学部眼科学 小幡博人先生．）

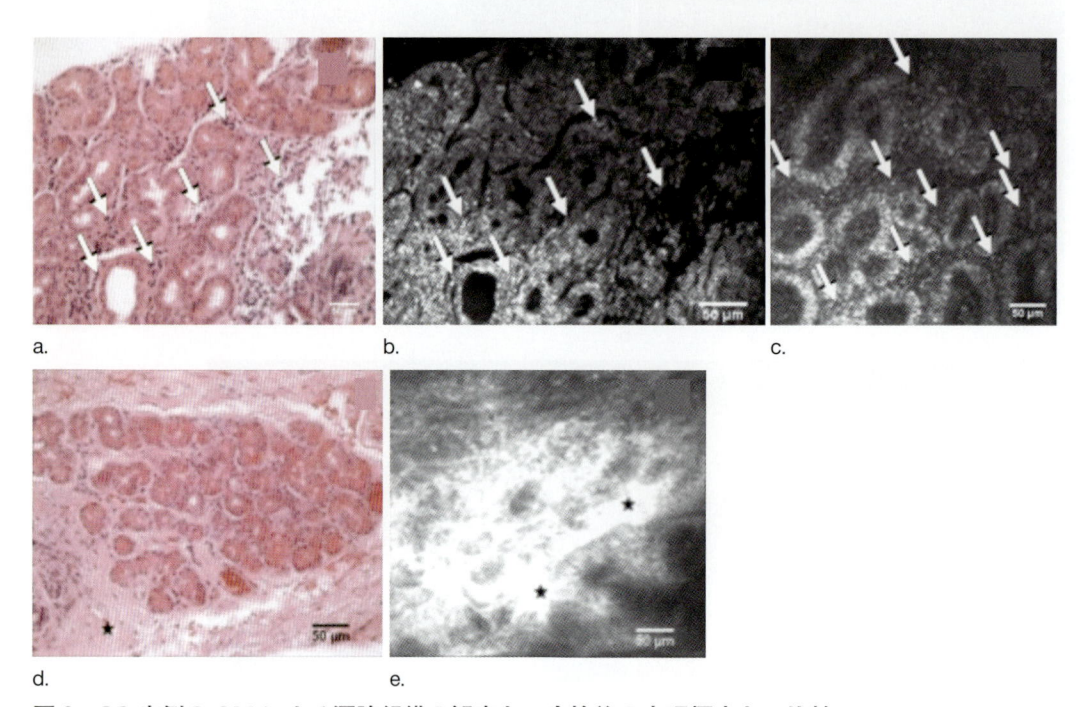

a.　　　　　　　　　　b.　　　　　　　　　　c.

d.　　　　　　　　　　e.

図9 SS症例のCMによる涙腺組織の観察と，生検後の病理標本との比較
a. SS症例の涙腺標本．多数の炎症細胞を認める（白矢印）．
b. 組織標本のCM観察（*ex vivo* CM）．同様に炎症細胞を認める．
c. 生検前の涙腺の *in vivo* CM所見．炎症細胞を多数認める．
d. 同症例の組織標本．瘢痕組織を認める（★）．
e. 組織標本のCM観察（*ex vivo* CM）．同様に高輝度の瘢痕組織を認める．

用できるという利点がある（図6）[2]．

涙腺組織の評価：さらに，われわれは，コンフォーカルマイクロス

表1 CM検査における涙腺組織の評価指標

	SS	control
acinar unit density (gland/mm^2)	19.0±6.81*	66.1±69.6
long acinar unit diameter (μm)	75.7±17.4*	61.5±13.2
inflammatory cell density (cells/mm^2)	1146±692*	377±152

*$p<0.05$ Mann Whitney test
acinar unit density：腺房密度
long acinar unit diameter：長腺房直径
inflammatory cell density：炎症細胞密度

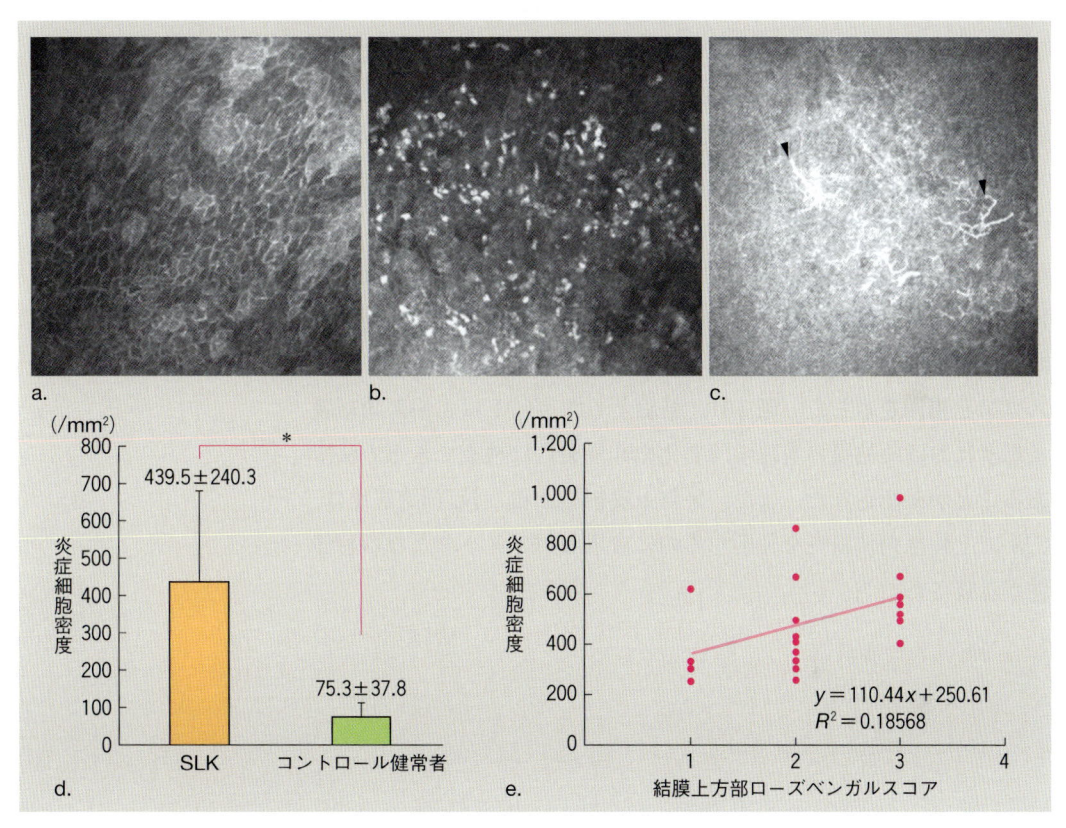

図10 生体共焦点顕微鏡を用いた上輪部角結膜炎（SLK）の評価
a. 健常者の上方部輪部付近の結膜上皮．
b. SLK症例の結膜所見．多数の好中球を認める．
c. SLK症例の結膜所見．多数のdendritic cellを認める（矢頭）．
d. CM検査による健常者とSLK症例の炎症細胞密度の比較．SLK症例ではコントロール健常者に比較して，結膜上皮内炎症細胞密度の有意な上昇が認められる．
e. CM検査による炎症細胞密度と結膜上方部ローズベンガルスコアの相関．有意な相関を認める．

コピーを涙腺の観察に応用した（図7）．その結果，健常者およびSjögren症候群の涙腺のコンフォーカルマイクロスコピーの画像を世界で初めて描出することに成功し（図8），Sjögren症候群においては，健常者に比し，涙腺の腺房密度は有意に減少するが，腺房直

径は有意に拡大するということを明らかにした．また，炎症細胞の有意な増加も認められた（表1）．今後，コンフォーカルマイクロスコピーが，非侵襲的な涙腺バイオプシーとなりうるかどうかを，さらに検討する必要があると考えている（図9）[3]．

生体共焦点顕微鏡を用いた上輪部角結膜炎の評価

上輪部角結膜炎（superior limbic keratoconjunctivitis；SLK）は，臨床的には上輪部の結膜充血，角膜障害を特徴とし，眼異物感，不快感，羞明などの症状を伴う．病理学的には結膜上皮の扁平上皮化生，結膜下の炎症細胞浸潤を特徴とする．われわれは，CMを用いて11人の上輪部角結膜炎患者および9人の健常者の上輪部結膜を評価し，従来の病理学的検査法であるインプレッションサイトロジー（impression cytology；IC）と比較した．結膜上皮の評価は，平均上皮細胞面積と核/細胞質比，炎症細胞密度を用いた．健常者および上輪部角結膜炎患者で，ICとCMは平均上皮細胞面積と核/細胞質比において有意な相関を示した．また，CMでは結膜下の炎症細胞浸潤が確認され，炎症細胞密度は有意に上輪部のローズベンガル染色スコアと相関を示した（図10）．結論として，CMは上輪部角結膜炎患者における結膜の病理学的変化を非侵襲的に検査できる方法であることが確認された．また，平均上皮細胞面積と核/細胞質比は，CMで上輪部角結膜炎を評価するのに有用なパラメータとなる可能性が示唆された[4]．

（村戸ドール）

クリニカル・クエスチョン

HRTでマイボーム腺の異常はわかりますか？

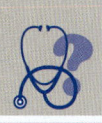

Answer マイボーム腺の局所的な解剖学的変化がわかります．HRT（Heidelberg Retina Tomograph）では，マイボーム腺の腺房構造と，周囲の結合組織を観察することができ，腺房密度や腺房径，炎症細胞密度の測定，線維化の範囲を観察することにより組織学的異常を検出でき，病態を推察することができます．

クエスチョンの背景

波長670nmのダイオードレーザーを光源とする，生体レーザー共焦点顕微鏡（HRT II Rostock Cornea Module〈HRT II-RCM〉，Heidelberg）は，角膜の任意の部位における前額断の細胞レベルの組織観察に優れていて，角膜疾患の補助診断として，また病態解明の一助として臨床で有用であることが知られている[1]．近年，同検査法で焦点部位を変えることで，角膜以外の眼組織として結膜，涙腺，マイボーム腺の観察に応用可能であることが示され，臨床応用に有用で病態解明の進歩にも期待されている．

文献はp.396参照．

マイボーム腺機能不全の病理

マイボーム腺の導管上皮の異常角化による閉塞と，マイボーム腺細胞からの脂質分泌異常が指摘されている[2]．非接触型マイボグラフィーによるマイボーム腺の観察では，同年代対照群に比べ，腺房の脱落，導管短縮像や屈曲融合所見が多くみられ，マイボーム腺の形態変化がみられることが知られている[3]*1．

HRT II-RCMによるマイボーム腺の観察

検査法は，点眼麻酔後，患者の眼瞼を翻転し，対物レンズを眼瞼結膜に接触させる*2．焦点深度は結膜表面から約50〜100μmで，マイボーム腺の断層像が，400×400μmの観察視野で得られる．回転リングを手動で回すことにより，焦点深度を変動調節することができる．マイボーム腺構造として，導管・腺房・間質の描出と炎症性細胞浸潤についての観察が可能である．

*1 マイボーム腺の健常構造
眼瞼後葉の眼瞼結膜下に存在する外分泌腺で，眼瞼縁に対して垂直に，上眼瞼は30〜40本，下眼瞼は20〜30本走行する．中央に1本の導管があり，その周囲に腺房が集合し，大小の小葉を形成している．

*2 この検査の施行が困難な条件は，眼瞼の翻転が困難な例，頭部の安静保持が困難な小児などである．

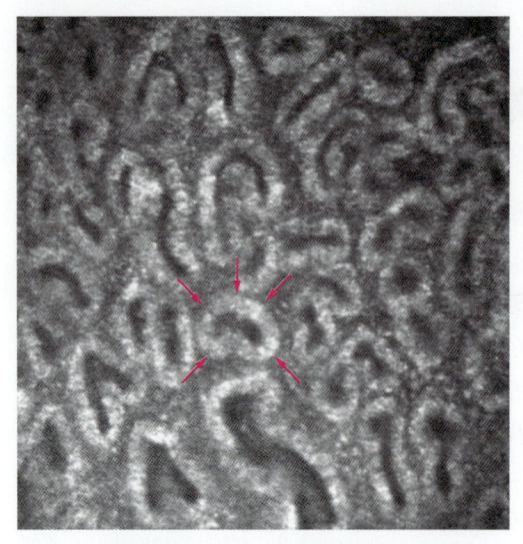

図1 HRT II-RCM による健常者のマイボーム腺観察像（400×400μm）
37歳，男性．腺房（矢印）の密度が高く，腺房の内部は低輝度陰影を示している．

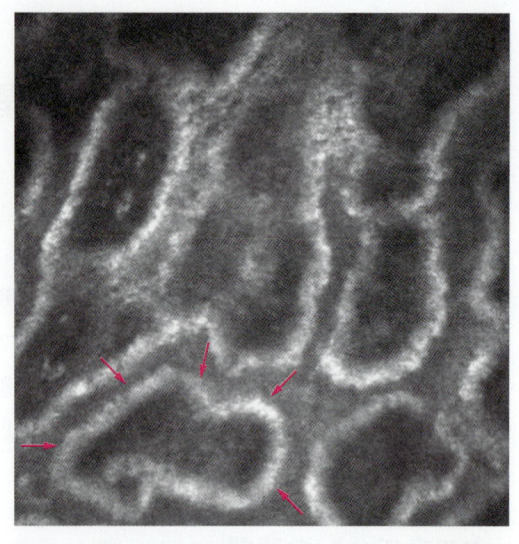

図2 HRT II-RCM によるマイボーム腺機能不全患者のマイボーム腺観察像（400×400μm）
70歳，男性．マイボーム腺開口部の所見や分泌物圧出試験より，臨床上中等症であることがわかる．腺房の拡大傾向がみられる（矢印）．腺房の密度は低い．

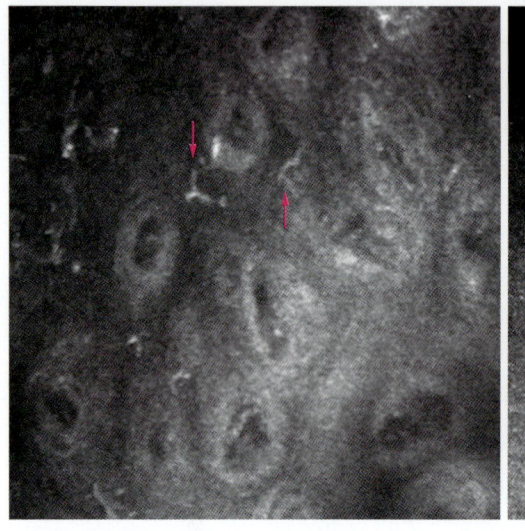

a. b.
図3 HRT II-RCM による重症マイボーム腺機能不全患者のマイボーム腺観察像（400×400μm）
a. 73歳，女性．臨床上重症例で眼瞼縁の炎症性変化がある．腺房密度は低い．変性萎縮した腺房の周囲に多数の炎症性細胞（矢印）の浸潤がみられる．
b. 67歳，女性．マイボーム腺開口部の所見や分泌物圧出試験より，臨床上重症例．腺房構造が不明瞭．点在する滴状の高輝度陰影は，変性萎縮した腺房（矢印）と思われる．腺機能の低下が著しいことを示唆する．

　実際の観察像としては，健常のマイボーム腺では腺房が密に配列され，腺房の内側は低輝度に観察される（図1）．マイボーム腺機能不全患者のマイボーム腺は，腺房の拡大傾向がみられ，腺房の密度

が低く（図2），症例によっては，腺房の間質・結合組織に炎症性細胞浸潤がみられたり（図3a），重症例では腺房組織の破壊，萎縮像や線維化が生じている像がみられることがある（図3b）．検査上の欠点としては，結膜上皮や瞼板（線維組織）を介しての撮影であるため，角膜観察で得られる画像と比べてコントラストはやや不良である．また，接触プローブ面に比べ観察視野が狭く，観察部位のピンポイントの特定が困難である．加えて，接触プローブ面積が大きいため，物理的に結膜円蓋部に近い部位のマイボーム腺の描出は困難である．

　マイボーム腺の腺房の解剖学的変化について，HRT II-RCM を用いてマイボーム腺機能不全患者を健常者と比較したところ，マイボーム腺機能不全患者では，健常者よりもマイボーム腺の腺房密度が明らかに低下し，一方，腺房の直径は明らかに拡大していることが確認された．炎症細胞密度も患者群で有意に高く，高度に進行した症例では，腺房の萎縮と腺房周囲の線維化を認めることがわかった[4]．また，腺房密度と腺房断面径，炎症細胞密度は疾患診断に高い感度と特異度をもつことが示され，涙液蒸発率，角結膜生体染色スコア，涙液層破壊時間，マイボグラフィーによる腺脱落度，腺分泌物圧出スコアにおいて有意な相関を認めることから，この検査がマイボーム腺機能不全としての診断，また組織障害の重症度評価，経時的観察による治療評価に有用であると推察されるが，多施設にこの検査器機がないことから，マイボーム腺機能不全の診断基準項目とはならず，現在は診断の参考所見に含まれている．

〔久保田久世〕

涙液蒸発率測定

涙液蒸発率測定の重要性

　蒸発とは，液体の表面から気化が起こる現象のことである．ドライアイは涙液の乾き具合そのものであるため，蒸発，蒸発率の評価が重要となる．Lemp による National Eye Institute のドライアイレポートが報告されて以来，眼表面からの水分の喪失を示す涙液蒸発率測定は，涙液の分泌量を示す Schirmer テストとともに，ドライアイの病型分類のために重要な検査であると位置づけられている[1]．涙液は瞬目により眼表面に広がり，主に涙道に排泄され，残りは空中に蒸発する．涙液は油層・水層・ムチン層の三層構造をしており，涙液水成分は涙腺から分泌され，涙液油層はマイボーム腺から分泌される脂質から形成される．この涙液油層が涙液水層の上を覆って

文献は p.397 参照．

表1　涙液蒸発率の過去の報告のまとめ

	NL	ドライアイ (ATD)	ドライアイ (PO)	MGD	MGD+ATD	SS (+MGD)
Hamano ら[6]	26.9	15.2 ↓				
Rolando ら[2,3]	4.07±0.40	7.87±2.80 ↑ 8.03±2.84 ↑				
Mathers ら[4,5]	14.7±6.4 ‡ 12.1±5.5 †	47.6±20.1 ↑ ‡ 33.0±12.4 ↑ †				
Mathers[11]	14.8±6 ‡			49.9±21 ↑ ‡	59.1±28 ↑ ‡	
Tsubota ら[8]	8.3±1.9 (15.6±3.8*) †	4.6±2.9 ↓ (9.5±5.6*) ↓	18.2±4.8* ↑ †			
Shimazaki ら[12]				18.4±1.4* ↑ †		
Shimazaki ら[7]		12.5±5* ↓ †				20±8* ↑ †
Goto ら[9]	4.1±1.4			5.8±2.7 ↑		
Goto ら[10]		2.9±1.8 ↓				5.9±3.5 ↑

平均 ± 標準偏差，単位×10^{-7}g/cm²sec, *単位×10^{-7}g/sec
報告の対象条件ごとに色分けした．
NL：健常群，ATD：涙液減少型ドライアイ患者，PO：涙点閉鎖術後，MGD：マイボーム腺機能不全患者，SS：Sjögren 症候群患者
↓ 同じ方法を用いて健常群よりも低値．　　† 環境湿度 40％における涙液蒸発率．
↑ 同じ方法を用いて健常群よりも高値．　　‡ 環境湿度 30％における涙液蒸発率．

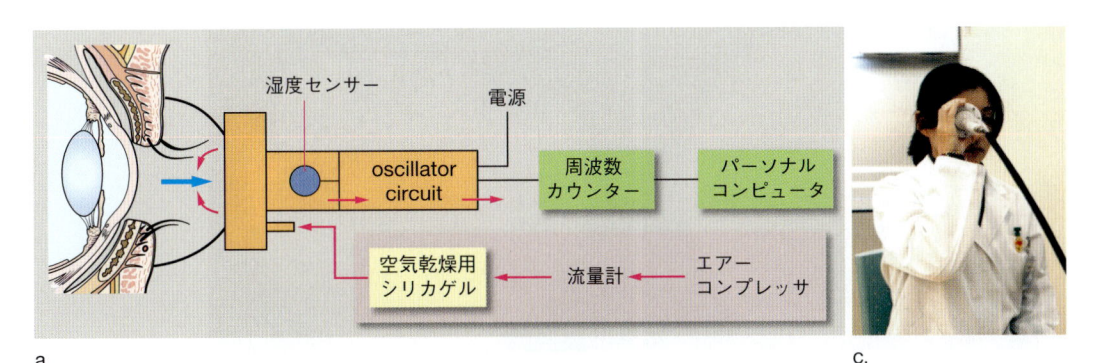

図1 涙液蒸発率測定システム，涙液蒸発率測定装置の概要図(a)，および涙液蒸発率の測定風景(b)
a. 流量計で管理された空気はシリカゲルで乾燥されて換気式アイカップチャンバーに入り，眼表面からの涙液蒸発による水分を含みつつ湿度センサーに送られる．水晶振動子を利用したマイクロバランス湿度センサーから周波数情報が得られ，周波数カウンターからパーソナルコンピュータ上の測定ソフトに送られる．このようにして眼表面の湿度から涙液蒸発率が計算される．
b. 測定風景である．対象者は柔らかく，かつ空気漏れを起こさないようにプローブを眼前に保持する必要がある．過度の発汗などにも注意する．
(Goto E, et al : Tear evaporation dynamics in normal subjects and subjects with obstructive meibomian gland dysfunction. Invest Ophthalmol Vis Sci 2003 ; 44 : 533-539.)

過剰な涙液蒸発を抑制している．ドライアイにおいては，涙液の総流量に対しての涙液蒸発の割合が健常者よりも増加していると考えられているため，涙液蒸発の評価が重要であると考えられている．

過去の研究結果のまとめ

ところが，涙液減少型ドライアイにおける涙液蒸発率の過去の研究結果は，報告により一定していない．涙液減少型ドライアイにおける涙液蒸発率は，Rolando[2,3]やMathers[4,5]のグループによる結果では健常者より高値であり，Hamano[6]やTsubota[7,8]のグループによる結果では健常者より低値である（**表1**）．

新しい測定装置での再評価

近年，Gotoらは換気式チャンバーを用いた涙液蒸発率測定装置（**図1**）を開発し，健常者とマイボーム腺機能不全患者における涙液蒸発率を評価した．その結果，正常な涙液分泌量のもとでは，マイボーム腺脂質圧出度が悪化するにつれて涙液蒸発率が増多することを報告した[9]．また，同装置を用いて，涙液減少型ドライアイにおける涙液蒸発を再検討し[10]，Sjögren症候群ドライアイ患者（SS ATD）と非Sjögren症候群ドライアイ患者（non-SS ATD）の涙液蒸発率を報告した．涙液蒸発率はSS ATD群で有意に高値を示し，より悪いDR-1™重症度グレーディング，角結膜生体染色スコア，マイボーム腺脂質圧出度を伴っていることを報告した．SS ATD群

a.   b.

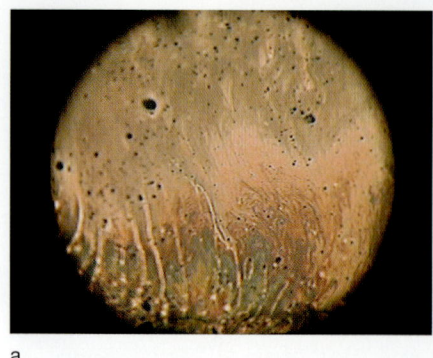

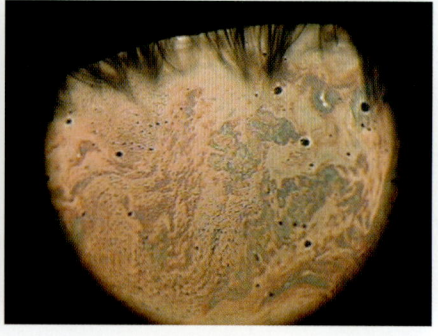

図2 SS ATD, non-SS ATD の代表的な DR-1™ 涙液干渉像

a. SS ATD の代表的 DR-1™ 像. 症例は 65 歳, アジア人女性. 涙液蒸発率 5.7×10^{-7} g/cm^{2}sec, 横井の DR-1™ Grade 4, 涙液油層厚みは 40〜240 nm の範囲. フルオレセイン染色スコアとローズベンガル染色スコアは, それぞれ 6 と 5. 涙液層破壊時間 1 秒, Schirmer テスト値 3 mm, マイボーム腺脂質圧出度 Grade 3.

b. non-SS ATD の代表的 DR-1™ 像. 症例は 73 歳, アジア人女性. 涙液蒸発率 1.1×10^{-7} g/cm^{2}sec, 横井の DR-1™ Grade 4, 涙液油層厚みは 120〜220 nm の範囲. フルオレセイン染色スコアとローズベンガル染色スコアは, それぞれ 5 と 4. 涙液層破壊時間 4 秒, Schirmer テスト値 2 mm, マイボーム腺脂質圧出度 Grade 2.

(Goto E, et al : Tear evaporation rates in Sjögren syndrome and non-Sjögren dry eye patients. Am J Ophthalmol 2007 ; 144 ; 81-85.)

の涙液蒸発率は, 先の報告におけるマイボーム腺機能不全患者（MGD）群に近い値で, 健常群より高値であった. non-SS ATD 群の涙液蒸発率は健常群より低値であった（図2）. 同測定装置による SS ATD, non-SS ATD, MGD における涙液蒸発率は, 過去の閉鎖式チャンバーを用いた涙液蒸発率測定装置による結果と似た傾向を示した.

今後の展望

　涙液蒸発が眼表面の涙液動態の解析上重要であることは論をまたないが, 測定方法のさらなる進化が必要であると思われる. 蒸発率測定は動きのない単なる濡れた表面, 界面ではより簡単であると想像される. 一方, 涙液蒸発率の測定では常に瞬目, 涙液動態, 眼瞼皮膚からの発汗などを考慮する必要がある. すなわち, より瞬目に影響を与えない, より閉鎖性のよい, より非侵襲的なアイカップのデザイン, よりスマートな測定原理の導入（閉鎖式チャンバーがよいのか, 換気式チャンバーがよいのかなどの検討）, 発汗の影響をキャンセルする方法の開発などが期待される. 涙液蒸発率測定がより洗練されれば, Schirmer テストに匹敵する眼表面水分量評価の一方法になると考えられ, その発展が期待される.

〔後藤英樹〕

涙液浸透圧測定

ドライアイ疾患定義のなかでの位置づけ

　涙液浸透圧は以前からドライアイなどの眼表面疾患において変化が起こることが報告され，診断のための検査としての有用性は指摘されていた[1]．

　わが国では，まだ涙液浸透圧への馴染みは薄いように思われるが，2007年の世界ドライアイワークショップ（Dry Eye WorkShop；DEWS）におけるドライアイ疾患の定義では，涙液浸透圧についても言及され，次のように述べられている．"ドライアイは，不快感，視機能異常，涙液層の不安定化を有し，眼表面障害に至る涙液および眼表面の多因子疾患である．ドライアイでは，涙液層の浸透圧が上昇し，眼表面に炎症が起こる"．

文献はp.397参照．

ドライアイのメカニズムとのかかわり

　DEWSのレポートではドライアイのメカニズムに関して，以下のように説明されている．涙液量の減少や涙液蒸発量の亢進が涙液浸透圧を上昇させる．涙液の高浸透圧によって角結膜上皮細胞のMAP（mitogen-activated protein）キナーゼやNFκBシグナルカスケードが活性化され炎症過程が始まり，その後，炎症性サイトカイン（IL-1α，IL-1β，TNFα）やマトリックスメタロプロテアーゼ（matrix metalloproteinase；MMP）が炎症細胞から放出され，上皮障害が起こる．この炎症反応は杯細胞を含んだ角結膜上皮細胞のアポトーシスを誘導する．これによって角結膜障害が起きて涙液の安定性が悪化する．この説明によるとドライアイの病態メカニズムのなかで涙液浸透圧は主役を演じているとされている．しかし，*in vitro*での浸透圧による影響が実際の*in vivo*でどの程度影響しているのか，また，浸透圧の変化が炎症反応に結びつくとされているが，すべてのドライアイで同様に炎症反応が浸透圧上昇の次に起こるイベントなのか，今後検証が必要と思われる．

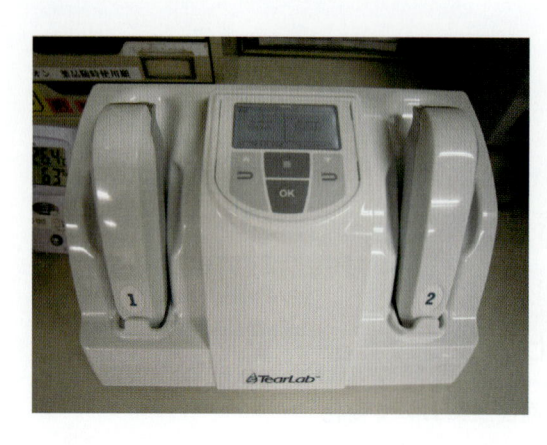

図1 TearLab™測定器本体と測定ペン

"1"と"2"と記された部分が測定ペンである.測定器の横には温湿度計を置き,測定場所の温度と湿度は常にモニタリングしている.

測定方法

　このように有用性が認められながらも,今までは浸透圧を測定する方法が煩雑かつ多くの涙液量を必要とするため,研究の域を出ず日常臨床で使用できなかった.しかし最近TearLab™(米国)より少量の涙(50 nL)で,簡便,迅速に検査を行うことができる測定器械が登場し,涙液浸透圧が再び注目されている.一般的に涙液の浸透圧を測定する方法としては二通りある.一つは涙液の氷点を測定することによる算出である.もう一つは涙液サンプルの電気伝導度を測定する方法である.TearLab™の器械は,後者の方式を採用している.

ドライアイ診断のためのカットオフ値

　Thomlinsonらは,過去の報告をまとめて,カットオフ値を316 mOsm/Lとすることで,感度59%,特異度94%での診断が可能と報告している[2].また,この値はSchirmerテスト,生体染色を含めたほかのドライアイ検査よりも優れているとしている.TearLab™システムでの報告では,Versuraらがカットオフ値を305 mOsm/Lと報告している[3].

TearLab™測定方法

測定器械の概略(図1):TearLab™浸透圧測定システムは,本体と携帯型の測定ペンから構成される(図1).測定ペンに使い捨てのテストカードを装着して測定する.

実際の測定[*1]

1. 測定ペンに涙液採取と浸透圧測定機能をもったテストカードを装着する.
2. 患者に坐位で,やや上鼻側を向いてもらう.

[*1] 1〜4までで片眼1分程度の検査である.

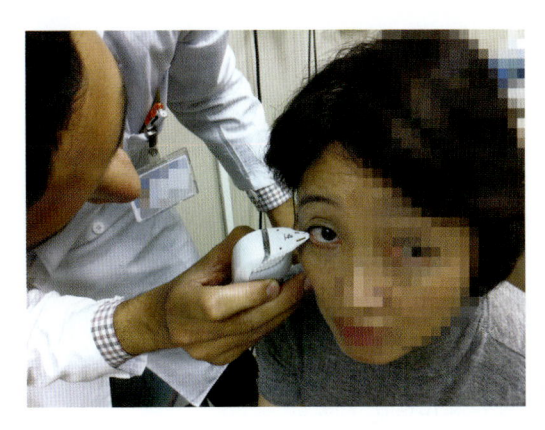

図2　測定の実際

3. 検者はテストカードの先端を患者の耳側のメニスカスに接触させる（**図2**）．この際，眼球に当たると刺激性の涙液分泌を起こす可能性があるため注意が必要である．また，下眼瞼を下に引くとメニスカスが消失し涙液が採取されないので，瞼には触れないように測定する．ビープ音がしたら涙液採取完了で，測定ペンを本体に戻す．
4. 本体のディスプレイに浸透圧が表示される．

浸透圧測定における注意

　今までの測定の経験から，涙液浸透圧は非常にダイナミックな変化をしており，測定の際にはいくつかの注意事項があると考えている．測定前の点眼薬の使用は測定値を変化させるために，点眼後2時間以降に検査する必要がある．また，コンタクトレンズを装用したままでも測定できるが，装用した直後や外した直後では検査値の信頼性が低くなるため，装脱後30分は測定をひかえたほうがよい．また，患者は浸透圧検査だけでなく他の検査も受ける場合があるが，その場合は互いに干渉しないようにする必要がある．特に涙液浸透圧は刺激性の涙分泌が起こるとまったく値が変化してしまうため，Schirmerテスト，生体染色（フルオレセイン，ローズベンガル染色）はもとより，光刺激による反射性分泌が起こりうるすべての検査，すなわち視力，眼圧，細隙灯顕微鏡検査などを始める前に検査を行う必要がある．

　涙液浸透圧は温度，湿度など環境要因によっても変化するため，測定器械を置く場所の温度，湿度は常にモニタリングし，一定の値を保つように設置場所を考慮する必要がある．

（小島隆司）

実用視力

この検査の意義

　実用視力検査は，ドライアイの眼表面の涙液動態の変化に伴う視力変動を評価するために開発された．視力を一定時間内で連続的に測定し，その経時的視力変化の平均値を実用視力と定義する．すなわち，時間という因子を加味した視力検査が実用視力検査である[1,2]．VDT作業や車の運転時では集中してものを見ることにより瞬目は抑制される．瞬目の抑制は眼表面の涙液層の不安定を引き起こし，それに伴い視力は変動すると考えられる．実用視力は涙液機能や眼表面所見と相関が認められており，ドライアイの視機能評価に有用である[3,4]．

文献はp.397参照．

測定法

　実用視力測定は最高矯正視力をスタート視力として，連続して60秒間測定するのが一般的である．表示画面に映し出される視標の表示時間は通常2秒に設定され，表示時間内の回答が正答であれば小さい視標に，誤答あるいは無回答の場合は自動的に大きい視標に切り替わる仕組みになっている．検出できる項目は実用視力値，測定時間内の最高・最低視力，視力変動の標準偏差，視力維持率（スタート視力に対する実用視力の比），瞬目回数である．実用視力計（AS-28，興和）は覗き込みタイプで，0.1から2.0までの視力測定が可能である（図1）．

測定結果とそのよみかた

　眼表面のtear breakと実用視力結果を示す（図2）．健常眼では視力の変動はほとんどなく，実用視力は良好である（図2a）．健常眼では眼表面の涙液層が十分に存在するため，"連続して視標を見る"という負荷に影響されず視力は安定すると考えられる．BUT短縮型ドライアイでは，視力の変動が大きい．瞬目回数はほぼ健常眼と同様で，増加傾向は示さない（図2b）．不均一な涙液層に伴い視力は

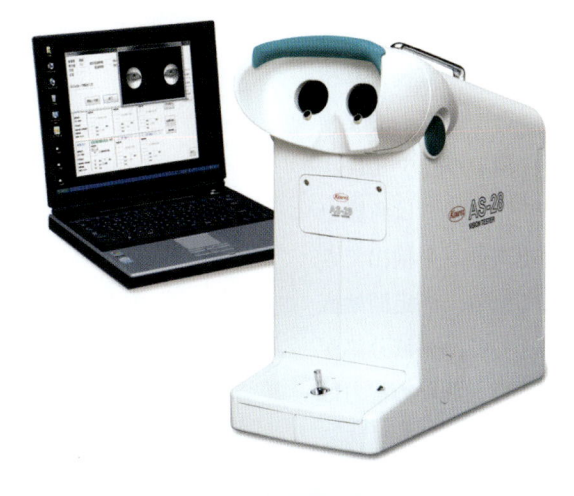

図1 実用視力計（AS-28，興和）

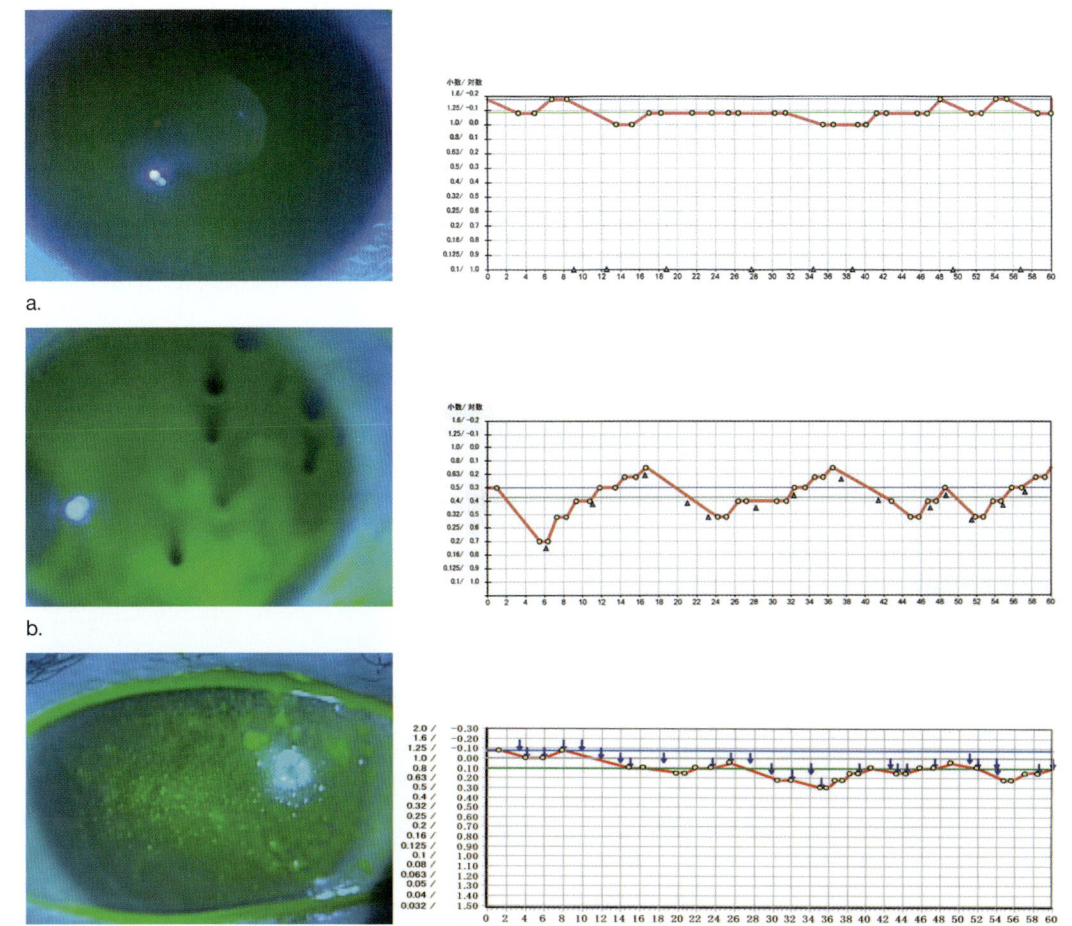

図2 実用視力典型例（矢頭または矢印は，瞬目を示す．）
a. 健常眼．49歳，女性．涙液は安定している．スタート視力1.5，実用視力1.215，瞬目回数9回．
b. BUT短縮型ドライアイ．56歳，女性．開瞼直後に円形のドライスポット出現．BUT 0秒．スタート視力0.5，実用視力0.427，瞬目回数14回．
c. 涙液減少型ドライアイ．28歳，女性．上皮障害を認める．スタート視力1.2，実用視力0.785，瞬目回数32回．

不安定になるが，正常な涙液分泌機能のため瞬目により視力は回復すると考えられる．涙液減少型ドライアイでは測定開始直後より視力は急激に低下し，スタート視力まで回復することなく低いまま横ばいに推移する．瞬目回数も健常眼や BUT 短縮型ドライアイに比べ多いのが特徴である（**図 2c**）．涙液減少型ドライアイでは角膜上皮障害を伴う場合が多く，通常の視力検査では視力低下を検出できなくても光学的質が低下していることが知られている．測定開始直後から視力が低下するのはこのためであろう．そして，涙液分泌が低下しているため瞬目しても眼表面の涙液層が不均一なため視力は回復せず，低下したままであると考えられる．

今後の展望

Quality of life の重要性が問われるなか，眼科領域においてレベルの高い quality of vision が追及されるようになってきている．高齢社会の到来や VDT 作業の増大によりドライアイ患者は増加しているが，適切な診断や治療を受けず，症状に苦しむ潜在患者も多い．このことから，非侵襲的で容易な実用視力検査を用いたドライアイのスクリーニング法の有効性について検討されている．

（海道美奈子）

TSAS（tear stability analysis system）

開発の経緯

　TSAS（tear stability analysis system）とは，もともと角膜形状解析装置である TMS（topographic modeling system）の弱点をついて，涙液安定性を評価する機器として開発されたソフトである（**図1**）[1-3]．同心円のリング光を角膜に投影して得られた情報をもとに，角膜上の何千点もの屈折値を導いて得られるカラーコードマップは，それまでの角膜診断精度を飛躍的に上昇させ，特に屈折矯正手術のスクリーニング検査として多大な恩恵をもたらした．ボタン一つで瞬時に検査ができる手軽さでありながら，涙液の影響を受ける点が難点でもあった．この欠点を利用して開瞼したまま角膜形状を連続撮影することで，涙液の安定性を計測できるようにしたのである．

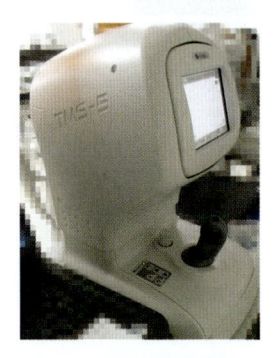

図1 TSAS を搭載した機器

文献は p.398 参照.

実例（1）涙液の安定した症例

　実際に TSAS で撮影された画像である（**図2a**）．左上から 0 秒，1 秒，2 秒……と連続して角膜形状を撮影している．この症例では，カラーコードマップにまったく変化がみられず，涙液がその間安定した状態を保てていることがわかる．これをまとめて表示し，さらに数値化した breakup map が**図2b** に示されるもので，左のマップは測定間に角膜屈折値（カラーコードマップ）に変化がみられた部位（area）を表示し，0 秒時のトポグラフィーを 100 とし，そこから角膜屈折値に変化のみられなかった領域を示したものを breakup Index（BUI）という．一方，**図2b** の右のマップに示されるのは，トポグラフィー化する前のマイヤー（Meyer）リング上の異常な歪みや明暗を検出して得られた ring-breakup time（RBUT）で，いわゆる非侵襲的 BUT である．この症例では RBUT＝6.0 秒であり，それまで涙液が安定していることを示している．

実例（2）涙液の不安定な症例

　次の症例の連続撮影された画像をみると，4 秒から角膜中央，左

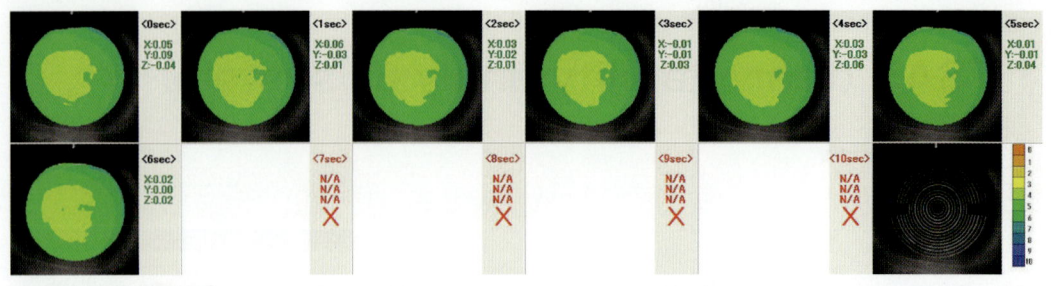

a. カラーコードマップ

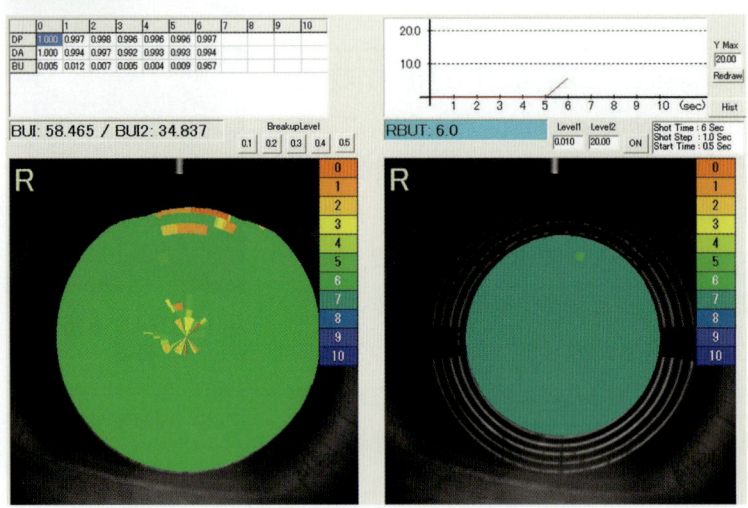

b. breakup map と ring-breakup time

図2　涙液の安定した症例
左上から0秒，1秒，2秒……と連続して角膜形状を撮影している．この症例では，カラーコードマップにまったく変化がみられず，涙液がその間安定した状態を保てていることがわかる（a）．この症例ではRBUT＝6.0秒であり，それまで涙液が安定していることを示している（b）．

下方に変化がみられる（**図3a**）．さらにbreakup mapをみると，連続撮影だけではわかりにくかった涙液による微細な屈折値の変化が角膜全体にわたって起こっていることがみてとれ，涙液の安定性が悪いことがわかる（**図3b**）．RBUTも1.1秒と非常に短く，このTSASの検査結果だけをみても涙液が少ないか，涙液の質が悪いか，角膜上皮になんらかの問題があるか，とにかく何かしら涙液の安定性に異常をきたす原因があるはずであることがわかる．

　実はこの症例は，「目がしょぼしょぼする」という自覚症状は以前からあるものの，Schirmer正常，フルオレセインを用いた細隙灯による検査も正常，点状表層角膜症（superficial punctate keratopathy；SPK）もない症例で，たまに目の疲れとして点眼薬をもらったときだけしばらく使うことを繰り返していた．

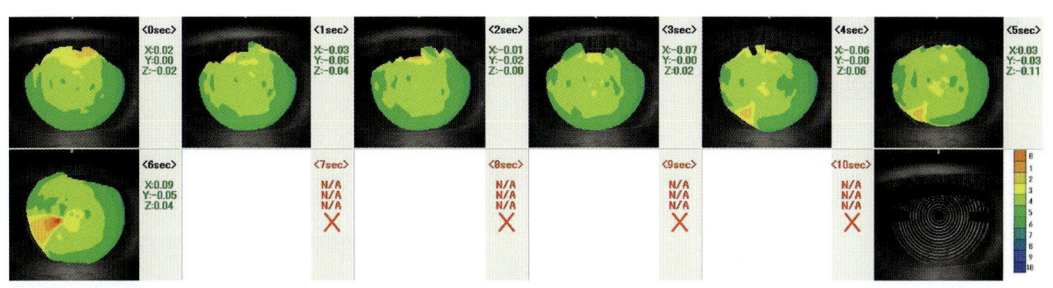

a. カラーコードマップ

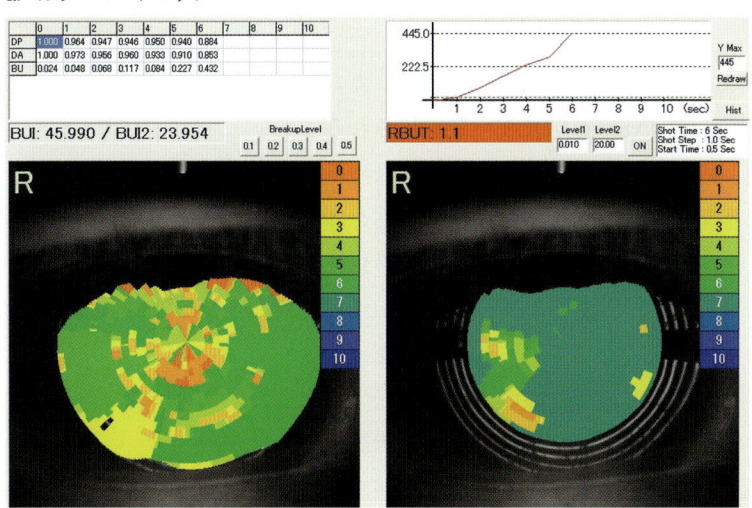

b. breakup map と ring-breakup time

図3 涙液の不安定な症例
連続撮影された画像をみると，4秒から角膜中央，左下方に変化がみられる（a）．さらに breakup map をみると，連続撮影だけではわかりにくかった涙液による微細な屈折値の変化が角膜全体にわたって起こっていることがみてとれ，涙液の安定性が悪いことがわかる（b）．RBUT も 1.1 秒と非常に短いことがわかる（b）．

有用性と意義

　涙液分泌能が十分にある蒸発亢進型や，涙液減少型でも分泌能の残っている症例では，瞬目によって代償されるため，細隙灯の光量やフルオレセイン染色が病状をマスクしてしまうことがある．TSASのような非侵襲的な機器はこのような症例を救済し，異常をとらえ治療に結びつける重要なツールである．また，客観的に評価でき数値化できる点においても治療効果や新薬の評価に欠かせない[4,5]．最近では非侵襲的に涙液を評価する方法として前眼部OCTが注目を集めているが，研究機関には導入されているものの一般的な検査とはいえない．TSASは通常のクリニックで使用頻度の高いオートレフトポグラファーに搭載されている点においても，比較的使いやすい涙液安定性評価法である．

〔五藤智子〕

高次収差解析

波面センサー

　近年の眼科臨床においては，各種疾患および手術のアウトカムの評価として，視機能の質（quality of vision；QOV）が重視されるようになってきている．そのためには，単にLandolt環視力表のみの評価ではなく，眼のもつ収差を知り，眼球全体の光学的特性を評価する必要がある．波面センサーは，眼鏡では矯正できない不正乱視を高次収差として定量評価することができる．

　波面センサー内の光源から細い光束として眼へ入射した光は，黄斑から瞳孔領を通って眼外に出射する．この眼底から眼の光学系を通って眼の収差要因の影響を受けて出射された光線は，波面センサー内のプレートで受光される．このとき受光される光束はゆがんだ波面をもつ光束であり，標準の波面からのずれの量を測定して波面収差を解析する，というのが収差測定の原理である．

　眼球全体の収差は，角膜前面，角膜後面，水晶体の収差から構成されるが，波面収差解析を行うことにより，その光学的特性の原因が角膜前面にあるのか，あるいは内部（角膜後面，水晶体）にあるのかを知ることができる．

涙液層破壊と高次収差

　涙液は瞬目ごとに角膜上に平滑な光学面を形成するが，ひとたび涙液層の破壊が生じると角膜上の光学面は不整になり，光学的な低下を招くことが予想される．健常眼の涙液層破壊前後で波面センサーを用いて眼球高次収差を測定し，涙液層破壊後には，コマ様収差成分，球面様収差成分を含む高次収差が有意に増加する[1]ことが知られている（図1）．

文献は p.398 参照.

高次収差の連続測定

　常に動きのある角膜前涙液層は破壊や厚みの変化により眼光学系に影響を及ぼし，波面センサーで測定される収差にも時間変化が生

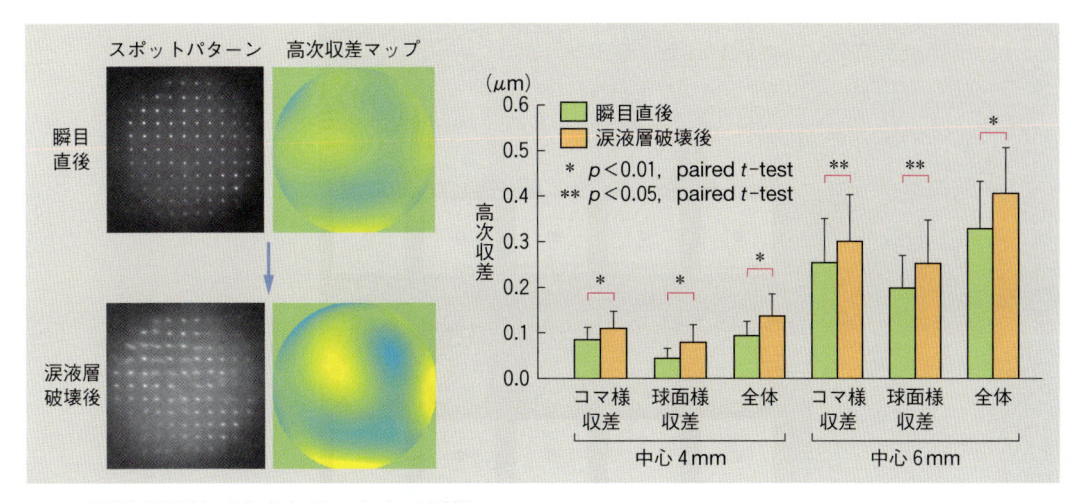

図1 涙液層破壊が高次収差に与える影響
涙液層破壊後にはスポットパターンに乱れがみられ，高次収差マップにも変化が生じている．眼球高次収差が有意に増加している．
(Koh S, et al：Effect of tear film break-up on higher-order aberrations measured with wavefront sensor. Am J Ophthalmol 2002；134：115-117.)

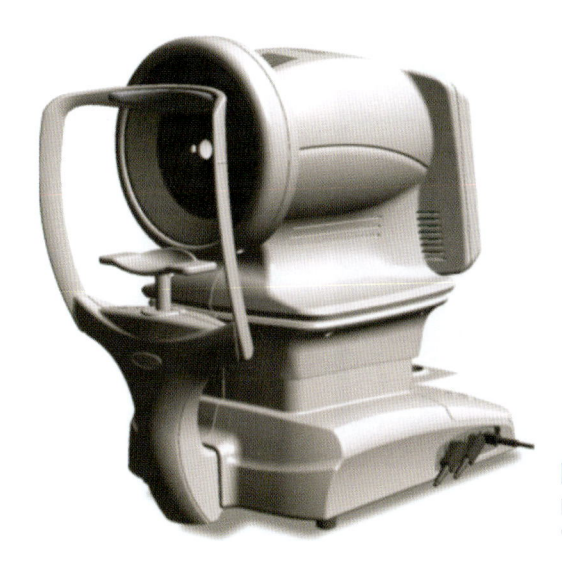

図2 KR-1W（トプコン）
眼球高次収差，角膜高次収差の連続測定が可能である．

じる可能性があると考えらえる．従来，高次収差を連続的に測定することは難しかったが，現在では連続測定機能を搭載した波面センサー（KR-1W，トプコン，図2）が登場し，さまざまな涙液動態における瞬目に伴う高次収差の経時的変化を評価することが可能である．

　眼球高次収差を連続測定することにより，臨床的にドライアイのない健常眼においても，その変化には，"安定型"（高次収差の値が瞬目後ほぼ安定），"動揺型"（高次収差の値に増減傾向はないものの，ばらつきがみられる），"のこぎり型"（瞬目のたびに高次収差の

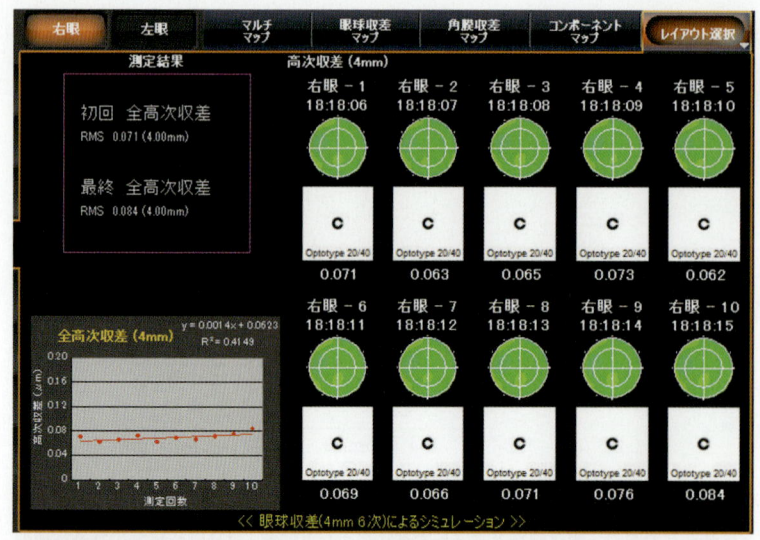

a. 健常眼, 安定型

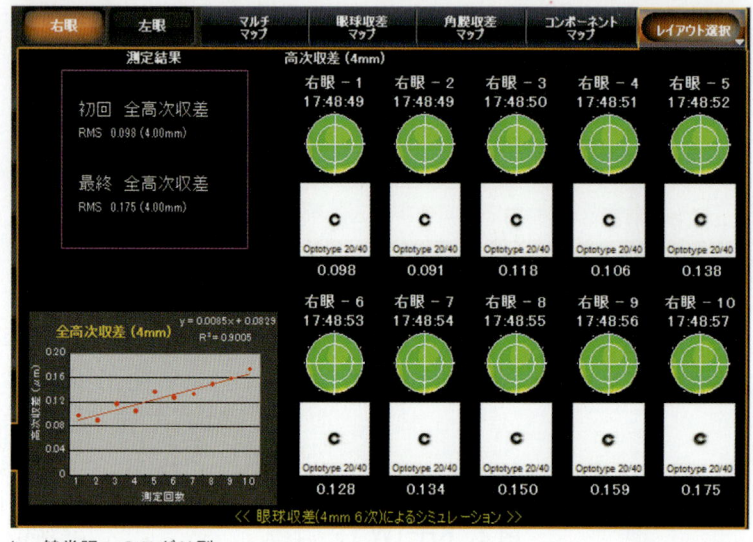

b. 健常眼, のこぎり型

図3 波面センサーによる高次収差の連続測定

値が増加する：波形がのこぎり歯に似ている）がみられるなど，バリエーションがある[2]ことが知られている（**図3**）．

このように，涙液が視機能に及ぼす影響を定量評価する目的で，波面センサーをドライアイの特殊検査として用いることができる．

（高　静花）

クリニカル・クエスチョン

ドライアイの視機能異常の特徴について教えてください

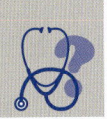

Answer 角膜トポグラフィーで測定すると，ドライアイでは健常眼に比べて surface regularity index（SRI），surface asymmetry index（SAI）などの指数が有意に高いことがわかっています．また，波面センサーで測定した場合，ドライアイでは眼球全体の眼球高次収差が健常眼よりも有意に高くなります．

ドライアイの重症度と視機能

角膜上皮障害を有するドライアイにおいては，角膜上皮障害のないドライアイに比べて SRI，SAI が有意に高く，また角膜中央部に上皮障害があるドライアイのほうが，角膜中央部に上皮障害のないドライアイに比べて眼球高次収差が高いことが知られている．このことから，特に角膜中央部，すなわち瞳孔部分を通る光学面が不整であれば視機能低下を招くと考えられる．

ドライアイにおける経時的な視機能変化

視機能の経時変化をとらえる検査としては tear stability analysis system（TSAS），波面センサー，実用視力などが用いられる．以下，波面センサーの連続測定によるドライアイの視機能異常の特徴を述べる．

BUT 短縮型ドライアイ[*1]：瞬目後に高次収差が増加傾向を示す"のこぎり型"がみられる．高次収差マップにおいては瞬目後時間が経過するにつれてマップの下方の青色が濃くなるなど著明に変化し，また網膜像も経時的に悪化がみられる（図1）[1)]．

涙液減少型ドライアイ：涙液量，涙液の質がともに低下し角膜中央部に上皮障害のあるドライアイでは，眼球高次収差が瞬目後から高く，瞬目後に増減傾向はみられず"高値安定型"を示す．瞬目と瞬目の間で，Landolt 環像はぼやけたままで，経時的に悪化していく様子はみられない（図2）[2)]．

[*1] BUT
tear film breakup time（涙液層破壊時間）

文献は p.398 参照．

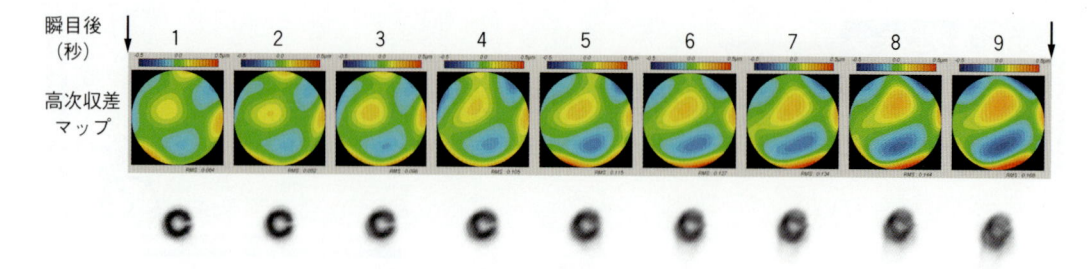

図1 BUT短縮型ドライアイにおける見えかたの変化（矢印：瞬目）
（Koh S, et al：Effects of suppression of blinking on quality of vision in borderline cases of evaporative dry eye. Cornea 2008；27：275-278.）

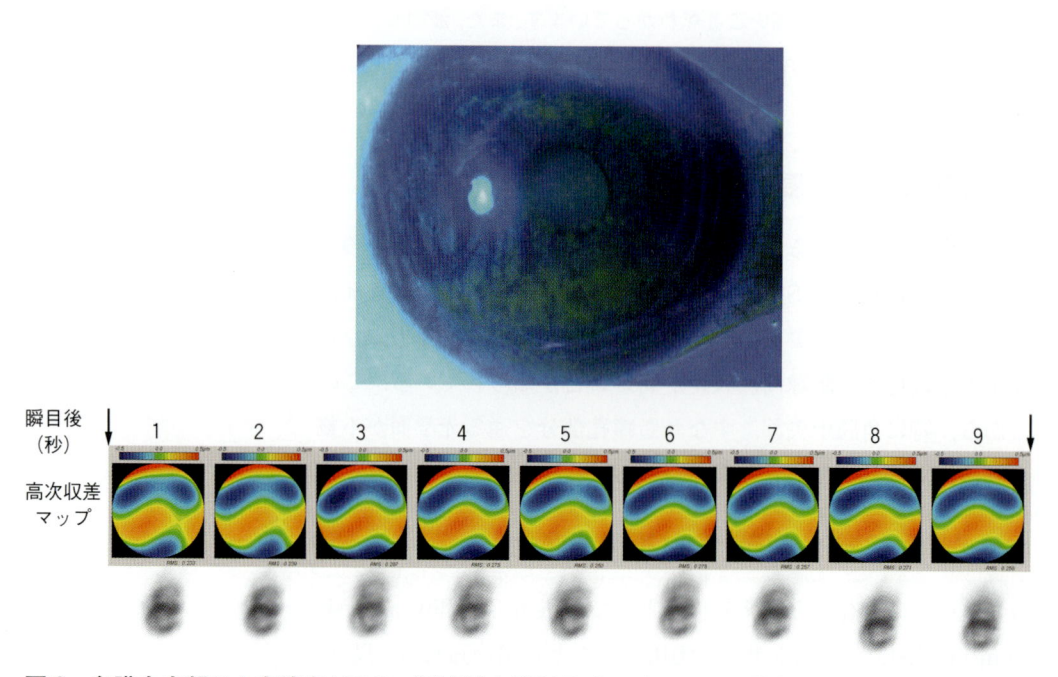

図2 角膜中央部に上皮障害がある，涙液減少型ドライアイにおける見えかたの変化（矢印：瞬目）
（Koh S, et al：Serial measurements of higher-order aberrations after blinking in patients with dry eye. Invest Ophthalmol Vis Sci 2008；49：133-138.）

ドライアイにおける高次収差の変化のメカニズム

　涙液の安定性のみが低下しているBUT短縮型ドライアイの場合，涙液減少型ドライアイと違って涙液水層の厚みは比較的保たれているため，不安定な涙液の動態変化が高次収差に現れやすいと考えられる．一方，涙液減少型ドライアイでは，涙液が量的にも質的にも低下しており，BUTが早く涙液層は不安定ではあるが，涙液量そのものが少なく涙液水層の厚みがたいへん薄いため，健常人の"のこぎり型"やBUT短縮型ドライアイのような涙液の動態変化が高次収差に現れにくいと考えられる．

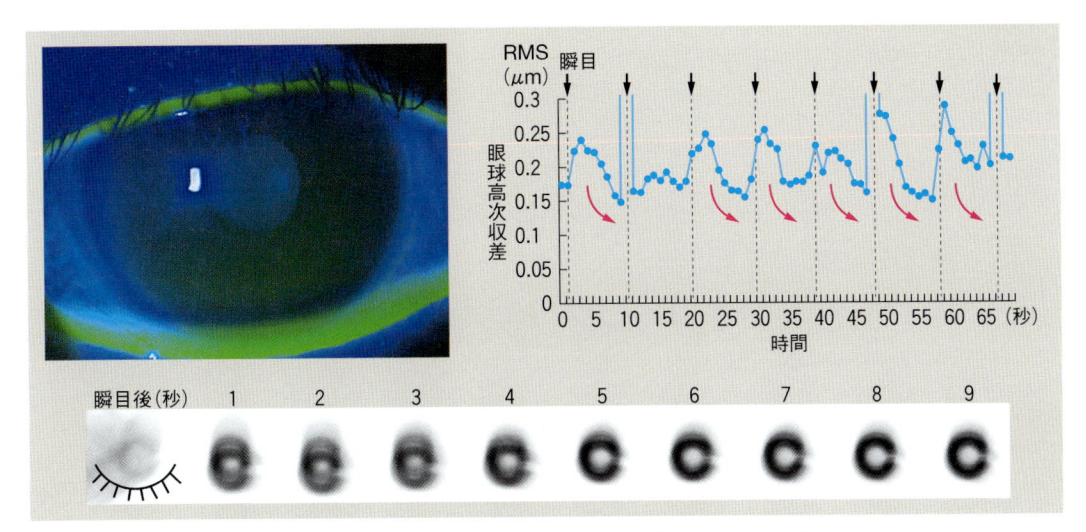

図3 涙点プラグ挿入後に流涙をきたしたドライアイでの見えかたの変化
(Koh S, et al : Paradoxical increase of visual impairment with punctal occlusion in a patient with mild dry eye. J Cataract Refract Surg 2006 ; 32 : 689-691.)

ドライアイと流涙症の視機能異常の違い

　概して，ドライアイ（BUT短縮型ドライアイ）では瞬目後時間が経過するにつれて見えかたが悪くなるのに対して，流涙症では瞬目直後に見えにくさのピークがあり，その後，時間が経過するにつれて見えかたが改善するという特徴がある．たとえば，涙点プラグ治療は，点眼治療に抵抗するドライアイに対し用いられる治療であるが，プラグ挿入後にドライアイ症状は改善したものの，かえって涙液量増加による流涙，およびそれによる見えにくさを訴えることは臨床上経験される．このような症例で高次収差を測定すると，瞬目後数秒にピークを示し，その後徐々に下がり，また瞬目でピークを迎えるという"逆のこぎり型"パターンを示す（**図3**)[3]．

〔高　静花〕

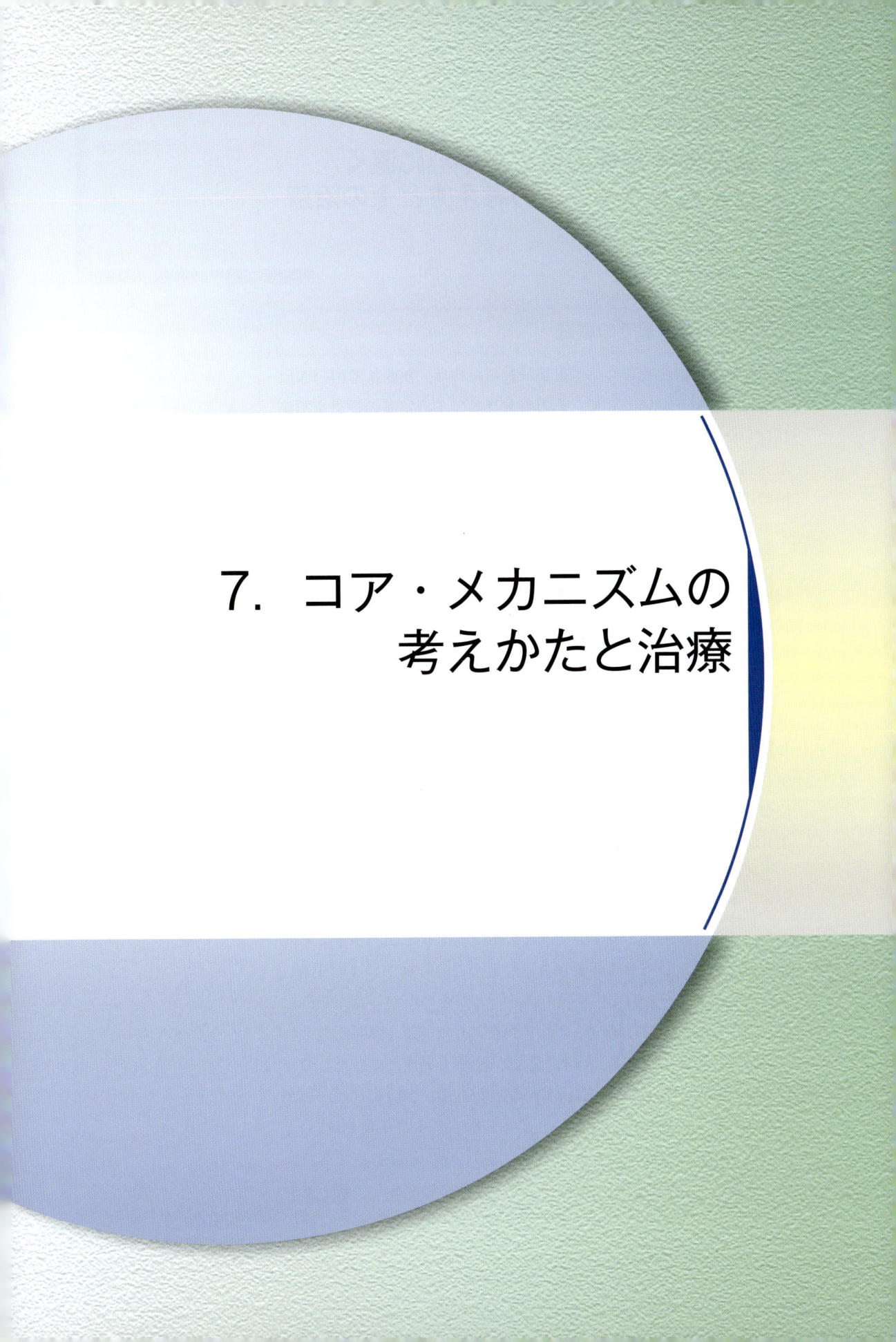

7. コア・メカニズムの考えかたと治療

涙液の安定性の低下を中心に置く日本のドライアイの考え方とその治療

定義統一見解までの経過

　ドライアイの定義について最初に行ったのは，1995年米国のNEI（National Eye Institute）で，その際ドライアイの定義の提唱を明確にはしなかったが涙液による疾患とし，ドライアイを涙液減少型と蒸発亢進型の二つのタイプに分けた．今では，これら二つを臨床上同時に合併している例も少なくないが，こうした考え方はその後のドライアイに対する概念を考えるうえで大きなベースになっている[1]．また同年，わが国のドライアイ研究会もドライアイの定義について"ドライアイとは涙液の量的・質的異常による角結膜上皮異常である"と提唱し，同時にわが国の本格的なドライアイ診断基準を初めて発表した[2]．この定義では，ドライアイは涙液の異常が起こり，それにより角結膜上皮障害が生じるとした考え方，つまり涙液を第一義に考える考え方であった．しかし，こうした定義で診断しはじめたものの，臨床上，涙液量の低下はなくても結膜弛緩症が生じて涙液の眼表面の分布ができず，涙液で覆われないドライな部位ができ，それが上皮障害につながる例があるなど眼表面の異常により涙液への影響が生じることもわかってきた．

　こうした状況に加え，日本，米国，欧州と，それぞれの国によりドライアイの診断基準はおろか，定義も異なるという状態が続いていた．このため，たとえば論文作成にあたっても毎回ドライアイの診断基準を設定しておく必要があるなど，この分野がいまだ定義・診断基準が定まっていない状況であることが否めなかった．そうしたことから，世界的に統一されたドライアイの定義・診断基準というものの必要性が高まり，日本，米国，欧州，豪州といったこの分野の専門家によるDEWS（Dry Eye WorkShop）が結成され，わが国からも多くの眼科医が参加し，まずドライアイの定義を統一し，さらにそれに伴う諸問題を解決する会議が2003年に初めてもたれた．会議はそれぞれの国・地域で定義・診断に幅があり，統一見解には結局3年を要し，ドライアイの定義の統一化が2006年に採択

文献はp.398参照.

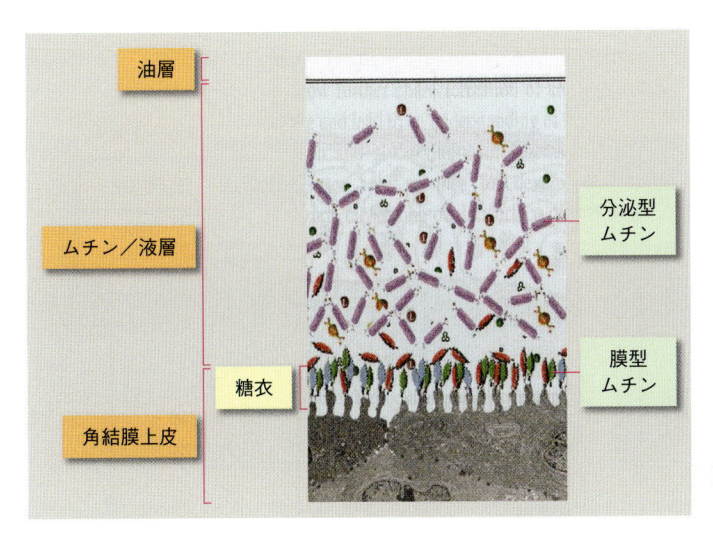

図1 涙液と角結膜上皮をワンユニットとする考え方

された（論文発表は2007年[3]）．しかし，ドライアイ発症メカニズムについては意見の完全な一致をみることはできず，現時点でもドライアイの発症メカニズムに対する考え方は日米で異なっている．それでも，わが国ではこの統一定義を踏まえ，2006年日本のドライアイ研究会もドライアイの定義について，"ドライアイとは，さまざまな要因による涙液および角結膜上皮の慢性疾患であり，眼不快感や視機能異常を伴う"と定義している[4]．

ドライアイの発症メカニズム―国内外での考え方

米国が炎症を中心とした発症メカニズムを提唱しているのに対し，わが国のドライアイ研究会は涙液の安定性こそがドライアイ発症に最も重要ポイントとしており，本項ではこの涙液の安定性について解説したい．

現在，この密接な関係にある角結膜上皮と涙液は一つのユニットとする考え方が臨床上とも整合性があり，世界的に用いられている（**図1**）．このユニットが機能しなくなる状態，角結膜上皮と涙液のinteractionの破綻がドライアイであり，このことより角結膜上皮上での涙液の安定性の低下がドライアイ発症の発症メカニズムであるという考え方が，わが国のドライアイ発症メカニズムである（**図2**）．米国の考え方は炎症起因説であり，この炎症は涙液の浸透圧の変化からくることが多いとされるが，それにより角結膜上皮障害，杯細胞の減少，さらに涙腺の障害，加えてマイボーム腺障害が生じてドライアイが発症するというもので（**図2**），こうした経過のなかで涙液の浸透圧上昇がさらに起こるというものである．涙液の浸透圧の

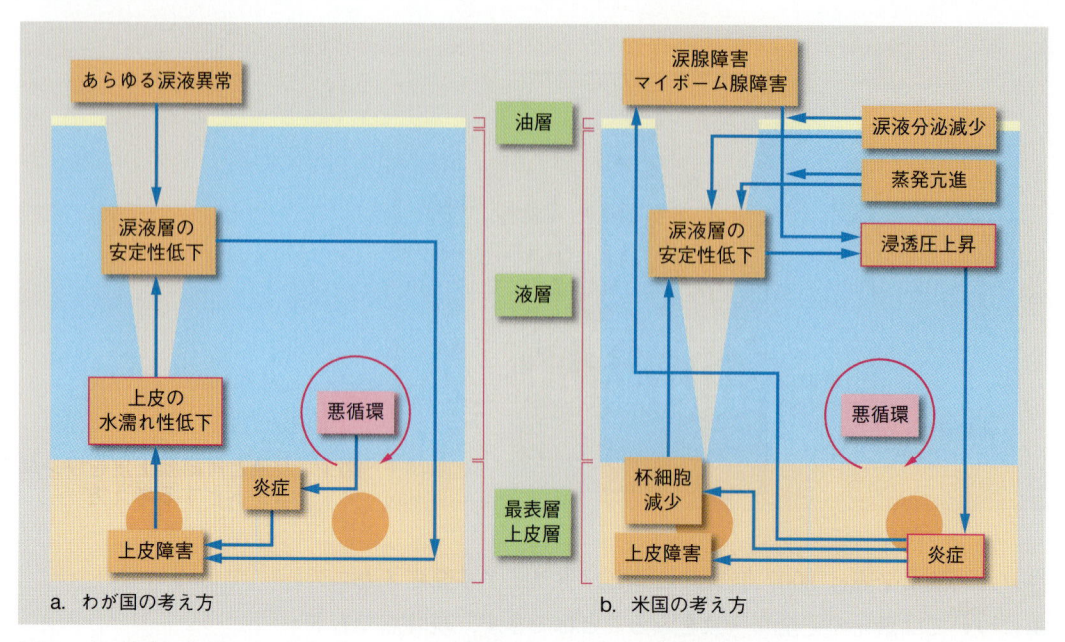

図2 わが国と米国におけるドライアイの発症メカニズムの考え方の違い
（横井則彦ら：ドライアイのコア・メカニズム―涙液安定性仮説の考え方．あたらしい眼科 2012；29：291-297．）

上昇がドライアイで起こるというのは多数例で検討すると，健常者の涙液との間に有意な差が生じると報告されている．しかし，個々の症例での浸透圧をもとにドライアイかどうかの判定はできないことから，絶対的なドライアイ診断基準としては現状では困難であると考える向きがわが国では多数を占めている．

TFODによる診断とTFOFによる治療

涙液安定性の低下がドライアイ発症メカニズムの重要ポイントだが，涙液の安定性には，涙液側からは涙液量ばかりではなく，あらゆる涙液異常がそれを引き起こす因子であり，角結膜上皮側からは上皮障害を含めた上皮のいわゆる水濡れ性の低下がその安定性に影響を与える因子である（図3）．また，そうした涙液側，角結膜上皮側のすべての要素が涙液安定性低下を引き起こす因子であり，これらの因子すべてがドライアイ発症因子になっているということから，これらの因子のいずれを直してもドライアイ治療となる[*1]．

涙液の安定性についてはBUT（tear film breakup time；涙液層破壊時間）のパターンをみることで，そのパターンによって涙液の各要素のうちどれがドライアイ発症の重要因子かを類推することも試みられている．その因子として水分，分泌型ムチン・膜型ムチンの発現を含めた角結膜上皮，油層成分があるが，このいずれによって

[*1] たとえば，結膜弛緩症があれば，その治療が涙液-角結膜上皮ユニットへの改善治療となる．一般的には涙液-角結膜上皮の直接的な因子の改善がドライアイの治療となる．

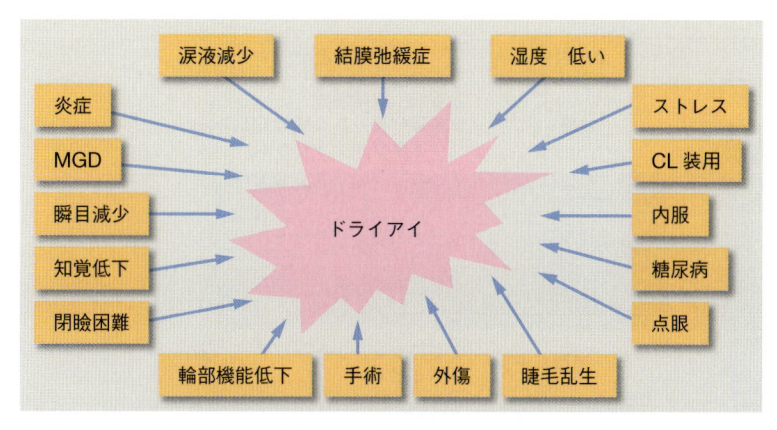

図3 ドライアイ発症の涙液・角結膜上皮などにおける要因
MGD：meibomian gland dysfunction（マイボーム腺機能不全）

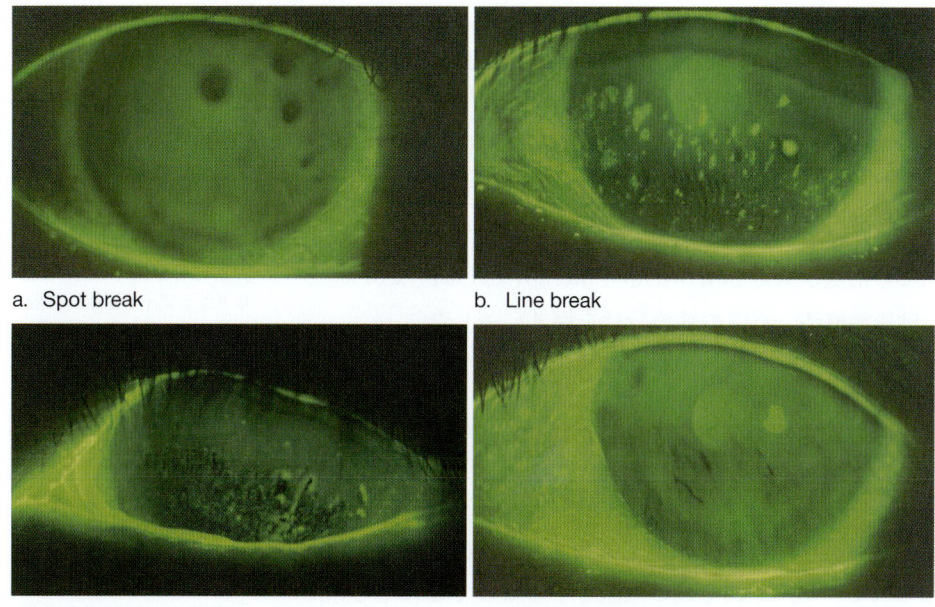

a. Spot break
b. Line break
c. Area break
d. Random break

図4 BUTパターンから判断する tear film oriented diagnosis（TFOD）
（横井則彦：ドライアイのあたらしい治療戦略―眼表面の層別治療. 日本の眼科 2013；83：1318-1322.）

BUTパターンが変化するかをみる．こうしたものをベースにドライアイを診断することというのが，tear film oriented diagnosis（TFOD）という考え方である（図4)[5]．ただ，このBUTパターンの各因子との直接的な結びつきが，すべて明らかになっているのでないことは理解する必要がある．こうしたドライアイへの見方はさらなる観察眼を育成させ，次につながる考え方であり，十分に理解して応用できればとても有用である．

こうしてTFOTでドライアイを引き起こす因子がわかれば，それ

治療対象		眼局所治療
油層		温罨法，眼瞼清拭 少量眼軟膏，ある種の OTC ジクアホソルナトリウム*
液層	水分	人工涙液，涙点プラグ ヒアルロン酸ナトリウム ジクアホソルナトリウム
	分泌型ムチン	ジクアホソルナトリウム レバミピド
上皮	膜型ムチン	ジクアホソルナトリウム レバミピド
	上皮細胞 (杯細胞)	自己血清 (レバミピド)
眼表面炎症		ステロイド レバミピド**

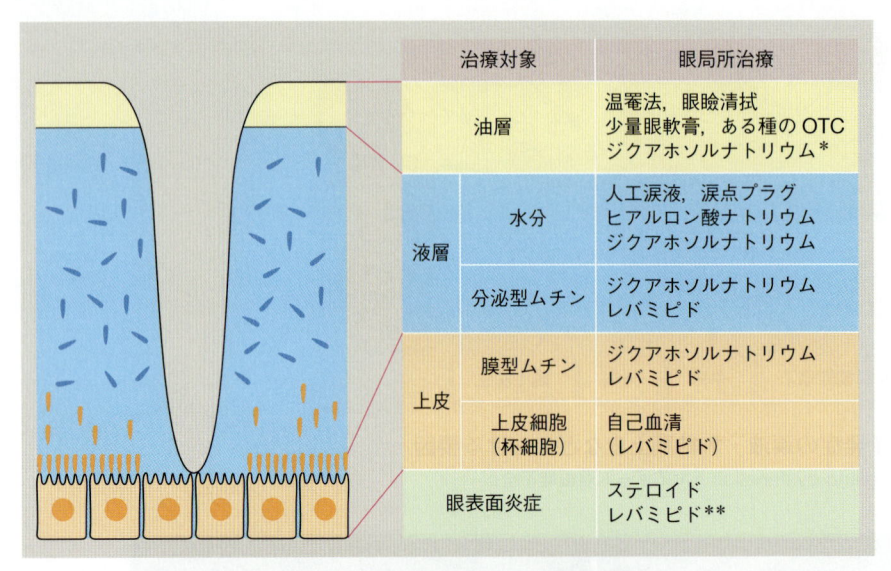

図5 tear film oriented therapy（TFOT）の治療選択
*ジクアホソルナトリウムは，脂質分泌や水分分泌を介した油層伸展促進により涙液油層機能を高める可能性がある．
**レバミピドは，抗炎症作用によりドライアイの眼表面炎症を抑える可能性がある．

を補充する，あるいは眼表面に反応させて治療をしやすくなる．そういう視点での治療が tear film oriented therapy（TFOT）である[*2]．TFOT における治療法，点眼の使い分けを図4に表した．

水分増加の効果（図5）

TFOT で水分補給・増加・安定化をさせるという点では，人工涙液・ヒアルロン酸・ジクアス®という三つの選択が可能である．

眼表面上の涙液量はその 80〜90％が tear meniscus（TM）にあることが知られており，それぞれの点眼をすることでどれくらいの時間が有意に上昇しているかでその効果はわかる．それについて横井らは，彼らのメニスコメトリでの測定では，その有効な時間は人工涙液では点眼後3分，ヒアルロン酸は5分，ジクアス®では30分ほどであることを報告している．われわれも TM 高を前眼部 OCT で計測したところ同様の効果をみており，眼表面の涙液量を保つためにはジクアス®点眼が人工涙液・ヒアルロン酸点眼に比し有意に有効であることが示されている．TFOT 選択の際にはこうした情報も頭に入れておく必要がある．

それ以外の要素についてはまだ不明なものもあるが，今後明らかとなる要素があることも考慮し，バージョンアップして今後の治療を進める必要がある．

（渡辺　仁）

[*2] こうした考え方・視点はドライアイを正確に診断・治療するにはとても重要である．ただ，まだ改善の余地があるのは，この治療選択肢は効果が高いものと低いものが同じカラムにあり，その点の判断は各診断医に任されている．それについて水分増加については後述するが，逆にいうとそれをうまく TFOD の視点から行うのが眼科専門医の腕のみせどころである．

クリニカル・クエスチョン

ドライアイにヒアルロン酸点眼が奏効するメカニズムを教えてください

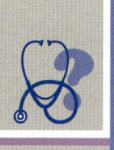

Answer　ヒアルロン酸は，ムチン同様にその構造内に重合した糖が存在しnegativeに電荷しており，眼表面に一定以上の涙液があると保水効果を発揮します．一方，ドライアイ以外で眼炎症が強い場合には，ヒアルロン酸は眼表面上にある炎症性サイトカインなどを停留させ，かえって炎症が長引くこともあるので注意が必要です．

文献はp.398参照．

[*1] **ヒアルロン酸ナトリウム**
$(C_{14}H_{20}NNaO_{11})n$. 点眼で使用されているのは分子量は60〜120万である．なお，手術用材のヒアルロン酸では重合が高く，分子量が150万以上のものが使われている．

ヒアルロン酸の構造およびその特性からくる作用とは？

ヒアルロン酸がドライアイ治療として効果があるということを理解するためには，まずヒアルロン酸ナトリウムの構造を理解する必要がある．ヒアルロン酸は蛋白を含んでおらず，糖の二量体，グルクロン酸とN-アセチルグルコサミンの二量体がいくつも重合したグルコサミノグリカンの一種[*1]である．また，ほかのグルコサミノグリカンとは違い，ヒアルロン酸は硫酸基を分子内にもたないことも特徴の一つである．この二量体が重合しており，その結果高分子量となり，それにより粘性があり，また保水効果がもたらされている（図1）．

保水効果は眼表面に存在するムチンにもあるが，ヒアルロン酸とムチンの間には構造上共通点がある．ムチンは高分子の糖蛋白であり，試験管ブラシのような構造で，コア蛋白を糖鎖がブラシ様にとり囲んでいる（図2）．この糖鎖はnegativeに電荷しており保水効果が発揮されるが，ヒアルロン酸も重合した糖がnegativeに電荷して

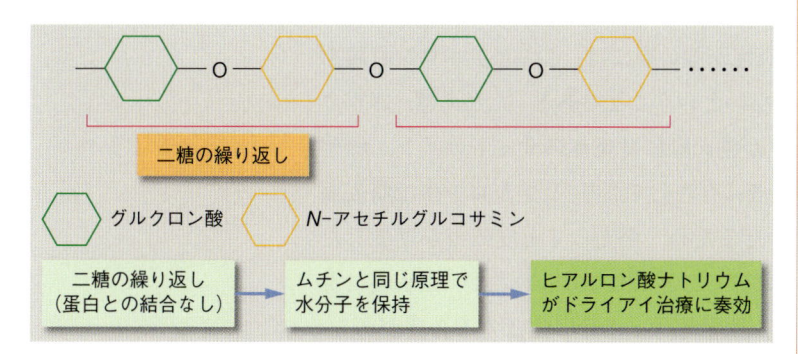

図1　ヒアルロン酸ナトリウムの構造

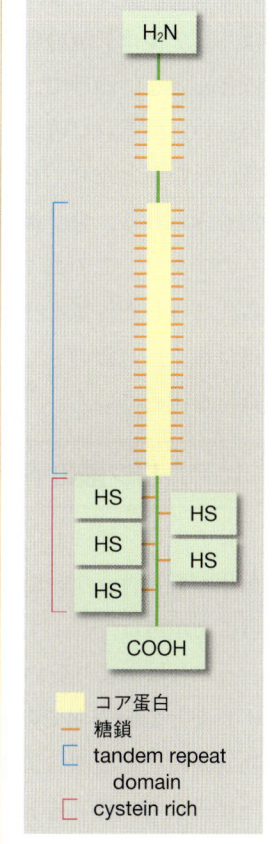

図2　ムチンの構造
糖鎖がコアタンパクの周りに付着し試験管ブラシ状の構造となっている．

表1 涙液の安定性のためのムチンとヒアルロン酸ナトリウムの比較

涙液安定化のためのムチン	ヒアルロン酸ナトリウム
自らが生産・分泌	点眼で供給
① 角結膜上皮が産生する"膜型ムチン" ② 杯細胞由来の"分泌型ムチン"	膜型ムチンの代用はできない 分泌型ムチンに近い保水効果（＋）

いることより保水作用がある．これにより涙液の眼表面上での保水作用をもつ．ヒアルロン酸の場合，点眼により涙液層に供給されるため，ある意味で分泌型ムチンに近い機能が期待される．しかし，細胞膜につく構造になっていないので，膜型ムチンの機能にまでは近づけない．

ヒアルロン酸のドライアイ治療薬として役割（表1）

ヒアルロン酸での保水効果がドライアイの治療に効果があるが，この効果があらわれるためには一定以上の涙液が眼表面に存在していることが前提となってくる．涙液量が非常に低下している状況では，ヒアルロン酸の保水作用はあっても保水すべき水分がもともとほとんどないわけで，その効果は発揮されない．時にはその保水作用，いい換えれば吸水作用があるため，眼表面からかえって水分を吸い込む形となり，ヒアルロン酸点眼で眼表面上皮障害が進行する例もみられる．分子構造からすれば，この状況は容易に推定できるものであり，このあたりを十分に配慮して治療を継続する必要がある．こうした注意をすれば，このヒアルロン酸の治療は大きな副作用はなく，点眼のさし心地もよいため，いまだに眼科臨床上重要な地位を占めている．

ヒアルロン酸のドライアイ以外での臨床上の注意点は？

ヒアルロン酸は上皮修復機能があるとされている．そのため，上皮欠損が修復されない場合に使われているようだが，その際，注意すべきことがある．それは，眼炎症が強い際には，このヒアルロン点眼を行うことはあまり奨められないということである．たとえば，春季カタルなどで眼表面での炎症が強い際には炎症のサイトカイン，酸化物質が眼表面周囲および涙液に存在しており，ヒアルロン酸は眼表面上にそれらの滞在を長引かせるため，かえって上皮障害が増悪したり，あるいは上皮の修復を妨げることにもなりかねない．眼表面に炎症がある際のヒアルロン酸点眼治療は，十分に注意する必要がある．

（渡辺　仁）

炎症を中心に置く米国のドライアイの考えかたとその治療

疾患概念の違い

本巻他項目で解説されているとおり，日本の2006年版ドライアイ診断基準[1]と米国の2007 Dry Eye WorkShop (DEWS) Report[2]におけるドライアイの定義は一部異なっている．一部とはいえ，疾患の定義が異なるということは疾患概念に違いがあるということに等しい．その場合，研究や治療のアプローチもおのずと異なってくるであろう．あくまで私見（図1）であるが，わが国のドライアイ研究においては，涙液動態と視機能との関係などの生理学的アプローチが主流に思える．治療も健常な涙液・涙膜の維持が主たる目的となり，最近でも涙膜保護効果に着目した点眼液が新たに登場して幅広く使用されている．一方，米国ではドライアイにおける涙液高浸透圧・炎症，それらに関連した免疫機序の解明といった細胞生物学的・免疫学的アプローチが研究の主流である．治療の主なターゲットは消炎であり，眼科医が処方するドライアイ治療薬としてはシクロスポリンが用いられる．わが国の眼科医にしてみるとドライアイに免疫抑制薬を使用するというのは，ちょっと過剰に思えるかもしれない．本項では，なぜ米国ではそう考えるのかを整理してみたい．

文献は p.398 参照．

涙液の浸透圧上昇とドライアイ

日米両国の診断基準によると，ドライアイは"多要因で眼不快感や視機能異常を伴う涙液・眼表面の慢性疾患である"と定義されて

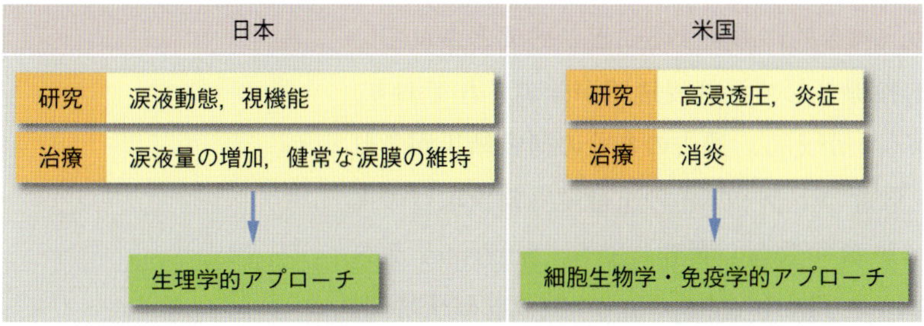

日本		米国	
研究	涙液動態，視機能	研究	高浸透圧，炎症
治療	涙液量の増加，健常な涙膜の維持	治療	消炎
↓		↓	
生理学的アプローチ		細胞生物学・免疫学的アプローチ	

図1　ドライアイに対する研究・治療アプローチの日米の違い（筆者による）

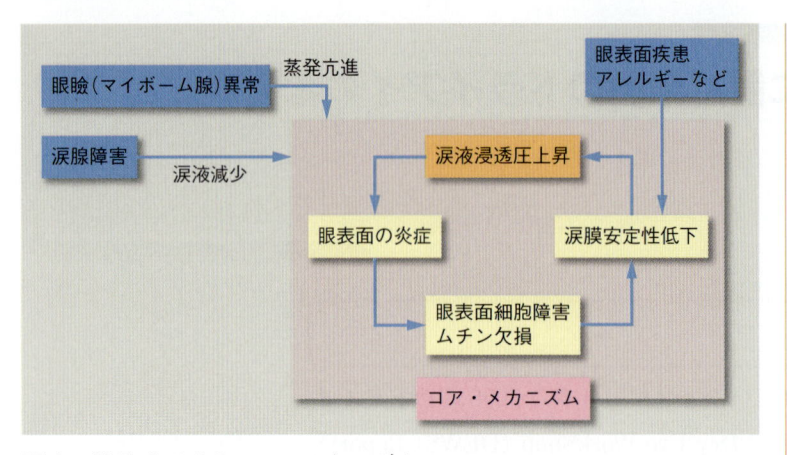

図2 ドライアイのコア・メカニズム
(The 2007 International Dry Eye WorkShop：The definition and classification of dry eye disease：report of the Definition and Classification Subcommittee of the International Dry Eye WorkShop. Ocul Surf 2007；5：75-92.)

いる．わが国の診断基準はこれで終わっているが，米国の定義には続いて"涙液の浸透圧上昇と眼表面の炎症を伴う"と記載されている．米国では，ドライアイの病態において高浸透圧と炎症の関与が重視されているということである．実際，DEWS Reportにはドライアイのメカニズムを総合的に示した図があるが，そのなかのコア・メカニズムとされる部分には，最も重要と思われる現象として涙液の浸透圧上昇が挙げられており，それにより引き起こされる炎症が眼表面の細胞障害を招き，その結果により涙膜の安定性が低下，ますます涙液の浸透圧上昇が進むという悪循環が示されている（図2）．高浸透圧こそがドライアイのコアという考えかたがよくわかる図であるが，その背景には，ドライアイというさまざまな病因，病態をもつ症候群をなるべく統一的に解明しようという姿勢があり，そのための最も適切な指標として涙液の浸透圧上昇が着目されているように思われる．

一方，ドライアイの診断に関してはわが国の診断基準はきわめて簡単明瞭に記載されているのに対し，米国のそれには"ゴールドスタンダードはない"ため，総合的に診断することが必要とされている．ただ，有用な他覚的指標として涙液浸透圧が強調されており，ここでも浸透圧の重視がうかがえる．過去の多くの研究結果がこれをサポートしているが，最近のドライアイの重症度と検査項目の関係を検討したドライアイ患者多数例の調査[3]でも，Schirmerテスト，染色スコアやBUT（tear film breakup time；涙液層破壊時間）を抑えて浸透圧が最もよいパフォーマンスを示すと報告されてい

る．米国発の報告を見る限り，特に重症ドライアイには涙液浸透圧上昇が深く関与している，という考えかたには説得力がある．

炎症性疾患としてのドライアイ

DEWS Reportのコア・メカニズムでは，涙液浸透圧上昇が眼表面の炎症を引き起こすことによりドライアイの病態がスタートするとされている．すなわち，涙液浸透圧の上昇はトリガーであり炎症こそがドライアイの本態ということになる．米国からの報告をみると，ドライアイにおける炎症は大きく二つのカテゴリーに分けることができそうである．一つは高浸透圧あるいは乾燥ストレスによる細胞障害による急性炎症であり，もう一つは前者の結果として誘導される免疫機序によって起こる慢性炎症である．

細胞障害による急性炎症に関しては，ドライアイ状態により角結膜上皮細胞の炎症性サイトカインや matrix metalloproteinase の発現が亢進することが報告されているが[4]，乾燥あるいは浸透圧上昇というストレス下で細胞にそのような変化が起こることは，それほど不思議なことではない．比較的単純な炎症反応として理解でき，まさにドライアイの炎症性疾患としての一面をとらえたものである．別項でも述べるように，この状態に対してステロイド点眼を用いていったん消炎を図ることは理にかなっていると思われる．

自己免疫疾患としてのドライアイ

しかし，初めに述べたように米国のドライアイ治療薬はシクロスポリンである．これは単にステロイドの副作用を回避するためだけの理由で選ばれているわけではない．背景にはドライアイ，特に慢性ドライアイの病態に細胞性免疫機序が深く関与しているという考えかたがある．

以前よりドライアイには自己反応性のT細胞が関与している可能性が，Sjögren症候群のみならずnon-Sjögren症候群においても示唆されるなど[5]，ドライアイにおける免疫機序に関する報告は多い．これらのなかで最も注目すべきものの一つは，単純な乾燥ストレスが眼表面においてCD4$^+$T細胞の介在する炎症を引き起こし，その現象がadoptive transferされること，さらにこれらの免疫学的応答に制御性T細胞が関与していることなどを明らかにしたNiederkornらの論文であろう[6]．乾燥ストレスあるいは涙液の高浸透圧に曝された角結膜上皮細胞において，急性の炎症反応の過程で未知の自己

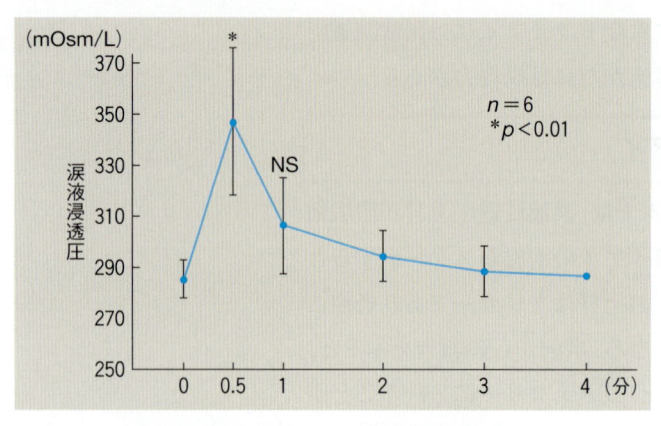

図3 5％高張食塩水点眼後の涙液浸透圧変化
点眼前と比較して有意に高値であったのは，点眼後30秒のみであった．

抗原が発現する，という疾患モデルが提唱される根拠となっている．その後も，どのように自己反応性が成立するのかについてさらなる研究が展開されている[7] 一方で，眼表面細胞を傷害するエフェクターT細胞に関しても，従来知られたTh1のみならずTh17系の関与が明らかにされつつあり[8]，制御性T細胞との関係[9]も含めて興味深いところである．こうした徹底的な基礎的エビデンスに基づいて疾患概念を主張するところはさすが米国流である．以上を受けた現時点での疾患概念をまとめれば，ドライアイは"chronic CD4$^+$ T cell-mediated ocular surface autoimmune-based inflammatory disease"ということになり[10]，わが国の眼科医からみれば過剰に思えるシクロスポリンの使用には，やはり強固な根拠があるといえよう．

米国流疾患概念への疑問

もちろん，以上の考えかたにはいくつかの疑問がある．まず，涙液の浸透圧上昇という現象はドライアイという疾患全体からみて，どれほど普遍的であるのかという疑問が浮かぶ．わが国の日常臨床では最もよく遭遇する，涙液量が正常なBUT短縮型ドライアイ患者では起こりそうにない現象に思える．たとえば，**図3**に日本医科大学附属病院眼科でpreliminaryに行った検証結果を示すが，5％高張食塩水を健常ボランティアに点眼後，TearLab社の浸透圧計を用いて経時的に浸透圧を測定したところ，浸透圧が高値を維持したのは点眼後わずか30秒程度であった．眼表面の局所における瞬目や涙液分泌などによる浸透圧へのホメオスタシスの影響はないのかという疑問は避けられない．結局，DEWSのコア・メカニズムの中心と

なっている涙液高浸透圧は重症型ドライアイを想定しており，BUT短縮型ドライアイなどではこれらのモデルが当てはまらないということかもしれない．また，モデル動物を用いて解明されたドライアイと細胞性免疫機序との関連は，学問的には非常にきれいに示され説得力もあるが，これら実験的ドライアイの条件はかなりシビアな乾燥ストレスであり，実際にヒトでも起こるのかという点も明らかにされているとはいいがたい．

コア・メカニズムをどこで止めるか

　コア・メカニズムの図をみれば明らかなように，コア・メカニズムに入る前の段階で十分な涙液量があればドライアイという疾患は起こらない．ただ残念ながら，確実に質のよい涙液を供給する治療法はないために，コア・メカニズムをどこかで止めて悪循環を断つ対症療法が必要となり，どこで止めるかという点で日米に違いがあるということである．ムチン供給などにより健常な涙膜を回復しようとするのが日本流であり，また現時点でわが国でのみ可能な治療法であるのに対し，炎症を重視しそこで流れを止めようとしているのが米国流である．上述したように，涙液の浸透圧上昇や細胞性免疫の関与などについてはすべての疑問が解決されているわけではないが，少なくとも炎症が関与していることにはわが国の眼科医にも異論はないと思われる．ドライアイ治療において消炎というオプションを積極的に検討することも時に必要であろう．

（高橋　浩）

エビデンスの扉

シクロスポリン点眼の多施設スタディの結果について教えてください

米国におけるスタディ

　ドライアイに対する抗炎症治療としてのシクロスポリン点眼の使用についてはいくつかの総説でとりあげられているが[1-3]，本項では多施設スタディの結果として，まず米国食品医薬品局（Food and Drug Administration；FDA）の承認に至った第II相試験および第III相試験の結果から紹介する．

文献は p.399 参照．

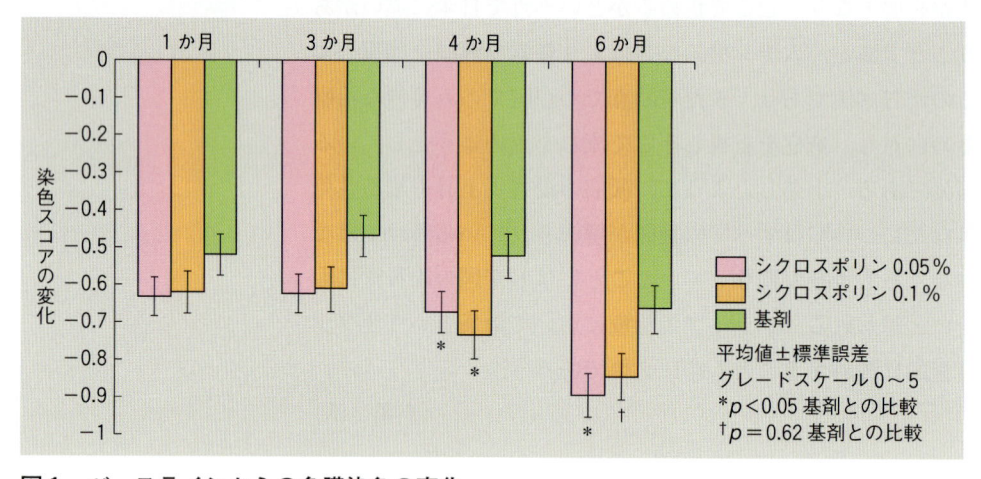

図1　ベースラインからの角膜染色の変化
（Sall K, et al：Two multicenter, randomized studies of the efficacy and safety of cyclosporine ophthalmic emulsion in moderate to severe dry eye disease. CsA Phase 3 Study Group. Ophthalmology 2000；107：631-639.）

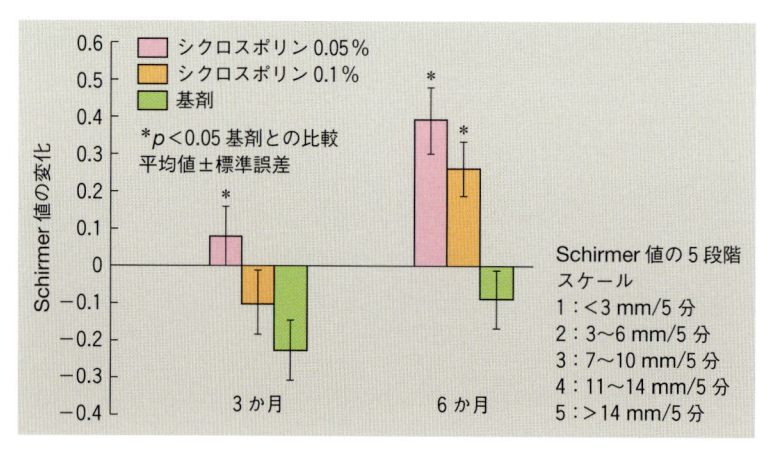

図2　ベースラインからの Schirmer 値（麻酔下）の変化
（Sall K, et al：Two multicenter, randomized studies of the efficacy and safety of cyclosporine ophthalmic emulsion in moderate to severe dry eye disease. CsA Phase 3 Study Group. Ophthalmology 2000；107：631-639.）

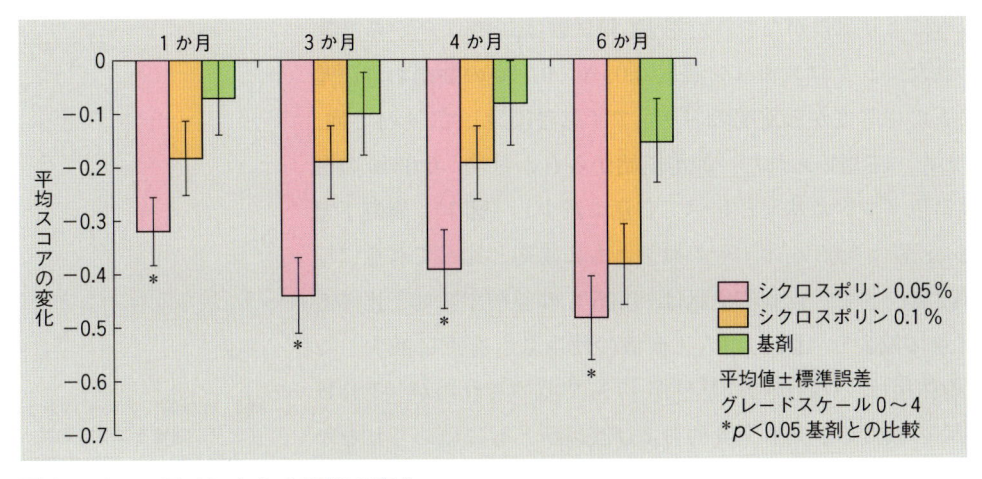

図3 ベースラインからの霧視の変化
(Sall K, et al：Two multicenter, randomized studies of the efficacy and safety of cyclosporine ophthalmic emulsion in moderate to severe dry eye disease. CsA Phase 3 Study Group. Ophthalmology 2000；107：631-639.)

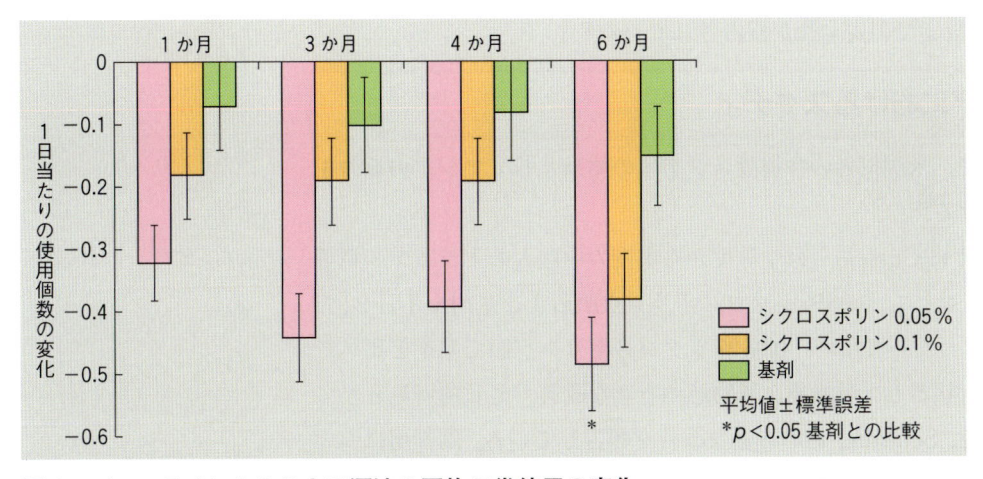

図4 ベースラインからの人工涙液の平均日常使用の変化
(Sall K, et al：Two multicenter, randomized studies of the efficacy and safety of cyclosporine ophthalmic emulsion in moderate to severe dry eye disease. CsA Phase 3 Study Group. Ophthalmology 2000；107：631-639.)

2000年にStevensonら[4]により，ドライアイに対するシクロスポリン点眼の第Ⅱ相試験の報告がなされた．第Ⅱ相試験は1995年から米国9施設で中等度から重度のドライアイ患者に対して，シクロスポリン濃度0.05％，0.1％，0.2％，0.4％の製剤を129人に，また基剤を33人に，1日2回，12週間にわたって行われた．その結果，0.05％と0.1％の製剤でほかの濃度や基剤よりも他覚的所見（ローズベンガル染色，SPK〈superficial punctate keratopathy；点状表層角膜症〉）および自覚的症状（違和感，乾燥感，瘙痒感）の改善が得られた．0.05％と0.1％の製剤で明らかな差はなかったが，0.1％の製剤で他覚的所見は最も改善し，0.05％の製剤で自覚的症状が最も改善した．

Sallら[5]により報告がなされた第III相試験は，1997年から2施設で行われた．シクロスポリン濃度0.05％，0.1％の製剤および基剤が877人の中等度から重度のドライアイ患者に対して，1日2回，6か月にわたって用いられた．使用開始から6か月後，0.05％の製剤で角膜染色スコアは基剤と比べて有意に減少し（図1），麻酔下でのSchirmer値は0.05％，0.1％の製剤ともに基剤と比べて有意に増加した（図2）．また，自覚的症状は，0.05％の製剤で基剤と比べて霧視が有意に減少し（図3），人工涙液の使用数も有意に減少した（図4）．副作用は，点眼後の灼熱感が17％で認められたが，それ以外はどちらの濃度の製剤も全身的および眼局所ともに認められなかった．なお，灼熱感は基剤でも7％で生じている．

こうして2002年12月に0.05％シクロスポリン点眼（Restasis®）がFDAより承認された．なお，0.1％の製剤においても使用開始1～3年後までの安全性が報告されている[6]．

アジアにおけるスタディ

続いて，米国以外の多施設スタディの結果としてアジアの報告をとりあげる．

2010年にChenら[7]は中等度から重度の中国人のドライアイ患者233人に対して，0.05％シクロスポリン点眼および基剤を1日2回，8週間にわたって用い，0.05％シクロスポリン点眼で基剤と比べて自覚的症状として乾燥感，異物感の有意な改善，他覚的所見として角膜染色，Schirmer値の有意な改善を報告している．副作用については製剤と基剤の間で有意差は報告されていない．

また，2011年にByunら[8]は，中等度から重度の韓国人のドライアイ患者392人に対して0.05％シクロスポリン点眼を1日2回，3か月にわたって用いた報告をしている．麻酔下，非麻酔下ともにSchirmer値はベースラインより有意に増加し，結膜染色スコア，人工涙液の使用は有意に減少している．また，最も一般的な副作用として眼痛を11％で認めているものの，シクロスポリン点眼を用いた治療結果に72％が満足していると報告している．

世界におけるシクロスポリン承認状況

0.05％シクロスポリン点眼であるRestasis®は，2012年11月現在，世界33か国で承認されている[*1]．

（木村健一，横井則彦）

[*1] わが国においてはドライアイに対するシクロスポリン点眼の使用は，2012年11月現在，承認されていない．

（2012年11月現在，Restasis®が承認されている国と地域）

アルゼンチン
ブラジル
カナダ
チリ
コロンビア
香港
インド
イスラエル
マレーシア
メキシコ
オランダ
フィリピン
ロシア
韓国
台湾
タイ
トルコ
米国
ベトナム　など

クリニカル・クエスチョン

ステロイド点眼はドライアイの治療に有効なのでしょうか？

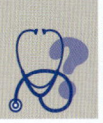

Answer ドライアイには炎症性疾患としての側面があります．通常の点眼治療で十分な効果が得られない場合，いったん消炎を図ってドライアイの悪循環から離脱させるには，ステロイド点眼が有効な場合があります．

炎症性疾患としてのドライアイ

米国のドライアイ診断基準 Dry Eye WorkShop（DEWS）Report には，疾患の定義として"眼表面の慢性炎症を伴う"ことが明記されている[1]．DEWS Report のドライアイのコア・メカニズムの概念では，涙液浸透圧の上昇により眼表面の炎症が引き起こされ，細胞障害により涙液の安定性が低下し，ますます浸透圧が上昇するという悪循環がドライアイの本態であるとされている[*1]．ここでいう炎症には比較的単純な急性炎症から，自己免疫疾患としての側面も示唆される慢性炎症まで含まれるが，いずれにしろ炎症を抑制できればコア・メカニズムの進展を食い止めて悪循環から離脱できるということになる．

文献は p.399 参照．

[*1] 本巻"炎症を中心に置く米国のドライアイの考えかたとその治療"の項（p.233）を参照されたい．

非ステロイド性抗炎症薬は有効か？

消炎薬とはいっても非ステロイド性抗炎症薬（NSAIDs）は，米国の臨床研究の結果からすると，有効ではないようである[2]．この研究では，ドライアイ患者を対象に人工涙液，人工涙液＋NSAIDs，人工涙液＋ステロイドの三群に分けて効果をみたところ，有意な効果を認めたのはステロイド使用群のみであったと報告している．そもそも NSAIDs はアラキドン酸からのプロスタグランジン生成を抑制することを主効果としており，ドライアイに関連する炎症にはほぼ無関係と思われる．

ステロイドは有効

単純な乾燥ストレスによる急性炎症の段階では，当然ステロイドは有効と考えられる．さらに，炎症性細胞が関与し自己免疫機序が

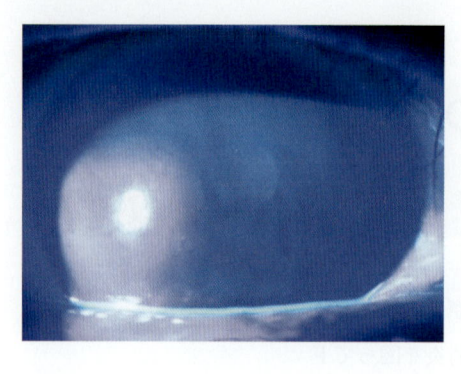

図1 不定愁訴の強いドライアイ患者の前眼部
軽度の BUT 短縮以外にほとんど所見はない．このような状況にはサブクリニカルな炎症が関与している可能性が高い．

働く可能性も示唆されている慢性炎症の段階に至っても，ステロイドは理論的には有効のはずである．米国でドライアイ治療薬として用いられるシクロスポリンは T 細胞に特異的に働く薬剤である．長期的な使用を考えるとステロイドよりも有利であることは，春季カタルなどの治療経験をもつ眼科医であれば容易に想像できることだが，現在わが国でシクロスポリンをドライアイ治療に使用できない以上，ステロイドで代用するしかない．副作用に注意しながら，悪循環からの離脱をいったんもたらすための短期的（1～2 週間）なステロイド（0.1％フルオロメトロンなど）使用は，試みる価値が十分にあると考える．

消炎というオプションの再検討

ドライアイには涙液減少型や蒸発亢進型など，さまざまな病態があるが，どのタイプにもほぼ共通していえることは患者の訴えがあることだと思われる．実際に涙液量は十分あり，角結膜にほとんど所見がなくても，眼表面の熱感や異物感などを訴える患者は数多い（図1）．こういった病態こそ，サブクリニカルな炎症が起こっているとみることもできよう．ステロイドをうまく使うことで，患者の症状軽減に役立つ場面は意外に多いのかもしれない．

（高橋　浩）

点眼治療の種類

近年の動向

わが国におけるドライアイに対する従来型の点眼治療といえば，人工涙液やヒアルロン酸ナトリウム点眼液を頻回点眼する方法が最も一般的で，オプション的に，重症度や症状に応じて，抗炎症点眼液が併用されてきた．しかし，近年，ドライアイ治療薬として，ムチン/水分分泌促進薬であるジクアホソルナトリウム点眼液（ジクアス®点眼液3％）や，ムチン産生促進薬であるレバミピド懸濁点眼液（ムコスタ®点眼液UD2％）が相次いで発売され，ドライアイに対する点眼治療の守備範囲が飛躍的に広がってきている．

ドライアイ治療用点眼液の組成と種類

点眼液の組成：点眼液は，涙液に近い状態，つまり，生理食塩水と同程度の浸透圧（約300 mOsm），かつ中性付近（pH 6～8）に調製されている．また，点眼液に配合される成分は，"有効成分"と"添加剤"の二つに分類される．有効成分は（生理）活性を有する重要な成分であるが，添加物には，有効成分を安定に保つ"安定化剤"，涙液に近づける"等張化剤"，"pH調整剤"，難溶性物質を溶解させる"溶解補助剤"，微生物の繁殖を抑制する"防腐剤"などがある．

人工涙液（表1）：人工涙液には，涙液に含まれる塩類，主に塩化ナトリウムや塩化カリウムが有効成分として配合され，pHや浸透圧も涙液と同程度に調製されている．ドライアイのコア・メカニズムである涙液層の安定性の低下に抗して，それを短時間，高めたり，生じた炎症を希釈し，上皮や涙液の残渣を洗い流す役割を担っていると考えられる．

ドライアイ治療における人工涙液の頻回点眼は，回数が少ないと水分補充効果が不十分で，回数が多すぎると涙液層を洗い流すことで，むしろ涙液層の安定性を低下させてしまう．その結果，ドライアイの悪化を招くこともありうるため，点眼回数にも気を配ることが重要である．1日10回点眼するだけで，防腐剤が入っていなくて

表1 代表的な人工涙液

人工涙液	ソフトサンティア®	人工涙液マイティア®点眼液	ロート ドライエイド® EX
メーカー	参天製薬	千寿製薬	ロート製薬
有効成分	塩化ナトリウム 塩化カリウム の2成分	塩化ナトリウム 塩化カウム 炭酸ナトリウム などの5成分	コンドロイチン硫酸 塩化カリウム 塩化ナトリウム などの4成分
防腐剤	未配合	ベンザルコニウム塩化物	未配合
油性成分	未配合	未配合	ゴマ油
販売形態	OTC医薬品	医療用医薬品	OTC医薬品
容量	5 mL	5 mL	7 mL

表2 主な角結膜上皮治療用点眼液

角膜結膜上皮治療用点眼液	ヒアレイン®ミニ点眼液0.1%/0.3%	ティアバランス®ミニムス®点眼液0.3%	ヒアルロン酸ナトリウム PF 点眼液
メーカー	参天製薬	千寿製薬	日本点眼薬研究所
有効成分（配合量）	精製ヒアルロン酸ナトリウム（0.1%, 0.3%）	精製ヒアルロン酸ナトリウム（0.3%）	精製ヒアルロン酸ナトリウム（0.1%）
防腐剤	未配合	未配合	未配合
販売形態	医療用医薬品	医療用医薬品	医療用医薬品
容量	0.4 mL（ユニットドーズ）	0.4 mL（ユニットドーズ）	5 mL（フィルター付容器）

も上皮が障害される可能性が指摘されている[1]ため，1日7回程度（多くとも10回まで）が適当ではないかと思われる．

代表的な製品として，ソフトサンティア®や人工涙液マイティア®点眼液などが挙げられる．

角結膜上皮治療用点眼液（表2）

ヒアルロン酸ナトリウムは，平均分子量50万～120万または150万～390万の水溶性高分子であるが，眼表面の水分を保持して，その滞留性を高めるとともに，角膜上皮細胞の伸展を促進する作用を有するため，長年，ドライアイ治療に最も一般的な点眼液として，その地位を築いてきた．代表的な製品として，ヒアレイン®点眼液やティアバランス®点眼液があり，防腐剤（ベンザルコニウム塩化物やクロルヘキシジングルコン酸塩）を含まないヒアレイン®ミニ

文献は p.400 参照.

点眼液やティアバランス®，ミニムス®点眼液，ヒアルロン酸ナトリウム PF 点眼液などが挙げられる．

抗炎症点眼液

　Sjögren 症候群などの眼表面に炎症を伴いうる重症のドライアイに対しては，フルオロメトロン（副腎皮質ステロイド）など，抗炎症作用を有する点眼液を人工涙液などに併用するが，長期使用は眼圧上昇や感染症などの副作用が懸念されるために，一般に初期治療や増悪時に使用される．

　代表的な製品として，フルメトロン®点眼液 0.1％がある．本剤は懸濁液であるので，しっかり振り混ぜてから使用することが望まれる．

　一方，米国などでは，ドライアイのコア・メカニズムとして，涙液安定性よりもむしろ炎症が重視され，第一選択として免疫抑制剤であるシクロスポリン点眼液（Restasis®）が使用される．実際，6 か月間の臨床試験で，中等度から重度のドライアイ患者の自覚症状および角膜上皮障害を改善したとの報告がある[2]．ただし，わが国のシクロスポリン点眼液（パピロック®ミニ点眼液）のドライアイへの保険適用はない．

ドライアイ治療用点眼液（ムチン/水分分泌促進薬，ムチン産生促進薬）（表 3）

　ヒアルロン酸点眼液の発売以降，15 年ほど，ドライアイ治療に適した処方可能な点眼液はなかったが，近年，ムチン/水分分泌促進薬であるジクアホソルナトリウム点眼液（ジクアス®点眼液 3％）やムチン産生促進薬であるレバミピド懸濁点眼液（ムコスタ®点眼液 UD 2％）が相次いで処方できるようになり，ドライアイの点眼治療が大きく前進した．世界において，これらを治療に用いることができるのはわが国だけで，わが国のドライアイ治療は，世界をリードしているといえる．

　ジクアホソルナトリウムは，非臨床試験において結膜上皮や杯細胞の $P2Y_2$ 受容体に結合して，細胞内の小胞体からカルシウムイオンを動員し，それぞれ，クロライドチャネルを介する涙液中へのクロールイオン（Cl^-）の放出，ならびに分泌型ムチン（MUC5AC）の放出を促し，眼表面の水分量，およびムチンを増加させることが報告されている[3,4]．また，$P2Y_2$ 受容体はマイボーム腺にも存在す

表3 ドライアイ治療用点眼液

ムチン/水分分泌促進薬ムチン産生促進薬	ジクアス®点眼液3%	ムコスタ®点眼液UD 2%
メーカー	参天製薬	大塚製薬
有効成分（配合量）	ジクアホソルナトリウム（3%）	レバミピド（2%）
防腐剤	ベンザルコニウム塩化物	未配合
販売形態	医療用医薬品	医療用医薬品
容量	5mL	0.35mL（ユニットドーズ）
点眼回数	1日6回（1回1滴）	1日4回（1回1滴）
性状	無色澄明	白色懸濁

るため，マイボーム腺機能不全（meibomian gland dysfunction；MGD）への効果も期待されている[5]．一方，長期投与試験においては，52週の投与でベースラインとの比較で涙液層破壊時間（tear film breakup time；BUT）や角結膜上皮障害の有意な改善が報告されている[6]．

レバミピドは，胃粘液のムチンを増加させる作用により，長年にわたって胃炎や胃潰瘍の経口治療薬（ムコスタ®）として臨床の場で広く使用されてきた．この効果を眼に応用して，新たなドライアイ治療用点眼液としてムコスタ®点眼液UD 2%が開発され，非臨床試験で，ムチンの増加[7]や杯細胞の増加[8]が報告されているとともに，その臨床試験におけるヒアルロン酸に対する有意性が報告されている[9]．本点眼液の特徴として，ベンザルコニウム塩化物などの防腐剤が配合されていないユニットドーズの点眼液であるため，涙液油層や角膜上皮への毒性はきわめて低いと考えられる．また，本点眼液は懸濁液であるため，振り混ぜて点眼する必要があり，副作用として苦味や霧視などが知られている[10]．

BUT短縮型ドライアイの最重症例（BUT＝0秒）の病態として，膜型ムチン異常と，その結果としての角膜上皮の水濡れ性が低下が推察されている[11,12]．ジクアホソルナトリウム点眼液やレバミピド点眼液には，膜型ムチンの発現を促進させる可能性があるため[8,13]，従来の治療では，十分効果の得られていないBUT短縮型ドライアイの重症例に対しても効果が期待される．

その他（血清点眼，油性点眼液）

　Sjögren 症候群や Stevens-Johnson 症候群などの重症ドライアイには，人工涙液やヒアルロン酸ナトリウム点眼液などの既存の点眼治療では，改善が望みにくい場合がある．血清には，涙液の組成に類似した成分（上皮細胞増殖因子，肝細胞増殖因子，フィブロネクチン，ビタミンAなど）が含まれ，高度の上皮障害の修復に積極的に働く可能性があり，実際，二重盲検で，その効果が示されている[14]ため，有効な選択肢になる可能性がある．ただし，患者本人の自己血清を利用しなければならないという制約がある．また，実際の血清点眼の調製方法としては，生理食塩水などで血清を5倍程度に希釈して点眼容器に充填するのが一般的であるが，血清は非常に不安定，かつ細菌汚染を起こしやすいため，低温で保存して短期間で使い切るなど，その使用に関しては十分に説明しておく必要がある．

　MGD を伴うドライアイに対して，2％ヒマシ油の効果が認められている[15]．少量の油分を配合した人工涙液（ロート　ドライエイド®EX）が市販されているが，2％ヒマシ油を配合した点眼液は市販されておらず，自家調製しなくてはならないため，血清点眼と同様，その取り扱いには注意が必要である．

（横井則彦）

エビデンスの扉

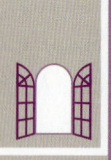

自己血清点眼の効果

自己血清点眼の概念

長年ドライアイの治療薬として使用されている，人工涙液と呼ばれている点眼薬は，その主成分が塩化ナトリウムや塩化カリウムであることが多く，本来の涙液とは程遠いといわざるをえない．血清中には，涙液中のさまざまな因子が含まれていることが証明されているが（表1）[1]，自己の血清を点眼薬として応用し，眼表面（オキュラーサーフェス）に必要な因子を補給することで，ドライアイの

文献は p.400 参照.

表1　涙液と血清の成分の比較

成分		涙液	血清
電解質	Na$^+$	145 mEq/L	135〜146 mEq/L
	K$^+$	24 mEq/L	3.5〜5.0 mEq/L
	Cl$^-$	128 mEq/L	96〜108 mEq/L
	HCO$_3^-$	26 mEq/L	21〜29 mEq/L
	Ca^{2+}	1.5 mEq/L	5.0 mEq/L
蛋白質	総蛋白量	0.74 g/dL	6.8〜8.2 g/dL
	リゾチーム	0.24 g/dL	0.4〜1.5 mg/dL
	ラクトフェリン	0.15 g/dL	測定不可
	アルブミン	5.4 mg/dL	3.5〜5.5 g/dL
	IgA	41.1 mg/dL	90〜450 mg/dL
ビタミン類	ビタミンA	16 ng/mL	883 ng/mL
	ビタミンC	117 μg/mL	7〜20 μg/mL
成長因子	EGF	1.66 ng/mL	0.72 ng/mL
	TGFα	180〜247 pg/mL	147 pg/mL
	TGFβ	2.32 ng/mL	140.3 ng/mL
炭水化物	ブドウ糖	2.6 mg/dL	60〜120 mg/dL

（松本幸裕ら：自己血清点眼．ドライアイ研究会編．ドライアイ診療PPP．東京：メジカルビュー社；2002．p.204．表1．）

a. b.
c. d.

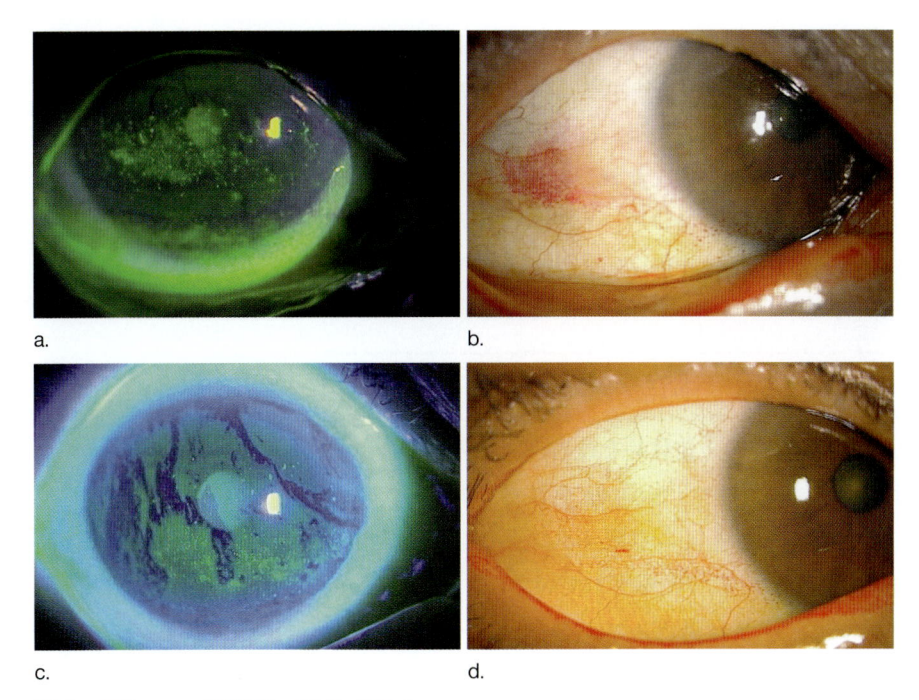

図1 Sjögren症候群，ドライアイ
64歳，女性で，Sjögren症候群，ドライアイの患者である．Schirmerテスト1mm，フルオレセイン生体染色スコア5点，ローズベンガル生体染色スコア5点，涙液層破壊時間3秒であったが（a，b），自己血清点眼（1日10回）による治療を開始したところ，14週目には，フルオレセイン生体染色スコア2点，ローズベンガル生体染色スコア2点，涙液層破壊時間3秒となった（c，d）．

病態を改善させる治療が行われることがある．それは，ドライアイを単に水分の乾燥により生じる角結膜上皮障害としてとらえるのみではなく，涙液の成分が十分に供給されないために生じる角結膜上皮の問題としてとらえることにつながっている．涙液の成分に近い自己血清は，自己の涙液の代用となりうると思われ，真の意味での人工涙液に近いといえるのかもしれない．

適応とその効果

自己血清点眼が有効と考えられている眼疾患として，Sjögren症候群やStevens-Johnson症候群や眼類天疱瘡などの重症ドライアイ[2,3]，移植片対宿主病（graft-versus-host disease；GVHD）によるドライアイ[4]，屈折矯正術（laser-assisted *in situ* keratomileusis；LASIK）後のドライアイ[5]，遷延性角膜上皮欠損[3]，上輪部角結膜炎[6]，神経麻痺性角膜症[7]，などが挙げられている．

Kojimaらは，20％自己血清点眼の臨床試験を防腐剤無添加の人工涙液（ソフトサンティア®点眼液）を対照として，無作為化盲検並行群間比較試験にて行っている[8]．対象はドライアイ患者で，観

察期間2週間を設けて，防腐剤無添加の生理食塩水の1日6回点眼を行い，その後，治療期間2週間において，自己血清点眼群（1日6回点眼）と人工涙液群（1日6回点眼）に分けて治療を行っている．その結果，自己血清点眼群は人工涙液群と比較して，自覚症状（眼痛），フルオレセイン生体染色スコア，ローズベンガル生体染色スコア，涙液層破壊時間（tear film breakup time；BUT）について有意な改善を認めている．

治療の実際

自己血清点眼により，自覚的，他覚的な改善が認められた症例を紹介する．症例は，64歳，女性で，Sjögren症候群，ドライアイの患者である．0.1％ヒアレイン®ミニ点眼，ソフトサンティア®点眼，1％コンドロン®点眼などにて治療されていたが，Schirmerテスト1mm，フルオレセイン生体染色スコア5点，ローズベンガル生体染色スコア5点，涙液層破壊時間3秒であった（図1a, b）．自己血清点眼（1日10回）による治療を開始したところ，自覚症状や他覚所見が徐々に改善していった．14週目には，フルオレセイン生体染色スコア2点，ローズベンガル生体染色スコア2点，涙液層破壊時間3秒となった（図1c, d）．

（松本幸裕）

エビデンスの扉

ジクアホソルナトリウム点眼液の作用

ジクアホソルナトリウム点眼の機序

　ジヌクレオチド誘導体であるジクアホソルナトリウムは，ヌクレオチド（アデノシン三リン酸〈ATP〉やウリジン三リン酸〈UTP〉など）受容体の一つである$P2Y_2$受容体の作動薬（アゴニスト）である．$P2Y_2$受容体は，全身に広く分布しているが，眼表面においては，角膜，結膜，マイボーム腺などに存在することが知られている．"ジクアス®点眼液3％"は，ジクアホソルナトリウムを有効成分とする新規の薬剤であり，2010（平成22）年12月より世界に先駆けてわが国で市販されるようになったドライアイ治療薬である．ジクアホソルナトリウムの作用機序としては，結膜上皮細胞や結膜杯細胞に存在する$P2Y_2$受容体からの細胞内シグナルとして，G蛋白を介したホスホリパーゼCやイノシトール三リン酸の活性化に関連して，小胞体からのカルシウムの放出により，最終的に細胞内カルシウム濃度が上昇することが知られている（図1）．ジクアホソルナトリウムのドライアイに対する効果としては，結膜上皮細胞においてはク

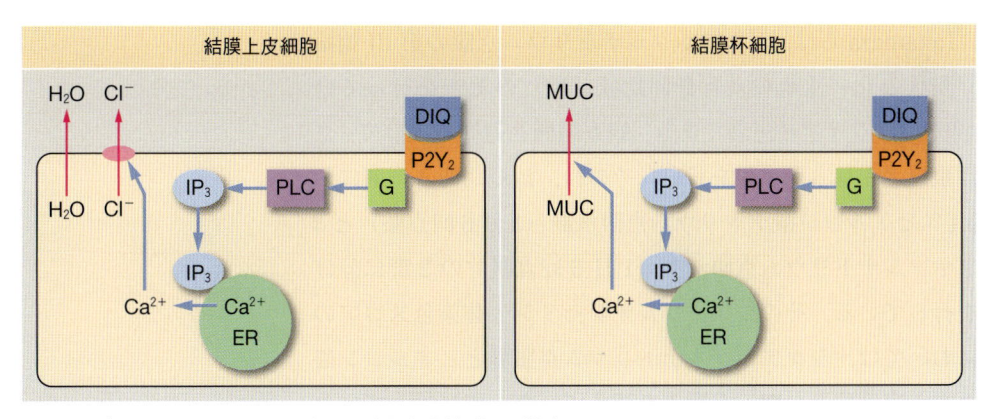

図1　ジクアホソルナトリウムの涙液分泌作用機序

H_2O：水　　　　　　　　　$P2Y_2$：$P2Y_2$受容体
Cl^-：クロールイオン　　　　ER：小胞体
Ca^{2+}：カルシウムイオン　　G：G蛋白
MUC：ムチン　　　　　　　PLC：ホスホリパーゼC
DIQ：ジクアホソルナトリウム　IP_3：イノシトール三リン酸

（松本幸裕：新しいドライアイ治療薬ジクアス®の使い方．眼科 2011；53：1582．図1より改変．）

ロールイオン（Cl⁻）の細胞外への放出に伴う水分の分泌を促進し，結膜杯細胞においてはムチンの分泌を促進する，とされている[1-4]．ジクアホソルナトリウム点眼は，水分分泌とムチン分泌という，これまでにない薬理作用から涙液の量と質を改善させることが可能となり，今後，ドライアイの治療の主流となるものと期待されている．

文献は p.401 参照.

適応とその効果

Matsumotoらは，ジクアホソルナトリウム点眼の第II相臨床試験（無作為化二重盲検並行群間比較試験）の報告を行っている[5]．対象は，ドライアイ患者であり，観察期間2週間を設けて，プラセボ点眼液の1日6回点眼を行い，その後，治療期間6週間において，プラセボ点眼液群（1日6回点眼），1％ジクアホソルナトリウム点眼液群（1日6回点眼），3％ジクアホソルナトリウム点眼液群（1日6回点眼）の3群に分けて治療を行っている．その結果，主要評価項目であるフルオレセイン生体染色スコアにおいて，ジクアホソルナトリウム点眼群がプラセボ点眼群と比較して濃度依存的に有意な改善を認めている．また，副次的評価項目である，ローズベンガル生体染色スコア，自覚症状（ドライアイ）においても，ジクアホソルナトリウム点眼群がプラセボ点眼群と比較して有意な改善を認めている．涙液層破壊時間については，ジクアホソルナトリウム点眼群がプラセボ点眼群と比較して改善を認めているものの有意差を認めていない．副作用については，軽微なものがほとんどで，眼刺激感，眼脂，結膜充血，眼痛，眼瘙痒感などが数％の頻度で生じるとされている．

また，Takamuraらは，ジクアホソルナトリウム点眼の第III相臨床試験（無作為化二重盲検並行群間比較試験）の報告を行っている[6]．対象は，ドライアイ患者であり，観察期間2週間を設けて，プラセボ点眼液の1日6回点眼を行い，その後，治療期間4週間において，0.1％ヒアルロン酸ナトリウム点眼液群（1日6回点眼）と3％ジクアホソルナトリウム点眼液群（1日6回点眼）の2群に分けて治療を行っている．その結果，フルオレセイン生体染色スコアの改善度においては，ジクアホソルナトリウム点眼群とヒアルロン酸ナトリウム点眼液群との間に有意差を認めていないのに対して，ローズベンガル生体染色スコアの改善度においては，ジクアホソルナトリウム点眼群のほうがヒアルロン酸ナトリウム点眼液群に対して有意に改善を認めている．

Shimazaki-Denらによれば，BUT（tear film breakup time；涙液層

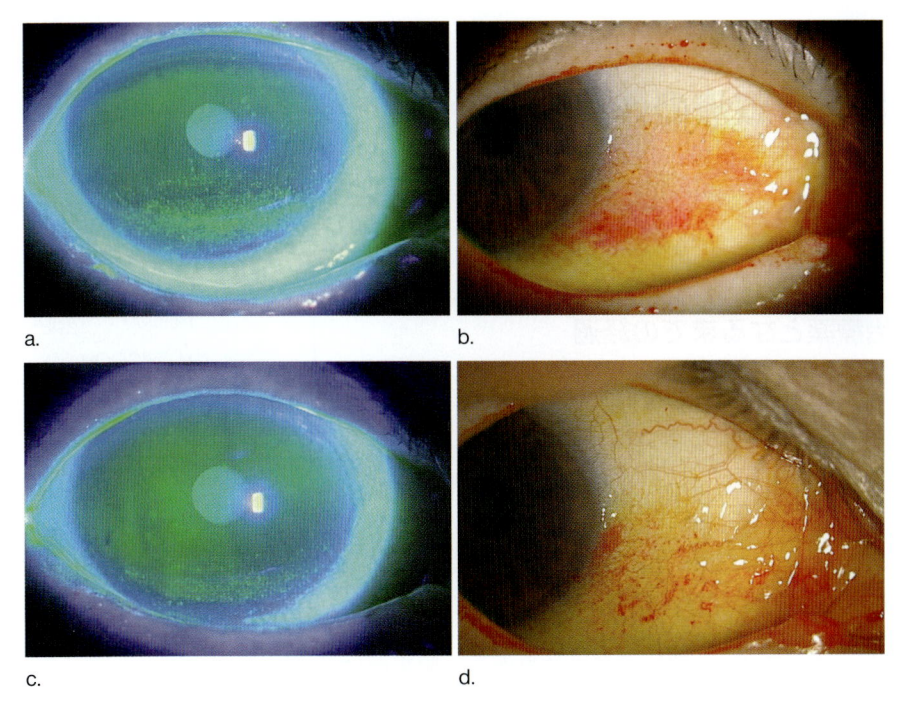

図 2　Sjögren 症候群，ドライアイ
76 歳，女性で，Sjögren 症候群，ドライアイの患者である．Schirmer テスト 3 mm，フルオレセイン生体染色スコア 4 点，ローズベンガル生体染色スコア 6 点，涙液層破壊時間 2 秒であったが（a，b），ジクアス®点眼液 3%"（1 日 6 回）による治療に変更したところ，10 週目には，フルオレセイン生体染色スコア 2 点，ローズベンガル生体染色スコア 2 点，涙液層破壊時間 5 秒となった（c，d）．
（松本幸裕：新しいドライアイ治療薬ジクアス®の使い方．眼科 2011；53：1583．図 2．）

破壊時間）短縮型ドライアイの患者に対して，治療期間 4 週間において，人工涙液群と 3％ジクアホソルナトリウム点眼群の 2 群に分けて無作為化比較試験を行ったところ，ジクアホソルナトリウム点眼群においてのみ，有意な自覚症状の改善と BUT の延長が認められている[7]*1．

治療の実際

ジクアス®点眼液 3％により，自覚的，他覚的な改善が認められた症例を紹介する．症例は，76 歳，女性で，Sjögren 症候群，ドライアイの患者である．0.3％ヒアレイン®ミニ点眼，ソフトサンティア®点眼にて治療されていたが，Schirmer テスト 3 mm，フルオレセイン生体染色スコア 4 点，ローズベンガル生体染色スコア 6 点，涙液層破壊時間 2 秒であった（**図 2a，b**）．ジクアス®点眼液 3％（1 日 6 回）による治療に変更したところ，自覚症状や他覚所見が徐々に改善していった．10 週目には，フルオレセイン生体染色スコア 2 点，ローズベンガル生体染色スコア 2 点，涙液層破壊時間 5 秒となった（**図 2c，d**）．

（松本幸裕）

*1 ジクアホソルナトリウム点眼の作用としては，結膜上皮細胞からの水分分泌促進作用，結膜杯細胞からのムチン分泌促進作用（MUC5AC）のほか，角結膜上皮細胞における膜型ムチン遺伝子（MUC1，MUC4，MUC16）の発現促進作用[8]が報告されている．そのため，角膜上皮の水濡れ性の低下が疑われる BUT 短縮型のドライアイに対して，ジクアホソルナトリウム点眼が有効である可能性が報告されている．

エビデンスの扉

レバミピド点眼液の作用

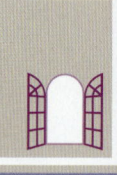

ドライアイ治療薬となるまでの経過

レバミピド点眼液（ムコスタ®点眼液 UD 2％）は，1990年に発売された胃炎・胃潰瘍治療用内服薬レバミピド（図1）のムチン産生促進作用，粘膜修復作用に着目し，ドライアイ治療用点眼液（ムチン産生促進薬）として開発された．

眼表面に対する作用

非臨床試験の結果：これまでの非臨床試験の結果から，眼表面に対するレバミピドの薬理作用が多岐にわたることが報告されてきている．すなわち，ヒト角膜上皮細胞については，MUC1, MUC4, MUC16発現促進作用（遺伝子，蛋白質レベル）の学会発表があるほか，TNFα刺激時のIL-6およびIL-8産生抑制作用[1]，バリア機能増強作用[1,2]が報告されており，一方，結膜上皮細胞については家兎を用いた試験で，2週間連続点眼において，20％の杯細胞の増加作用[3]，ラットの杯細胞を用いた試験では，分泌型ムチン産生促進作用[4]，ヒト結膜上皮細胞を用いた試験では，TLR3[*1]刺激時のCXCL10[*2]など，ケモカイン産生抑制作用[5]が最近，報告されている．また，動物のドライアイモデルにおいては，ローズベンガル染色スコアの減少[6]や角結膜表層上皮細胞の微絨毛構造の回復が確認されている[7]．

臨床試験の結果：これまでの臨床試験は，涙液減少型ドライアイ[*3]を対象として行われ，第三相試験では0.1％ヒアルロン酸点眼液との比較で，角膜上皮障害の改善では非劣性，結膜上皮障害の改善では優越性が示されたほか，自覚症状のうち異物感，眼痛では，有意な改善を認めている．主な副作用としては，苦味（15.7％），眼刺激感（2.5％）などが報告されている[8]．また，52週間の長期投与試験では，ベースラインとの比較で，BUT，角結膜上皮障害，自覚症状の有意かつ持続的な改善が確認されている．

発売後の報告：発売後は多彩な薬理作用を反映して，さまざまなド

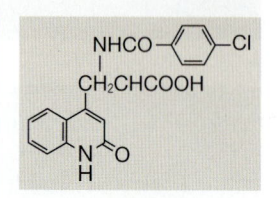

図1 レバミピドの化学構造式
化学式：$C_{19}H_{15}ClN_2O_4$，
分子量：370.79．

文献は p.401 参照．

[*1] **TLR3**
Toll-like receptor 3

[*2] **CXCL10**
CXC chemokine IFN-γ inducible protein-10

[*3] 長期投与試験以外は，Schirmer I法値 5 mm/5 min 以下の涙液減少型ドライアイが対象となった．

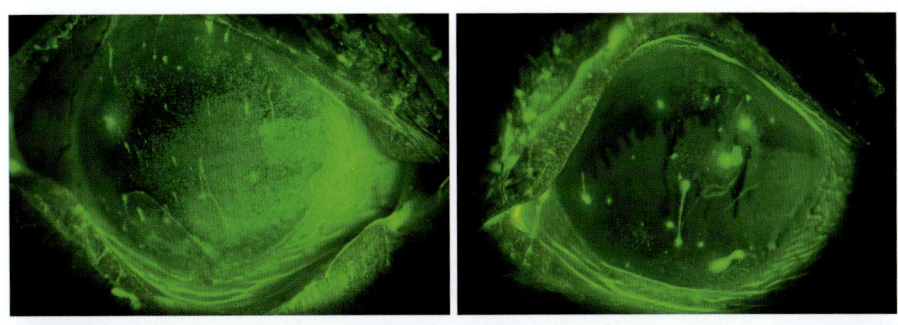

a. 治療前

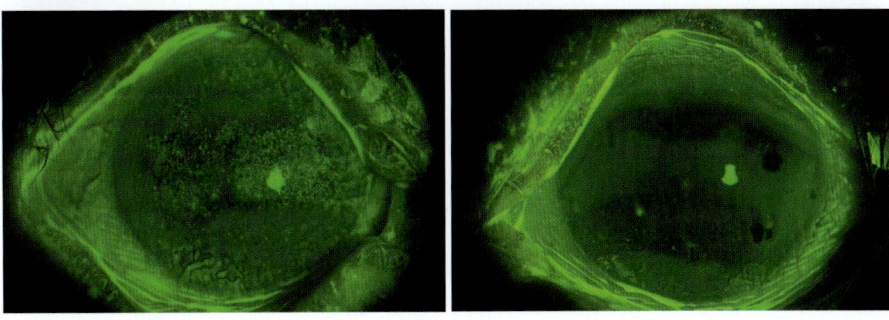

b. レバミピド治療後

図2 糸状角膜炎に対するレバミピド点眼液 UD 2％の効果
涙液減少型ドライアイと診断されていたが，それに伴いうる難治性の糸状角膜炎のみられる眼類天疱瘡の眼表面のフルオレセイン染色像．
a. レバミピド治療前の左右眼．人工涙液7回/日と0.1％フルオロメトロン2回/日で継続的に点眼治療されていたが，常に糸状角膜炎を認めていた．
b. レバミピド治療後の左右眼．レバミピド点眼液 UD 2％ 4/日，人工涙液3回/日および0.1％フルオロメトロン2回/日にて治療9か月後．点眼3か月後より，糸状角膜炎は継続的に消失している．

ライアイの病態に対しての有効性が報告されており，BUT短縮型ドライアイのほか，アレルギー性結膜炎，GVHD（graft-versus-host disease；移植片対宿主病），Stevens-Johnson症候群に合併したドライアイに対する上皮障害や自覚症状の改善効果が学会発表されるようになってきている．さらに，上輪部角結膜炎，lid-wiper epitheliopathyの他覚所見や自覚症状に高い改善効果を示すことや，従来の保存的治療では，限界のあった糸状角膜炎に対しても高い効果を示す（図2）ことが発表され始めており，本薬剤の作用メカニズムや適応疾患に注目が集まっている．本点眼液は，これまでの点眼液とは異なる作用で奏効している可能性があり，その活用を通じて，作用メカニズムや適応疾患が明らかにされるとともに，ドライアイのメカニズムについての理解が進むのではないかと思われる．

（横井則彦，加藤弘明）

眼鏡による治療

意義と目的

蒸発亢進型ドライアイの原因の一つに，低温・低湿・風などの環境条件が挙げられている[1]．低湿や風により眼表面における涙の蒸発が亢進すると，涙液の安定性が低下し眼表面の表層上皮に障害を生じる[2]．眼周囲の湿度が高い状態で保たれれば，角結膜の涙液層は安定化する．治療としては，眼周囲の空気の流れを抑えること，眼周囲の湿度を高く保つことが重要である．以上の理由から，ドライアイ患者の球結膜保護，および涙液蒸散量の抑制を目的としてドライアイメガネが用いられている．

文献は p.402 参照．

仕組み

ドライアイメガネは，サイドパネルのカバーと，モイスチャーがセットになっている．1988年に最初に開発されたモイスチャーエイド®は，手持ちの従来の眼鏡にサイドパネルを両面テープで取りつけ，さらにこのサイドパネルの内側に水分を含ませた小さなスポンジ状のモイスチャーを取りつけていたが，その後，改良が重ねられている．

2011年9月30日に発売された最も新しいドライアイメガネであるJINS Moisture®を示す（図1）．JINS Moisture®は，水を充填するウォーター・ポケットをフレームの側面に設置してある．ウォーター・ポケットの内側に小さな穴があり，フレームの内側に水分が蒸発していく．また，フレームと顔との隙間を少なくしたゴーグルタイプの形状により，目の周りの湿度をより保てる構造となっている（図2）[*1]．

[*1] その他の特徴としては，素材がすべて紫外線カットのため目の日焼けも防ぐこと，軽量の素材を採用しており長時間の使用でも疲れないことが挙げられる．

臨床的効果

ドライアイ患者に対するドライアイメガネ装用による保湿効果については，温度22.3℃，湿度29.8％の室内で，サイドパネルの内側に水分を含ませた小さなスポンジ状のモイスチャーを取りつけたドライアイメガネ装用で眼周囲の湿度42％を維持しており，対照のフレームのみの眼鏡装用における32％と比較して有意に上昇してい

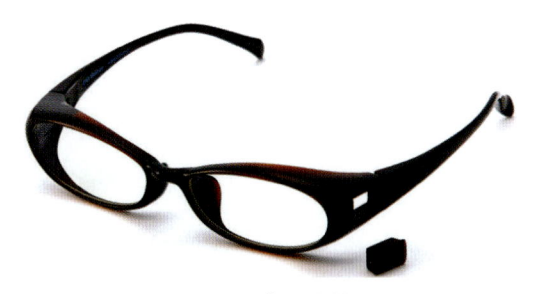

図1 JINS Moisture® の全体像
フレームの側面にある"ウォーター・ポケット"に水を入れて，目の周囲の湿度を高める．
(株式会社ジェイアイエヌのウェブサイト〈http://www.jin-co.com/〉．)

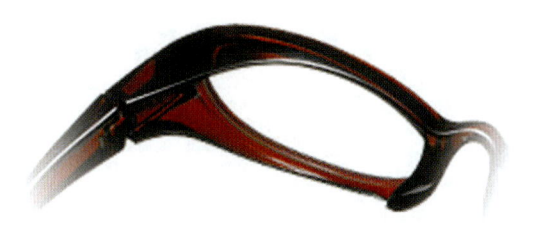

図2 JINS Moisture® のゴーグルタイプ形状
ゴーグルタイプ形状により目の周囲を大きくカバーし，湿度を保つことが可能である．
(株式会社ジェイアイエヌのウェブサイト〈http://www.jin-co.com/〉．)

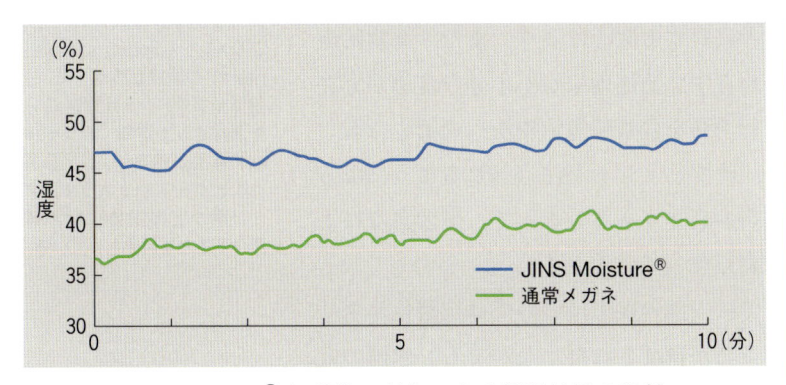

図3 JINS Moisture® と通常メガネによる保湿効果の比較
装着2時間試験の後半10分のデータを示す．部屋湿度37.5％であった．JINS Moisture® 装用により，目の周りの湿度を通常メガネに比較して約8.4％高く保つことが確認された．
(株式会社ジェイアイエヌのウェブサイト〈http://www.jin-co.com/〉．)

ることが報告されている[3]．

　臨床的な効果については，装用2週間で自覚症状，ローズベンガル染色，フルオレセイン染色の改善が認められている[3]．

　JINS Moisture® については，保湿機能の実証実験が行われている．健常人にエアコンを使用したオフィス環境に近い室内（部屋湿度37.5％）で通常メガネとJINS Moisture® を2時間装用させ，装用時の眼周囲の湿度を測定したところ，通常メガネ39.2％に対してJINS Moisture® では47.6％と有意に上昇が認められた（図3）．湿度の上昇率は，従来のドライアイメガネとほぼ同程度であった[4]．

　ドライアイメガネは，眼周囲の湿度の保持ばかりではなく，風の強いときは風の影響を抑え花粉や異物の侵入も防ぎ，また角膜に直接接触することがないことから副作用の心配をせずに手軽に行える点で，有用な方法と考えられる．

〔谷口紗織，小川葉子，坪田一男〕

サプリメントによる治療

サプリメントと眼科診療

　サプリメントは食品から摂取すべき微量ミネラルやビタミン類を補う補完食品であり，本来は治療薬ではない[*1]．しかし，高齢社会に伴い，加齢に伴う慢性疾患に対する関心は高く，また，薬物治療の目覚ましい発達にもかかわらず，治療効果が不十分な症例が存在することは事実であり，進行予防を含む新規治療法への関心は著しいものがある．その流れで，サプリメントが注目されるようになってきており，昨今の健康志向の高まりもあいまって，患者自身によるサプリメントへの興味も高くなっている．

　眼科領域においても，すでに一部の疾患については抗酸化サプリメントによる眼病態の進行予防が検証された．なかでも，米国の大規模前向き試験（Age-Related Eye Disease Study；AREDS[*2]）で抗酸化サプリメントによる介入が加齢黄斑変性の発症を抑制したことは社会的にも話題になっている[1]．病態に酸化ストレス（図1）の関与が考えられる疾患に対し，抗酸化サプリメントを摂取することは理にかなっており，ほかの疾患，たとえばドライアイにおいても，抗酸化サプリメントの効果が期待できるのではないか，という考えかたが発達してきたのは自然の成り行きであろう．

ドライアイに対するサプリメント治療の可能性

　生体全体としても，眼表面局所においても，抗酸化システムがもともと備わっており，刺激から眼表面を守っている．たとえば，涙液中にはラクトフェリンや免疫グロブリンA（IgA），リゾチーム，ビタミンCなど抗酸化作用をもつ酵素や物質，各種成長因子，サイトカインが存在している（表1）[2,3]．また角膜上皮では，外界からの刺激を緩和するようにスーパーオキシドジスムターゼ（superoxide dismutase；SOD）などの抗酸化酵素が発現することによって，細胞を保護している．しかし，生体にさまざまな過剰なストレスが負荷されたり，抗酸化システムが障害を受けたりすることで，生体内

[*1] 米国での食品の区分の一つであるダイエタリー・サプリメント（dietary supplement）の訳語が広がった．一般にサプリメントは特定成分が濃縮された錠剤・カプセル状の製品が該当し，不足しがちなビタミンやミネラル，アミノ酸などの栄養補給を補助することを目的としている．

[*2] 滲出型加齢黄斑変性に対する米国国立衛生研究所（National Institutes of Health；NIH）主導で行われた大規模前向き試験である．抗酸化サプリメント摂取群（ビタミンE〈400 IU〉，ビタミンC〈500 mg〉，βカロテン〈15 mg〉，亜鉛〈80 mg〉，銅〈2 mg〉）は，対照群より早期黄斑症から晩期黄斑症に進行する確率が5年間で約10%低下した．現在は，ルテインなどを加えたAREDS2が進行，解析中である．

文献はp.402参照．

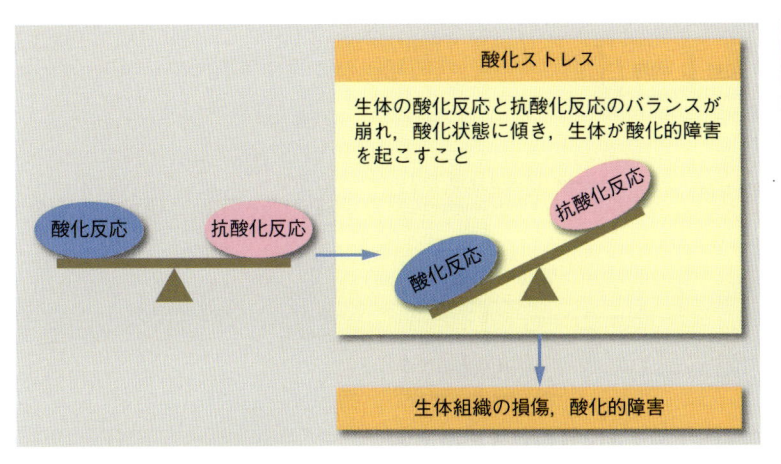

図1 酸化ストレスの概念

表1 涙液中の主な成分

蛋白質 （総蛋白量 7.37 g/L）	ラクトフェリン リゾチーム IgA IgG アルブミン SOD-1（superoxide dismutase-1）
ビタミン類	ビタミンC（アスコルビン酸） ビタミンA ビタミンE（αトコフェロール）
成長因子	EGF TGF-α TGF-β_1 TGF-β_2
サイトカイン	IL-1α IL-1β IL-6 IL-8
その他の抗酸化物質	SOD-1（superoxide dismutase-1） グルタチオン，システイン，チロシン，尿酸など

EGF：epidermal growth factor
TGF：transforming growth factor
IL：interleukin
(Tsubota K, et al：Serum application for the treatment of ocular surface disorders. Int Ophthalmol Clin 2000；40：113-122./Nakamura Y, et al：Inflammatory cytokines in normal human tears. Curr Eye Res 1998；17：673-676.)

の酸化反応と抗酸化反応のバランスが崩れ酸化状態に傾き，さまざまな疾患の発症や進行を引き起こす（**図1**）．ドライアイの発症にはさまざまな危険因子が挙げられるが，そのいずれの背景にもこの酸化ストレスが病態に大きく関与しているといわれている．ドライアイによってさらに酸化ストレスが上昇し，さらにドライアイが悪化するという悪循環の存在が考えられている．サプリメントには，こ

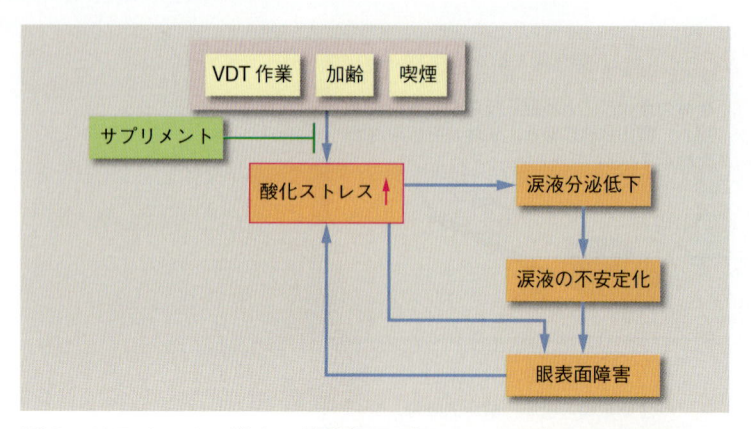

図2 ドライアイに対する抗酸化サプリメントの介入の概念図

れらの酸化ストレスに介入することでドライアイの悪循環を断ち切る役割が期待される（図2）。

現在，ドライアイに対して，オメガ3脂肪酸をはじめとするサプリメントの効果がいくつか報告されている．ほかにもラクトフェリン，ビタミンA，ビタミンC，ビタミンE，カロチノイド系などが可能性のある候補として報告されている．日常においても，ドライアイをターゲットとしたサプリメントとして，オメガ3脂肪酸を中心とした複合サプリメントが数社から販売されており，簡単に入手できる状況にある[*3]．しかしながら，ドライアイに対するサプリメントの効果として多施設大規模臨床試験などによる共通する見解は得られていない．また，個々の報告に関しても，介入の対象者，介入に使用した抗酸化サプリメント，対照群，結果の測定方法などによって，効果の評価がさまざまで判断が難しい状況である．

[*3] 現在，ドライアイに対するサプリメントとしてBio Tears®，Thera® Tears Nutritionなどが販売されている．

サプリメントの今後の展望

サプリメントによる介入は，発展途上ではあるが，新規介入方法として期待のできる分野である．不確かな情報の氾濫のなかにおいて，今後は，すでに多数流通しているサプリメント製品の品質の問題をクリアにすること，安全性・有効性の科学的根拠を蓄積していくことが必要である．民族や文化によって食生活習慣が異なるため，日本人におけるサプリメントの効果をみることも重要であると考える．さらには，どのような対象者に効果があるのか，安全かつ効果的な摂取目安量および摂取方法はどういうものか，点眼などの治療方法との併用やどの時点での介入が一番効果的か，などを評価していく必要があろう．

（川島素子）

クリニカル・クエスチョン

オメガ3脂肪酸とドライアイとの関係について教えてください

Answer オメガ3脂肪酸は多価不飽和脂肪酸の一つで,薬物としてもサプリメントとしても用いられており,抗炎症作用や心血管保護作用など多面的な作用を有する成分として注目されています.ドライアイに関しても,オメガ3脂肪酸が豊富な魚油を摂取するとドライアイの発生が減少するという疫学調査の報告があります.

クエスチョンの背景

オメガ3脂肪酸は,魚やアザラシを主食としていたイヌイット族での心筋梗塞の死亡率がデンマーク本国の白人の死亡率と比較して大幅に低いことが疫学研究により見出されたことをはじめとして,さまざまな疫学研究結果よりオメガ3脂肪酸の摂取が心血管病発症を抑制することが知られるようになり,栄養学的な面のみならず薬理学的な面からも注目されてきた[1-3].オメガ3脂肪酸の一つであるエイコサペンタエン酸(eicosapentaenoic acid;EPA)は,高脂血症・抗動脈硬化薬として製剤化され臨床的に用いられている.特に最近,日本人の大規模スタディ(Japan EPA Lipid Intervention Study;JELIS))により,高純度EPA製剤の投与による心筋梗塞などの冠動脈イベントの発症抑制効果が報告され,日本人におけるオメガ3脂肪酸摂取の重要性が明らかになった[4].現在,EPA製剤の投与は心血管高リスク症例の一次予防,二次予防など,多くの疾患のガイドラインで推奨されている.

文献はp.402参照.

アンサーへの鍵

脂肪酸の分類とオメガ3脂肪酸の構造:脂肪酸は炭素鎖に二重結合をもたない飽和脂肪酸と,二重結合をもつ不飽和脂肪酸に分類される.さらに不飽和脂肪酸は一価のものと多価のものに分類され,二重結合の位置によってさらに系統的に分類される(表1).オメガ3脂肪酸とは,メチル基端から数えて3番目の炭素結合間に初めて不飽和結合が出現する脂肪酸のことで,EPAやドコサヘキサエン酸(docosahexaenoic acid;DHA)などが代表的なものである(表1).

表1 脂肪酸の分類

種類			名称	数値表示
脂肪酸	飽和脂肪酸		ラウリン酸	C12：0
			ミリスチン酸	C14：0
			パルミチン酸	C16：0
			ステアリン酸	C18：0
	不飽和脂肪酸	一価	オレイン酸	C18：1
		多価 オメガ6脂肪酸	リノール酸	C18：2
			アラキドン酸	C20：4
		オメガ3脂肪酸	α-リノレン酸	C18：3
			エイコサペンタエン酸（EPA）	C20：5
			ドコサヘキサエン酸（DHA）	C22：6

EPA：eicosapentaenoic acid
DHA：docosahexaenoic acid
脂肪酸は二重結合をもたない飽和脂肪酸と，二重結合をもつ不飽和脂肪酸に，さらに不飽和脂肪酸は一価のものと多価のものに分類される．

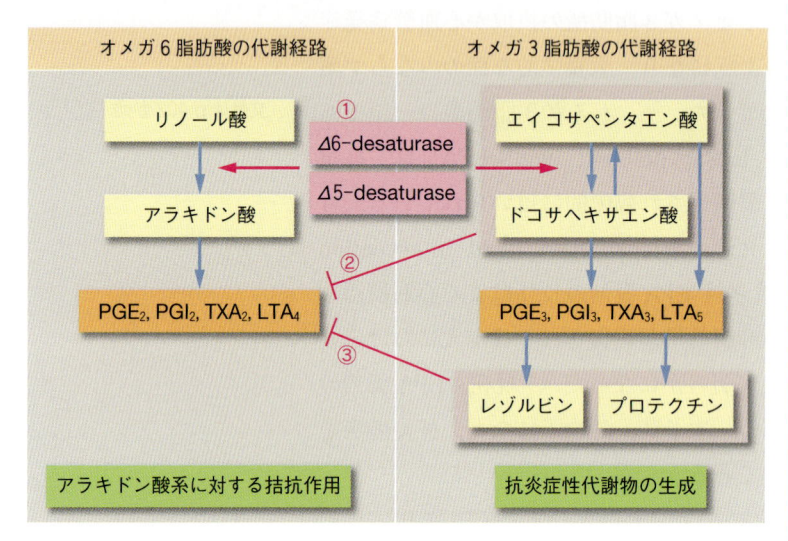

図1 オメガ6脂肪酸とオメガ3脂肪酸の関係と拮抗作用
① それぞれ同じ酵素 Δ6-desaturase，Δ5-desaturase によって代謝されるため，アラキドン酸，EPA/DHA は合成の時点で拮抗している．
② アラキドン酸カスケードに拮抗するという，従来から知られている拮抗作用．
③ 最近注目されている代謝産物レゾルビン，プロテクチンは，それ自体が抗炎症作用をもつ[*1]．

[*1] オメガ3脂肪酸だけでなく，オメガ6脂肪酸のアラキドン酸由来であるリポキシンという抗炎症代謝産物が存在することもわかってきている．

体内で合成されない必須脂肪酸であり，食事などから摂取する必要がある．魚由来の脂質に多く含まれる．

オメガ3脂肪酸の代謝と作用（図1）：オメガ3脂肪酸は α-リノレ

ン酸からEPAが産生され，さらにEPAからはDHAが産生される．EPAはオメガ6脂肪酸のリノール酸からつくられるアラキドン酸の炎症作用に拮抗する．最近ではEPAの代謝産物としてプロスタノイド（TXA_3, PGI_3），ロイコトリエン（LTA_5, LTB_5など），レゾルビンE（RvE1, 2）が，DHAの代謝産物としてレゾルビンD（RvD1, 2），プロテクチン（PD1）が同定され，これら代謝産物の抗炎症作用に関してや，オメガ3脂肪酸が核内受容体や細胞表面受容体に結合して，シグナル伝達を介して作用する機構が分子レベルで明らかになってきている．

アンサーからの一歩

オメガ3脂肪酸とドライアイの関係においては，米国での女性約3万2,000人に質問票によるオメガ6・オメガ3脂肪酸の摂取量およびドライアイを調査したところ，魚油などのオメガ3脂肪酸を摂取するとドライアイの発生が減少するという疫学調査結果が報告されている[5]．ドライアイに対するオメガ3脂肪酸の介入ランダム化比較試験の報告は数報ある．それぞれ介入に使用したサプリメントの種類や量が異なることもあり，介入効果の結果は一定しないが，自覚症状の有意な改善，BUT（tear film breakup time；涙液層破壊時間）の延長傾向，炎症の軽減など，いずれも効果の期待できる結果が得られている[6-8]．標準化した方法で多施設でのランダム化比較試験の施行が望まれる．

いずれにしても，体内で合成されないオメガ3脂肪酸は魚を中心とした食事から摂取する必要があり，日本人成人のオメガ3脂肪酸摂取目標量1.8〜2.4 g/日[*2]を参考に，常日ごろから魚を食べることを心掛けたい[*3]．

（井上佐智子，川島素子）

[*2] 『日本人の食事摂取基準』（2010年度版）によれば，これはサンマ1尾もしくはヒラメやカツオなどの刺身50切分に含まれるとされる．

[*3] **サプリメントでのオメガ3脂肪酸の摂取**
製品によりEPA/DHAの含有量が大きく異なるため，含有量に基づいた摂取が必要．また，4 g/日以上の摂取は出血時間延長，血小板数の減少をきたすことがあるので注意が必要．サプリメントを患者に奨める場合，副作用の可能性や，即効性はなく数か月以上の継続摂取による経過が必要なことを話しておくとよい．

8. 上流のリスクとその治療／
涙液減少

涙液減少の原因

涙液分泌のメカニズム

　健常眼では，眼表面の異常は知覚神経により感知され，反射性の涙液分泌を生じる．その結果，涙液量が増加し，涙液層は安定化し，眼表面の異常が修復される．この眼表面の自己修復システムは，reflex loop-涙腺システムと呼ばれる．ドライアイのリスクがあっても軽症の場合は，reflex loop-涙腺システムにより補正される可能性がある[*1]．

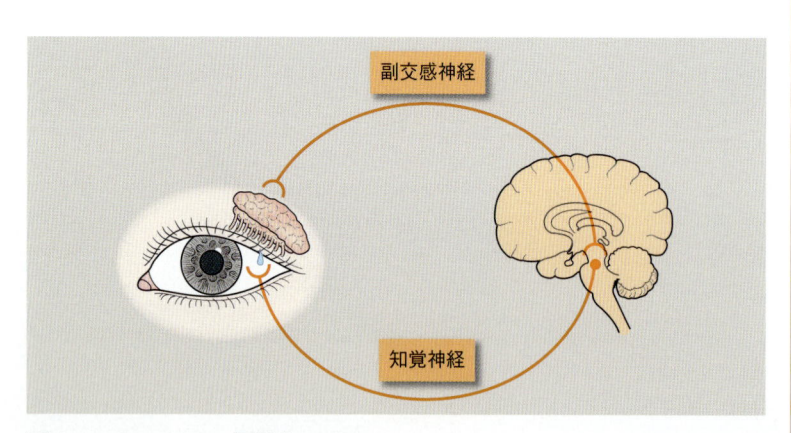

　reflex loop-涙腺システムの経路（図1）は，角結膜の知覚神経である三叉神経が求心路であり，遠心路は，脳幹から顔面神経の中間神経を経て涙腺神経に至る副交感神経である．副交感神経の受容体が涙腺にあり，この刺激が涙液分泌を引き起こす．したがって，この経路のいずれの部位の障害も，涙液減少を引き起こす可能性がある．

涙腺の障害（1）Sjögren 症候群のドライアイ

　Sjögren 症候群（Sjögren's syndrome）は，中高年の女性に多い，ドライアイ，ドライマウスを主症状とする原因不明の自己免疫疾患であり，涙腺，唾液腺を主体とした外分泌腺の腺房および導管周囲への高度なリンパ球浸潤を特徴とし，病期の進行に伴い腺組織の破

[*1] ドライアイの病態には，涙液層を構成する油層，涙液，分泌型ムチンの異常が涙液層の安定化の低下を引き起こし，角結膜上皮障害が生じ，上皮の水濡れ性が低下してさらに涙液層の安定性が低下するという悪循環が考えられている．なかでも涙腺から分泌される涙液の減少による涙液減少型ドライアイは，涙液層の安定性の低下に加え，reflex loop-涙腺システムによる修復がうまく機能しないため重症化しやすい．

図1　reflex loop-涙腺システム

表1 Sjögren 症候群の改訂診断基準（1999年）

1. 生検病理組織検査で次のいずれかの陽性所見を認めること
   a. 口唇腺組織で 4 mm² あたり 1 focus（導管周囲に 50 個以上のリンパ球浸潤）以上
   b. 涙腺組織で 4 mm² あたり 1 focus（導管周囲に 50 個以上のリンパ球浸潤）以上

2. 口腔検査で次のいずれかの陽性所見を認めること
   a. 唾液腺造影で Stage I（直径 1 mm 未満の小点状陰影）以上の異常所見
   b. 唾液分泌量低下（ガム試験にて 10 分間で 10 mL 以下または Saxon テストにて 2 分間で 2 g 以下）があり，かつ唾液腺シンチグラフィーにて機能低下の所見

3. 眼科検査で次のいずれかの陽性所見を認めること
   a. Schirmer 試験で 5 分間に 5 mm 以下で，かつローズベンガル試験（van Bijsterveld スコア）で 3 以上
   b. Schirmer 試験で 5 分間に 5 mm 以下で，かつ蛍光色素試験で陽性

4. 血清検査で次のいずれかの陽性所見を認めること
   a. 抗 Ro/SS-A 抗体陽性
   b. 抗 La/SS-B 抗体陽性

〈診断基準〉
以上の 4 項目のうち，いずれか 2 項目以上を満たせば Sjögren 症候群と診断する

壊や萎縮をきたし，重症なドライアイ，ドライマウスなどの乾燥症状を引き起こす*2．生検病理組織検査，口腔検査，眼検査，血清検査で診断される（**表1**）．涙腺，唾液腺以外の外分泌腺や皮膚の異常，甲状腺炎，肺炎，腎炎，悪性リンパ腫などの腺外症状を伴うことがある．Sjögren 症候群のドライアイでは，涙腺の異常以外に，分泌型ムチンの低下，マイボーム腺の異常，角結膜上皮のサイトカインの上昇などが報告されている．

[*2] 関節リウマチ，強皮症，全身性エリテマトーデスなど，Sjögren 症候群以外の膠原病に伴うものを続発性 Sjögren 症候群と呼ぶ．

涙腺の障害（2）Sjögren 症候群以外の涙腺障害

移植片対宿主病（graft-versus-host disease；GVHD）：造血幹細胞移植は，白血病や重症再生不良性貧血などの造血幹細胞の異常に起因する血液疾患に対する治療法である．移植後の合併症である GVHD は，移植片が宿主の組織抗原を認識して多臓器を障害する．急性 GVHD では，皮膚，肝臓，消化管が障害され，慢性 GVHD では，さらに肺，唾液腺，眼が障害される．ドライアイは，慢性 GVHD の一症状であり，移植後の眼合併症のなかで最も多い．その半数が急速に進行し，重症化する*3．

涙腺のリンパ球浸潤と線維化は，サルコイドーシス，AIDS（後天性免疫不全症候群），リンパ腫でもみられる．また，加齢，性ホルモンの変化も涙液減少に関与する．アンドロゲン濃度が低く，エスト

[*3] 重症化には，涙腺への T 細胞球の浸潤や広範囲な線維化による涙腺障害に加え，眼表面の眼粘膜リンパ装置をターゲットとする結膜線維化，偽膜形成による結膜嚢短縮，眼球癒着，眼瞼内反，睫毛乱生が関与している．

ロゲン濃度が高いことがドライアイのリスク因子となる．アンドロゲンは涙腺およびマイボーム腺の機能を促進するとされ，前立腺癌に対する抗アンドロゲン治療や，更年期のホルモン補充療法（hormone replacement therapy；HRT）は，ドライアイを引き起こす可能性がある．

涙腺の導管障害

涙腺管の閉塞により眼表面への涙液の供給ができなくなる．瘢痕性眼類天疱瘡，Stevens-Johnson 症候群，GVHD，熱化学熱傷，外傷などが挙げられる．Stevens-Johnson 症候群では，マイボーム腺の腺構造消失による蒸発亢進型ドライアイも合併する．

副交感神経障害

副交感神経終末から分泌される神経伝達物質であるアセチルコリンは，ムスカリン受容体と結合し，コリンエステラーゼにより分解される．涙腺においてもムスカリン M3 受容体の刺激により涙液分泌が起こる．抗コリン薬は，涙腺神経のムスカリン受容体にも作用し，アセチルコリンの結合を阻害し，涙腺からの涙液分泌を低下させる可能性がある．抗コリン作用は，抗ヒスタミン薬（第一世代）や，向精神薬として抗うつ薬，抗不安薬，睡眠薬，抗パーキンソン病薬，抗てんかん薬など，多くの種類の薬剤が有している．ドライアイの診察にあたっては，これらの薬剤の使用の有無を聞いてみることが大切である．

三叉神経の障害（反射性知覚ブロック）

角膜知覚の低下は，涙液分泌の求心路の障害のみならず，瞬目の低下も伴い蒸発亢進も促進する．角膜知覚低下によるドライアイの原因としては，LASIK や角膜移植などの角膜手術後，糖尿病，脳外科手術後や眼部帯状疱疹後の神経麻痺性角膜症（neurotrophic keratitis），コンタクトレンズ装用，点眼液（β遮断薬，NSAIDs）などが挙げられる．

中枢神経障害，顔面神経（中間神経）の障害

脳腫瘍，脳血管障害，脳外科手術，多発性神経症，全身薬などにより，中枢や顔面神経に障害が及べば，涙液分泌が障害される可能性がある．

〔高村悦子〕

涙液減少眼でみられるさまざまな角膜上皮障害

　涙液減少は角膜上皮障害の主要な原因の一つであり，涙液減少の程度により角膜上皮障害の表現型は変化する．軽度の涙液減少であれば角膜下方に点状表層角膜症（superficial punctate keratopathy；SPK）がみられるのみであるが，重症化するとともに集簇したSPKが散在してみられる状態（patchy pattern）から，角膜上皮に灰白色の粘液が付着した状態（corneal mucous plaques），角膜糸状物を伴う全面のSPKへと変化する．

角膜下方のSPK（図1）

　SPKでみられる角膜表層の点状染色のメカニズムは①tight junction障害により上皮細胞間に蛍光色素が浸透する[1,2]，②障害または死細胞を染色する[3]，③上皮細胞の脱落により欠損部位に蛍光色素が貯留する[4]，という三つの仮説があるが，いまだ不明である．いずれにしろ涙液減少による点状染色は，涙液層の破壊による細胞障害により生じており，下方の瞼裂部が最も涙液層の破壊が起こりやすいため，角膜下方にSPKを認めることが多い．

patchy pattern SPK（図2）

　涙液減少が進行するとともにSPKが増加するが，集簇したSPKが角膜下方を中心に散在するという特徴的な分布を示す．涙液減少眼の場合，角膜上皮障害が存在する部位で涙液層の破壊がより生じやすくなるため，集簇したSPKが生じると考えられている．

corneal mucous plaques（図3）

　corneal mucous plaquesは，半透明から灰白色不透明のさまざまな形状をとる角膜表層の沈着物として観察される．この沈着物の主成分は粘液で，変性した上皮細胞や蛋白質，脂質が含まれている[5]．涙液減少が進行すると，液層中の水分減少，涙液クリアランス低下が起こり，液層中の分泌型ムチンやdebrisが過剰となり，沈着が起こると考えられている．

文献はp.402参照．

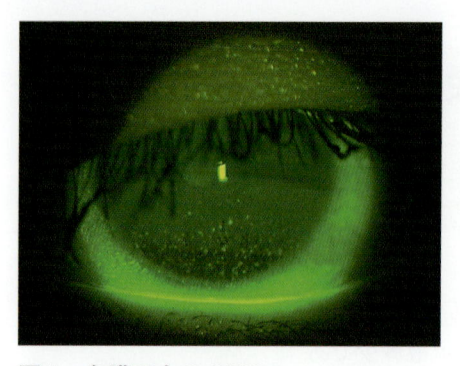

図1 角膜下方のSPK
32歳,女性.涙液減少型ドライアイの左眼フルオレセイン染色写真.SPKの分布する角膜下方の涙液層が破綻している.

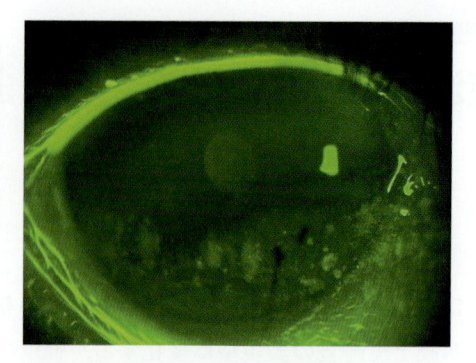

図2 patchy pattern SPK
66歳,女性.涙液減少型ドライアイの右眼フルオレセイン染色写真.角膜下方に集簇したSPKが散在してみられた.

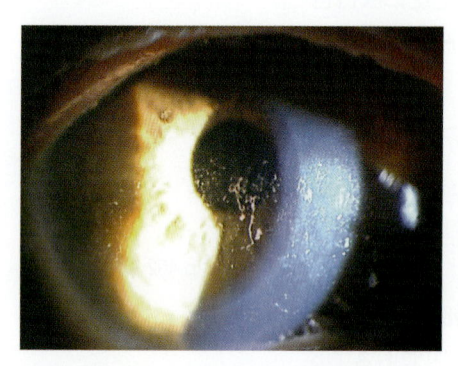

図3 corneal mucous plaques
75歳,女性.関節リウマチの右眼フルオレセイン染色写真.瞼裂部に一致してさまざまな形状の灰白色物質の多数沈着を認めた.

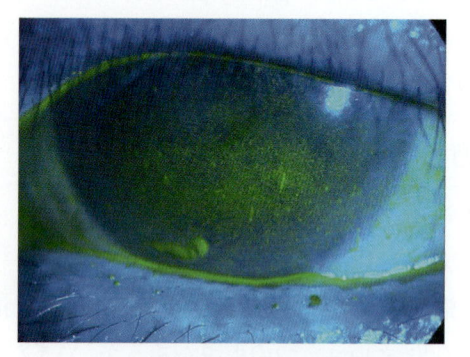

図4 角膜糸状物を伴う全面のSPK
72歳,女性.Sjögren症候群の左眼フルオレセイン染色写真.角結膜全体にSPKを著明に認め,フルオレセインに染色された糸状物の付着を複数認めた.

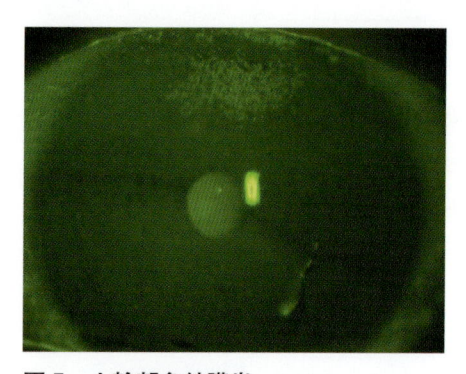

図5 上輪部角結膜炎
62歳,女性.上輪部角結膜炎を伴った涙液減少型ドライアイの左眼フルオレセイン染色写真.上方角結膜にSPKを認めた.

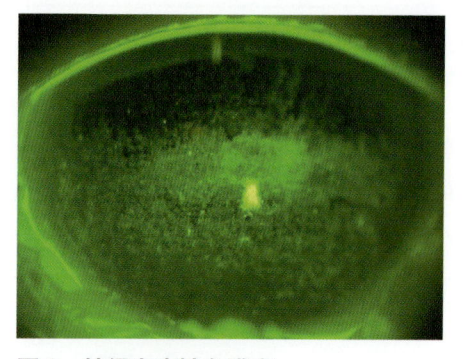

図6 神経麻痺性角膜症
72歳,男性.糖尿病・NSAIDs点眼液による神経麻痺性角膜症の左眼フルオレセイン染色写真.角膜中央に著明なSPKを認めた.

角膜糸状物を伴う全面の SPK（図4）

　角膜糸状物は一端が角膜表面に付着してコイル状を呈し，多端は自由端で，瞬目に際し容易に動く粘性糸状物として観察される．糸状物の形成メカニズムは他項に譲るが，涙液減少の最重症例では角膜上に涙液層がもはや存在しない状態となり，角膜全面に SPK が生じ，さらに摩擦の増強，炎症や涙液クリアランス低下によるムチン・debris の増加が角膜糸状物の形成に関与している[6]．

その他の部位に発生する角膜上皮障害

　涙液減少眼でほかの原因疾患と合併して角膜上皮障害を発症することも多い．角膜上方に上皮障害が多い場合，上輪部角結膜炎（図5），lid-wiper epitheliopathy，アレルギー性結膜炎などが関与している可能性がある．これらの疾患は，瞬目時に角膜と上眼瞼結膜との間に起こる摩擦が関与しており，涙液減少眼では摩擦の増強により上皮障害を起こしやすい．瞼裂部の角膜に上皮障害が目立つ場合，神経麻痺性角膜症（図6），マイボーム腺機能不全（meibomian gland dysfunction；MGD）の関与を考える必要がある．神経麻痺性角膜症は糖尿病や NSAIDs（非ステロイド性抗炎症薬），β遮断薬点眼液による角膜の知覚低下で生じる．

〔鎌尾知行〕

ドライアイの内服治療

ドライマウス合併 Sjögren 症候群（SS）

　Sjögren 症候群（SS）は，わが国では約 1/1,000 人の割合で発症する二番目に頻度の高い自己免疫疾患で，女性に多く（男：女＝1：9），中・高年で発症する進行性の疾患である．疾患の原因は不明で，病理組織学的な病像は，涙腺，唾液腺を主とした外分泌腺の腺房および導管周囲への高度なリンパ球浸潤を特徴とする．病期の進行に伴い腺房および導管の破壊，萎縮をきたし，重症のドライアイ，ドライマウスを生じ[1]，これらの乾燥症状の治療が患者 QOL の改善に特に重要である．

　近年，さまざまなドライアイの治療法が開発されているが，残念ながら SS の重症ドライアイの眼科的治療は単独の治療法で十分な治療効果を得られないことが多く，点眼（人工涙液，ヒアルロン酸点眼液，ジクアホソルナトリウム点眼液，レバミピド懸濁点眼液など），涙点閉鎖（アテロコラーゲン，プラグ，焼灼など），さらに M3 受容体アゴニスト内服治療を適宜組み合わせて治療されている．

文献は p.403 参照．

M3 受容体（アセチルコリン受容体）アゴニスト

作用機序：外分泌腺の機能障害による粘膜乾燥の治療に対してはドライアイ，ドライマウスともに古くは水分を主体とした量的な補充療法が主体であった．しかしながら，特にドライアイでは，創傷治癒過程も含め健全なオキュラーサーフェスの治療，維持には本来の自己の涙液の改善が望ましい．

　SS の明らかな原因はいまだ不明であるが，外分泌腺機能障害による涙液および唾液の分泌障害は，そのすべてが腺構造の完全な破壊によるものではなく，機能不全によるものも多く[2]，残された腺組織を刺激することで腺分泌を促進する内服治療が開発され，本来の自己の外分泌液の改善が期待される．

　ムスカリン性アセチルコリン受容体には M1，M2，M3 の三種類があり，M3 受容体は主に外分泌に作用し，M3 受容体に対する特異性の高い刺激は M1，M2 受容体刺激による脳神経，循環器，呼吸器系に対す

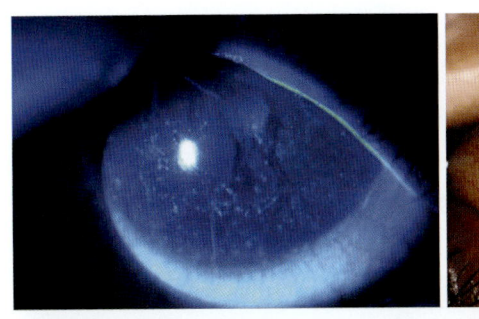

a. 投与前 FL 染色   b. 投与前 RB 染色

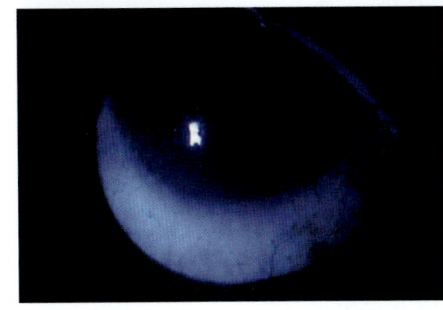

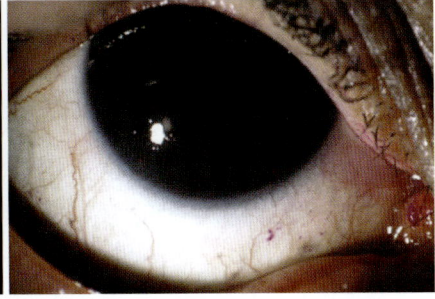

c. 投与後 FL 染色   d. 投与後 RB 染色

図1 セビメリン塩酸塩水和物内服投与によるドライアイへの効果

る副作用を低く抑え,安全に唾液,涙液の分泌刺激を行うことができる.

現在,わが国では副交感神経刺激コリン作動薬に属するM3受容体アゴニストとしてセビメリン塩酸塩水和物(エボザック®,サリグレン®)[3],ピロカルピン塩酸塩(サラジェン®)[4]がSSドライマウスの治療薬として認可されている.

M3受容体アゴニストによるSSドライアイ治療効果としては,Schirmerテストによる明らかな涙液増加が認められるほどではないが,ローズベンガル(RB)染色でのオキュラーサーフェスの改善(図1)[5],結膜の杯細胞の改善[6]が報告されており,ほぼ全例で併発するドライマウス症状改善も含め適応症例への投与が行われる.

内服投与での注意:投与の際,副作用に対しては十分な注意が必要であり,以下の疾患は投与禁忌となっている.①重篤な虚血性心疾患(心筋梗塞,狭心症など),②気管支喘息および慢性閉塞性肺疾患,③消化管および膀胱頸部の閉塞,④てんかん,⑤パーキンソニズムまたはパーキンソン病,⑥虹彩炎である.

副作用は約30%に認められ,悪心,腹痛,下痢,多汗,嘔吐が認められることがある.重篤な副作用としては,間質性肺炎の増悪が報告されている.

Sjögren症候群患者は口腔,眼乾燥症状を主体とした全身性の外

分泌腺機能不全を特徴としている．このため，外分泌腺分泌刺激による副作用は時としてターゲットであるドライアイ，ドライマウスのみでなく，持続している便秘や鼻，咽頭の乾燥症状を改善する可能性もある．しかしながら，わが国の診断基準に該当するSSのなかでも軽度な症例において，ドライアイの治療のみをターゲットとして投与すると，副作用の発現頻度がほかの眼科治療薬に比べ高く，また他科領域にわたる症状となる．このことから，投与の際は先の禁忌症例のみならず，重症な腺分泌障害を認めるSS患者に限り，また他科領域の副作用についても十分な説明と同意が行われてから投与するべきであると考える．

眼科領域の副作用としては，ピロカルピン類似物質であることから縮瞳作用があり，先の禁忌で述べた虹彩炎の合併例に用いないほかに，投与の際，眼科治療薬との相互作用，あるいは疑似的な夜盲症状の出現に留意する必要がある．

最後に，前述と一部重複する点もあるが，これらのM3受容体アゴニスト内服投与の際の注意点および筆者の薬剤選択方法を記す．わが国では現在セビメリン塩酸塩水和物とピロカルピン塩酸塩の二種が選択可能であり，両者ともSjögren症候群ドライマウス（口腔乾燥症状）が健康保険適応となっておりドライアイの適応はない．また，ピロカルピン塩酸塩は，頭頸部の放射線治療に伴う口腔乾燥症状の改善という適応もある．両者の選択の基準となる効果および副作用は一長一短で，十分な治療効果を得て副作用を生じさせないよう投与量を加減する必要がある．投与量は徐々に増やし，薬があわないようであれば他方の薬剤を選択するといった手順が奨められる．それらの薬剤の特徴はムスカリン受容体への親和性，病期（外分泌腺機能低下の程度），などから若干の差異があり，効果，副作用を考慮し選択することとなる．外分泌腺への効果は，ピロカルピン塩酸塩が若干有意と考えられ，ドライマウスへの効果が期待される一方，発汗を含め種々の副作用発現頻度が高い印象がある．また，セビメリン塩酸塩水和物はM1（脳神経系），M3（外分泌腺，平滑筋，呼吸器系）の効果が高くM2（循環器系）受容体への効果が低いため，内服時の悪心，嘔吐などで内服中止となることが多いが，循環器への配慮が必要な場合に若干有利ではないかと考えている．これらの特徴を考慮しあくまでもドライマウス治療を主に考えたうえで，またドライアイへの効果は副次的効果と考えて処方を行っている．

（小野眞史）

涙点プラグ

種類

　厚生労働省で認可され，わが国で使用可能な涙点プラグにはEagle Visionのイーグルプラグ®，フレックスプラグ®，スーパーフレックスプラグ®，スーパーイーグルプラグ®，FCIのパンクタルプラグ®，パンクタルプラグ® F，高研のキープティア®がある．理想的な涙点プラグは，①挿入が容易であること，②プラグの脱落が少なく効果が持続すること，③挿入後の合併症が少ないことである．プラグの種類と特徴を**表1, 2**に示す．

スーパーイーグルプラグ®：Eagle Visionのプラグは挿入が容易で合併症も少なく非常に使いやすいプラグとして存在していたが，自然脱落が多いことより改良が施されてきた[1-3]．最新型のスーパーイーグルプラグ®はプラグ頭部の引っかかり幅が広く設けられ，保持の安定性が増すようにデザインされており，脱落しにくいように改良されている．また，プラグが接続されているインジェクター先端部とプラグとの間隙が狭くなったことより，プラグの迷入はほと

文献はp.403参照．

表1 涙点プラグの種類

商品名		フレックスプラグ®	スーパーフレックスプラグ®	スーパーイーグルプラグ®	パンクタルプラグ®	パンクタルプラグ® F	キープティア®
製造元		Eagle Vision, White Medical	Eagle Vision, White Medical	Eagle Vision, White Medical	FCI, Tomey	FCI, Tomey	高研
外観							
素材		シリコーン	シリコーン	シリコーン	シリコーン	シリコーン	アテロコラーゲン
サイズ		0.4〜1.1 mm (0.1 mm刻み)	0.4〜1.1 mm (0.1 mm刻み)	S, M, L	SS, S, M, L	ワンサイズ	なし
形状	頭部	鋭角	鋭角	鋭角	鈍的	鋭角	液状
	ツバ	小さい	小さい	小さい	傾斜，大きい	小さい	

表2 涙点プラグの特徴

商品名	フレックスプラグ®	スーパーフレックスプラグ®	スーパーイーグルプラグ®	パンクタルプラグ®	パンクタルプラグ®F	キープティア®
挿入	容易	容易	容易	困難	容易	容易
異物感	少ない	少ない	少ない	やや多い	少ない	なし
自然脱落	多い	多い	やや少ない	少ない	少ない	自然消失
肉芽形成	少ない	少ない	やや多い	多い	やや多い	なし
プラグ迷入	多い	多い	少ない	少ない	少ない	なし
プラグの突出	少ない	少ない	少ない	やや多い	やや多い	なし
効果	半永久的	半永久的	半永久的	半永久的	半永久的	一時的

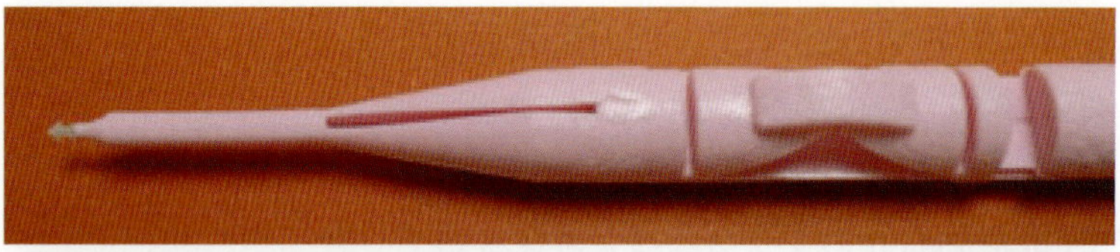

a.

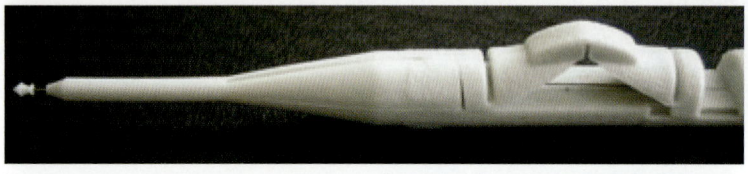

b.

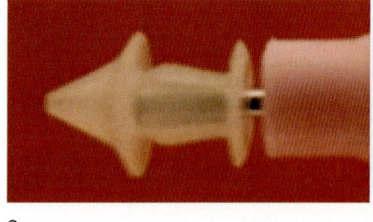

c. 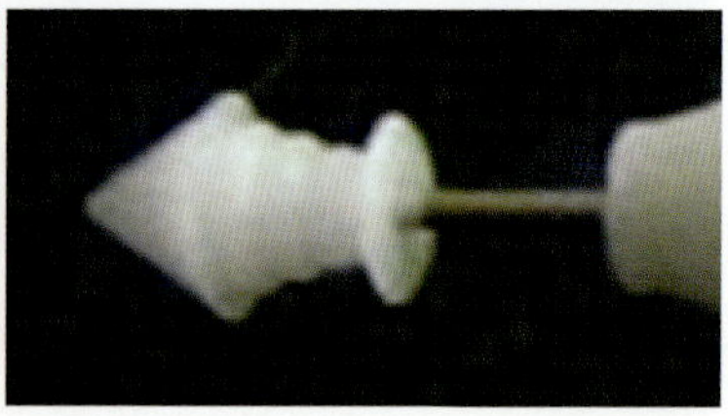 d.

図1 スーパーイーグルプラグ®（a, c）とスーパーフレックスプラグ®（b, d）の比較

a, c. スーパーイーグルプラグ®は，プラグ本体とインジェクターとの針部分の間隙は狭く，挿入時の迷入率は減少した．
b, d. スーパーフレックスプラグ®．

んどなくなった（**図1**）．

パンクタルプラグ®F：FCIのパンクタルプラグ®は脱落しにくいが，頭部が鈍的で挿入が困難，また肉芽の形成が比較的多く，ツバが大きいためバイオフィルムが付着しやすい，角結膜に接触しやすいという欠点がある[4]．改良型のパンクタルプラグ®Fは涙点プ

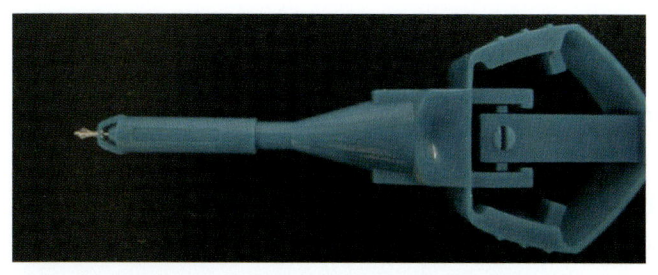

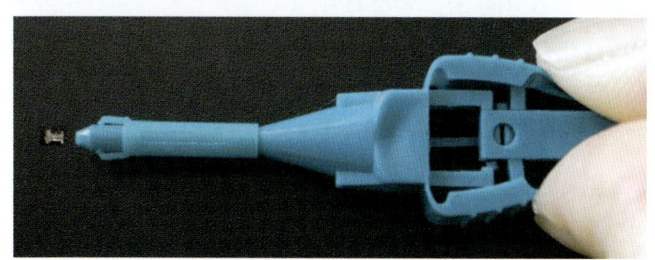

8. 上流のリスクとその治療／涙液減少

図2　パンクタルプラグ®F
a. インジェクターのフックでプラグが引っ張られており，プラグの先端は尖っている．
b. リリースすると外筒は前方移動しプラグが外れる．外れたプラグは頭部が膨らむ．

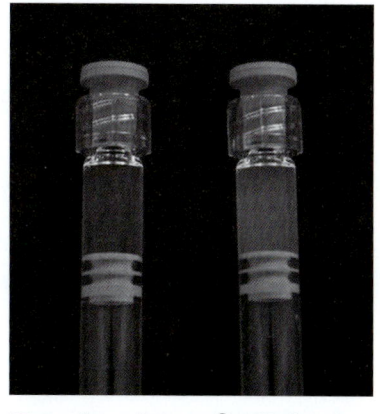

図3　キープティア®の温度による影響
低温保存状態では透明のさらさらした液体である（左図）．36℃以上に温めるとやや白濁し，性状はやや硬くなる（右図）．

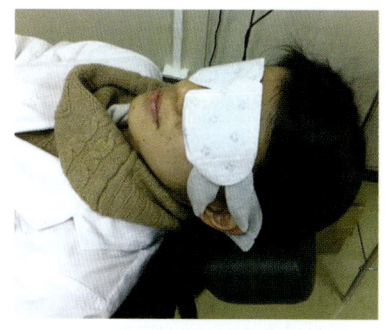

図4　キープティア®挿入後のホットパック
注入後は閉瞼してもらい，ホットパックで10～15分間程度，眼周囲を温める．

ラグが伸展された状態でインジェクターに装着されており，プラグ頭部の先端は尖的である．リリースボタンを押すとプラグを伸展していたフックが外れ，プラグ頭部が丸く膨らむのが特徴である（**図2**）．ツバの大きさも小さくなった．挿入は容易で，脱落率が低い．プラグサイズはワンサイズのみで，涙点径を測定する必要はない．涙点径が0.8mm以下の症例ではプラグの脱落例は非常に少なくなり，筆者は第一選択として使用している．難点はインジェクターのリリースボタンがやや使いづらい点である．リリースボタンを親指と人差し指の両指で均一にしっかり押し，確実にプラグがインジェクターから外れていることを確認してからインジェクターを引き抜くのがよいであろう．中途半端に押すとプラグを保持しているクリップが外れるが，プラグがインジェクターの先端針から外れな

い場合がある．一度リリースボタンを押してしまうとプラグの再挿入が不可能になってしまい，そのプラグは使用できなくなる．

キープティア®：生体親和性に優れたアテロコラーゲンを主成分とし，涙点に充填後，体温によってゲル化し涙小管を閉塞させる液状プラグである．冷蔵庫（2～10℃）で保管する．適正温度（36℃前後）になると透明な液体はやや白濁しゼリー状に固まるが，40℃以上に上昇すると再度液化するという特徴がある（**図3**）．すなわち，温めすぎるとゲル化したコラーゲンが再液化し，閉塞効果が期待できないことを理解しておくべきである．実際の使用では，① 挿入15分前に冷蔵庫から出し，室温の温度に近づける，② 涙小管の半分くらいまで針を挿入し下涙点，上涙点へと注入する，③ 注入後は閉瞼してもらい，ホットパックで10～15分間程度眼周囲を温める（**図4**）．ゲル化したコラーゲンはゼリー状で軟らかく，異物感や周囲組織への刺激がほとんどない．涙点径測定や涙点拡張の必要がないという利点はあるが，涙点閉塞の効果は一定ではなく，シリコーンプラグに比べ涙点閉鎖効果は少ない．

適応

点眼治療で十分な効果が得られないドライアイ症例が，涙点プラグの適応となる．涙液減少型の重症ドライアイでは，上下涙点へのプラグ挿入がよい（**図5**）．軽症例の涙液減少型ドライアイやBUT[*1]短縮型ドライアイに涙点プラグを使用する場合，上下どちらか一方の涙点へのプラグ挿入が望ましい．実際，BUT短縮型ドライアイの場合，上下涙点への涙点プラグ挿入では約65％で流涙を生じ，うち約半数は流涙のため治療に不満足であると報告されている[5]．上下どちらへのプラグ挿入でも眼表面所見への効果は同等であるが[6]，筆者は涙点プラグ挿入後の視機能の観点から，上涙点へのプラグ挿入が望ましいと考えている[7]．下涙点へのプラグ挿入では下眼瞼の涙液メニスカスは高くなるが，完全瞬目により初めて涙液が上方に引き寄せられ角膜面上に涙液を供給することができるのに対して，上涙点への挿入は上眼瞼に形成される涙液メニスカスは完全瞬目時にはもちろん，不完全瞬目時においても角膜中央部に涙液を供給することが可能である．このように，上涙点へのプラグ挿入は瞳孔領の眼表面涙液層の均一化に効果的であり，このため視機能が改善するのではないかと考えられる．

ドライアイの関連疾患である結膜弛緩症や上輪部角結膜炎，糸状

[*1] **BUT**
tear film breakup time（涙液層破壊時間）

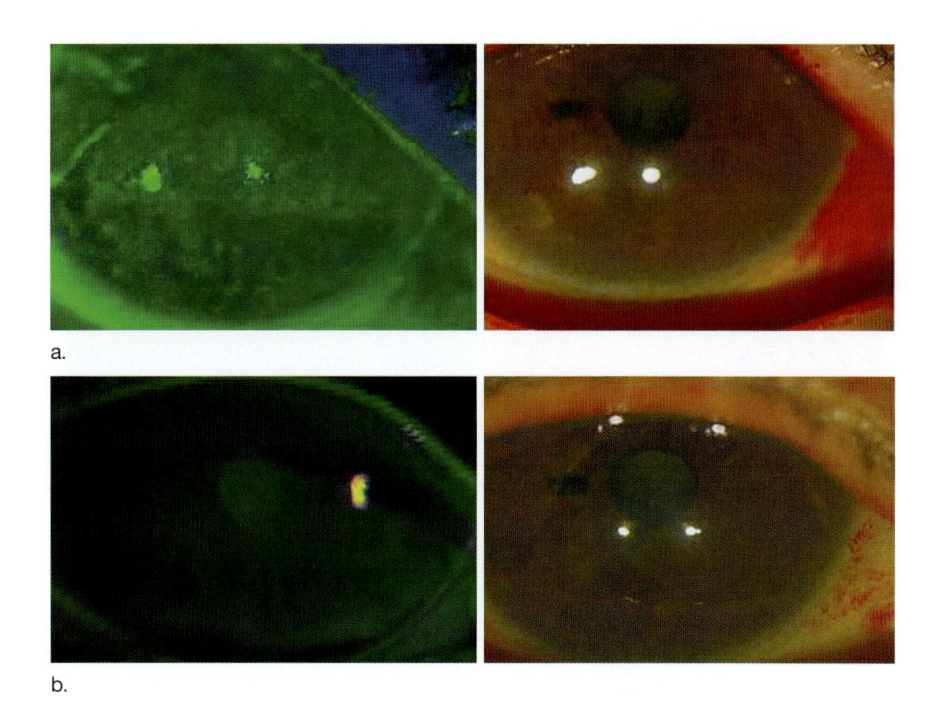

図5 Sjögren症候群患者の涙点プラグ挿入前後の眼表面所見（72歳，女性）
a．角結膜の強い生体染色を認める．
b．上下涙点プラグ挿入1か月後に角眼表面は改善している．

角膜炎，遷延性角膜上皮剥離，LASIK（laser *in situ* keratomileusis）や白内障術後ドライアイに対しても，点眼治療で効果が得られない場合，プラグの適応となる．

使い分け

　涙点径に適したプラグ選択が必要である．涙点径の計測にはEagle Visionのプラグゲージや大高式プラグゲージを用いる（図6）．後者は涙点径を拡大してしまう可能性もあり，筆者はEagle Visionのゲージングシステムを使用している．表3に涙点径とプラグサイズの選択を示す．涙点径0.5mm未満の小さな涙点や0.5～0.8mmの涙点にはパンクタルプラグ® F，0.9mm以上の大きめの涙点にはスーパーイーグルプラグ®のLサイズ，あるいはパンクタルプラグ®のM，Lサイズが適している．パンクタルプラグ®のMとLの違いはシャフトの長さだけで，頭部の大きさは同じであるため，涙点径が大きいからといってLを使用する必要ははい．パンクタルプラグ® Fは0.8mm以下の涙点径に使用した場合，脱落率が非常に少なく長期の治療効果が期待できる．
　軽度の涙液減少型ドライアイやBUT短縮型ドライアイには片方

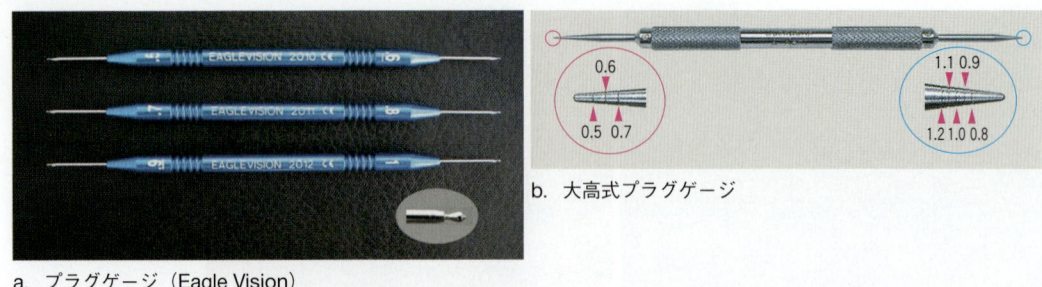

a. プラグゲージ（Eagle Vision）

b. 大高式プラグゲージ

図6　涙点径ゲージングシステム

表3　涙点径とプラグサイズの選択

涙点径 (mm)	パンクタルプラグ®	パンクタルプラグ®F	スーパーフレックスプラグ®	スーパーイーグルプラグ®
0.5未満	SS	↕	+0.1 mm	S
0.6 0.7	S			M
0.8 0.9 1.0	M（L）			L

　の涙点へのプラグ挿入を行うが，十分な治療効果が得られない場合，もう片方へのプラグ挿入を追加する．シリコーンプラグにより上下涙点を完全閉塞すると流涙を生じることもあり，この場合はキープティア®を選択するのもよいであろう．

合併症の違い

　涙点プラグによる重篤な合併症は少ないが，合併症にはプラグの迷入，自然脱落，涙点径の拡大，プラグの接触による角膜上皮障害，肉芽形成，涙囊炎などがある．Eagle Vision の涙点プラグによる合併症は比較的少ないが，自然脱落を生じやすい．パンクタルプラグ®ではプラグの突出や肉芽が比較的生じやすく，異物感や上皮障害を生じる場合にはプラグを除去する．肉芽に対しては涙点閉塞を期待する場合には経過観察を，肉芽の消失を期待する場合にはステロイドの点眼を行う．涙囊炎にはプラグを除去し，抗菌薬の内服投与を行う．

（海道美奈子）

クリニカル・クエスチョン

液状涙道プラグについて，特徴と適応について教えてください

Answer 　現在，液状プラグと呼ばれている製品はキープティア®のことです[1]．涙点から注入されますが，大部分は涙小管の部分に充填され，ここを塞栓します（図1）．涙点プラグ*1ではなく液状涙道プラグと呼ばれるのはこのためです．効果の持続期間は，症例によって大きく異なります[2-4]．このプラグは中等度までのドライアイで，点眼のみではコントロールできない症例，手術後の一時的なドライアイ，涙点プラグがすぐに脱落してしまう症例などに適しています．

文献は p.403 参照．

*1 従来使われてきたシリコーン製プラグの多くは涙点の部分に挿入されて，涙液が涙嚢内から鼻涙管を通って排出されるのをブロックする．したがって，涙点プラグと呼ばれる．

アテロコラーゲンについて[2]

　液状涙道プラグの材料は3％アテロコラーゲン水溶液である．原料であるI型コラーゲンは水に不溶性の蛋白で，分子量10万程度の三重らせん構造をしており，その両端には抗原性の高いテロペプチドがある．コラーゲンを塩酸で処理すると両端のテロペプチドがは

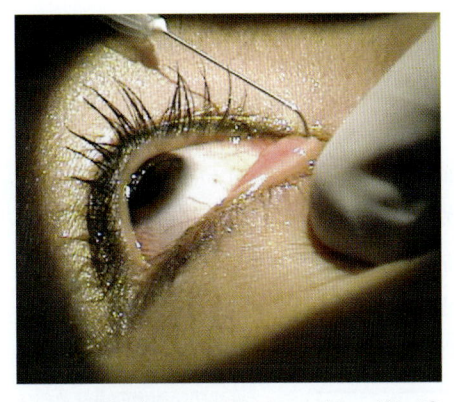

図1　下涙点からのアテロコラーゲン溶液注入
処置は点眼麻酔下にて行う．患者に軽く上方視してもらうと操作がより容易になる．注入針を涙点から垂直に数mm進め，次いで少し角度をつけて，涙小管の水平部に達する部位まで挿入する．プランジャーロッドに軽く圧力をかけて，アテロコラーゲンを注入する．上涙点に注入を行うときは，患者に下方視してもらう．
（濱野　孝：液状涙道プラグ「キープティア」．眼科手術 2008；21：475-478．）

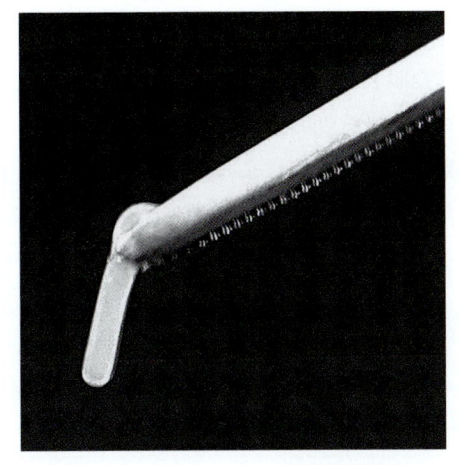

図2　アテロコラーゲンの性状変化
アテロコラーゲンは10℃以下の低温では中性のリン酸緩衝液中に溶解しているが，37℃に加温するとコラーゲン線維素が再線維化し，溶液全体が白色のゲルとなる．
（濱野　孝：液状涙道プラグ「キープティア」．眼科手術 2008；21：475-478．）

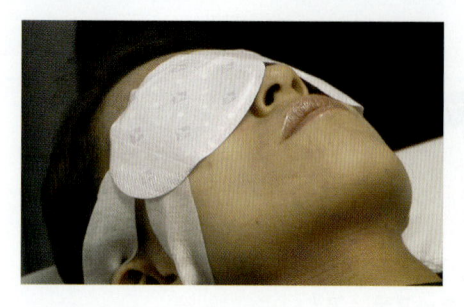

図3 ホットアイマスク
上下両涙点へのアテロコラーゲンの注入が終了したら，直ちにアイマスクを装着し，10分間処置用ベッドで仰臥位のまま待たせる．患者にはその間瞬目をしないよう指示する．加温効果のあるアイマスクを利用して，眼前温度を約40℃に5〜10分間保つと，アテロコラーゲンのゲル化が促進されるので，安定した涙道閉塞効果が得られる．
(濱野 孝：液状涙道プラグ「キープティア」．眼科手術 2008；21：475-478．)

ずれ，抗原性がきわめて低い水溶性の物質となる．テロペプチドがないコラーゲンということで，アテロコラーゲンと命名された．アテロコラーゲン水溶液は2〜10℃では安定した液体であるが，37℃に温められると再線維化してゲルを形成するというユニークな性質をもっている（図2）．この性質を涙道閉鎖に利用したのが液状涙道プラグである．臨床で製品を使用する場合には，冷蔵庫で保管し，患眼への充填後は，再線維化を確実にするために目の周囲を温めるのがよい（図3）．

液状涙道プラグの奏効機序

ドライアイでは，角結膜最表層細胞の膜貫通型ムチンの発現が低下することが知られている．このような眼表面において，一定期間，涙道閉鎖により結膜嚢内貯留涙液量が高く保たれると，膜貫通型ムチンが十分発現した角結膜上皮が再構築される．いったん，ムチンが十分発現した眼表面は，ふたたび結膜嚢内貯留涙液量が低下しても，乾燥に対する抵抗性の増加がみられる[*2]．

なお，効果の持続は症例によって大きく異なり，1回の注入で何年にもわたり改善する症例から，数か月おきに再注入が必要になる症例までさまざまである．その理由として，涙小管機能の個人差が大きいこと，涙腺からの涙液分泌量に個人差があることなどが考えられる．

特徴と適応

表1，2にまとめる．

(濱野 孝)

[*2] シリコーン製プラグが自然脱落しているにもかかわらず，ドライアイの症状が改善している症例においても，同じような機序が働いていると考えられる．

表1 液状涙道プラグの特徴

涙点の計測や拡張の必要がない．
手技は通水テストと同様なので，眼科医が習熟している．
重篤な副作用の報告は現在までのところない．
効果の持続には個人差がある．

表2 液状涙道プラグの適応症例

中等度までのドライアイで，点眼のみではコントロールできない症例
LASIK (laser in situ keratomileusis)や白内障術後のドライアイ
涙点プラグがすぐに脱落してしまう症例
涙点閉鎖術後の再疎通
上下両涙点に涙点プラグを挿入すると流涙をきたすが，1涙点だけでは症状をコントロールできない症例

外科的涙点閉鎖

ドライアイ治療のなかでの位置づけ

ドライアイに対する治療としては，まず人工涙液，ヒアルロン酸ナトリウム，現在ではこれにジクアス®，ムコスタ®の点眼で治療を開始するが，重症化すると，それでも内科的治療では十分でない例はみられる．そうなると涙点を閉鎖させて涙液の排出を少なくしドライアイによる角結膜上皮障害を治療することとなり，プラグがまず試される．それが奏効しない場合，手術による外科的涙点閉鎖術の登場となる．本項では実際的な方法[*1]を中心に進める．この方法は筆者の方法であり，涙点周囲および涙点下の涙小管の上皮除去の方法については，電動スクリューやアルコールなどの化学物質でも奏効することをつけ加えておく．

[*1] 適応については，本巻"外科的涙点閉鎖の適応とコツを教えてください"（p.286）を参照されたい．

実際の手術方法

準備するものを表1にまとめる．涙点は，それぞれの眼の上下に二つあるが，いずれの涙点に関しても同様の手順で行う．

1. 涙点周囲に2％キシロカイン®（エピネフリン入ならさらによい）を注入する．
2. 涙点リングをマイクロ剪刀などで切除する（図1）．この際，あらかじめ涙点周囲をバイポーラで処置しておくと出血を防げる．
3. 涙点リングを除去した涙点から，硝子体用の先細りのバイポーラを挿入し涙小管の部位深部を凝固し，さらに上方の涙小管部を凝固し癒着を図る．通常の涙点の大きさでは硝子体用の先細りバイポーラがよいが，涙点が大きければ通常のバイポーラを使ってよい．涙点下の涙小管をほぼ完全に除去する（図2）．
4. 涙小管先表面にあたる涙点部位を完全に凝固し盲端とする．この際は通常のバイポーラがよいが，盲端となるためには，その部位はやや焦げる感じでよい．
5. 必要があれば，さらにバイポーラで涙点周囲の結膜上皮，表皮を除去する．

表1 準備するもの

1％または2％キシロカイン®
ベノキシール
マイクロシザース
有鉤鑷子
持針器
8-0バイクリル®糸
バイポーラ（通常のものと硝子体用のtaperedのもの）

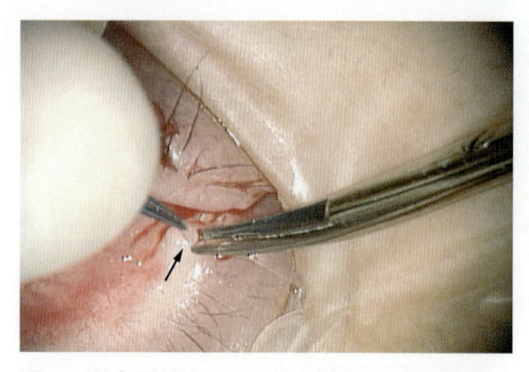

図1 涙点閉鎖術における涙点リングの切除
鑷子で涙点リングを保持し，剪刀で切除する．

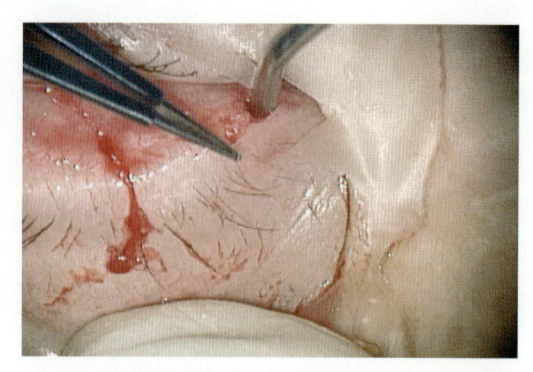

図2 涙点閉鎖術における涙小管の上皮の焼灼
上皮の除去は，完全にする．

図3 涙点閉鎖術における涙点部縫合

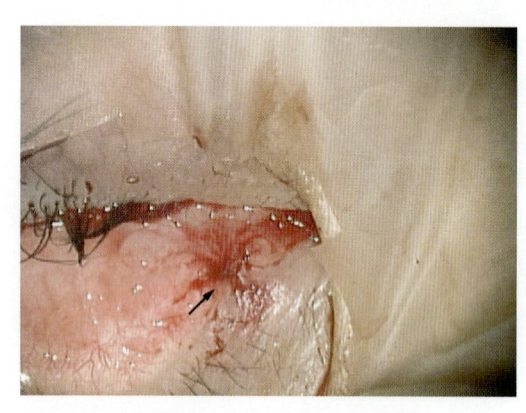

図4 涙点部の縫合
涙点開口部の長軸に，垂直に 8-0 バイクリル® で 2～3 糸置く．

6. 涙点リング切除した部位を，縫合糸は 8-0 バイクリル® を用い，形状に基づき長径に垂直に 2～3 糸端々縫合する．縫合数は，その切除した涙点の大きさに応じて決める（図3, 4）．
7. 周囲の上皮が 4～6 日ほどで涙点部位を覆い，涙点は閉鎖する．

手術に際しての注意

　涙点リングの除去は必ずしも必要はない．ただ，これは縫合した涙点が癒着しやすいための補助治療であり，8-0 バイクリル® で十分タイトに縫合できていればよい．涙点リングは弾性があり，縫合しにくい例があるため必要に応じて追加する（図5）．

　涙小管上皮の除去が最大のポイントである．涙点周囲の上皮除去は，周辺の上皮がすぐに涙点上に達するよりも，癒着がある程度進んだ状態で涙点上を修復上皮が覆ったほうが，閉鎖は完全さを増すと考えられるからである．涙点の管は盲端としておくことも重要である．

　涙点部の縫合は，必ず長軸方向に垂直にする．X状に縫合するの

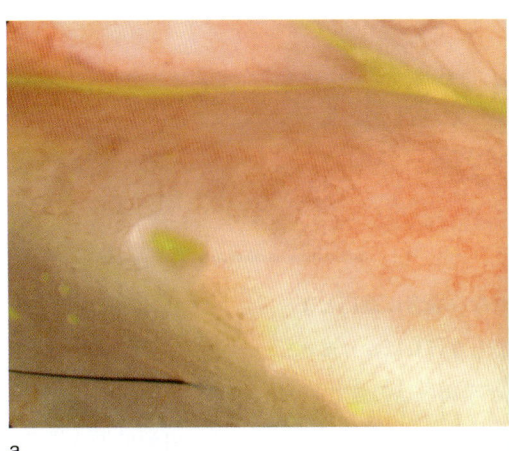

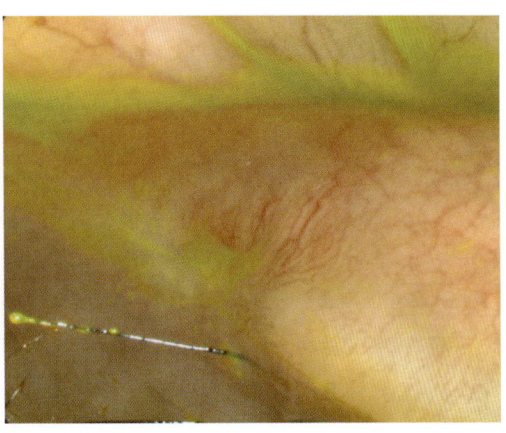

図5 涙点閉鎖術前後の涙点の状態
a. 涙点周囲には弾性組織による涙点リングがみられる．
b. 涙点は完全に閉鎖され，涙点部の上を結膜上皮が覆う．

は，涙点部に隙間ができるのでやってはいけない．

術後・処置後のケア，処方

　通常の手術では，もとの組織に戻ることが必要であるため，炎症を抑えること，つまりステロイドの点眼は理にかなっているが，本手術では涙点がもとの状態に戻ってはいけないので，術後，炎症がやや継続し涙点の縫合部位が癒着するようにステロイド点眼は用いず，抗菌薬の点眼のみとする．

　縫合に吸収糸の8-0バイクリル®を用いるのは，縫合をタイトにするためと，融解するもので，炎症がやや継続して縫合部位が癒着しやすいためである．これらは吸収糸でそのままでも融解するが，1週間ほどで縫合の役目は果たせるうえに，縫合の異物感もあるため1週間から10日で抜糸する．

（渡辺　仁）

クリニカル・クエスチョン

外科的涙点閉鎖の適応とコツを教えてください

Answer 点眼やプラグ治療で十分な効果が得られない場合に適応となります．事前に涙点閉鎖することで効果があることを確認しなければなりません．手技としては，涙点だけでなく涙小管も閉鎖されることが手術成功の鍵です．

適応（表1）

通常，ドライアイの治療において最初に外科的涙点閉鎖の手術が施行されることはない．外科的治療は，それまでの点眼，プラグ治療がまず施行され，それでも十分な治療ができない場合に適応される[*1]．それには，まず涙点閉鎖をすることにより効果があるのか，あるとすればどれほどの効果があるのか，それまでの治療で明らかにしておく必要があるからである．涙点が閉鎖された状態でも涙液量が上がらないのであれば適応がないことになる．

通常，直前にはプラグ治療がされていて，その効果からその患者の涙点閉鎖は上下両涙点の必要があるのか，片方でよいのか，確認されている．また，上涙点プラグは下方に比べて脱落しやすいので，下涙点プラグは留置されているが上涙点プラグは何回か抜けてプラグの装填がしにくい場合には，一方だけ上涙点の外科的涙点閉鎖という場合も存在するだろう．逆に上涙点はプラグで閉鎖されているが，下方だけプラグが装填しにくく下涙点のみ必要という場合もある．

あとひとつ，外科的涙点閉鎖の前に記憶しておくべきことは，まだ確定的ではないが，眼瞼縁の涙液の動きの観察によって，上涙点から涙液が流出する量が下涙点より多いことが推察されている（愛媛大学医学部附属病院眼科の大橋裕一先生，山口昌彦先生のPMMAビーズによる観察での報告）．つまり，涙液クリアランスは上涙点を通じてのほうが高く，このことは一方の涙点を閉鎖するなら，上方の涙点を閉鎖するほうが滞留涙液量は多いことになる．これはプラグ治療にも応用可能なので記憶しておいてほしい．

手技のコツ

外科的涙点閉鎖は10年くらい前までは，再開通することも少なく

表1 外科的涙点閉鎖術の主な適応

1. 涙点拡大し適応するプラグがない
2. 涙点プラグが再三脱落し，涙点の永久的閉鎖を必要とする例
3. 涙点の腫脹・肉芽が形成されていてプラグ挿入が困難な例

[*1] 昨今，ジクアス®やムコスタ®の点眼が利用できるようになったことに加え，以前に比較してスーパーイーグル®プラグやパンクタルプラグ®Fといった比較的脱落しにくいプラグの登場で，外科的涙点閉鎖治療の出番は非常に少なくなっている．ただ，最終手段としての本治療は有用であり，この習熟はドライアイ専門家では必須である．

なかったが，最近はほぼ全例で涙点閉鎖が可能となっている．それは外科的涙点閉鎖の重要ポイントが周知されてきたことによる．

　涙点閉鎖といっても閉鎖されているのは，涙点ばかりでなく，涙点につながる涙点直下の涙小管も閉鎖されないと十分な閉鎖は得られない．つまり，涙点および涙点直下の涙小管の上皮がほぼ完全に除去されることが最も重要である．このことは涙小管を含めて上皮にはムチン（膜型ムチン）が発現し抗接着因子として働くため，上皮表面に存在するムチンを除去し，管状構造に癒着を起こさせることで手術は成功する．いくら長時間，瞼を閉じていても眼瞼が角結膜上皮と癒着しないのは，健全な上皮に存在する膜型ムチンのおかげであり，手術ではこれと逆の現象を起こせばよいことになる．

　上皮を除去するための option としては，いくつか挙げられるが，そのなかで必須は涙点周囲および直下の涙小管の部位を電気焼灼，もしくは電動スクリューによって上皮を除去することである．上皮除去には別の方法として，無水もしくはそれに近いアルコールを浸して細くした綿棒や特製の電動スクリューなどで上皮を除去することも可能である．そして，最後に涙点部を焼灼して完全に閉鎖させる．

　これに加える option は，涙点閉鎖を高めるために涙点部を縫合することである．これには 10-0 ナイロンでは，閉鎖が不完全になりやすいので強く縫合できる 8-0 バイクリル® 糸を用いる．縫合は一糸でもよいが，筆者は涙点の長軸に垂直に 2～3 糸程度と行って，より閉鎖を目指している．縫合は 1 週間ほどで閉鎖部の糸は緩むので，異物感・感染の危険を考慮して抜糸する．縫合の前，涙点周囲の上皮を除去すると精度は高まる．

　これにさらに加える option は，涙点リングの切除である．涙点開口部は弾性組織の涙点リングがあり，縫合閉鎖の精度を高めるには，そのリングを除去する．もし行うなら，縫合前にリングを切除する．

　手術後の注意点としては，通常の術後には用いるステロイド点眼を，本手術後にはひかえる．通常，ステロイドによる炎症を抑える効果を期待するが，これは炎症や癒着を起こさせないで本来の組織構造に戻すことで使用される．しかし，本手術の場合，炎症を継続させ癒着させる必要があることから，ステロイドは用いないほうがよい．ただ，術直後は抗菌薬眼軟膏，術翌日からは抗菌薬の点眼を行う．

〈渡辺　仁〉

ドライアイの重症度別治療

点眼治療の概要

　ドライアイの基本治療は点眼治療であるが，近年ドライアイの治療薬として，人工涙液やヒアルロン酸点眼に加えて，ジクアホソルナトリウム点眼やレバミピド点眼が加わり，選択肢が増えた．これらの点眼以外にも，ドライアイには，炎症が関与しているため，異物感や充血を伴う場合には，低力価ステロイド（0.1％フルメトロン®）2回/日，炎症が強い場合には防腐剤フリーベタメタゾン1回/日を追加する．まれに眼圧上昇をきたす症例があるため，必ず眼圧チェックを行うことと，不調時にのみ点眼するよう指導することが大切である．

涙液減少型ドライアイ

　初診例では，ほかの点眼液の薬剤毒性の影響や，点眼のコンプライアンスが悪いことがあるため，まずは防腐剤無添加の人工涙液点眼7回/日を1か月程度行い，点状表層角膜症(superficial punctate keratopathy；SPK)が下方にシフトするかどうか観察し，重症度を決定する．

軽症（図1a）：SPKが下方1/3に限局しているものは，防腐剤フリーの人工涙液7回/日，もしくはヒアルロン酸点眼6回/日で経過観察する．症状が改善しない場合は，レバミピド点眼4回/日やジクアホソルナトリウム6回/日の点眼に切り替える．

中等症（図1b）：SPKが下方1/3を越えるが角膜中央を含まないものは，防腐剤フリー人工涙液7〜10回/日にヒアルロン酸点眼4〜6回/日を併用，もしくはジクアホソルナトリウム点眼6回/日を行う．レバミピド点眼は4回/日と点眼回数が少ないため，乾燥感が改善しない場合には，防腐剤フリー人工涙液2〜3回を併用する．

　涙液減少が高度になると，ヒアルロン酸点眼単独ではヒアルロン酸点眼が下方メニスカスに貯留し角膜上の涙液層が菲薄化しやすくなるため，人工涙液を併用することが望ましい．また，糸状角膜炎（図1d），corneal mucous plaqueを伴う症例は，角膜表面でのムチン

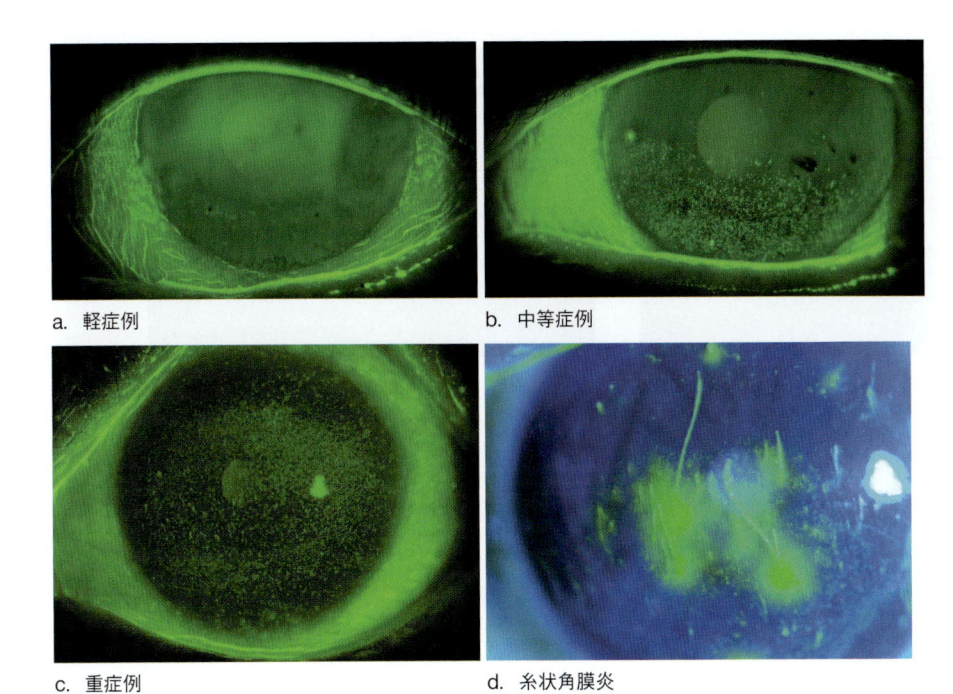

a. 軽症例　　b. 中等症例
c. 重症例　　d. 糸状角膜炎

図1　涙液減少型ドライアイ

の蓄積と関係があり，涙液減少の結果としての涙液ターンオーバーの低下によるムチンの蓄積により，悪化することがあるので，ヒアルロン酸ナトリウムの点眼の使用は避けたほうがよい．ジクアホソルナトリウム点眼，レバミピド点眼は，糸状角膜炎に有効なこともあるが，ムチンの増加により増悪することもあるので注意が必要である．結膜炎症によるムチン分泌過剰の抑制のため，低力価ステロイド点眼を併用する．

重症（図1c）：SPKが角膜中央を含み，角膜全面に分布する場合，まず中等症と同様の点眼治療を行う．しかし，この治療で改善しない場合には，上・下涙点プラグの挿入の適応となる．涙点プラグの脱落を繰り返し，涙点の拡大などで再挿入ができない場合には外科的涙点閉鎖術を選択する[*1]．

BUT短縮型ドライアイ

狭義のBUT（tear film breakup time；涙液層破壊時間）短縮型ドライアイは，開瞼とともに生じる特徴的な円形の涙液層の破壊（spot break）を認め，表層上皮の水濡れ性低下が病態と考えられている（図2）．Spot breakを示す場合には，糖衣層（膜型ムチン）の異常が推定される．一方spot breakではなく線状のbreakupを示す場合

[*1] Sjögren症候群やStevens-Johnson症候群では，防腐剤無添加のユニットドースのヒアルロン酸点眼を使用する．

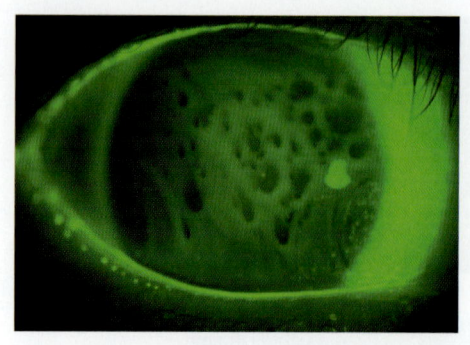

図2 BUT短縮型ドライアイにみられる涙液層破壊（円形，spot break）

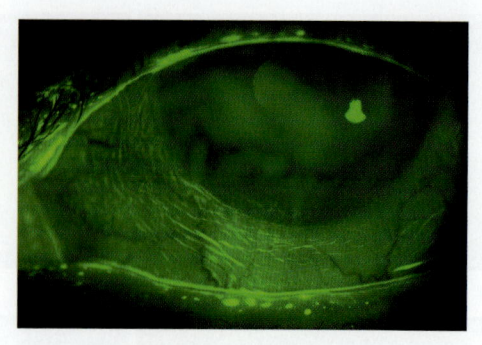

図3 蒸発亢進型ドライアイ
夜間兎眼の症例.

もあり，spot break と同様，水濡れ性低下による可能性が考えられるが，明確な機序については，今後のさらなる検討が必要である．水濡れ性の改善については，レバミピド点眼，ジクアホソルナトリウム点眼に効果が期待される．眼精疲労が強く上眼窩神経痛を伴う場合には，0.025％サイプレジン点眼（自家調製）が有効なことがある．

蒸発亢進型ドライアイ

軽症の涙液減少型ドライアイの治療と同様の点眼で，経過観察可能である．兎眼を伴う場合には，眼軟膏を眠前に加える（図3）．マイボーム腺機能不全（meibomian gland dysfunction；MGD）が原因となっている場合には，MGDの治療を行う．

涙点プラグ

上・下の涙点プラグ挿入後には，涙液のターンオーバーが低下し，薬剤および防腐剤の影響が出やすくなるため，ステロイド点眼を含めて防腐剤を含む点眼液を使用する場合は，その回数は，原則として1回/日とする．眼脂のwashoutのために，防腐剤フリーの人工涙液の点眼は6回/日で続行する．

カコモン読解　第20回　一般問題24

Sjögren症候群の治療で保険適用となるものはどれか．2つ選べ
a 自己血清点眼　　b ヒアルロン酸点眼　　c シクロスポリン点眼
d 防腐剤無添加人工涙液点眼　　e 涙点プラグ挿入

解説　a．血清中には，涙液と類似した成分が含まれており，自己血清点眼は，重症ドライアイに有効とされている．自己血清点眼は，

自家調製であり保険適応外である．
b. 0.1％と0.3％濃度があり，ドライアイ，角膜上皮障害などが適応となる．ユニットドースのものは，Sjögren症候群とStevens-Johnson症候群のみが保険適応である．
c. 米国では，ドライアイには，結膜炎症が関与しているとの考えかたが主流であり，0.05％シクロスポリン点眼が認可されている．わが国では，シクロスポリン点眼としては，パピロック®ミニ点眼液0.1％があるが，保険適用は，アレルギー性結膜炎のみである．
d. ソフトサンティア®は，医薬部外品であり，保険適応外である．
e. 乾性角結膜炎（SchirmerテストI法変法5mm以下，またはローズベンガル染色試験＋＋以上）およびSjögren症候群に対して行った場合に算定する．シリコーンや合成樹脂の涙点プラグとコラーゲン使用涙点プラグ（キープティア®）を使用した場合が含まれる．保険点数は片眼630点であり，プラグ1個当たりの材料費は486点である．

[模範解答] b, e

（小室　青）

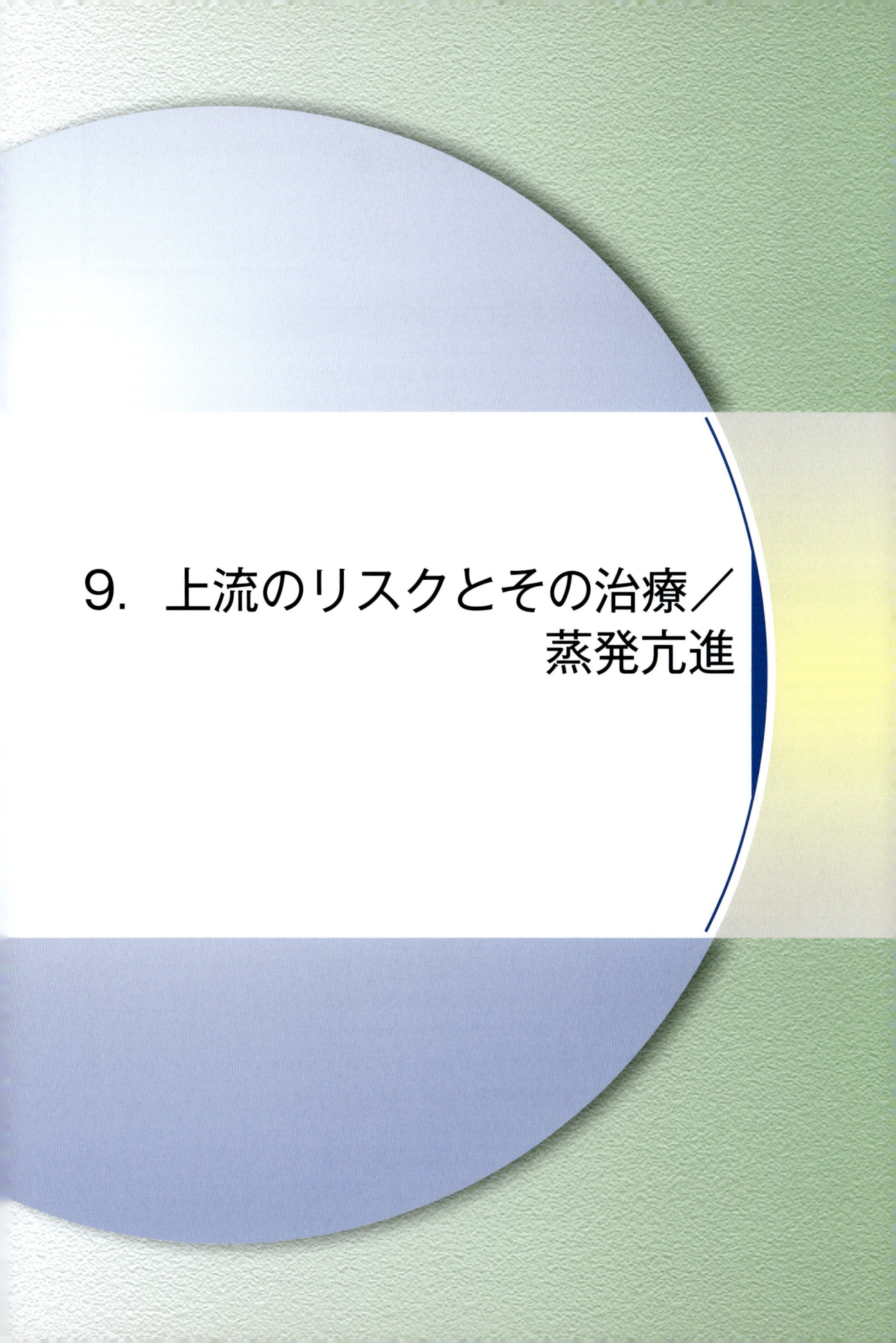

9. 上流のリスクとその治療／蒸発亢進

マイボーム腺機能不全とその治療

マイボーム腺とは

　マイボーム腺は，上下の瞼板に存在する皮脂腺で眼瞼縁に垂直に並んでいる．マイボーム腺からは脂質が分泌され，涙液の最表層の油膜を形成する．この油膜は涙液の蒸発を抑制し，眼瞼と眼表面の摩擦抵抗を減弱する潤滑油としての役目も担っている．

マイボーム腺機能不全のとらえ方

　マイボーム腺機能不全（meibomian gland dysfunction；MGD）はマイボーム腺の分泌障害により引き起こされる涙液および眼表面の異常と定義される[1]．MGDは原発性のものとアトピーや移植片対宿主病，Stevens-Johnson症候群に続発する場合がある．マイボーム腺の分泌障害も分泌低下型と分泌過剰型に分類され，分泌過剰型に関しては分泌低下型の一過程であるという考えと，まったく別の疾患であるという考えがあり一致をみていないが，臨床上圧倒的に頻度が高いのは分泌低下型のMGDである．MGDはドライアイの一つのリスクファクターとされるが，Dry Eye WorkShop（DEWS）の報告によると，ドライアイの分類のなかの内因性の涙液蒸発亢進型のサブクラスに分類される[2]．

文献はp.404参照．

分泌減少型MGD

症状・所見と診断：分泌減少型MGDの診断基準は自覚症状とマイボーム腺開口部周囲異常所見，マイボーム腺閉塞所見の三つによって診断される（**表1**）[1]．MGD患者の症状は多彩で異物感，乾燥感，眼疲労感，灼熱感などを訴える．マイボーム腺開口部周囲の所見は充血，血管新生を起こし，皮膚粘膜移行部が正常であればマイボーム腺開口部より眼球側にあるものが皮膚側に移動する．マイボーム腺開口部は白色の固形の分泌物で閉塞し（plugging），開口部が尾根のようにつながった所見（ridge）を呈することがある．マイボーム腺の油脂の圧出は，島﨑分類では上眼瞼を拇指で圧迫して出る油脂

表 1 分泌減少型 MGD の診断基準

以下の三つの項目のうち，すべてに該当した場合に分泌減少型 MGD と診断する．

1. 自覚症状

    眼不快感，異物感，乾燥感，圧迫感などの自覚症状がある．

2. マイボーム腺開口部周囲異常所見

    ① 血管拡張
    ② 皮膚粘膜移行部の前方または後方移動
    ③ 眼瞼縁不整

    ①～③のうち 1 項目以上あるものを陽性とする．

3. マイボーム腺開口部閉塞所見

    ① マイボーム腺開口部閉塞所見（plugging, pouting, ridge など）
    ② 拇指による眼瞼の中等度圧迫でマイボーム腺から油脂の圧出が低下している．

    ①，②の両方を満たすものを陽性とする．

表 2 マイボーム腺の油脂の圧出度（島﨑分類）

Grade 0	透明な油脂が容易に出る
Grade 1	軽い圧迫で混濁した油脂が出る
Grade 2	中等度以上の強さの圧迫で混濁した油脂が出る
Grade 3	強い圧迫でも油脂が出ない

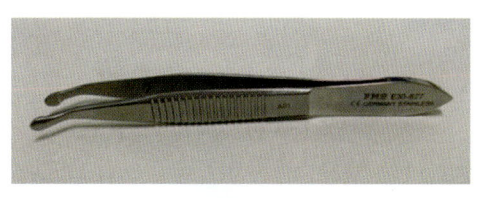

図 1 マイボーム腺圧迫鑷子（吉冨式）
閉塞したマイボーム腺油脂を圧出する器具．通常は眼瞼を温めてから点眼麻酔後に鑷子で瞼をはさむようにして圧出する．

を 4 段階に評価し，Grade 2 以上を異常と考える（**表 2**）．最近は海外では圧迫する力を一定にするために専用の器具（Meibomian Gland Evaluator, TearScience® 社）も開発されている．

治療：分泌減少型 MGD の病態メカニズムとしては，マイボーム腺導管の角化が起こり，それによってマイボーム腺の閉塞をきたし，最終的には腺の萎縮へと進むと考えられている．このため治療のターゲットとなるのは，腺房がまだ残存している状態の閉塞したマイボーム腺開口部である．これに対して温熱療法が一定の効果があることが報告されている．筆者も外来では，閉塞性 MGD の患者には瞼を 5 分程度温めた後，吉冨式マイボーム鑷子（**図 1**）などを用いて固まって閉塞した油脂を圧出している．また，自宅でも温罨法とマッサージを行うように指導している．

また，MGD が蒸発亢進型のドライアイを起こしている場合，対処療法であるが人工涙液の点眼，ヒアルロン酸ナトリウム点眼，ジクアホソルナトリウム点眼なども水分を増やすことによってある程

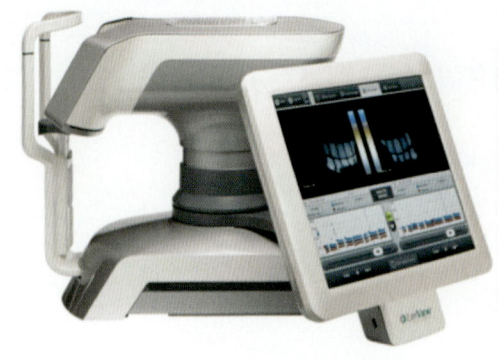

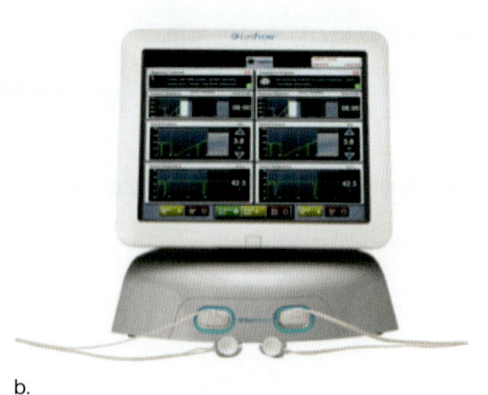

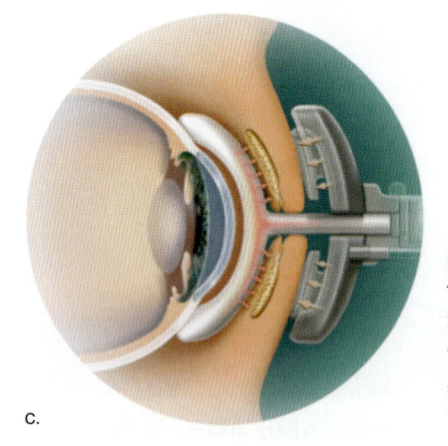

図2 Lipiview®/Lipiflow® システム
TearScience® 社（米国）の閉塞性 MGD の診断，治療機器．光干渉像を利用した涙液油層の観察装置 Lipiview®（a）を使用し，治療前後の評価を行う．治療器具は Lipiflow®（b）と呼ばれ，アクチベーター（c）を患者に装着し温熱とマッサージ効果によりマイボーム腺の閉塞を解除する．2013 年 8 月時点では，厚生労働省未認可である．

度症状を改善可能である．眼瞼の炎症が強い場合は抗生物質点眼，低濃度ステロイド点眼も選択肢となる．

　近年，海外ではマイボーム腺に細い針金様の器具で直接閉塞を解除する方法が報告され[3]，ある一定の効果が報告されているが，長期成績などについては不明であり今後の報告が待たれる．また，涙液油層を干渉像で評価し，眼瞼を内側から温熱とマッサージ効果で治療するシステム，Lipiview®/Lipiflow® システム（TearScience® 社，**図2**）も開発されており[4]，今後の治療効果が注目されている．温罨法は古くから行われている治療方法であるが，長期的に根気よく行うことでマイボーム腺開口部の閉塞を解除できると考えられている．

　外から油分を補充する治療方法は合理的と考えられるが，市販の処方薬がないのが問題である．後藤らは，極少量眼軟膏眼瞼縁塗布と低濃度油性点眼の有効性を報告している[5]．

　極少量眼軟膏眼瞼縁塗布はタリビッド®眼軟膏をガラス棒で眼瞼縁に極少量塗布する方法で，低濃度油性点眼はヒマシ油を人工涙液で1％に調製し点眼する方法である．

〔小島隆司〕

クリニカル・クエスチョン

デモデックスは，マイボーム腺機能不全と関係があるのですか？

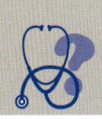

Answer マイボーム腺深部に生息するデモデックスが多くなると眼瞼炎を引き起こす可能性が報告されていますが，詳細は不明です．

デモデックスとは

デモデックス（*Demodex*）は，生物学的には節足動物のニキビダニ科に属する．ヒトに寄生するデモデックスは，*Demodex folliculorum* と *Demodex brevis* が存在し，*D. folliculorum* は毛根部に生息し，*D. brevis* は皮脂腺やマイボーム腺深部に生息する．

デモデックスと眼瞼炎発症

1899年にRaehlmannらによって毛嚢虫が眼瞼炎の原因となる可能性について報告されてから，いくつか毛嚢虫と眼瞼炎に関して報告があったが，毛嚢虫がどの程度，眼瞼炎に影響を与えているか明らかではなかった．最近，毛嚢虫の寄生が多くなると前部眼瞼縁炎を引き起こす可能性が報告され注目されている[1]．前部眼瞼縁炎がマイボーム腺にまで波及し導管上皮の角化を引き起こし，閉塞性マイボーム腺機能不全が生じうると考えられるが，詳細なメカニズムに関しては不明である．診断は細隙灯顕微鏡で確認するのは難しく，抜いた睫毛を光学顕微鏡で観察して確認する．後胴部が長い特徴的な形態をしており，足が動くのも確認できる（図1）．また，レーザー生体共焦点顕微鏡があれば，睫毛を抜去しなくても毛根部に生息するデモデックスを確認できる[2]．

臨床的には，通常の抗菌薬やステロイド眼軟膏による治療に抵抗性の難治性眼瞼縁のなかに毛嚢虫性眼瞼炎が含まれていると考えられる．また，デモデックスが関与している眼瞼縁炎とそうでない眼瞼縁炎を比較すると，デモデックスが関与しているものでは涙液中の炎症性サイトカイン（IL-17）レベルが上昇していることが報告されている．

文献はp.404参照．

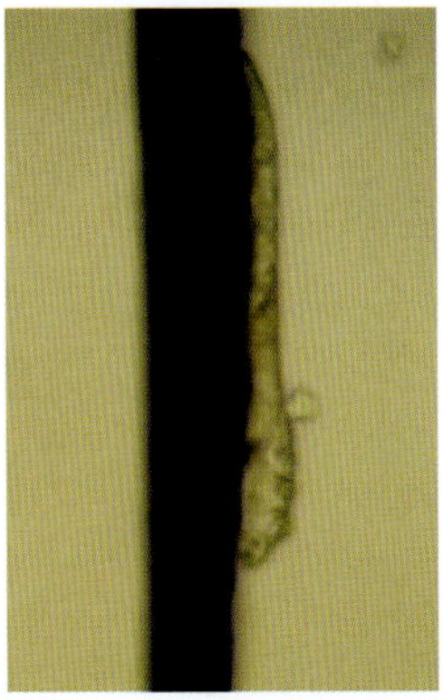

図1 難治性前部眼瞼炎患者の睫毛から見つかったデモデックス

眼瞼での生息率

デモデックスがどの程度の割合で眼瞼に生息しているか，メキシコの報告では15〜95歳までの1,010人を調査したところ20％にデモデックスを認め，年齢とともにその割合が増えることを報告している．しかし，デモデックスの生息には気温や湿度などの環境や衛生状態などが関係すると考えられるため，わが国におけるデモデックスの生息率を今後調べていく必要がある．また，デモデックスの生息数と症状を関係づける報告[3]がある一方，眼瞼炎患者と健常者ではデモデックスの生息数に変化がなかったとの報告もあり[4]，デモデックスが病態にどのように関与しているかは，まだ議論の余地のあるところである．

治療

治療としてはまず眼瞼を清潔に保つことが大切で，希釈したベビーシャンプーや眼瞼清拭用コットン（クリーンコットンアイ）を使用するだけで改善する場合もある．このような場合は，毛嚢虫が媒介する細菌性眼瞼炎などが主体であった可能性が高い．これで改善しない場合は，tea tree oil（20％）を眼瞼に塗布する[5]．医療グレード[*1]のtea tree oil[*2]はわが国では入手できないため，海外から輸入して使う必要がある．ただし，tea tree oilは刺激性が強いので目に入らないように注意する必要がある．最近わが国では，デモデックスや細菌に対して効果のあるPHMB[*3]含有ふきとり洗浄コットン（OCuSOFT®，OCuSOFT®社）が発売されており，今後の評価が待たれる．

（小島隆司）

[*1] 滅菌されており，治療に可能な質が担保されているもの．

[*2] フトモモ科メラルーカ属の常緑植物からとれるオイル．幅広い種類の細菌や真菌に対して強い抗菌力をもつ．

[*3] **PHMB**
polyhexamethylene biguanide.

マイボーム腺炎角結膜上皮症

分類と原因

　細菌感染に伴うマイボーム腺そのものの炎症（マイボーム腺炎；meibomitis）に関連して，角膜に点状表層角膜症（superficial punctate keratopathy；SPK），炎症細胞浸潤，表層性血管侵入などを生じる病態を"マイボーム腺炎角結膜上皮症"と呼ぶ[1]．その病型は，角膜上の結節病変を特徴とする"フリクテン型"と，結節病変は認めずSPKが主体である"非フリクテン型"の二つに大別できる（図1a, b）．どちらの病型も，マイボーム腺炎の重症度と角膜上皮障害の重症度は相関する[2]．

フリクテン型（角膜フリクテン）：圧倒的に若年女性に多く，特に思春期ごろに発症して再発を繰り返す．乳幼児に発症することもあるが，高齢者に認められることはまれである．かつては，結核菌やブドウ球菌に対するアレルギーなどと考えられてきたが，実際には患者からこれらの病原体を検出することはまれである．患者のマイボーム腺分泌脂の培養の結果[2]および動物モデルの実験[3]から，フリクテン型の原因は*Propionibacterium acnes*（*P. acnes*）による遅延型

文献はp.404参照．

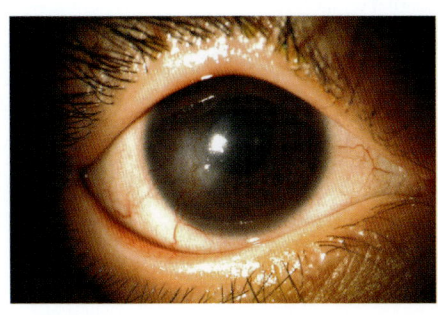

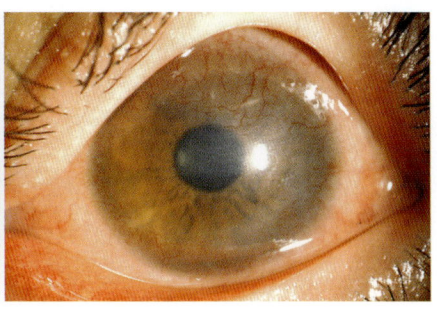

a.　　　　　　　　　　　　　　b.

図1　マイボーム腺炎角結膜上皮症
a.　フリクテン型．角膜に結節性細胞浸潤とそれに向かう表層性血管侵入，対応する球結膜の充血を認める．結節性細胞浸潤の延長線上のマイボーム腺に炎症を認める．
b.　非フリクテン型．角膜にびまん性の点状表層角膜症と表層性血管侵入を認めるが，結節性細胞浸潤は認めない．この症例のように眼表面の炎症が強い場合には，眼瞼縁全体におよびマイボーム腺炎を伴っている．

アレルギー反応（delayed-type hypersensitivity；DTH）の可能性が高いと考えられている．フリクテン発症以前に，幼少時より麦粒腫や霰粒腫の既往歴がある症例が多く，遺伝的素因の関与も推測される[2]．

非フリクテン型：若年女性に多いようではあるが，性別や年齢に一定の傾向があることはいまだ報告されていない．マイボーム腺分泌脂の細菌培養では，主な検出菌が20～40歳代では*P. acnes*であるのに対して，70歳代ではブドウ球菌であることから，非フリクテン型の起因菌も年齢によって変化している可能性が推測される．

治療

細菌増殖によるマイボーム腺炎が角膜上皮障害の原因であるため，その治療が基本となる．*P. acnes*に対しては，セフェム系抗菌薬やクラリスロマイシンの内服投与が有効である．点眼もセフェム系抗菌薬が有用である．ステロイドについては，初期に眼表面の炎症が強い場合には短期的な投与が必要になる場合がある．眼表面の炎症が改善した時点で治療を終了すると再発しやすい．これは，マイボーム腺炎に関連していると考えられる細菌が十分に除菌されていないためと考えられる．マイボーム腺炎の改善は，眼表面の炎症の鎮静化より少し時間がかかることに注意しなければならない．

重症例および難治例には，マイボーム腺内の抗菌薬の濃度を高める目的で感受性のある抗菌薬の点滴を行うことも効果的である．角膜穿孔例や瘢痕の強い症例については角膜移植を行うが，原則として表層角膜移植を選択すべきである．

（鈴木　智）

兎眼，閉瞼不全によるドライアイ

兎眼の主症状と原因

兎眼（lagophthalmos）とは，覚醒時または睡眠時，あるいはその両方において眼瞼が眼表面を完全に覆うことができない状態をいう．兎眼によりドライアイが生じ，軽度であれば閉瞼不全の部位に一致した角膜上皮障害，結膜充血をきたし，進行すれば角膜混濁，それに伴う視力障害を生じる．症状は，眼表面の乾燥感，流涙や疼痛である．兎眼の原因として顔面神経麻痺による麻痺性兎眼が最も頻度が高いが，外傷や手術による瘢痕性兎眼，加齢や炎症（甲状腺眼症など）による眼瞼の形態変化に伴うものなど，原因は多様である．また，随意での閉瞼は可能であるが，自発性瞬目時の不完全瞬目（閉瞼不全），就寝時の閉瞼不全（夜間兎眼）は，日常診療上では診断が困難であり，ほかに要因のない場合に除外診断される．

診断と検査

兎眼，閉瞼不全の診断には，まず閉瞼指示にて閉瞼の程度を観察する．このとき随意の強い閉瞼では兎眼を認めないが，軽度閉瞼で兎眼を生じる症例を見逃さないことが重要である．また，上眼瞼および下眼瞼の形態をよく観察し，兎眼の原因が上眼瞼または下眼瞼にあるのか，もしくは両方なのかを判断する．開瞼時に上方または下方の角膜輪部や強膜が露出している場合は上眼瞼後退，下眼瞼後退や下眼瞼下垂のサインである．最も頻度の高い麻痺性兎眼を引き起こす顔面神経麻痺における所見としては，前頭筋麻痺による眉毛下垂，眼輪筋麻痺による上眼瞼後退と，下眼瞼外反や下眼瞼下垂・弛緩，導涙機能低下による涙液メニスカス高の増加などが挙げられる．眉毛下垂は一見眼瞼下垂のようにみえるが，眉毛を挙上すると眼瞼下垂はなく，むしろ上眼瞼縁は上眼瞼後退のために健側よりやや高い位置にあることが多い．また，甲状腺眼症における上眼瞼後退はDalrymple signと呼ばれ，眼球突出や眼瞼腫脹の程度や眼球運動障害，外眼筋の炎症性腫大の有無を甲状腺機能とともにチェックする必要がある．

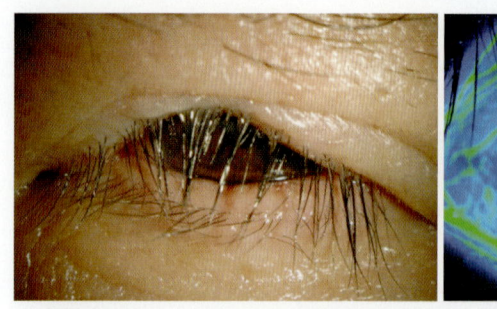

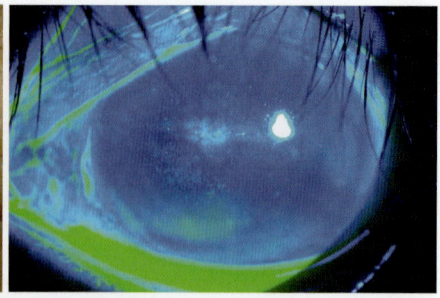

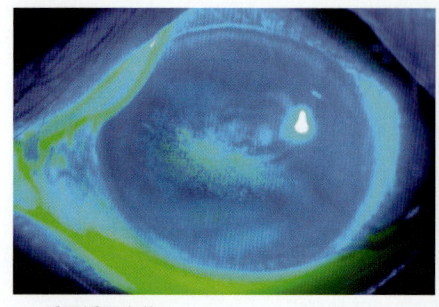

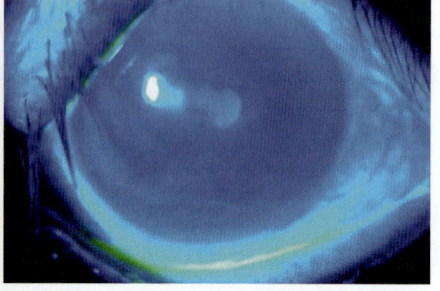

a. 閉瞼時
b. 角膜上皮障害
c. 兎眼矯正術後
d. ジクアホソルナトリウム点眼開始後2か月

図1　先天眼瞼下垂吊り上げ術後の兎眼症例
26年前に大腿筋膜による眼瞼吊り上げ術を施行された．徐々に筋膜が拘縮し，瞼板変形と兎眼をきたした．
a. 閉瞼時兎眼を認める．
b. 瞼裂に一致した角膜上皮障害，epithelial crack line様の上皮の隆起と上皮下混濁（＋）を認める．
c. 上眼瞼の瘢痕拘縮形成術による兎眼矯正術後．軽度兎眼，角膜上皮障害が残存している．
d. ジクアホソルナトリウム点眼開始2か月で，角膜上皮障害は改善した．

　兎眼の検査では，閉瞼不全の程度，眼瞼の形態，Bell現象の有無，角結膜上皮障害の部位と程度，涙液メニスカス高をチェックする．

治療

麻痺性兎眼の治療方針：麻痺性兎眼の原因のうち最も頻度の高い特発性顔面神経麻痺は，突然発症し1週間から10日間で症状が完成する．不全麻痺の多くは1か月から半年程度の間に後遺症なく自然軽快するが，完全麻痺では約40％で麻痺が残るとされる．発症直後の顔面神経麻痺による麻痺性兎眼をみた場合は，兎眼の程度と眼表面の状態にあわせて保存的治療から開始する．基本的に半年間は経過観察とし，それまでに麻痺の回復がなければ手術治療の適応とする．
眼表面に対する保存的治療：軽度の角膜上皮障害などには，ドライアイの治療に準じて人工涙液やヒアルロン酸，ジクアホソルナトリウムの点眼，抗菌薬の眼軟膏点入を指導する．睡眠時夜間兎眼が疑われる場合には，就寝前の軟膏点入を開始してみる．

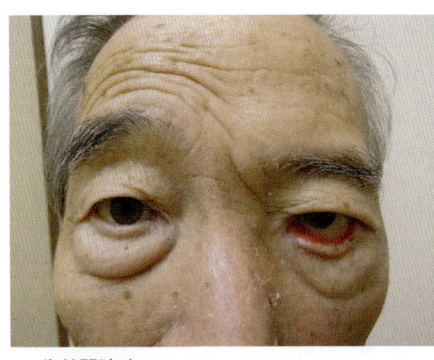

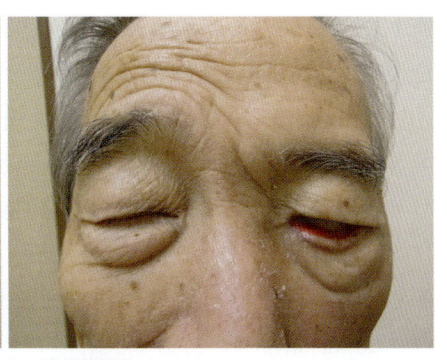

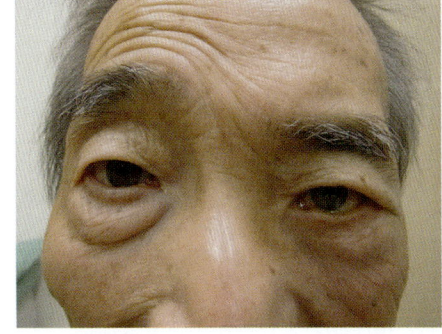

図2 顔面神経麻痺による兎眼矯正例
a. 左顔面神経麻痺による眉毛下垂，下眼瞼外反症を認める．
b. 約5mmの兎眼を認める．
c. 左下眼瞼の lateral tarsal strip 施行後．
d. 兎眼は改善した．

眼瞼に対する保存的治療：サージカルテープなどを用いて，外反・下垂・弛緩した下眼瞼を挙上させたり，上眼瞼を降下させることで兎眼を軽減する方法である．また，睡眠時にテープ固定やガーゼ固定によって強制的に閉瞼させる方法もある．しかし，いずれも根本的治療にはならないため，麻痺性兎眼の経過観察期間に主に用いる．

瞼板縫合による手術治療：麻痺性兎眼による角膜上皮障害が，保存的治療で改善しない場合に選択される．外側のみ，または内側と外側の部分縫合を行うが，角膜障害が重篤で強制的な完全閉瞼が必要な場合は，中央部も含めた完全瞼板縫合を行う．

上眼瞼に対する手術治療：麻痺性兎眼に対して，上眼瞼が降りやすくするための手段として gold plate implantation がある．瞼板上に1.4～2.0gの gold plate を移植することで，閉瞼時の上眼瞼移動距離を増加させ兎眼を軽減する．また，甲状腺眼症や過剰な眼瞼下垂術後の上眼瞼後退や，挙筋機能の弱い症例に対する術後兎眼に対しては，ゴアテックス®シートなどスペーサーとなるものを瞼板と後

転した上眼瞼挙筋＋Müller筋との間に挿入するか，眼窩隔膜を翻転し上眼瞼挙筋群を後転・延長することで上眼瞼を降下させる．外傷などによる前葉（皮膚・眼輪筋）の不足に伴う瘢痕性兎眼の場合は，植皮や皮弁などで前葉を補う（図1）．眼表面炎症性疾患などで後葉（瞼板・眼瞼結膜）が足りなければ，口蓋粘膜など粘膜組織の移植が選択される．

下眼瞼に対する手術治療：下眼瞼の外反や下垂，弛緩を矯正する方法としては，lateral tarsal strip（下眼瞼の外眥への再固定，図2），Kuhnt-Szymanowski変法（瞼板の短縮と皮膚切除による下眼瞼形成），耳介軟骨移植などがある．甲状腺眼症における下眼瞼後退に対しては，上眼瞼と同様に眼瞼延長術を施行する．また，瘢痕性兎眼に対しても上眼瞼と同様に対処する．

カコモン読解 第23回 臨床実地問題13

8歳の女児．両眼の下方の結膜充血が2年前から続き，近医で処方された抗菌薬と副腎皮質ステロイドを点眼していたが症状が改善しないため来院した．疼痛と掻痒感および眼脂の自覚はない．右眼前眼部写真を図A，Bに示す．適切な治療はどれか．

a 人工涙液点眼　　b 免疫抑制薬点眼　　c 抗アレルギー薬点眼　　d アシクロビル眼軟膏点入
e 治療用コンタクトレンズ装用

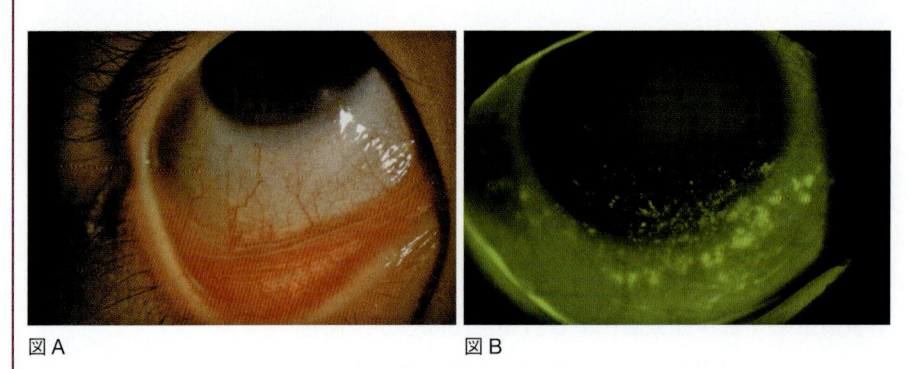

図A　　　　　　　　　　　図B

解説　角膜下方のSPK（superficial punctate keratopathy；点状表層角膜症）と結膜上皮障害を認める．ステロイドの点眼で改善しないことからアレルギー性の変化ではなく，また，角結膜の所見からは感染症は否定的である．したがって，夜間兎眼を疑い，まず人工涙液の点眼を行う．人工涙液の効果が乏しければ，選択肢にはないが，眠前に少量の眼軟膏を併用する．

模範解答　a

（渡辺彰英）

ライフスタイルとドライアイ

ドライアイの根本原因は不明であるが，その発症や増悪には多因子が関与していると考えられている（図1）．ドライアイは難治性の慢性疾患であり，これらの関連因子に配慮し生活指導することで，その症状をある程度コントロールすることが可能と思われる．

環境要因

湿度：ドライアイのなかでも特に蒸発亢進型では，環境湿度の影響を直接受ける．大気が乾燥する冬場にドライアイ症状が悪化するのは経験的事実であり，また，実験的に環境湿度の変化に伴う眼表面からの涙液の蒸発量を測定すると，湿度と蒸発量は負の相関関係にあることがわかっている[1]．また，低湿度は炎症性サイトカインを活性化し，角膜上皮のバリア機能を低下させることも報告されている[2]．

現代社会において家庭内や職場では，エアコンの使用が日常化しており，室内での眼周囲の湿度を高く保つような対策（加湿器，ドライ

文献はp.404参照．

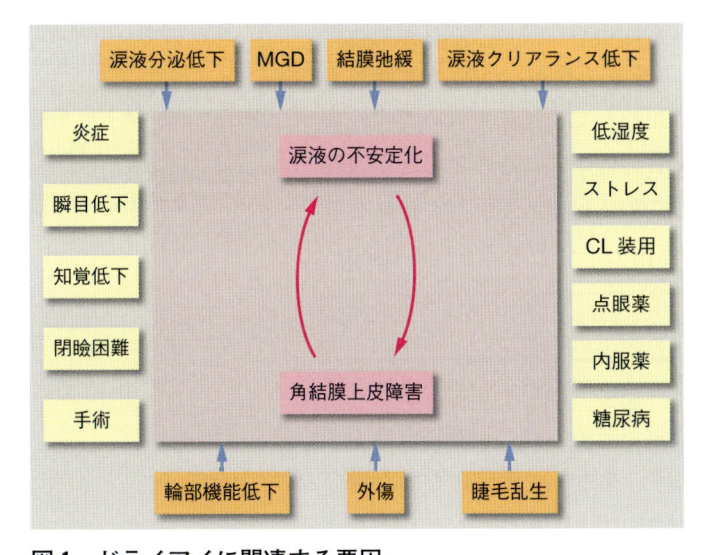

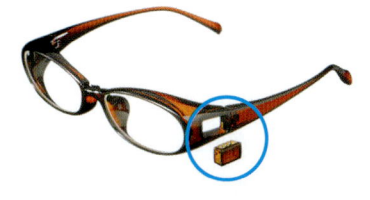

図2　ドライアイ用眼鏡
フレームに付属したセル（○）に水を入れることにより，眼周囲の湿度を上げることができる．

図1　ドライアイに関連する要因
ドライアイは多因子疾患である．
MGD：meibomian gland dysfunction（マイボーム腺機能不全）
（島﨑　潤：ドライアイの新しい考え方：2006年度の診断基準の示すもの．日本の眼科 2007；74：705-709．）

アイ用保護眼鏡，水分摂取など）がドライアイ治療となる（図2）．
紫外線：紫外線は角結膜上でフリーラジカルを発生させ，角結膜細胞障害を起こす．涙液中にはSOD（superoxide dismutase）やビタミンCといった抗酸化物質が含まれており，これらがフリーラジカルを除去したり過酸化を防止している．ドライアイで涙液層が不安定だと，この機構が働きにくくなり，角結膜は障害されやすくなる．
大気汚染：大気中の有害物質は角結膜細胞を直接障害したり，アレルゲンとなってアレルギー性結膜炎を引き起こす．紫外線と同様，涙液量が少なく涙液層が不安定のドライアイでは，これらの影響を過度に受けやすくなる．また，アレルギーがあると涙液の安定性が低下するため[3]，症状の悪循環が生じる．

仕事や作業

VDT作業：現代社会では，パソコンなどのOA機器や，携帯電話やスマートフォンなどの液晶画面を長時間見つめる作業を行う人口が急増している．VDT作業時は集中のため瞬目が抑制されており，涙液層破壊時間（tear film breakup time；BUT）を超えて眼を開け続けると，眼表面の乾燥が起こり，角結膜障害やドライアイ症状を引き起こす[*1]．また一方，動物モデルによる実験で，VDT作業者のドライアイには涙液蒸発量の増加だけではなく，涙液分泌量の低下も関係している可能性も示唆されている[5]．
運転：運転中はVDT作業中と同様，集中的に視機能を使うため瞬目数が減少し，ドライアイ症状が起こりやすくなる．一方，ドライアイ患者においては非ドライアイ患者に比較して，運転を含めた視作業に困難を感じる率が有意に高く，QOLの低下につながることが報告されている[6,7]．瞬目の抑制によって角膜上の涙液が不安定になると，高次収差の増加が起こることが原因の一つと考えられる（図3）．

生活習慣

喫煙：喫煙はフリーラジカル発生の大きな要因の一つで，喫煙者においては，涙液層の特に脂質層の異常が認められ，喫煙はドライアイのリスクファクターと考えられる[8]．また，受動喫煙をした場合にもドライアイを発症する可能性があり[9]，さらに，もともとドライアイ患者では涙液層が不安定なため，よりその影響を受けやすくなると考えられる．
睡眠：涙液分泌は自律神経に支配されており，睡眠障害が存在する

[*1] パソコンの位置，ディスプレイの見やすさ（フォントや画面の輝度），室内の明るさ，室内の湿度，作業者のコンタクトレンズの使用状況，性別（女性），作業時間などがドライアイ発症に関与する[4]．たとえば，パソコンの画面が上方にあると，瞼裂の開きが大きくなり，露出される眼表面面積が広くなり，涙液蒸発量が増えて眼表面は乾燥しやすくなる．

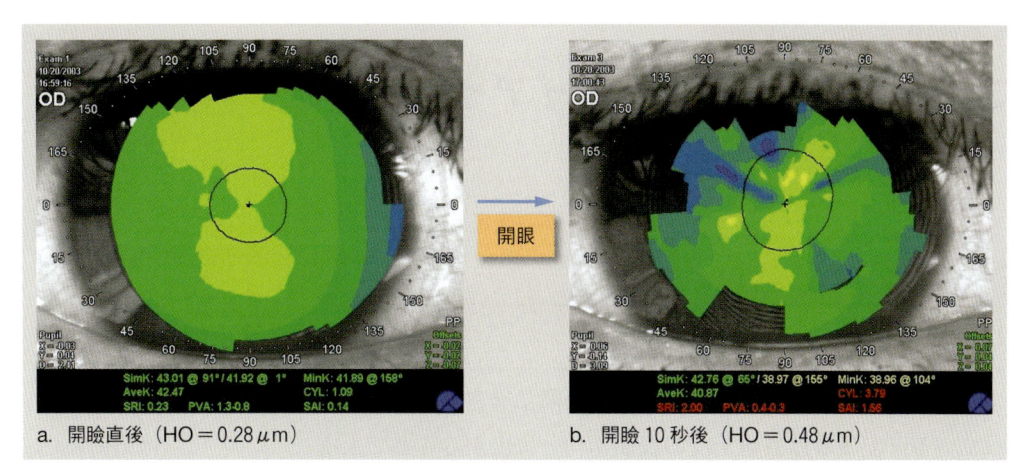

a. 開瞼直後（HO＝0.28μm）　　　b. 開瞼10秒後（HO＝0.48μm）

図3　涙液安定性と高次収差
開瞼直後（a）と強制的に10秒間開瞼をし続けた後の角膜形状解析マップ（b）．開瞼の継続による角膜上の涙液の蒸発により不正乱視が発生し，高次収差（high-order aberrations；HO）の増加がみられる．

と交感神経と副交感神経のバランスの乱れから，ドライアイの症状が悪化する．

食事，栄養：ダイエットコントロールやサプリメントによるドライアイ治療の可能性についても近年研究されている．オメガ3脂肪酸の摂取により，マイボーム腺機能や脂質構成に有意差は認められなかったが，涙液分泌が増加するという報告がある[10]．各種ビタミン，ラクトフェリン，オメガ3脂肪酸などを含むドライアイをターゲットとしたサプリメント（BioTears®, Biosyntex）が発売されている．

ストレス：過度のストレスが続くと，交感神経優位となり涙液分泌が障害されるため，ドライアイ症状が悪化する．

瞬目不全：前述のように瞬目はドライアイ発症と深く関連しているが，瞬目回数だけではなく，個々の瞬目の完全性も非常に重要である．瞬目をよく観察すると，100％きちんと閉瞼しない不完全瞬目は日常診療でよくみかけられる．このような患者では睡眠中に開瞼していることが多く，起床時に強いドライアイ症状を訴える．しっかり深く瞬目をするよう指導するとともに，就寝時の眼軟膏使用などを処方するとよい．

コンタクトレンズ：コンタクトレンズは眼表面からの涙液蒸発を促進し，ドライアイ発症に関与している[*2]．

加齢：加齢は，ドライアイのリスクファクターである[*3]．アンチエイジング的アプローチがドライアイの治療につながる可能性がある．

（戸田郁子）

[*2] この詳細については，本巻"コンタクトレンズとドライアイの関連性"（p.306）を参照されたい．

[*3] 加齢に伴う涙液や眼表面の変化の詳細については，本巻"眼の加齢性変化とドライアイの関連"（p.346）を参照されたい．

コンタクトレンズとドライアイの関連性

はじめに

　健常な眼表面では，涙液層と表層上皮との間に緊密な相互作用が営まれている．涙液層は表層上皮の表面に均一に広がることで上皮の健常性を維持し，上皮はその親水性の高い表面で涙液層を保持することにより，涙液層の安定性を維持している．しかし，コンタクトレンズ（contact lens；CL）の装用は，涙液分泌，涙液交換，および涙液層の分布を変化させ，涙液層と表層上皮の相互作用に大きな影響を及ぼす[1]．その結果，両者の良好な関係が崩れ，ドライアイのコア・メカニズムがつくられる．特に，眼表面における涙液層の分布の変化は，CL装用眼のドライアイ発症に大きく関係している．

文献は p.405 参照.

CL装用が涙液層の分布に及ぼす影響の一般論

　眼表面の表層上皮の表面には，親水性の高い糖衣が存在し，その中に膜型ムチン（MUC1，MUC4，MUC16）が発現している[2]．一方，結膜の杯細胞からは分泌型ムチン（MUC5AC）が分泌され，涙液層は，これら膜型ムチンと分泌型ムチンとの相互作用，ならびに，油層，水分などの働きによって，上皮の表面に安定して広がることができると考えられている．

　CLには，水分を含まない硬い素材のハードCL（hard contact lens；HCL）と，水分を含む柔らかい素材のソフトCL（soft contact lens；SCL）があるが，いずれの装用においても，涙液層は一般に，CL上の涙液層とCL下の涙液層に分かれる（図1）．しかし，いずれのCLにおいても，その表面には膜型ムチンに相当する，ターンオーバー可能で恒常性を維持しうる涙液保持機構が存在しない．そのため，CL上の涙液層は，眼表面上皮の表面の涙液層に比べて薄く[3,4]，不安定になる[4]．特にHCL表面の涙液層は薄く，非常に菲薄化した液層だけになっている[4]．一方，CLを装用すると，時間経過とともに涙液成分がCL表面に付着する．この付着物もまた，CL表面の親水性を低下させ，CL表面の涙液層の厚みや安定性を低下

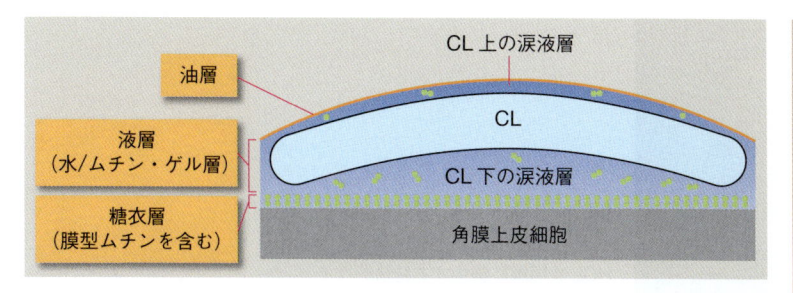

図1 CL装用眼における涙液層の分布
CLを装用すると，涙液層はCL上の涙液層とCL下の涙液層に分けられる．HCLでは，一般にCL表面の涙液層は菲薄化した液層のみとなる．

させ，ドライアイの発症やCLの曇りの要因となる．

HCL装用眼におけるドライアイの発症メカニズム

　HCL装用眼では，3時-9時ステイニングと呼ばれる特徴的な上皮障害（**図2**）が生じることがあり，この上皮障害は，HCL装用により，角膜表面の3時および9時方向の涙液分布が大きく変化することで発症すると考えられている．

　HCLのエッジ下には異所性涙液メニスカスが形成されるが[5]，そのメニスカスの作用で，HCLのエッジの外側の涙液層は菲薄化し[6]，不安定になる[7]．特に，角膜表面の3時および9時方向では，異所性のメニスカスに加えて上下の眼瞼縁に存在する本来のメニスカスも作用するため，涙液層の菲薄化が生じやすい．また，涙液層（液層）の菲薄化は，涙液油層の伸展障害を伴うため[8]，液層の水分蒸発が亢進して，上皮障害が生じやすくなる．その一方で，障害された上皮では膜型ムチンの発現が低下するため，その上の涙液層の安定性が低下する．つまり，HCLエッジの外側では，涙液層の不安定化と上皮障害との間で悪循環が形成される．これが，3時-9時ステイニングの発症メカニズム（**図3**）であり，HCLのエッジの外側に生じた局所的なドライアイと考えることもできる．したがって，涙液減少やマイボーム腺機能不全を伴う場合は，それぞれ涙液の水分量や油分量の減少を伴うため，この局所の悪循環が増強して，3時-9時ステイニングが重症化しうる．また，HCLのエッジの外側における涙液層の菲薄化は，HCLが静止した状態で生じやすいため，不完全瞬目眼やVDT（visual display terminals）作業時など開瞼維持が加わる状況下では，3時-9時ステイニングが発症しやすくなる．

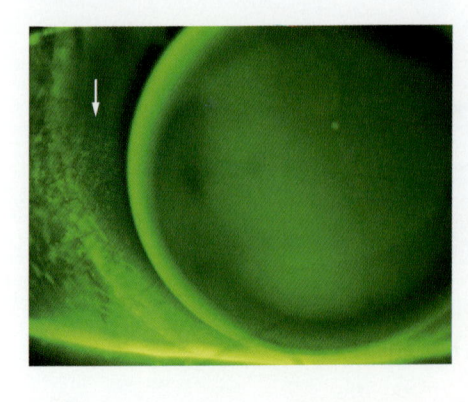

図2　3時-9時ステイニング
（矢印）
HCL装用眼に発生する特徴的な上皮障害．HCLの装用により，角膜表面の3時および9時方向の涙液分布が変化することによる．

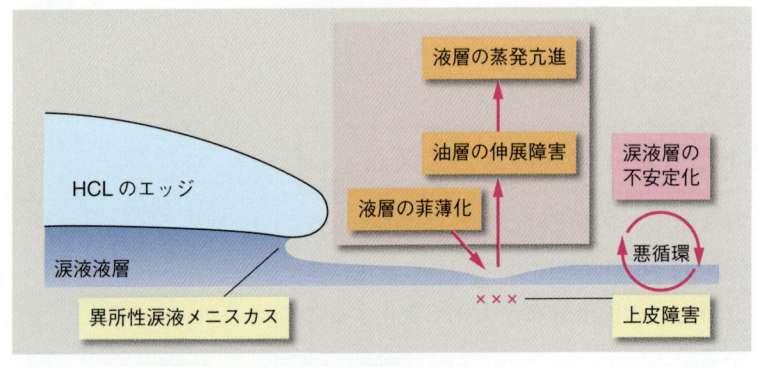

図3　3時-9時ステイニングの発症メカニズム
HCLのエッジ下に異所性のメニスカスが形成されることで，エッジ外側の涙液層（液層）が菲薄化し，不安定になる．一方，涙液層（液層）の菲薄化は，油層の伸展障害を伴うため，液層の水分蒸発が亢進し，上皮障害が生じやすくなる．障害された上皮では，膜型ムチンの低下による涙液層の安定性の低下が促進され，HCLエッジの外側で，涙液層の不安定化と上皮障害との間で悪循環が形成される．角膜表面の3時および9時方向は，異所性のメニスカスに加えて，上下眼瞼縁に存在する本来のメニスカスも作用するため，涙液層の菲薄化が起こりやすい．

SCL装用眼におけるドライアイ発症のメカニズム

　SCL表面の親水性は，角膜表面に比べて低い．そのため，SCL表面の涙液層は，角膜表面の涙液層に比べて薄く，不安定である（図4）[4]．また，SCLは角膜全体を覆うため，装用すると，角膜の微細な障害がマスクされ，反射性の涙液分泌が得られにくい．さらに，SCLを装用すると，装用前と比べて涙液貯留量が有意に減少するという報告もある[9]．つまり，SCLの装用は，涙液分布の変化という涙液の質的な異常のみならず，涙液分泌や涙液貯留量の減少といった量的な異常も引き起こしうる．

lid-wiper epitheliopathy：眼瞼縁近傍の眼瞼結膜において，瞼板下溝から皮膚粘膜移行部までの間に，瞬目時に眼表面との間で摩擦を生じうる"lid-wiper"と名づけられた部位がある．そして，この

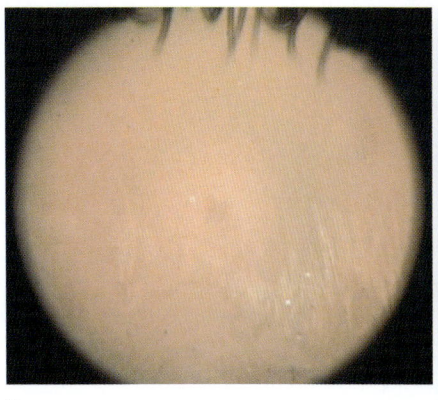

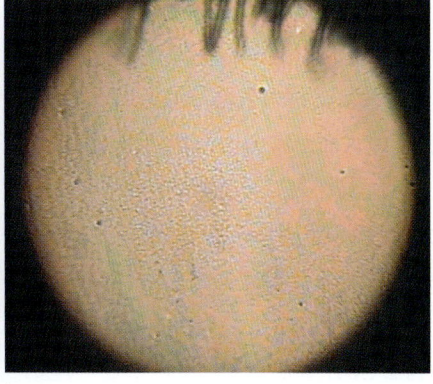

図4 角膜上の涙液層とSCL上の涙液層の違い
涙液油層観察装置による角膜上の涙液層と，装用6時間後のSCL上の涙液層の光の干渉像．健常な角膜上では，十分に厚みのある液層の上に油層が伸展する様子を観察できる（a）．一方，装用6時間後のSCL上の涙液層は，菲薄化，不安定化しており，油層の伸展障害を伴い，薄い液層のみの干渉像となる（b）．

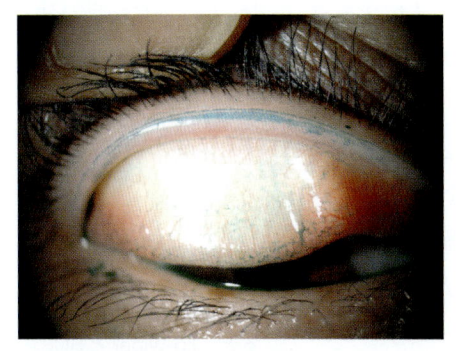

図5 SCL装用眼に発症したlid-wiper epitheliopathy
lid-wiperに発症した，リサミングリーンで染色される帯状の上皮障害領域．lid-wiperとSCL表面との間の摩擦の増強が発症原因と考えられている．

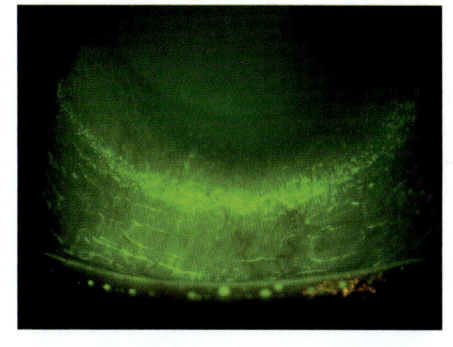

図6 SCL装用眼に発症した弧状の球結膜染色
フルオレセイン染色下，ブルーフリーフィルタにより観察された，SCLのエッジに一致した弧状の染色．SCLのエッジと球結膜間の摩擦の増強が発症原因と考えられている．

部位に生じた上皮障害は，"lid-wiper epitheliopathy（LWE）"と呼ばれ，フルオレセイン，ローズベンガル，あるいはリサミングリーンで帯状に染色される（**図5**）．LWEは，ドライアイ症状を有するSCL装用眼で，それを有しないSCL装用眼に比べて高頻度にみられると報告されている[10]．したがって，lid-wiperとSCL表面との摩擦が，SCL装用眼のドライアイ症状に大きく関係している可能性が十分に考えられる．

　SCL装用とLWEをつなぐメカニズムとして，SCL表面の涙液層の分布障害を考慮に入れる必要がある．すなわち，SCL上の涙液層が厚く，安定に広がっていれば，SCL表面とlid-wiperとの間に発生

する摩擦は生理的な範囲内にとどまると考えられるが，実際のSCL表面の涙液層は，角膜上に比べて薄く，不安定である．そのため，SCL表面は，ともすれば素材の表面そのものが露出しやすい状態にある．そして，素材の表面が露出した状況では，lid-wiperとSCL表面との摩擦が増強し，結果として，LWEを生じると考えられる．

SCLのエッジと球結膜の摩擦：一方，SCL装用眼の球結膜をフルオレセインで染色すると，しばしば弧状の染色がみられる（図6）．この染色は，SCLのエッジ部に一致しており，エッジ形状の滑らかなSCLに比べて鋭利なSCLで発生しやすいこと[11]，また，ハイドロゲルCLに比べて，含水率が低く，硬い素材のシリコーンハイドロゲルCLで高頻度に発生すること[12]から，SCLのエッジと球結膜との間の摩擦が関与していると考えられる*1．

先に述べたように，この弧状の球結膜染色は，SCLのエッジの形状によって発症程度が異なる．このことから，ドライアイ症状を有するSCL装用眼で球結膜染色が観察される場合には，エッジ形状を変更するという改善策も成り立ちうると考える．

まとめ：近年のわが国のCLの処方割合は，HCLが約20％，SCLが約80％で，SCLが主流である[14]．一方で，SCL装用者の約80％がドライアイ症状を有するとの報告があり[15]，SCL装用眼におけるドライアイ症状の改善は重要な課題となっている．SCL表面の涙液層の分布障害の克服という本質的な問題に加えて，lid-wiperとSCL表面との間，およびSCLのエッジと球結膜との間の摩擦の改善が，SCL装用眼におけるドライアイ症状の改善の突破口になる可能性があると思われる．

CL装用と外部環境との関連

近年のオフィス環境は，パソコンの性能を保ったり，作業効率を向上させたりするために空調が整備され，低温度かつ低湿度になっていることが多い．SCL表面の涙液層の菲薄化および不安定化は，低温度，低湿度の環境下で増強すると報告されており[16]，HCL表面の涙液層でも，同様の状況が予想される．また，近年，VDT作業者が急増しているが，VDT作業時のCL装用では瞬目が制限され，CL表面の涙液層の分布がさらに障害されていることも容易に想像できる．このように，CLに関係するドライアイにおいては，外部環境の影響も重要であると考えられる．

（酒井利江子，横井則彦）

*1 SCLは，水分を含む柔らかい素材のCLであるため，内部の水分が十分にあれば，エッジと球結膜間で生じる摩擦は軽減され，上皮障害にはつながりにくい．しかし，SCL表面の涙液層は薄く，不安定で，その影響は，ともすればSCL内部にまで及ぶ．そして，SCL内部の水分の蒸発が亢進すると，SCLは硬くなり，エッジと球結膜間の摩擦が増強する．また，水分の蒸発亢進によってSCL表面の親水性が低下すると，lid-wiperとSCL表面との摩擦が増強し，SCLの可動性が増すと考えられる．この摩擦の亢進によるSCLの可動性の増加もまた，弧状の球結膜染色の原因になっていると考えられる．一方，この弧状の球結膜染色の程度は，ドライアイ症状を有するSCL装用眼で有意に強いと報告されている[13]．以上より，SCLのエッジと球結膜との摩擦もまた，LWEと同様，SCL装用眼のドライアイに関係していると考えられる．

> クリニカル・クエスチョン

ドライアイによいコンタクトレンズを教えてください

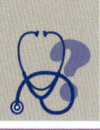

Answer ドライアイに対応した唯一無二のコンタクトレンズ（contact lens；CL）はありません．軽症のドライアイであればCL装用が可能な場合もありますが，ソフトコンタクトレンズ（soft contact lens；SCL）であれば，保湿の工夫がなされている1日使い捨てタイプのもの，あるいはシリコーンハイドロゲルCLが比較的推奨されます．しかし，人工涙液の併用かつ，比較的短時間の装用を奨めなければならない場合もあります．

ドライアイのリスクファクターとしてのCL

CL装用はドライアイのリスクファクターの一つに数えられる[1]．角膜上皮欠損などの重症の角膜上皮障害に対してCLのバンデージ効果が奏効することもあるが，一般に，CLの装用は，①涙液の量・質の変化[2]，②角膜への酸素供給量減少，③脂質・蛋白の付着によるCL表面の水濡れ性の低下，④角膜知覚低下および涙液減少，⑤瞬目不全，と関係し，ドライアイの病態にとってリスクとなる．

CLの適用可否

ドライアイの診断基準[3]において，ドライアイの確定例として診断されなければ，CLの装用が可能な場合もある．すなわち，BUT（tear film breakup time；涙液層破壊時間）が5秒以内，あるいは，Schirmer I 法値が5mm以下でも，角結膜上皮障害がなければ，CLを装用できる場合も多いと思われる．その一方で，上皮障害がみられなくても，開瞼直後に涙液形（類円形）の涙液層の破壊（spot break[4]）がみられたり（BUT＝0秒），BUTが短くドライアイ症状が強い場合は，CL不耐症の場合があるため，注意が必要である．十分に眼表面の検査を行うとともに，実際の装用状況をみながら，慎重に適応を考える必要がある．

CL使用時の注意点

CL装用が可能と考えられても，装用者に対してそのリスクを説

文献はp.405参照．

表1 主なコンタクトレンズの仕様

1日使い捨てSCLの例

製品名	WC*	Dk/t**	素材	保存液
デイリーズ® アクアコンフォートプラス™	69	26	改良PVA	保湿成分（HPMC・PEG）
メダリスト® ワンデープラス	59	24.4	HEMA＋N-VP	保湿成分（ポロキサミン）
ワンデー アクエア プロシー®（プロクリア ワンデー）	60	22.8	HEMA＋両性イオンモノマーMPC	―
1day Pure うるおいプラス	58	42.9	HEMA＋A-MA＋C-MA	非イオン界面活性剤＋アルギン酸
ワンデー アキュビュー® トゥルーアイ	47	118	HEMA＋DMA＋シリコーンモノマー＋PVP	保湿成分（MEC）

2週間頻回交換型シリコーンハイドロゲルCLの例

製品名	WC*	Dk/t**	素材	表面処理	保存液
エア オプティクス® アクア	33	138	フルオロシロキサンマクロモノマー＋DMA	プラズマコーティング	保湿成分（コポリマー845）
2WEEK メニコン プレミオ®	40	161	シリコーンアクリレート＋シリコーンメタクリレート＋DMA＋ピロリドン化合物	プラズマ処理	―
アキュビュー® オアシス®	37	147	HEMA＋DMA＋シリコーンモノマー＋PVP	―	保湿成分（MEC）

―：特記事項なし．* 含水率（単位：％），** 酸素透過率［@－3.00D，単位：×10^{-9}(cm/sec)・{mLO_2/(mL×mmHg)}］
略称の説明
PVA：ポリビニルアルコール
HEMA：2-ヒドロキシエチルメタクリレート
N-VP：N-ビニルピロリドン
MPC：2-メタクリロキシエチルホスホリスコリン
A-MA：4級アンモニウム基含有メタクリレート化合物
C-MA：カルボキシル基含有メタクリレート化合物
DMA：N,N-ジメチルアクリルアミド
PVP：ポリビニルピロリドン
HPMC：ヒドロキシプロピルメチルセルロース
PEG：ポリエチレングリコール
MEC：メチルエーテルセルロース
コポリマー845：N-VPとジメチルアミノエチルメタクリレートのコポリマー

（佐野研二：コンタクトレンズ素材とその進歩．日本コンタクトレンズ学会誌 2008；50：13-23．／各社ホームページ，および各製品の添付文書〈国内版ならびに対応する海外版〉．）

明したり，適切な装用指導を行うことは必須である．CL装用時には，ドライアイ用の点眼液を定められた用量・用法で使用すること，目がごろごろする，充血する，などの異常を感じた場合は，いったんCLの装用を中止し，症状に改善がみられない場合は，眼科を受診することを伝えておくことも大切である．

ハードコンタクトレンズ（hard contact lens；HCL）およびSCLの選択

CLとひと口にいっても，素材，特性，表面性状はさまざまであ

り，選択するCLの種類についても，眼科医の間で意見の分かれることもありうる．CLの特性，利点，欠点を理解し，患者の希望，CLの装用歴，ライフスタイルを勘案して選択することが大切である．

HCLを選択する場合：汚れの付着を低減させる表面処理が施されたものを選択する．酸素透過性が高い素材が望ましいが，レンズ下の涙液交換が良好な最適なベースカーブを選択し，ベストフィッティングを目指すことが最も大切である．

HCLでは，レンズのエッジ下に涙液が奪われ，レンズ周囲の涙液層が菲薄化することで，涙液層の安定性が低下し，いわゆる，3時-9時ステイニングと呼ばれる角結膜上皮障害が引き起こされうる．それによって，充血，異物感などの自覚症状がある場合は，ベースカーブ，直径，エッジリフトを変更することによって，それら症状の軽減につながるものを選択する．

SCLを選択する場合：ドライアイ予防の観点からは，① 含水率が低いもの，② 酸素透過性[*1]の高いもの，③ 蛋白質，脂質といった涙液の汚れがつきにくいもの，といったレンズの特性を考慮して選択する[5]．頻回交換型SCLの洗浄・保存に用いるMPS（multi-purpose solution；多目的溶剤）のなかには，CLとの相性によって角膜上皮障害を生じる組み合わせがあるため[6]，1日使い捨てのSCLを第一選択とする．最近では，素材の保湿性をうたった，あるいは保存液として保湿成分が含まれる1日使い捨てSCLも入手できる（表1）．また，海外では，レンズ内にヒアルロン酸を含み，さらにそれを徐放するものなどもある[7]．

従来のハイドロゲルCLに比較して，酸素透過性を数倍高めたシリコーンハイドロゲルCL（表1）は，いずれも含水率が50％未満と低く，多くは非イオン性の素材（すなわち，FDA分類[*2]グループⅠ）からなる．このようなシリコーンハイドロゲルSCLは従来のハイドロゲルCLに対して乾燥感が少ないとの報告もあり[8]，ドライアイ症例には好ましいと考えられる．しかし，その一方で，原材料として用いるシリコーン成分の特性により，レンズの弾性率は高くなる傾向にあり，脂質が付着しやすいため，ハイドロゲルCLに比較して装用感が悪かったり，脂質の付着によりCL表面の水濡れ性が低下することで，乾燥感を生じる場合もある．1日使い捨て，かつシリコーンハイドロゲルといった，ドライアイに対して有効と考えられるSCLも最近，利用できるようになってきている．

（馬場雅樹，横井則彦）

[*1] レンズ素材を通して角膜へ供給される酸素量は，素材自体の酸素透過係数（Dk）とレンズ厚みに依存しており，同じ素材であれば厚みが薄いほど酸素供給量は多くなる．この指標として，酸素透過係数をレンズ中心厚み（-3.00 Dの値を用いる場合が多い）で除した酸素透過率（Dk/t）が用いられる．

[*2] FDA（Food and Drug Administration；米国食品医薬品局）で採用されていたSCLの分類方法（表2）は，1994年4月に日本国内にも導入された．現時点ではシリコーンハイドロゲルレンズも同じ体系で分類されているが，従来のハイドロゲルレンズとは化学的な性状が大きく異なるため，ISOでは新たな体系（グループⅤ）とすることが提唱されている．

表2 SCLのFDA分類

FDA分類	含水率	イオン性
グループⅠ	低含水（<50％）	非イオン性（イオン性モノマー<1 mol％）
グループⅡ	高含水（≥50％）	
グループⅢ	低含水（<50％）	イオン性（イオン性モノマー≥1 mol％）
グループⅣ	高含水（≥50％）	

イオン性モノマー：たとえばメタクリレートのように，pH7.2においてイオン性を示す重合性成分．

コンタクトレンズ関連ドライアイの治療

ドライアイ診断基準とコンタクトレンズ（CL）

　コンタクトレンズ（CL）関連ドライアイとは，CL装用が誘因となって引き起こされたドライアイのことである．2006年，わが国のドライアイ診断基準が改訂されたが，これまでの①涙液異常，②角結膜上皮障害に加えて，③自覚症状が加わった[1]．これらがすべてそろうものがドライアイ確定例で，一部該当するものはドライアイ疑い例となる．しかし，CL装用者全例ですべての検査を行うことは事実上不可能で，現実には自覚症状を強く訴える人の一部が対象になっていると思われる．

文献はp.406参照.

CL装用による乾燥出現のメカニズム

　では，CL装用者のうち，いったいどのくらいの人が，自覚症状としての"乾燥感"を感じているのであろうか？　濱野ら[2]によれば，"乾燥感"を自覚するCL非装用者は46％であったのに対し，ソフトCL（SCL）装用者83％，ハードCL（HCL）装用者79％と，倍近くにまで上昇していた．その原理として考えられているのが，レンズ表面からの涙液の蒸発亢進，涙液交換率減少，知覚低下による反射性涙液分泌減少などである．また，エアコンの効いた室内やVDT作業時には瞬目減少のため，さらに増悪する傾向にある[3]．

CL関連ドライアイでみられる典型的角膜所見

　HCL装用者のドライアイに特徴的な所見として，3時-9時ステイニング（図1）や固着があり，ともに涙液層の菲薄化による．一方，SCL装用者のドライアイの特徴的所見としては，スマイルマークパターン（図2）があり，局所の涙液供給不足によると考えられている．このように，角膜上皮染色パターンによってドライアイの存在が推測できる．治療としては，より適した素材やデザイン，フィッティングパターンのCLへの処方変更や，人工涙液やヒアルロン酸点眼などが挙げられる．

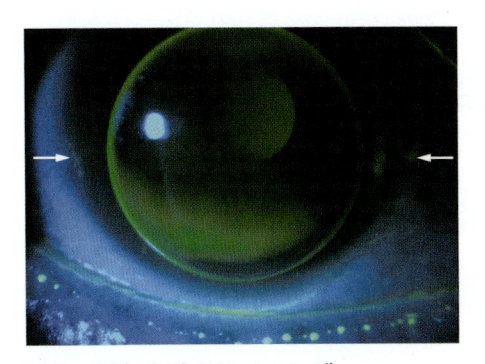

図1　3時-9時ステイニング
HCL装用によるドライアイの典型的角膜所見の一つである.

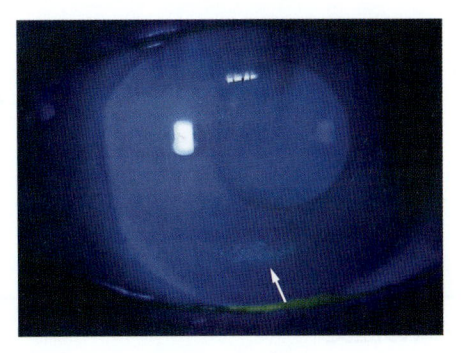

図2　スマイルマークパターン
SCL装用によるドライアイの典型的所見である.

素材からみたCL選択

　CLとひと口でいってもHCLとSCLとに大別され，SCLはさらにハイドロゲルレンズとシリコーンハイドロゲルとに分けられる．ハイドロゲルレンズは，さらに含水率やイオンモノマーの比率によって四つに分けられる（FDA分類[*1]）．それぞれの素材には特徴があり，その知識はCL選択の際に役立つ．

　表1の傾向から考える，CL選択の推奨案を示す．
1. HCLが装用可能な人は，HCL.
2. SCLの人のファーストチョイスは毎日交換型のシリコーンハイドロゲルレンズ，次いで毎日交換型の保湿タイプ．
3. 頻回交換型SCLならば，シリコーンハイドロゲルレンズ．

CL装用時のドライアイの治療

点眼：レンズ内への防腐剤の蓄積が懸念されるため，特にSCL装用時の人工涙液は防腐剤非含有のものを使用する．一般に点眼薬を使用の際は，毎日使い捨てレンズの装用が推奨される．

涙点プラグ，液体涙点プラグ：中等度のドライアイ例では，涙点プラグや液体涙点プラグの使用が効果的な場合がある．ただし，角膜上皮障害が比較的重くなると感染の温床になりうる点で注意を要する．

（土至田　宏）

表1　素材別の乾燥しやすさ（不等号の左側が乾きやすい）

SCL > HCL
高含水SCL > 低含水SCL
含水性SCL > シリコーンハイドロゲルレンズ

[*1] **FDA分類**
ハイドロゲル素材のSCLは，米国食品医薬品局（FDA）により原材料ポリマーの構成モノマーのうち，陰イオンを有するモノマーのモル％（1％以上か未満か）と，含水率（50％以上か未満か）とで以下の四つに分類されており，わが国でも厚生労働省で踏襲されている．

	低含水率	高含水率
非イオン性	グループI	グループII
イオン性	グループIII	グループIV

強膜レンズによるドライアイ治療

強膜レンズの歴史

　強膜レンズは，1880年代にガラス細工で製造されたのがその始まりといわれている．しかし当時は，レンズフィッティングの原理や角膜生理への理解が乏しかったため，その有用性は認められず普及には至らなかった．1939年にPMMAレンズ[*1]素材が登場し，また機械による正確なデザインの再現が可能となり，強膜レンズは再び注目を得た．しかし，角膜への酸素供給やレンズ下の涙液交換といった問題から，やはり実用までには至らなかった．涙液交換を目的とした有窓（fenestration）の強膜レンズも登場したが，レンズ下への空気の迷入や汚れの蓄積と，それによる閉塞など問題は多く，強膜レンズはコンタクトレンズの世界から消え去るかのように思われた．

　しかし，高い酸素透過率をもつレンズ素材の登場と，CNC（computer numeric-controlled）旋盤機による涙液交換を可能にするレンズデザインの実現，フィッティング技術の進歩により，強膜レンズは臨床応用に耐えうるものとなった．重症ドライアイに対するオキュラーサーフェスの保護や視機能の改善，手術でしか改善の望めない円錐角膜をはじめとした強度不正乱視の矯正に対しては，手術に代わる有力な選択肢としての可能性が期待されている．

　Perry Rosenthalが開発したボストン強膜レンズ（Boston ocular surface prosthesis）は，1994年に米国FDA（Food and Drug Administration）に承認された．最近では，このレンズによる治療費と患者が健康を取り戻すことによる効果，すなわち費用対効果に優れていることを示す試算もなされ[1]，彼らはこのレンズをPROSE treatment（prosthetic rehabilitation of the ocular surface ecosystem treatment）と呼び，米国を中心に普及しつつある．わが国では，吉野眼科クリニックにおいてPerry Rosenthalの指導を受け，1999年から処方が始められた．

[*1] PMMA
polymethyl methacrylate.

文献はp.406参照．

R1 : optic radius
R2 : transitional radius
R3 : inner haptic radius
R4 : outer heptic radius

V1 : optic vault
V2 : trasitional/limbal vault
V : total vault

Z1 : optic zone
Z2 : transitional zone
D : overall lens diameter

レンズ後面パラメータ

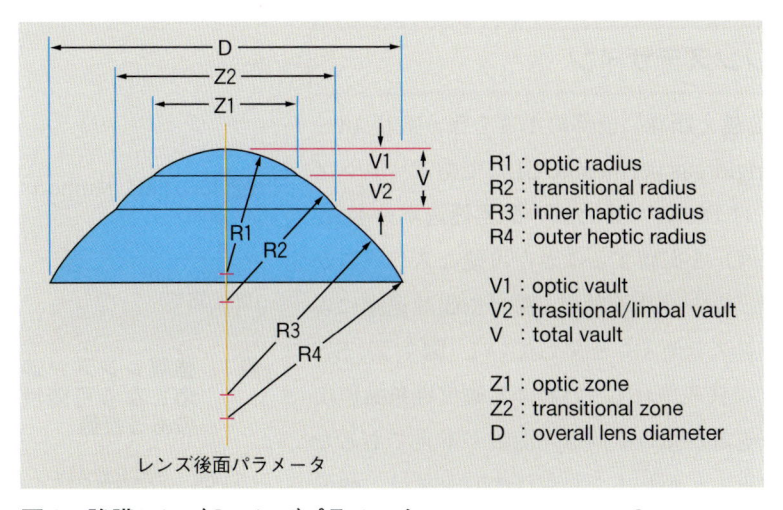

図1　強膜レンズのレンズパラメータ（Boston Scleral Lens®）

a.

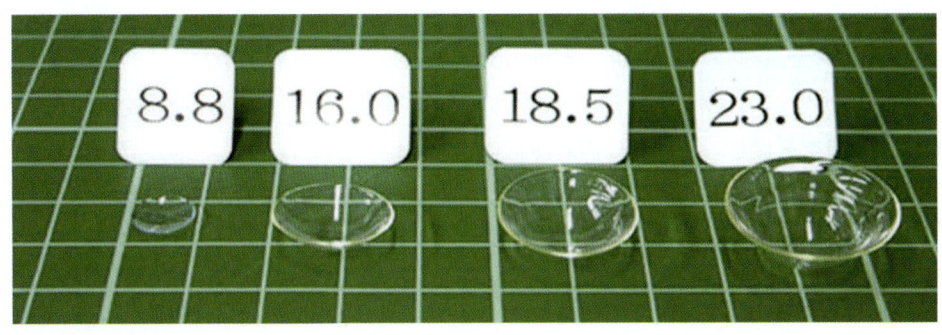

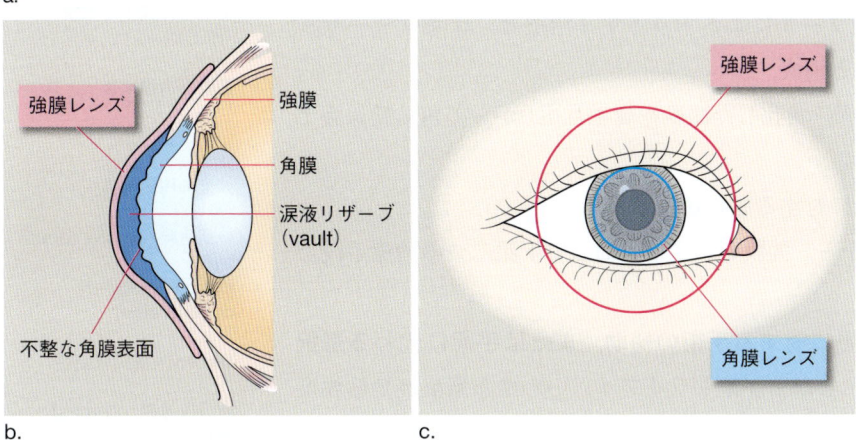

b.　強膜レンズ／強膜／角膜／涙液リザーブ（vault）／不整な角膜表面

c.　強膜レンズ／角膜レンズ

図2　強膜レンズのデザイン
a. 外観（左端は conventional HCL，レンズ径 8.8 mm）．
b. 装用時矢状断面（Boston Scleral Lens®）：眼球前部 1/4 を覆い，角膜前面には涙液を貯蔵するスペース（vault）が形成される．レンズ下涙液は瞬目や眼球運動にて置換するよう，フィッティングを調整しなくてはならない．
c. 装用時前面図．

強膜レンズの素材とレンズデザイン

　強膜レンズは，角膜輪部を越え眼球の前部約 1/4 を覆う直径 18〜23 mm の大きな RGPCL（rigid gas permeable CL）である．レンズ素材（Boston Equalens II）は Dk 値[*2] 85 と高い酸素透過率をもち，レンズ下には涙液（人工涙液）を貯留することが可能なスペースが vault により形成されている．レンズ下涙液は，瞬目や眼球運動により置換できるよう特殊なレンズデザインを呈している（図1, 2）．SJS（Stevens-Johnson 症候群）に代表される，いわゆる瘢痕性角結膜疾患で，結膜嚢の短縮や瞼球癒着が強い症例は，開瞼が不良であるため小さなレンズ径を選択する．しかし小さな直径のレンズは，強い眼瞼圧の影響も加わり強膜に固着しやすく，レンズ下涙液の交換が妨げられる傾向にある．このような場合には，ブリーチ（breach；裂け目）と呼ばれる溝を，レンズ内面の inner haptics と outer haptics の移行部にメルセデスベンツのエンブレムのように 3 本作製し，レンズ下への涙液の交換を促し，ひいては固着防止に努める．

強膜レンズによる治療コンセプト

　強膜レンズの特性を以下に示し，その適応となる疾患群を表1に示した．

1. レンズ下涙液プールによるドライアイ治療と，オキュラーサーフェスの保護と消炎．
2. 障害のある眼瞼（角化した眼瞼や睫毛乱生）からの角結膜保護と消炎．
3. 強度不正乱視に対する屈折矯正効果．

　これらの特性から，強膜レンズは大別して下記二つの治療手段として期待できる．

瘢痕性角結膜疾患に対する手術の補助，または手術に代わる選択肢： 表1上欄に示した重症型ドライアイ，いわゆる瘢痕性角結膜疾患の一部には，羊膜移植，角膜移植，角膜輪部移植，口腔粘膜培養移植などといった外科的治療が奏効するものがある．近年その手術成績は向上し，視機能の回復が得られたとする報告が相次いでいるが[2]，そのすべてが良好な結果に帰するわけではなく，移植片への拒絶反応はもとより，術後のオキュラーサーフェスの状態，すなわち涙液の不足や眼瞼の障害（瞼縁の不整，睫毛乱生など）と，それに伴うオキュラーサーフェスの炎症により，成功裏に再建されたオ

[*2] ISO/Fatt Method：DK Units
$= \dfrac{\times 10^{-11}(cm^3 O_2)(cm)}{(sec)(cm^2)(mmHg)}$
（気温 35℃）

表1　強膜レンズが適応となる可能性のある疾患

治療・角膜保護目的
Stevens-Johnson 症候群（SJS）
中毒性表皮壊死症候群（TEN）
移植片対宿主病（GVHD）
Sjögren 症候群（SS）
眼類天疱瘡（OCP）
神経麻痺性角膜炎
兎眼角膜症
遷延性角膜上皮欠損（PED）
眼表面再建術後
屈折矯正目的
強度の円錐角膜
球状角膜（keratoglobus）
Pellucid marginal degeneration
Terrien 角膜辺縁変性
角膜拡張症（corneal ectasia）
角膜移植術後強度屈折異常

GVHD：graft-versus-host disease
OCP：ocular cicatricial pemphigoid
PED：persistent epithelial defect
TEN：toxic epidermal necrolysis

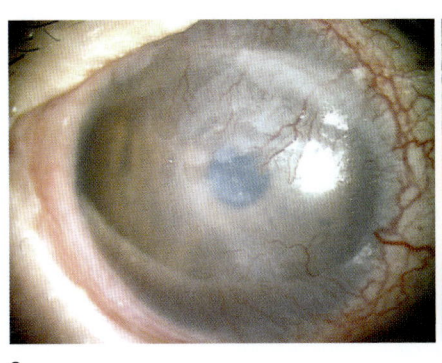

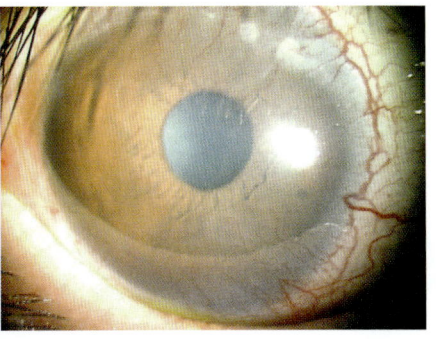

図3 Stevens-Johnson 症候群（SJS）角膜（23歳，男性）
感冒薬により発症し17年が経過し，再燃したSJS角膜．
a. 強膜レンズによる治療前．角膜への新生血管侵入，一部角膜の結膜化，炎症による角膜混濁がみられる．
b. 治療後．強膜レンズ装用開始後1か月．新生血管の怒張は減少し，炎症の軽減に伴い角膜は透明化し，視力も（0.1）から（1.0）へ回復した．眼表面再建術は施行していない．
（吉野健一：強膜レンズ．あたらしい眼科 2000；17：977-978．）

キュラーサーフェスが再び術前と同じ環境に戻り，術前と同じ経過をたどり再びもとの状態に戻るというシナリオがある．これらの術後眼，そしてQOLは非常に低いが，手術の適応とまでには至らない症例（図3）に対し，強膜レンズはよい適応となる．

強度不正乱視眼に対する角膜移植手術に代わる，または術後強度不正乱視眼への視力矯正手段：円錐角膜をその代表とする不正乱視の視力矯正には，現在もハードコンタクトレンズ（HCL）が第一選択である．しかし，角膜移植術が適応になるほどの強度の円錐角膜や球状角膜，角膜移植術後の強度不正乱視眼への従来のHCLの装着は，装用可能限界を超えた角膜形状のいびつさから不可能となる場合がある．これら，強度不正乱視眼にも強膜レンズはよい適応となる．

強膜レンズの今後の展望

強膜レンズは，現在のところ治療用コンタクトレンズとして医療用具の承認を得ていないため，処方に際しては医師の責任下，裁量のもとでの治療となる．したがって，最も避けなくてはならない感染症のリスクに関しては十分に注意する必要がある．

吉野眼科クリニックでは，1999年から処方を始め，現在は，倫理委員会の承認を得たうえで自費診療システムのもと処方を行っている．対象が非常に限られた疾患であるため，強膜レンズに関する大掛かりな治験を行うことは事実上困難と思われる．希少疾患に対するオーファン医療用具としての承認が望まれるところである．

（吉野健一）

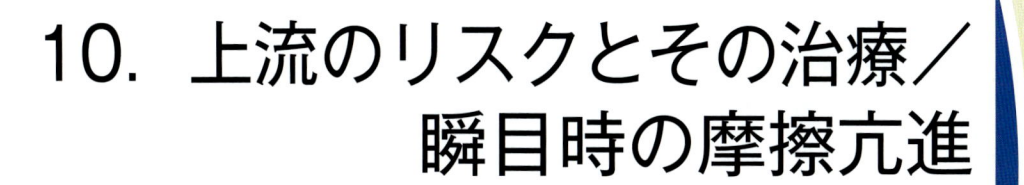

10. 上流のリスクとその治療／瞬目時の摩擦亢進

結膜弛緩症とドライアイの関連

関連のある発生機序

　結膜弛緩症とは，中高年齢者によくみられる結膜の皺襞状の変化で，一般に下の涙液メニスカスを占拠する形で認められる（**図1**）[1]．結膜弛緩症とドライアイの関連としては，眼瞼と眼表面の摩擦，涙液の安定性の低下が挙げられる．

眼瞼と眼表面の摩擦：涙液減少を伴う場合には，瞬目のたびに弛緩結膜と眼表面との間に摩擦が起こり，弛緩結膜は，結膜異物として働く．弛緩結膜部分にしばしばフルオレセイン染色を認め，強い異物感を訴えることも多い．上方の結膜弛緩に涙液減少を伴う場合には，眼瞼との摩擦による上方の結膜上皮障害を生じ，上輪部角結膜炎の原因となっている場合がある（**図2**）．また，摩擦が強くなることにより，結膜下出血を繰り返す原因になることもある．

涙液安定性の低下：涙液メニスカスには涙液を保持する働きがあり，眼表面の涙液の75〜90%が貯留しているとされている．また，涙液の貯留と保持以外に，瞬目とともに（開瞼時），涙液が外眼角から涙点に流れる流路としての働き，眼表面の下方から上方に向けて涙液を広げるという働きもある．結膜弛緩症が下方メニスカスを占拠することにより，これらの働きが障害され，涙液クリアランスの低下や，角膜上の涙液の安定性が低下を生じる[*1]．

文献はp.406参照．

[*1] 角膜に接触している結膜弛緩症では，弛緩結膜の上にメニスカスが形成され（異所性涙液メニスカス），隣接する涙液の菲薄化が生じ，角膜上の涙液が不安定になりやすく，結果として角膜上皮障害が悪化する．

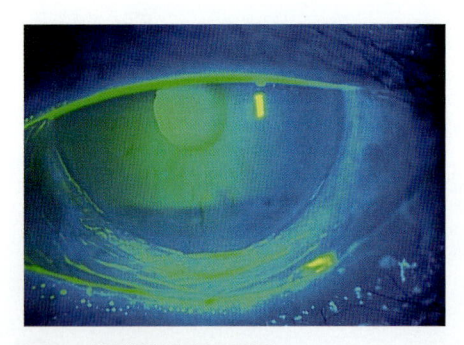

図1　結膜弛緩症の所見
球結膜の皺襞状の変化および下方涙液メニスカスの乱れを認める．

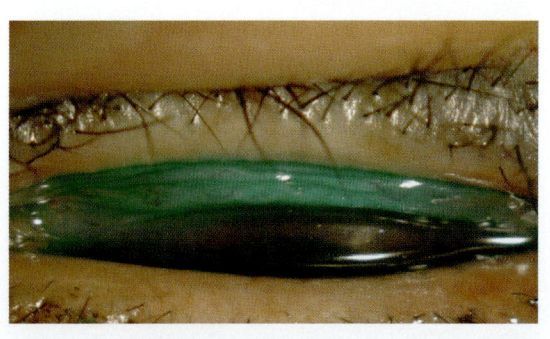

図2　上方結膜の高度の弛緩を伴う上輪部角結膜炎の症例

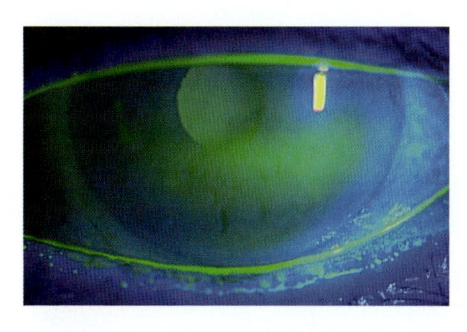

図3 図1と同一症例の結膜弛緩症術後
弛緩が改善し，涙液メニスカスが再建されている．

診断

　フルオレセイン染色で涙液を染色後，眼表面の観察を行い，涙液メニスカスおよび結膜弛緩の観察を行う．また，強く瞬目させることにより，下眼瞼下に隠れていた弛緩結膜が角膜に接触する様子が観察できることがあるので，診察時は，必ず強制瞬目を数回させながら診察する．上方の結膜弛緩は，下方視させ上眼瞼を介して上方結膜を親指で圧迫すると観察しやすい（図2）．

治療

点眼治療：まずは，点眼治療を行う．防腐剤フリー人工涙液点眼7回/日，低濃度ステロイド点眼（0.1％フルオロメトロン）を2〜3回程度で，症状が改善することもある．しかし，結膜弛緩症では，涙液メニスカスが弛緩結膜で占拠されているために，点眼液がメニスカスに貯留しにくくなっており，点眼の治療効果が現れにくい場合もある．また結膜弛緩症では，涙液ターンオーバーが低下しているため，ヒアルロン酸点眼は，さらにターンオーバーを低下させ，ムチンを分泌するジクアホソルナトリウムは，涙液減少が高度な場合にはムチンの蓄積を生じる可能性があり，使用には注意を要する．

結膜弛緩症手術：点眼治療で改善が得られない場合には，外科的治療に踏み切る．弛緩結膜を切除する方法と，弛緩結膜を押し下げて輪部から5〜10mmの位置で縫合する方法がある．前者では余剰な結膜を涙点から外眼角まで切除するため，下方のメニスカスが完全に再建される（図3）[2,3]．このため，われわれの施設では第一選択としているが，若年例や緑内障合併例では，後者を選択するほうがよいと思われる．また，上方の結膜弛緩を伴う上輪部角結膜炎では，点眼治療で改善しない場合には上方結膜切除術が有効である[4]．

（小室　青）

上輪部角結膜炎

所見・症状

上輪部角結膜炎（superior limbic keratoconjunctivitis；SLK）とは，1963年にTheodoreによって提唱された疾患である．上輪部の角結膜の角化に伴う慢性炎症性疾患と考えられており，上輪部の球結膜充血やローズベンガル染色陽性所見，上眼瞼結膜の充血とびまん性の微細な乳頭増殖，重症例では上輪部に肥厚したridge形成や糸状角膜炎を特徴とする（図1, 2）[1]．症状は，はじめ異物感程度だが，難治性の眼痛・灼熱感や開瞼不能，乾燥感という症状を訴えることもあり，他疾患や不定愁訴として見逃されやすい疾患である．

文献はp.406参照．

病態

眼表面では瞬目時に上眼瞼結膜のlid-wiperが角膜表面を擦過し，上皮のターンオーバーを促している．この瞬目時の摩擦（機械的作用）による上皮障害は，Cherによってblink-related microtrauma（BRMT）と総称されている[2]．SLKの病因は，この機械的な眼表面の損傷と考えられており，瞬目時の摩擦を増強させる結膜弛緩症，涙液減少型ドライアイ，眼球突出（甲状腺眼症），瞬目異常は増悪因子となる．両側の上眼瞼手術後に眼表面との摩擦が変化したため

[*1] リサミングリーン染色
生体染色材料の一つ．ローズベンガル染色と染色所見としてはほぼ同様．ローズベンガル染色に比べて刺激感が少なく，臨床的に使用しやすい．

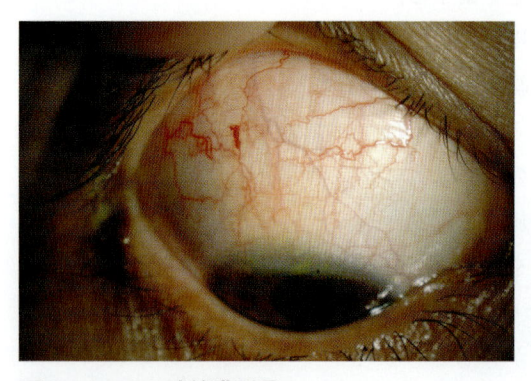

図1 SLKの球結膜所見
上輪部の球結膜に充血がみられる．

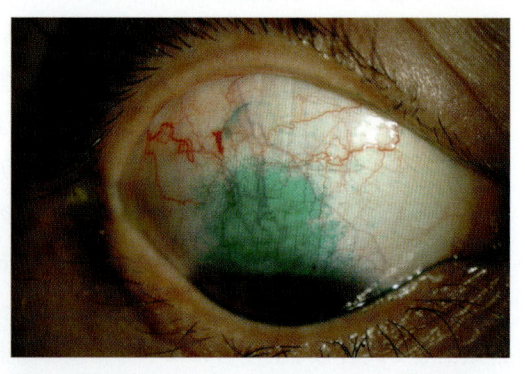

図2 SLKのリサミングリーン染色[*1]所見
上輪部球結膜に限局して，リサミングリーン染色陽性所見がみられる．

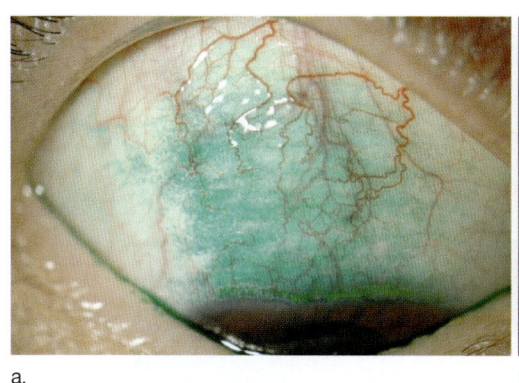

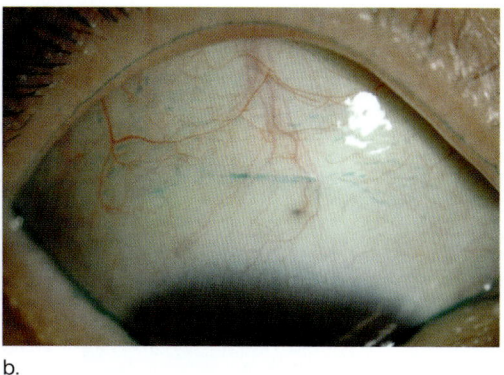

図3 上眼瞼手術後に眼刺激感を生じた症例
上方結膜に高度の上皮障害が認められ，眼瞼と眼表面の瞬目による機械的摩擦が原因と考えられた（a）．このため，上方の結膜弛緩の切除を行い，上方結膜障害と自覚症状の改善が認められた（b）．

SLKと同様の症状を呈し，眼球結膜の外科的切除により改善した症例も報告されている[3]．われわれも同様の経過をたどった症例を6例経験しており，いずれも瞬目時の摩擦を減らすことで上皮障害や症状の改善が認められた（図3）．

また近年，切除標本と培養結膜からMMP-1[*2]とMMP-3の過剰発現も報告されており，MMPの不均衡が病態としても考えられている[4]．

[*2] **MMP**
matrix metalloproteinase.

治療

結膜弛緩症，涙液減少型ドライアイ，眼球突出，それぞれを個々の症例にて評価し，眼表面の摩擦を減らすアプローチをする．結膜弛緩症で上方に結膜弛緩がある例では，病変部の熱凝固により結膜と強膜の癒着を高めたり[5]，上方の弛緩結膜を舟形に切除したり[6]，弛緩結膜を強膜に縫着する方法[7]など，余剰結膜を処理する方法や大径のコンタクトレンズにより余剰結膜をカバーする方法[8]が報告されている．涙液減少型ドライアイがある例では，まずは防腐剤無添加の人工涙液点眼ならびに低力価ステロイド点眼にて点眼治療を行うが，点眼治療で改善しない場合は上・下涙点プラグの挿入を行う．点眼治療のバリエーションとしては，シクロスポリン点眼[9]や病変部の角化軽減としてビタミンA点眼[10]の有用性も報告されている．眼球突出がある例では甲状腺眼症の合併が多く[11]，甲状腺機能を評価し，甲状腺眼症が認められればその治療が必要である．

カコモン読解 第19回 臨床実地問題11

51歳の女性．半年前から左眼の異物感を認める．副腎皮質ステロイド薬と抗菌薬点眼による治療で軽快しない．前眼部写真を図A，Bに示す．この疾患を合併するのはどれか．2つ選べ．

a 喘息　　b ドライアイ　　c ドライマウス　　d アトピー皮膚炎　　e 甲状腺機能亢進症

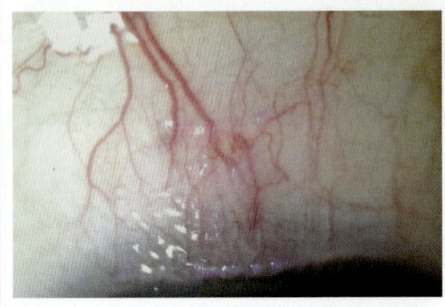

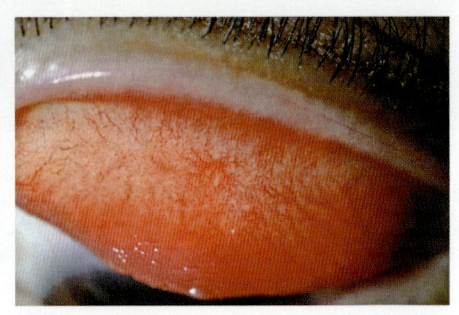

図A

図B

解説　図Aでは輪部のridge形成と上方球結膜の充血，図Bでは上眼瞼結膜の充血と乳頭増殖が認められ，上輪部角結膜炎（SLK）に特徴的な所見である．

a. 喘息とSLKに直接の関連性は認められていない．

b. SLKの約25％に涙液減少型ドライアイが合併するという報告がある．

c. Sjögren症候群により生じるドライアイとSLKは関連性があるが，ドライマウスには直接関連は認められていない．

d. アトピー性皮膚炎とSLKに直接の関連性は認められていない．

e. SLKの20〜50％に甲状腺機能異常が合併するという報告がある．甲状腺機能亢進症により眼球突出が生じる．

模範解答　b，e

（加藤浩晃）

Lid-wiper epitheliopathy とその治療

呼称の経緯

　Lid-wiper epitheliopathy（LWE）とは，2002年にKorbらによって提唱されたドライアイ症状を高率に伴う上眼瞼結膜縁の特異な上皮障害である[1]．Korbらは，瞼板下溝から粘膜皮膚移行部にかけての領域に解剖学的な名称がなかったこと，この部が眼表面を掃く（wipe）ような動きをすることから，この部位をlid-wiperと命名している（図1）．

文献はp.407参照．

疾患の特徴

　瞬目運動による眼瞼縁結膜と眼表面の間の摩擦の上昇[*1]による上眼瞼縁結膜上皮の脱落と変性が起こると考えられている[3]．
　コンタクトレンズ（CL）装用者での発症率は高く50％以上の報告があり，CL装用により，眼瞼との摩擦が強くなることが誘因として考えられている[3,4]．図2,3に示すようにLWEは上眼瞼のみならず下眼瞼にも認められ，無症状であることも多い．一方で，LWEがドライアイ症状を呈するにもかかわらず，ドライアイとの関連は

[*1] Cherらは眼瞼の摩擦による結膜上皮障害をblink-related microtrauma（BRMT）と紹介しているが[2]，筆者らは発音のしやすさからblink-associated disorder（BAD）を提唱している．

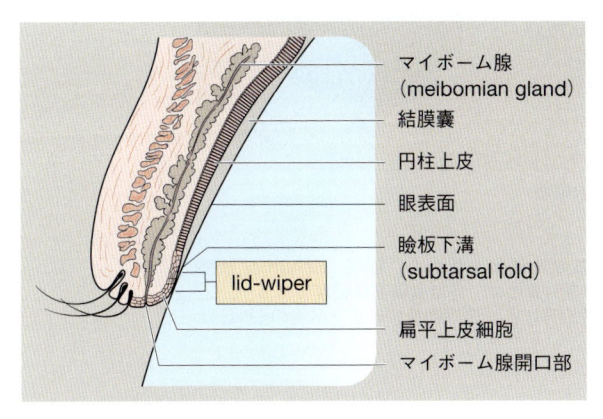

図1　上眼瞼の解剖
瞼板下溝から粘膜皮膚移行部にかけての領域を"lid-wiper"とKorbらが命名した．
（Korb DR, et al：Lid-wiper epitheliopathy and dry-eye symptoms in contact lens wearers. CLAO J 2002；28：211-216.）

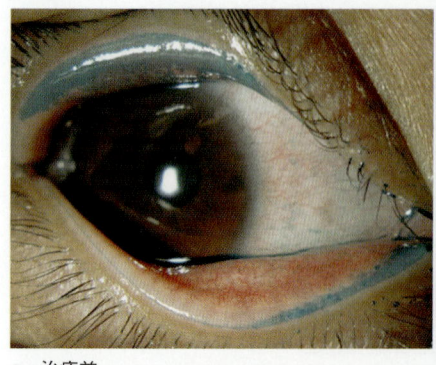

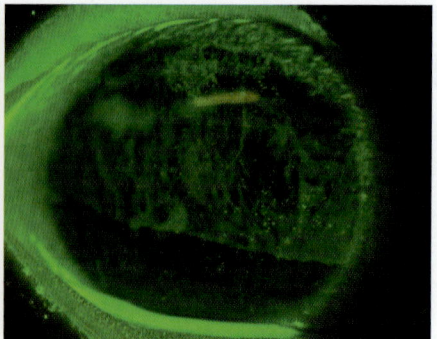

a. 治療前

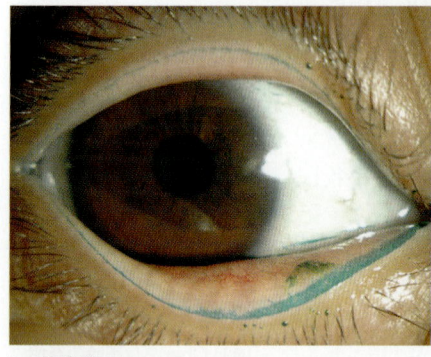

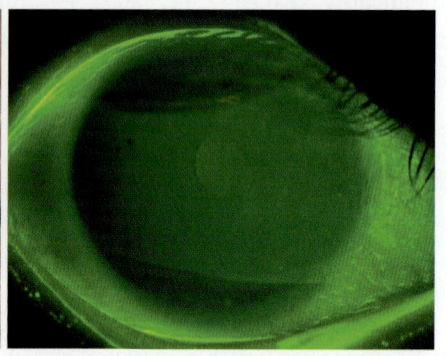

b. 治療後

図2 CL装用で生じたLWE症例
眼痛を訴えて受診したソフトコンタクトレンズ（SCL）装用者であるが，重症のLWEを認め，角膜上皮障害も認めている．SCLの装用中止と，人工涙液の点眼を指示．1か月後の再診時には，bに示すように上眼瞼のLWEはほぼ消失し，角膜上皮障害も改善した．

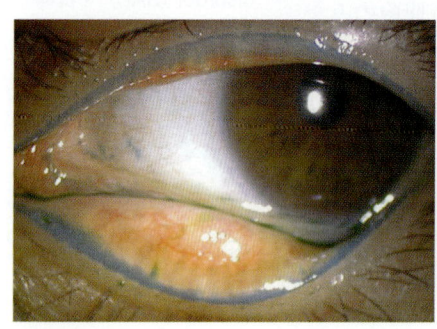

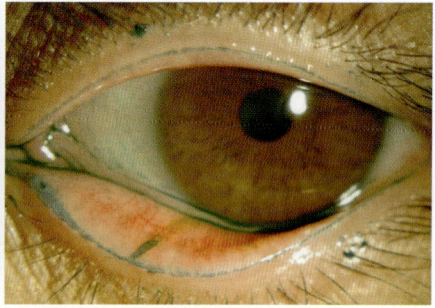

a. 治療前　　　　　　　　　　　　　　b. 治療後

図3 CL非装用者に生じたLWE症例
ドライアイ症状があり人工涙液を点眼しているが，症状の改善を認めない症例．Schirmer試験10mm，BUT（tear film breakup time；涙液層破壊時間）8秒で，角結膜障害は軽度であるが，上下眼瞼に重症のLWEを認めた．オフロキサシン眼軟膏処方により2週間後には上下眼瞼のLWEは改善し，症状も軽快した．

明らかではない[3]．

診断

ブルーフリーフィルタを用いたフルオレセイン染色や，ローズベ

ンガル染色でも検出は可能であるが，図2，3に示すように眼瞼結膜では色調の関係で，リサミングリーン染色がLWEの検出には最も有効である．

現在のところ，LWEに特徴的な症状は決まっていない．ドライアイ症状があるにもかかわらず涙液が豊富な症例では，本疾患を疑い眼瞼結膜も観察することがLWEを見逃さないためには重要である．

治療

LWEの病因が明らかにされておらず，確立した治療方法はない．しかし，眼瞼結膜縁と眼表面の摩擦がLWEの病態と推測されるため，摩擦軽減を考えた治療方法が中心となる．

CL装用に生じたLWE：CL中止が治療の原則である．CLの変更はほとんど無効であり，装用の中止が困難な場合には，装用時間の短縮や，人工涙液の点眼を行うが，LWEの消失をみることはほとんどない．

図2の症例は眼痛を訴えて受診したソフトコンタクトレンズ（SCL）装用者であるが，重症のLWEを認め，角膜上皮障害も認めている．SCLの装用中止と，人工涙液の点眼を指示．1か月後の再診時には，図2bに示すように上眼瞼のLWEはほぼ消失し，角膜上皮障害も改善した．

CL非装用者に生じたLWE：若年者に多く認められ，治療抵抗性である．眼軟膏による摩擦軽減が有効であることがある[*2]．

図3の症例は，ドライアイ症状があり人工涙液を点眼しているが，症状の改善を認めない症例．Schirmer試験10mm，BUT（tear film breakup time；涙液層破壊時間）8秒で，角結膜障害は軽度であるが，上下眼瞼に重症のLWEを認めた．オフロキサシン眼軟膏処方により2週間後には上下眼瞼のLWEは改善し，症状も軽快した．

（白石　敦）

[*2] ドライアイに対してムチンの分泌を促進する点眼薬が登場したが，軽度のドライアイに併発したLWEにジクアホソルナトリウムが有効であった症例を経験した．ムチン産生の余剰能力のある症例には，これらの薬剤が有効であるかもしれない．

糸状角膜炎の眼瞼下垂手術による治療

眼瞼下垂と角膜糸状物の関連

　眼瞼下垂手術は，術後に眼表面と眼瞼結膜との間の大きな摩擦原因となることがある．これは上方結膜の弛緩や上輪部角結膜炎，涙液異常と相まって，瞬目時の摩擦を増強させ，強い異物感をもたらす．一方で，眼瞼下垂は角膜糸状物の原因となることがあり，眼瞼下垂手術が難治性角膜糸状物の改善に寄与することがKakizakiらによって初めて報告された[1]．また，筆者らも難治性角膜糸状物について，眼瞼下垂手術の多数例での有効性について報告した[2]．

文献はp.407参照.

角膜糸状物の原因

　角膜糸状物は糸状の構造物が角膜表面に付着し，瞬目によって糸状物の先端につながる三叉神経が刺激され，強い角膜刺激症状を伴う．角膜糸状物の物理的な除去により症状は改善するが，基礎疾患の改善がなければ容易に再発するため，病態を把握したうえで，その原因に対しての治療を行う必要がある．一般的に，角膜糸状物の原因は涙液中のムチンの蓄積と角膜上皮障害であり，蓄積したムチンを中心に角膜上皮細胞が絡みあって，糸状角膜物を形成すると考えられていた[3-5]．しかし，Tanioka，Yokoiらは免疫組織学的手法を

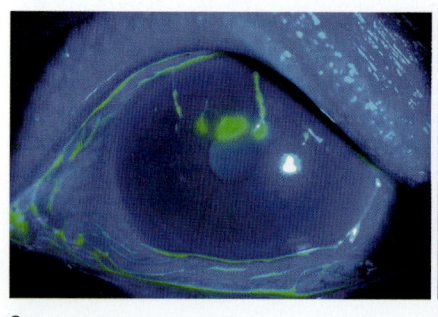

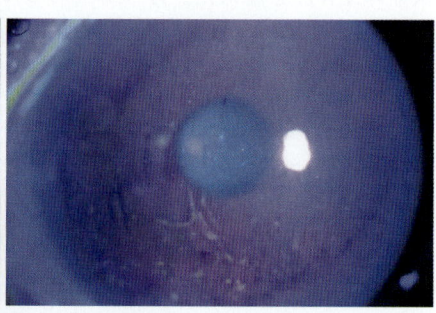

a.　　　　　　　　　　　　　　b.

図1　難治性角膜糸状物に対する眼瞼下垂手術の奏効例
53歳，男性．数年間，近医眼科通院するも，痛みの症状が改善しないとのことで京都府立医科大学附属病院眼科受診．上眼瞼に隠れる部位に角膜上皮欠損と角膜糸状物を認める（a：上眼瞼を挙上して撮影）．上眼瞼挙筋短縮術後，角膜糸状物は消失し，痛みが改善した（b）．

a. 術前

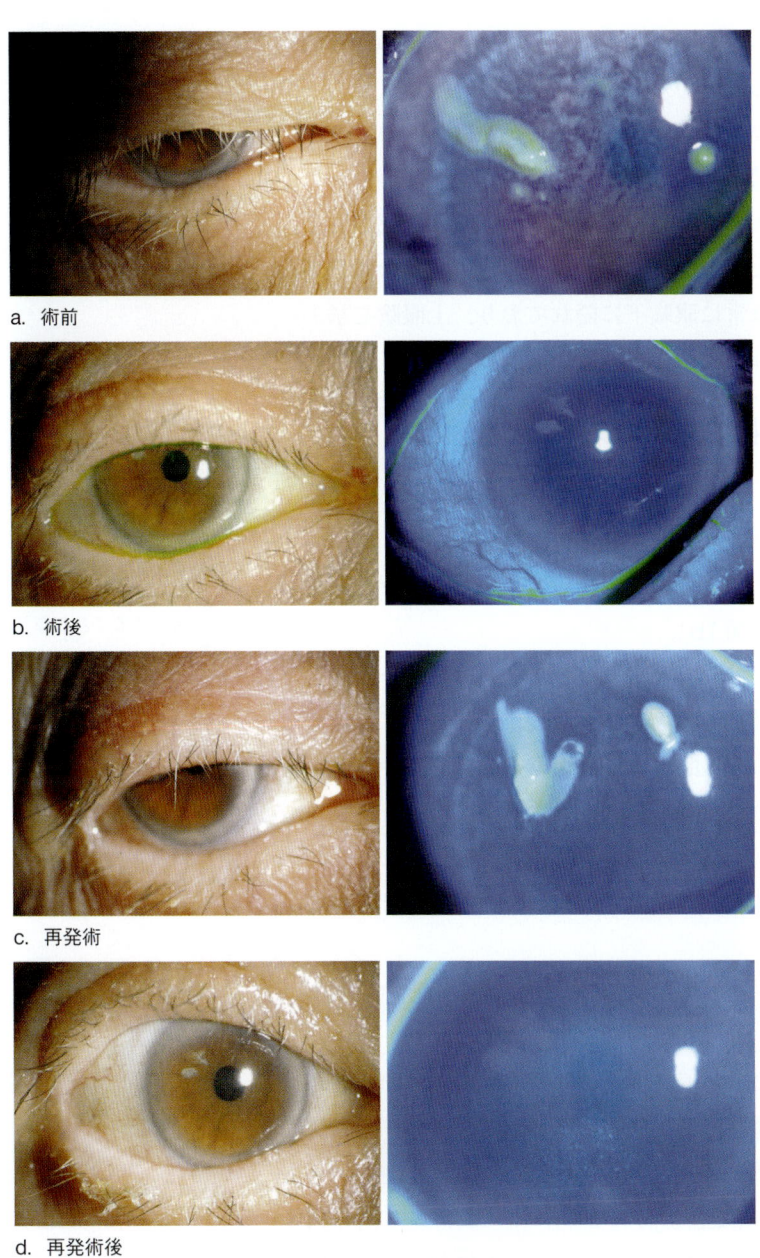

b. 術後

c. 再発術

d. 再発術後

図2 眼瞼下垂再発に伴う角膜糸状物の再発例（a〜d. 左図：外部所見，右図：フルオレセイン染色所見）

85歳，女性．上眼瞼に隠れる形で角膜糸状物を認める（a）．上眼瞼挙筋短縮術後，角膜糸状物は消失（b）．眼瞼下垂の再発に伴い，角膜糸状物が再発する（c）．再度，上眼瞼挙筋短縮術を施行後，角膜糸状物は再び消失した（d）．
（北澤耕司ら：難治性糸状角膜炎に対する眼瞼手術の検討．日本眼科学会雑誌 2011；115：693-698.）

用いて，角膜糸状物は角膜上皮成分が中心のコアとなっていて，その周りに眼瞼結膜上皮成分と炎症成分が絡みあっていることを報告した[6]．このことから角膜糸状物の発症には，従来考えられていた

ムチンや角膜上皮細胞のみならず，炎症細胞や結膜上皮細胞がその発症に必須の要素と考えられている．

従来の治療は，角膜上皮障害の改善や，涙液のターンオーバーを上げて，涙液ムチンの蓄積を防ぐことが目的であった．しかし，このような涙液減少の状況が存在しなくても角膜糸状物が形成されるケースがある．そのような症例を詳細に観察すると，通常の瞬目の条件下では，角膜糸状物は常に眼瞼下に隠れており，上眼瞼を挙上することによって初めて観察される．

眼瞼下垂術が角膜糸状物消失に奏効した症例

症例1：53歳，男性．強い結膜弛緩症と眼瞼下垂を伴う角膜糸状物を認めた（図1a）[*1]．ステロイドレスポンダーであるため，結膜弛緩症術後の消炎が困難と考え，上眼瞼挙筋短縮術のみを施行し，角膜糸状物の消失を認めた（図1b）．

症例2：85歳，女性．点眼で改善せず，角膜糸状物の再発を繰り返す難治性角膜糸状物を認めた（図2a）．上眼瞼に隠れる形で存在する角膜糸状物を認めたため，上眼瞼挙筋短縮術を施行し，いったん症状は改善した（図2b）．しかし，眼瞼下垂の再発に伴い，角膜糸状物の再発を認めたため（図2c），再度挙筋短縮術を施行し，その後，人工涙液の点眼を適宜するのみで，角膜糸状物の再発を認めていない（図2d）．

[*1] 細隙灯顕微鏡観察時，眼瞼を挙上する前に自然開瞼下の状態で角膜糸状物の位置を確認することが重要である．

眼表面治療における眼瞼手術の意義

これら二症例は，ともに眼瞼下垂手術のみの治療で完治できている．特に症例2は眼瞼下垂の再発に伴い角膜糸状物の再発を認めており，このことは眼瞼下垂の関与を強く示唆する．角膜糸状物はlid-wiper，眼瞼結膜，上方角膜で仕切られるコンパートメント内の角膜上に生じていたとはいえ，このコンパートメントにおいては，閉瞼状態に類似した環境が成立していた可能性があり，眼瞼結膜と角膜の絶妙な位置関係がこの病態を引き起こしているのではないかと推察される．しかし，このメカニズムについてはいまだ明らかではなく，眼瞼下垂手術がこういった病態を引き起こす可能性を念頭に置いて，眼表面に優しい手術を心掛けることが大切ではないかと考える．

（北澤耕司）

Meige 症候群

定義

眼瞼けいれんは眼部局所ジストニアであり，開瞼が困難になる疾患である．眼瞼周囲の筋，主として眼輪筋の間欠性，あるいは持続性の過度の収縮により不随意な閉瞼が生じる疾患で，ほかの神経学的，眼科学的異常が原因となっていないもの，と定義される．このうち，れん縮がほかの顔面筋や舌，咽頭，頸部筋にまで及ぶものをMeige 症候群と呼ぶ[1]*1.

病因

まだ病因は特定されていないが，大脳基底核の障害により生じるとする説が有力である．また，視床の過活動や，脳幹での瞬目反射抑制機構の障害などもいわれており，多岐にわたる伝達異常が存在するものと考えられている．パーキンソン病との関連も指摘されており，眼瞼けいれん患者の約10％がパーキンソン病に発展すると報告されている[2].

ドライアイとの関連

眼瞼けいれんでは，BUT（tear film breakup time；涙液層破壊時間）の短縮やSchirmer 値の低下が認められることがある．機序はまだ明らかにはなっておらず，強い瞬目が繰り返されることによって，眼表面の摩擦が亢進し角膜上皮に変化が生じて涙液層が不安定になるのか，逆にもともと涙液層が不安定な状態が存在し，それが原因で生じる瞬目過多から眼瞼けいれんへと発展していくのか，推察の域を出ない[3]．2006年版ドライアイ診断基準に当てはめると，眼瞼けいれん患者の25％がドライアイと確定診断され，39％が疑いと判定される[4]．また，ドライアイと診断され，種々のドライアイ治療に抵抗する患者の57％（ドライアイと診断された患者の8.6％）が眼瞼けいれんであったとの報告もある[5]．このため，涙液異常，角膜上皮障害は軽微であるのに症状が強く，通常のドライアイ治療で

文献はp.407 参照．

*1 診断のポイント

1. 角膜，涙液の所見に比べて自覚症状が強い
2. 瞬目テスト
3. 視診（顔の皺，瞬目増多，眉の位置など）

症状改善に乏しい患者では,眼瞼けいれんも疑うことが肝要である.

検査と診断

以下の自覚症状,他覚所見から臨床的,総合的に診断する*2.
症状の聴取：羞明感,開瞼困難を訴えることが多い.具体的な訴えの例として「まぶしい」,「目が開かない」,「目が自然に閉じてしまう」,「目を閉じていたほうが楽」などがある.その他,目の不快感,異物感,乾燥感,流涙を訴えることもあり,ドライアイの自覚症状と類似している.運転時や会話中に症状が悪化する人もいる.歩行中,急に目が開けていられなくなり物にぶつかる,自動車の運転が怖くてできない,などの症状は眼瞼けいれんに特徴的であり,鑑別のポイントとなる.

眉毛の外側や顔の一部を押さえる,開口する,かむ,などの動作によって開瞼が可能となることがあり,これを"知覚トリック"という.患者は開瞼が楽になる方法として知覚トリックを自覚していることがあるので聴取する.

既往歴の聴取：ドライアイと診断され,治療されたが強い症状が持続するため,何軒も眼科を受診している患者も多い.また,抗うつ薬,抗不安薬や睡眠導入薬などの内服により,薬剤性に誘発されることがあるため,特に40歳未満の若年発症者では向精神薬の内服歴の聴取が重要である.

視診：開瞼困難,瞬目増多が認められるかを観察する.軽症例では診察室内では開瞼はしっかりできていることもあるが,初期から瞬目回数は増加することが多い.また,いったん閉瞼すると自力では開瞼できなくなり,用手的に開瞼せざるをえない開瞼失行症を合併していることがある.顔面に皺が多発し,特に眉間に深い縦皺が,鼻根部に横皺が認められる(図1).眉毛の下降は,眼瞼下垂との鑑別に重要である.眼瞼下垂では代償性の前頭筋収縮のため,眉毛は眼窩上縁より上昇するが,眼瞼けいれんでは眉毛は眼窩上縁より下にある.その他,口周囲,頬部などの顔面筋の不随意のれん縮がみられるかを観察する.

瞬目テスト(誘発試験)*3
速瞬テスト：軽くできるだけ速い瞬目を連続して行うよう促す.最低でも10秒間は行う.速い瞬きができない,強い瞬目が混じる,ほかの顔面筋の不随意運動が混じる(口元まで瞬目と同時に動くなど),顔面筋の強いれん縮発作がみられれば陽性.

---

*2 眼瞼にけいれんを生じる鑑別疾患

眼瞼ミオキミア
"瞼がピクピクする"状態.片側性の眼輪筋の不随意運動で,数日から数週間で自然軽快し,瞬目の妨げとなることはない.

片側顔面けいれん
顔面神経が,根部で脳底血管により圧迫され生じる.眼瞼だけでなく頬部,口角にもけいれん部位が拡大していく.症状は片側性で正中を越えることはない.CISS法またはFIESTA法によるMRI撮影が診断に有用である.

CISS：constructive interference in steady state
FIESTA：fast imaging employing steady state acquisition

*3 瞬目テストは診断に非常に有用であるが,まれに陰性者も存在するので,瞬目テストで陰性であっても眼瞼けいれんでないということはできない.

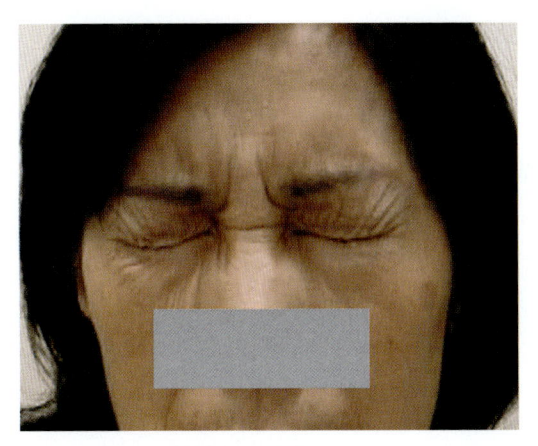

図1　Meige症候群の所見
60歳，女性．眉間および鼻根部に深い皺を認め，眉毛が下降している．

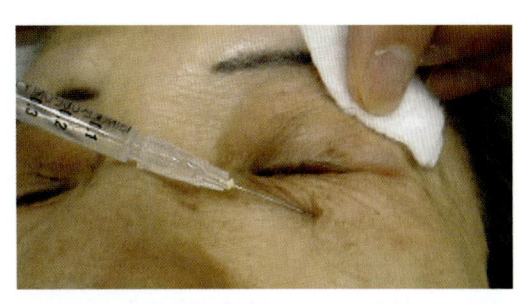

図2　ボツリヌス注射
30G針を使用し，皮下の眼輪筋に対し，1.25単位投与している．

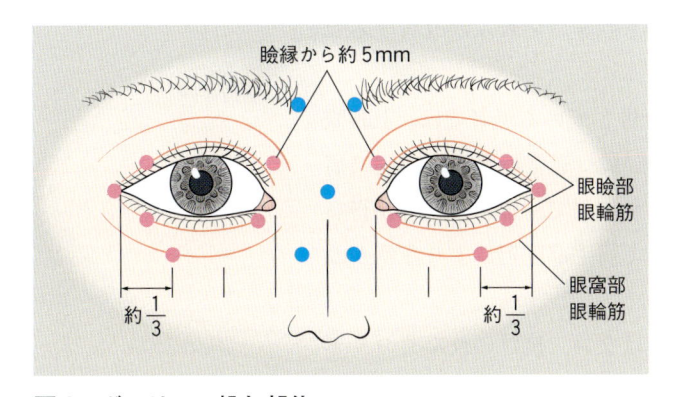

図3　ボツリヌス投与部位
1眼瞼につき●印で示す6か所投与が基本である．状況に応じて●印の部位にも追加する．

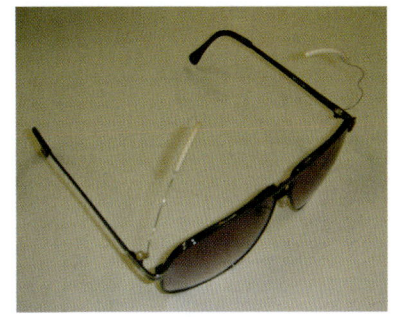

図4　クラッチ眼鏡

軽瞬テスト：軽く歯切れのよい瞬目を促す．眉毛部も動く強い開閉瞼になったり，けいれん様の瞬目過多が生じたり，瞬目が不能であれば陽性．
強瞬テスト：強く閉瞼させ，その後開瞼を指示する．これを反復し，開瞼ができなくなったり，強い顔面筋のれん縮がみられれば陽性．

治療

ボツリヌス注射：現在のわが国では，眼瞼けいれんに対して保険適用が認められている唯一の治療法である[*4]．

点眼麻酔を行い，皮膚をアルコール消毒した後，27〜32G針で1.25〜2.5単位/部位を1眼瞼あたり6か所，眼輪筋に注射する（図2, 3）．皺眉筋，笑筋などに追加することもある．効果は3〜4か月であるが，症状が再発すれば再投与を行う．2か月以内の再投与は避ける．

[*4] 施行には資格が必要であるが，インターネット上で講習を受けることによっても資格の取得は可能である．
https://glaxosmithkline.co.jp/botox/web_seminar/

副作用[*5]（1）眼瞼下垂：上眼瞼挙筋に薬液が拡散すると生じる．このため，上眼瞼中央部の注射は避けなければならない．また，患者に注射後，揉まないように指導する．
副作用（2）閉瞼不全：兎眼となり，角膜上皮障害を生じることがある．人工涙液などで治療する．
副作用（3）複視：眼瞼深部に投与すると生じることがある．下斜筋に近い下眼瞼外側では特に注意する．
副作用（4）皮下出血：注射時に太い血管を損傷すると生じやすい．注射針抜去時に出血を認めた場合は圧迫止血し，血腫拡大を予防する．薬剤の効果に影響はなく，自然消退を待つ．
遮光眼鏡：super blue-green algae レンズ，灰色の遮光レンズ，Fl-41 レンズ（バラ色のレンズで，緑青スペクトラムの可視光をブロックする）などで，主観的にも客観的にも眼瞼けいれんが改善するといわれている．
クラッチ眼鏡（図4）：開瞼失行症を合併している患者では，上眼瞼を押し上げるクラッチ眼鏡や Lundie 眼鏡（通常の眼鏡の内側に眉毛を押し上げるループがついている）が有用で，羞明の改善が得られることがある．また，知覚トリックで眉毛部圧迫により症状が改善される患者にも有用である．
内服治療：眼瞼けいれんへの保険適応はない．抗けいれん薬（リボトリール®，テグレトール®，デパケン®），抗コリン薬（アーテン®），抗不安薬（セルシン®，リーゼ®，デパス®），抗けい縮薬（ギャバロン®），選択的セロトニン再取り込み阻害薬（パキシル®，デプロメール®）などが使用されることもあるが，いずれも全身作用がある薬剤であり，安易な使用は控えるべきである．
外科的治療：広範囲眼輪筋切除術，眼瞼皮膚切除をはじめとするさまざまな方法がある．眼瞼皮膚弛緩が目立ち，ボツリヌス治療では不満足な症例に行う．いずれも一時的には改善することが多いが，長期的には眼瞼けいれんの再燃がみられ，ボツリヌス療法を併用しなければならないことが多い．

（細谷友雅）

[*5] いずれも一過性であり，もとの状態に戻ることを説明する．全身性の副作用は，非常にまれである．

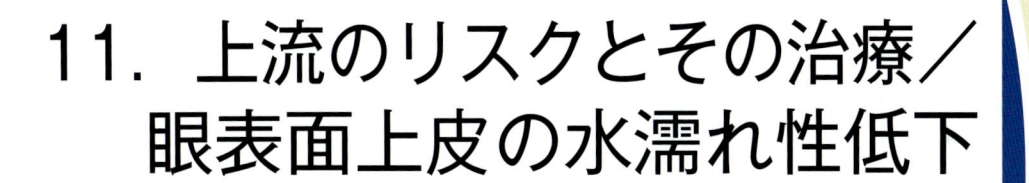

11．上流のリスクとその治療／眼表面上皮の水濡れ性低下

眼表面上皮の病的角化とその治療

文献は p.408 参照.

病的角化と生理的角化

"病的角化"とは，角膜上を被覆した非角化粘膜上皮細胞である結膜上皮に分化異常が生じ，多分化増生して高度に重層扁平化する，粘膜上皮の分化異常のことを意味する．扁平上皮化生（squamous metaplasia）ともいう．組織学的に，杯細胞（goblet cell）の消失，細胞の重層化，表皮細胞の扁平化などが生じる．Stevens-Johnson 症候群，眼類天疱瘡などの難治性眼表面疾患でみられるほか，重症ドライアイ，Sjögren 症候群，上輪部角結膜炎，ビタミン A 欠乏症などでもみられる．一方，"生理的角化"とは，表皮の中で，表皮角化細胞（ケラチノサイト）が基底側から基底細胞，有棘細胞，顆粒細胞，角質細胞へと分化して最終的に角質（細胞）層を形成する過程を意味する．メカニズムについてはまだ全容は明らかにされていないが，近年研究が進んでいる．

病的角化のみられる疾患とその臨床所見

Stevens-Johnson 症候群の瘢痕期：結膜上皮が結合組織と血管を伴って角膜表面を被覆し，角膜は透明性を失い，表面が不整になる．重症例では，眼表面が皮膚のように角化する．重症ドライアイのほか，睫毛乱生，瞼球癒着，眼瞼内反などを伴うことが多い（図1）．
眼類天疱瘡：Foster 分類を表1に示す．角化がみられるのは最重症段階である．
重症ドライアイ：涙液減少型ドライアイのなかでも Sjögren 症候群，GVHD（graft-versus-host disease；移植片対宿主病）などが原因で重症のものでは，角膜上皮全体がざらざら，かさかさとなって干からびたようになっている．涙液ものりにくい状態であり，BUT（tear film breakup time；涙液層破壊時間）も 0 秒となることがほとんどである．
上輪部角結膜炎：角膜上方の球結膜および輪部に炎症と角化を生じ，角膜上方の上皮障害，輪部の肥厚，眼瞼結膜の炎症を伴う．上

表1　眼類天疱瘡の Foster 分類

I 期	慢性結膜炎，ローズベンガル染色で結膜陽性（ムチンの障害）
II 期	結膜円蓋部の短縮
III 期	瞼球癒着，角膜への血管侵入，睫毛乱生，涙液分泌減少
IV 期	眼表面の角化

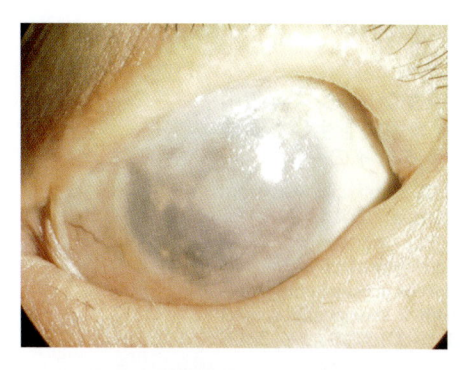

図1 Stevens-Johnson症候群の瘢痕期（35歳，女性）

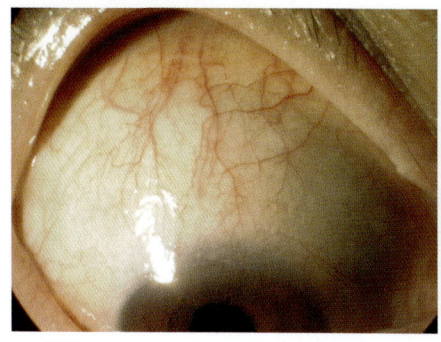

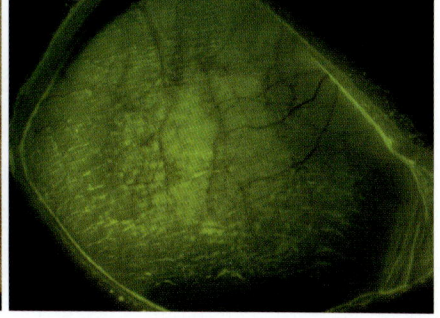

a. 外観 b. フルオレセイン染色

図2 上輪部角結膜炎（64歳，女性）

眼瞼と眼表面の機械的な摩擦により炎症が生じ，このため角化をきたし，それが慢性化した状態と考えられる．角膜上方の病変部上皮がフルオレセイン，ローズベンガル染色で染色される（図2）．

治療

　共通していえる治療としては，十分な消炎と眼表面の管理が重要である．なかでも，治療用ソフトコンタクトレンズは，角膜上皮の保護，疼痛軽減の目的でよく用いられる．長期間の装用かつ連続装用が必要となるため，角膜上で大きく移動せず脱落しにくいものを選ぶようにする．交換は2～4週間ごとに定期的に行うのが望ましい．治療用ソフトコンタクトレズの装用時に最も注意しなければならないのは，角膜感染症である（図3）．Stevens-Johnson症候群，眼類天疱瘡，重症ドライアイ，Sjögren症候群などではステロイドの点眼を使用している．また，涙点閉鎖により涙液交換が悪くなっていることも多いなど，治療用ソフトコンタクトレズを必要とする疾患では感染症を生じやすい因子が多い．感染症を疑った際にはレンズを外して培養検査に提出し，起炎菌の同定を行う．レンズ装用

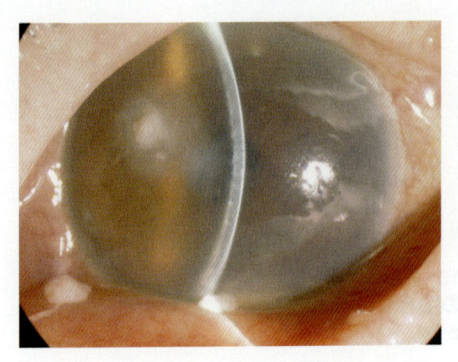

図3 治療用コンタクトレンズ装用中にMRSA角膜炎を生じた涙液減少型ドライアイの一例
61歳,女性.MRSA(methicillin-resistant *Staphylococcus aureus*)による角膜浸潤を認める.
(Koh S, et al：Development of methicillin-resistant Staphylococcus aureus keratitis in a dry eye patient with a therapeutic contact lens. Eye Contact Lens 2012；38：200-202.)

治療は中止し,角膜感染治療に準じて治療を行う.

重症のStevens-Johnson症候群,眼類天疱瘡などでは,治療用ソフトコンタクトレズ装用なしで経過観察することは困難であることが多いが,もし重症の涙液減少型ドライアイなどで,涙点閉鎖が不完全であるなど治療の余地がある場合には,その治療を十分に行うことが大事である.

(高　静花)

BUT 短縮型ドライアイの診断と治療

BUT 短縮型ドライアイとは

　涙液減少がなく，角結膜上皮障害もみられないが，ドライアイ症状を訴える例がある．もちろんアレルギー性結膜炎やマイボーム腺機能不全など，ほかの眼表面疾患はない．訴える症状は，「しょぼしょぼする」とか，「うっとうしい」などの漠然とした不定愁訴よりは，「眼が疲れやすい」，「開けているのがつらい」，「刺すように痛い」など，より強いことが多い．細隙灯顕微鏡の通常光の観察だけではなんら異常がないようにみえるが，フルオレセイン染色を行うと涙液層破壊時間（tear film breakup time；BUT）の短縮が検出され，これが症状の原因になっていると考えられる．近年，こういったタイプのドライアイを BUT 短縮型ドライアイと呼んで，ドライアイのサブタイプととらえる概念が広まっている．

検査法と診断

　"水濡れ性"とは角結膜上皮が涙液で覆われ，一定時間とどめておくことができる性質のことであり，涙液保持性と言い換えることもできる概念である．ドライアイのない健常な眼表面には，涙液量だけでなく上皮の水濡れ性が重要であると考えられるようになっている．フルオレセイン染色は涙液を可視化することによって，涙液の上皮に対する広がりや蒸発といった動きを観察できるようにする，すぐれた検査法である．水濡れ性（あるいは涙液安定性）を簡便に推測することができる検査がフルオレセイン染色を用いた BUT 測定であり，BUT 短縮型ドライアイは "水濡れ性が低下したドライアイ" と言い換えることができる．症状の強い BUT 短縮型ドライアイでは，図1のように涙液層が破綻した dark spot が開瞼と同時に散在する所見がみられ（BUT は 0 秒となる），角膜上皮の涙液保持力が低下していることが推察される．BUT 測定において，涙液層が速やかに下方から破綻する像がみられることもあり（図2），特に中高年で軽度の涙液減少がある例で多い．この場合も，BUT 短縮型ド

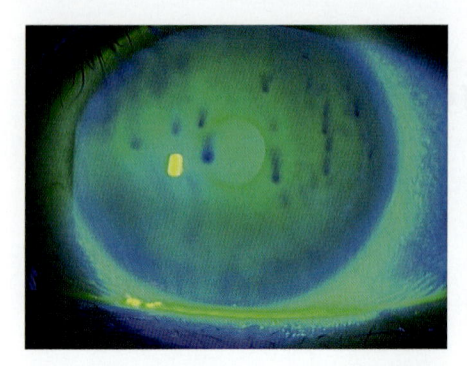

図1 BUT 短縮型ドライアイの涙液層破壊像
開瞼と同時に涙液のブレイクが起こるタイプ．涙液層が破綻した dark spot が開瞼と同時に散在する．

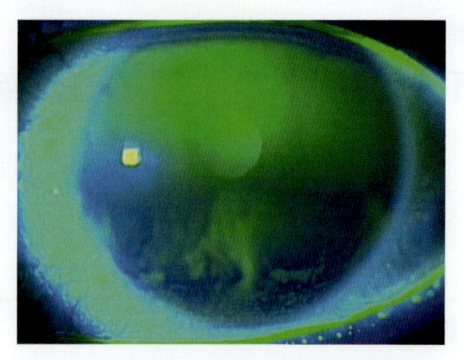

図2 やや涙液層が薄い例での BUT 短縮型ドライアイの涙液層破壊像
下方から早いブレイクが起こるが，角結膜上皮障害はない．

a.

b.

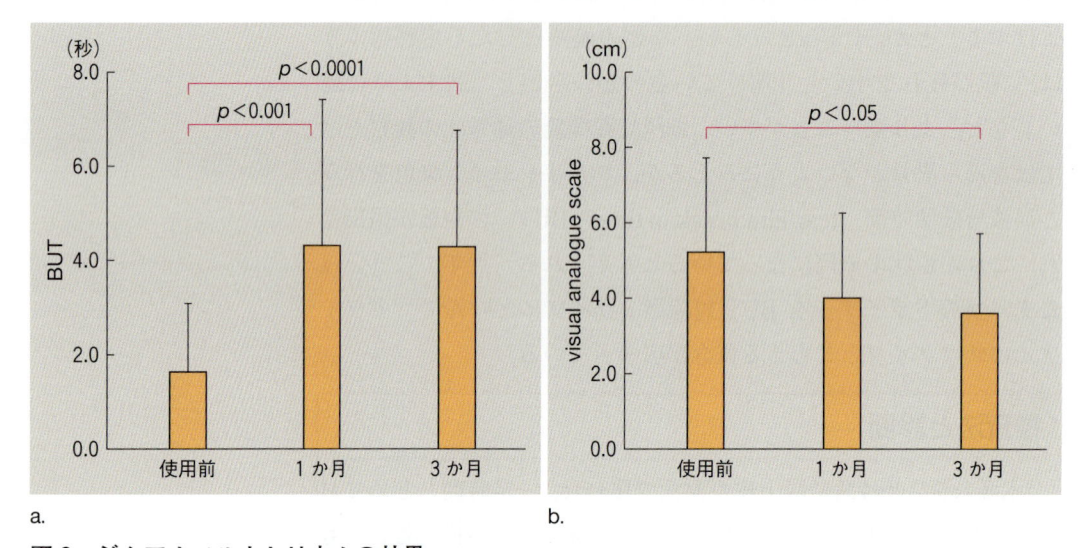

図3 ジクアホソルナトリウムの効果（点眼3か月使用）
a. BUT の延長がみられる．
b. 自覚症状の改善がみられる．

ライアイとして治療戦略を考えたほうがよい．

治療

　水濡れ性の維持には角結膜上皮と涙液の相互作用が重要であり，BUT 短縮型ドライアイに対しては涙液量を増やすだけの治療ではうまくいかないことが多い．角膜上皮の水濡れ性には，角結膜上皮に存在するムチンが重要な役割を果たしている．分泌型ムチンである MUC5AC はいくつかの機能のなかに，涙液に一定の粘性を与え眼表面に広がりやすくする働きがあり，MUC1, MUC4, MUC16 などの膜型ムチンは直接涙液保持に機能していると考えられている．

特に MUC16 は，涙液安定性に重要な役割を担っているとされ，今後のさらなる研究が待たれる．

近年，眼表面のムチンに作用する点眼薬が相次いで発売され，BUT 短縮型ドライアイへの効果が期待されている．その一つであるジクアホソルナトリウム点眼は，結膜上皮からの水と MUC5AC の分泌や，MUC16 の発現を促進することで，涙液量を増やすと同時に涙液保持性を改善する作用がある．自験例では，BUT を約 2.5 倍延長させ，自覚症状も改善することができた（**図3**）．レバミピド点眼は，胃粘膜治療薬として臨床の場で長く使用されてきた薬剤を点眼にしたもので，ムチン分泌を促進する働きのほかに，抗炎症作用や抗酸化作用をもち，症状の強い BUT 短縮型ドライアイに有効である可能性がある．

（田　聖花）

12. 複合リスク

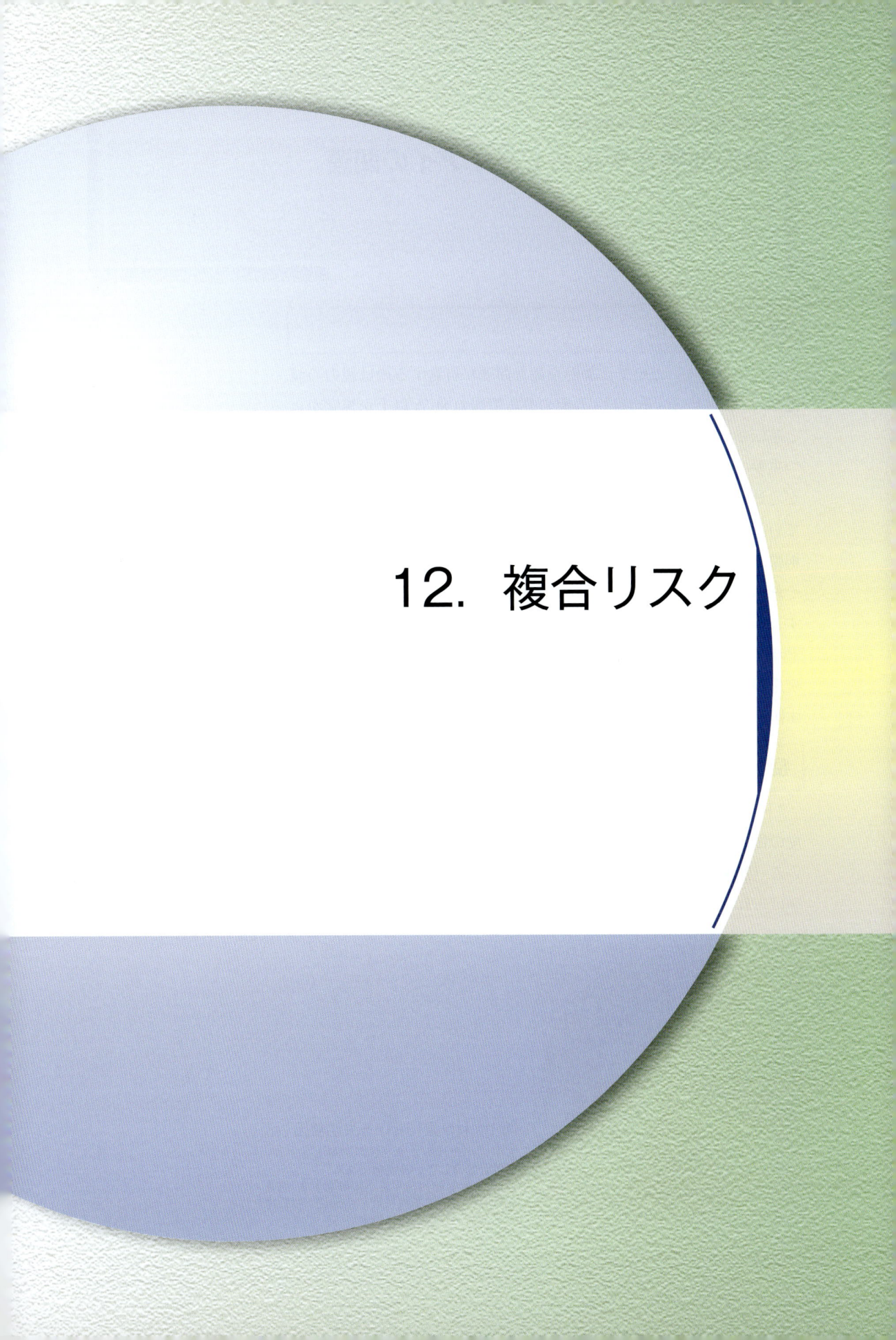

眼の加齢性変化とドライアイの関連

眼の加齢性変化

　現代の一般人にとって，加齢を最も顕著に自覚するのは視力の減退といわれている．それは，人間の得る情報の80％以上が視覚からと喧伝されるように，視機能が日常生活においてきわめて基本的かつ重要で，quality of life（QOL）に直結するからである．高齢社会が急速に進むに従い，加齢に伴う眼疾患の重要性は年々高まってきている．実際，わが国の視覚障害者の原因疾患は，緑内障，糖尿病網膜症，加齢黄斑変性，変性近視，白内障などで大半を占めており，それらほぼすべてが加齢関連疾患といえる（図1）．また，図2に示すように，失明には直結しなくてもQOLに多大な影響をもたらすドライアイ，老視，翼状片，結膜弛緩症など，その他さまざまな眼疾患が加齢と関連している．なかでも近年，急速な罹患率上昇を示す眼疾患の一つとしてドライアイが挙げられる．

疫学研究結果にみる加齢とドライアイ

　"ドライアイ"とは，"さまざまな要因による涙液および角結膜上皮の慢性疾患であり，眼不快感や視機能異常を伴う"と定義されている（2006年ドライアイ研究会）．さまざまなリスクファクターが挙げられるが，その一つとして"加齢"がある．大規模な疫学研究

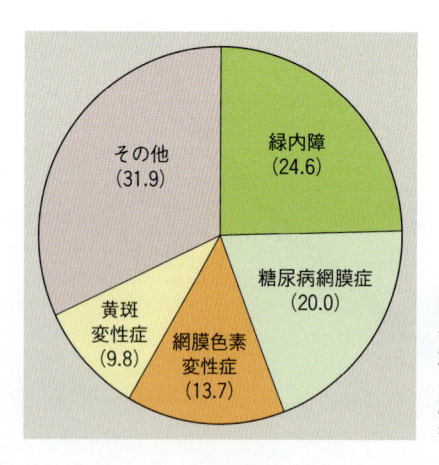

図1　わが国における失明原因（％）
失明にかかわるような病気のほとんどが，加齢と関連している疾患である．
（厚生労働省難治性疾患克服研究事業　網膜脈絡膜・視神経萎縮に関する研究　平成17年度総括・分担研究報告書．）

- 緑内障（24.6）
- 糖尿病網膜症（20.0）
- 網膜色素変性症（13.7）
- 黄斑変性症（9.8）
- その他（31.9）

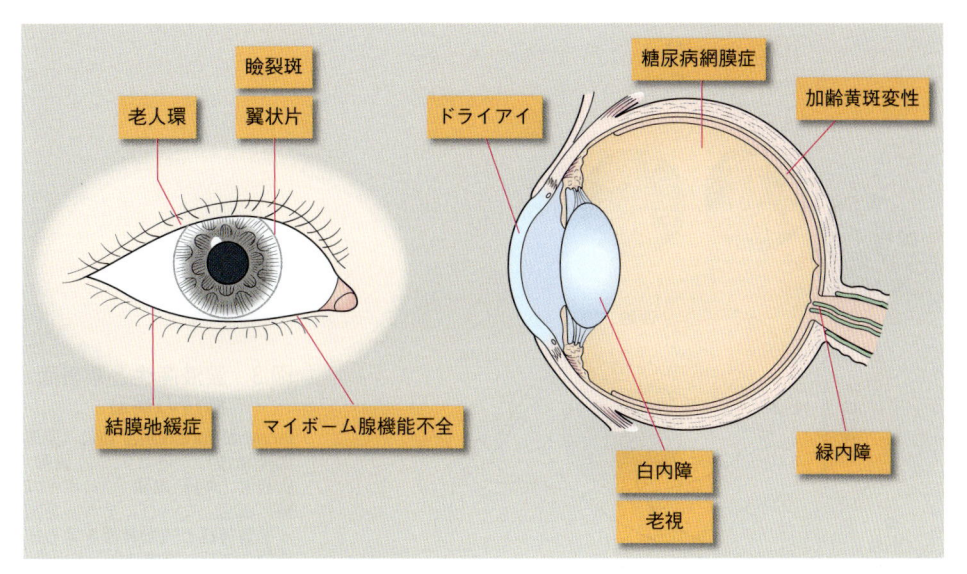

図2 加齢とともに増加する眼疾患
加齢とともにさまざまな眼疾患の発症率が増加する.

の結果によると，50歳以上の患者の有病率は，5〜35％であり，加齢によって有病率が上がることが確認されている[1]．わが国の報告では60歳以上の73％がドライアイという数字も報告されており，アジア人の高齢者ではよりリスクが高い可能性がある[2]．わが国をはじめ多くの国々で高齢化が進んでおり，IT化に伴うVDT（visual display terminal；端末表示装置）負荷の増加という近年のライフスタイルの変化とあいまって，ドライアイ患者がさらに増加していくことが懸念されている．

文献はp.408参照.

加齢変化とドライアイの関連

ドライアイの病態は，原因あるいは結果として，涙腺，眼表面（角膜，結膜，マイボーム腺），眼瞼，ならびにそれらを結ぶ感覚神経と運動神経を含む統合的システムであるlacrimal functional unit（涙液機能単位）の障害として認識されている（**図3**）[3]．加齢に伴い，この涙液機能単位のいずれの部分もが加齢性の変化を生じる．すなわち，そのいずれもが，加齢とともに涙腺からの涙液分泌量が減少したり，涙液の組成変化やマイボーム腺脂質の組成の変化などが起因となって涙液成分が変化したりすることにより，涙液層の安定性の低下，眼表面の乾燥や炎症，上皮障害が生じるといった，ドライアイを発症しやすくなる変化である（**図4**）[4-6]．さらに，高齢者では眼瞼内反・外反，結膜弛緩症，瞼裂斑など，さまざまな加齢性変化

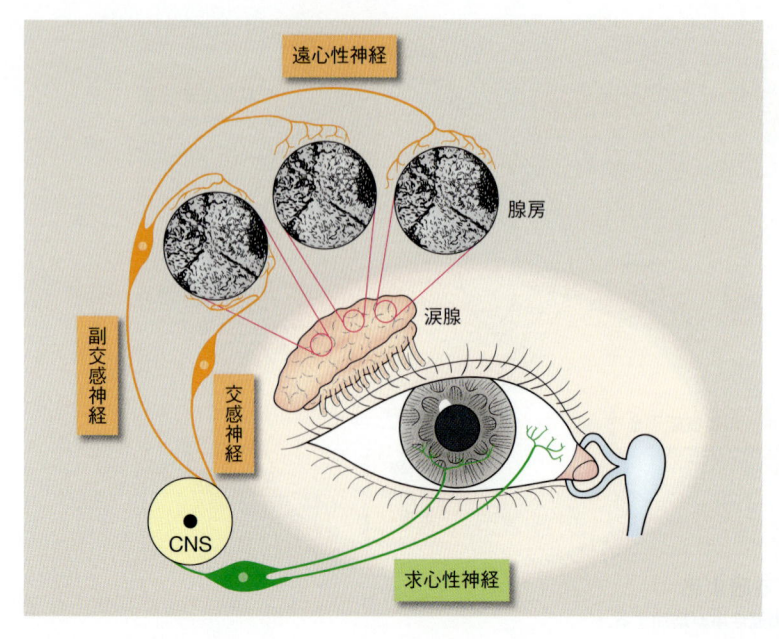

図3 涙液産生と眼表面維持の構造

lacrimal functional unit（涙液機能単位）と呼ばれる，涙腺，眼表面（角膜，結膜，マイボーム腺），眼瞼，ならびにそれらを結ぶ感覚神経と運動神経を含む統合的システムで成り立っている．
CNS：central nervous system（中枢神経系）

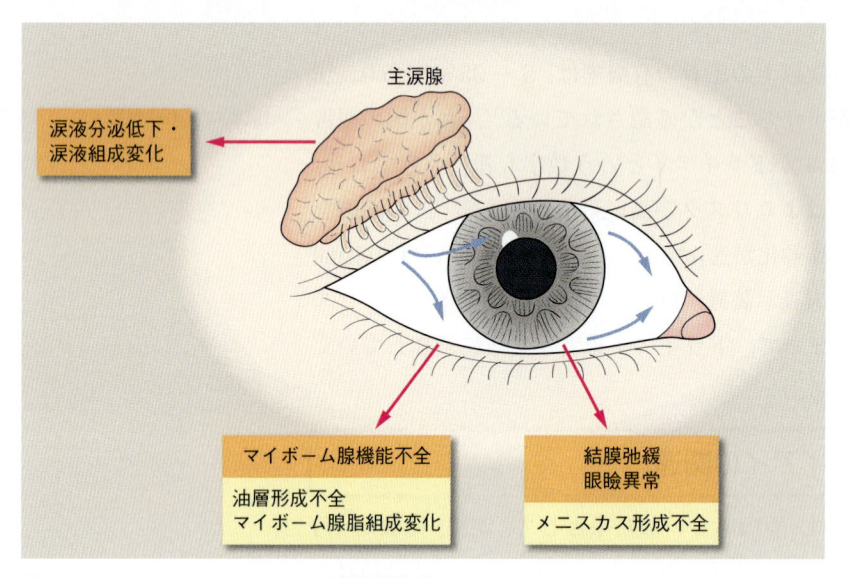

図4 ドライアイにかかわる加齢性変化
加齢に伴い，さまざまなドライアイを引き起こしたり増悪したりする変化を生じる．

に修飾され，角結膜乾燥症状（ドライアイ症状）を呈することも多い（図5）．場合によっては，加齢に伴う導涙機能の低下や鼻涙管閉塞ともあいまって，流涙症とドライアイ症状の両方の症状を呈することもまれではない．

以下に，ドライアイに関連する代表的な加齢性変化を示す．

涙腺・涙液の加齢性変化：加齢に伴い，さまざまな涙腺組織の構造変化および涙腺分泌機能低下を生じる．40歳以上では涙腺組織での

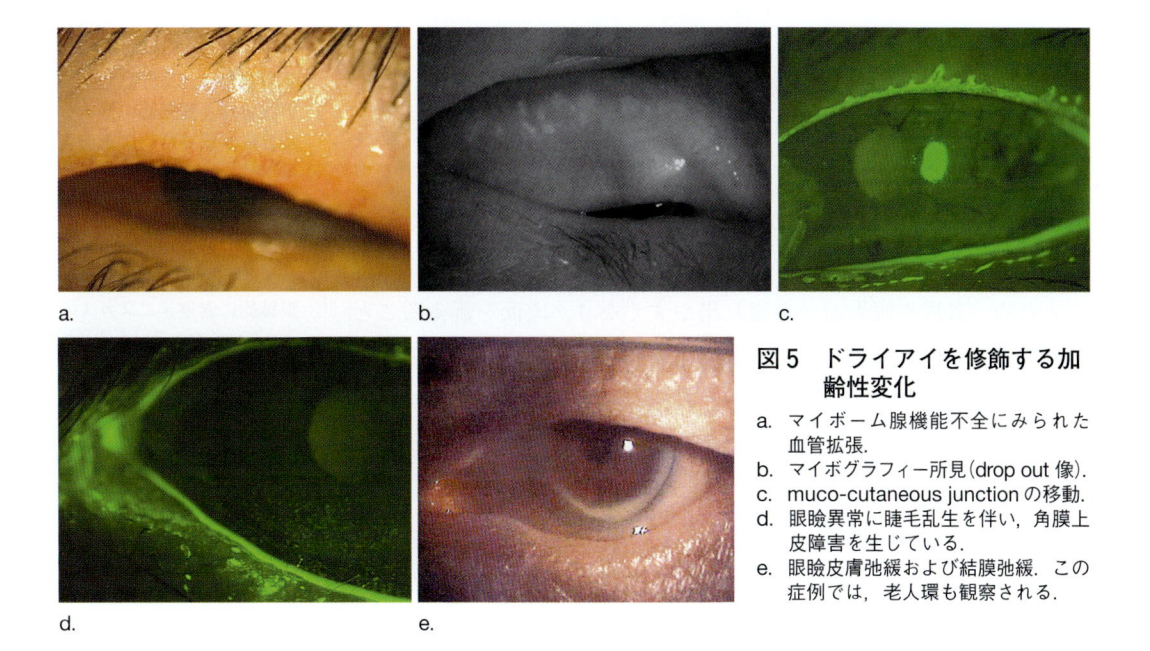

図5 ドライアイを修飾する加齢性変化
a. マイボーム腺機能不全にみられた血管拡張．
b. マイボグラフィー所見（drop out 像）．
c. muco-cutaneous junction の移動．
d. 眼瞼異常に睫毛乱生を伴い，角膜上皮障害を生じている．
e. 眼瞼皮膚弛緩および結膜弛緩．この症例では，老人環も観察される．

リンパ球浸潤の出現率が高くなり，涙腺腺房萎縮や線維化，腺腔の拡大，導管の閉塞，リポフスチン沈着が生じる[7-10]．涙液分泌量の低下，神経刺激に対する涙液蛋白分泌反応の低下が生じる[6]．また，涙液中にはラクトフェリン，タウリンやリゾチームなどの抗酸化作用や抗炎症作用をもった成分なども多く含まれているが，加齢とともに徐々に減少する傾向にあり，ドライアイが発症しやすくなる原因の一つともいわれている．

マイボーム腺機能不全：マイボーム腺は瞼板中に分布し，その開口部は上下眼瞼縁に存在する．マイボーム腺から分泌される脂質は，涙液層最表層の油層を形成し，蒸発を防いでいると考えられている．マイボーム腺機能不全は，全体のドライアイの2/3以上を占めるとも報告されている[11]．マイボーム腺機能不全，あるいは蒸発亢進型ドライアイは，加齢と強く関連しており，マイボーム腺機能不全の強い危険因子であると報告されている[12]．加齢とともに，眼瞼縁の発赤，血管拡張，瞼縁の不整，開口部の角化や閉塞が生じる．活動性のあるマイボーム腺数は加齢とともに減少し，腺脱落が生じる．加齢とともに眼表面の安定性を示す涙液層破壊時間の短縮が生じ，これらマイボーム腺の変化と相関すると報告されている[13]．また，マイボーム腺脂も若いころは安定した質を保つ傾向があるが，加齢とともに脂質の組成が変化し安定性を失っていく[4]．

結膜弛緩症：主に加齢により結膜の弾性線維が弛緩したり，強膜と

の接着が弱くなったりすることによって，結膜が眼表面に余る状態を指す．弛緩結膜により涙液メニスカス*1の形成が阻害されると，角結膜表面への涙液の供給が不十分となってドライアイ症状を呈したり，涙液減少型ドライアイを有する症例では，結膜弛緩症が増悪因子となって角膜上皮障害が点眼治療に反応しづらくなったりする．また，一方で弛緩結膜は，涙液が涙点から排出する流れを阻害するため，目尻や眼表面から流れ出やすくなり，流涙を訴えることにもなる．また，弛緩した結膜が眼表面に接触することによる刺激症状で異物感を訴えることもある．特に，涙液減少型ドライアイの合併例や，瞬目時の弛緩結膜の可動性が大きい場合に主訴が強くなる傾向がある．

加齢に伴う下眼瞼内反症・外反症：加齢により瞼板下縁に付着した下眼瞼牽引筋腱膜の支持組織に弛緩が生じると，支えを失った下眼瞼の瞼板は内反をきたすことになる．また支持組織の弛緩に加えて，眼輪筋の収縮や外・内眼角靭帯とのバランス関係において外反モーメントを生じた場合は，眼瞼外反症をきたす．下眼瞼内反症と外反症はいずれも正常な涙液メニスカス形成を妨げるため，涙液層がきちんと形成されなくなる．このため健全な瞬目が行われないため，円滑な涙液進展や涙液交換ができなくなり，ドライアイ症状，角膜障害をもたらすことがある．内反症では，睫毛による物理的な角結膜上皮障害を合併する．

酸化ストレス*2とドライアイ

加齢のメカニズムとして酸化ストレス仮説が提唱されているが，ドライアイの発症においても酸化ストレスが少なからず関与していることがわかってきている．動物実験において，老齢ラットの涙腺組織での酸化ストレスマーカー発現量は，若年齢に比べ有意に高値であることが確認されている[14]．また，活性酸素を除去する重要な酵素であるSOD1 (superoxide dismutase 1)をノックアウトしたマウスやミトコンドリアの電子伝達系に異常をもつmev-1変異マウスでは，涙液量の減少と眼表面の上皮障害が生じること，涙腺における複数の酸化ストレスマーカーの上昇を伴うことが確認された[15]．今後，加齢が関連するようなドライアイに対する治療や予防として，涙液層別治療とともに，涙腺機能単位に対する一括した酸化ストレスのコントロールによる介入が選択肢の一つとなるかもしれない．

（川島素子）

*1 涙液メニスカス
下眼瞼縁と眼表面の接する部分に形成される涙液のたまりのこと．瞬目のたびにこの部分から角膜表面に涙液が供給され，角膜表層に涙液層が形成される．涙液分泌不全のある患者では，検眼鏡的に涙液メニスカスの高さが低くなっていることが観察される．

*2 酸化ストレス
"生体の酸化反応と抗酸化反応のバランスが崩れ，酸化状態に傾き，生体が酸化的障害を起こすこと"と定義される．酸化ストレスがドライアイの発症に関与していることが認識されるようになってきた．

性ホルモンとドライアイの関連

ドライアイは女性に多い

　ドライアイは女性に多くみられる．涙液減少型ドライアイの主な原因であるSjögren症候群では，患者の90%以上が女性である．非Sjögren型のドライアイは，閉経後の女性，妊婦，経口避妊薬を使用している女性に圧倒的に多く認められる．このように，ドライアイは性差が顕著にみられる疾患であり，"女性であること"そのものがリスクファクターとも考えられている．また，加齢に伴って男性，女性ともにドライアイの罹患率が増加する．

　閉経後の女性は血清エストロゲンのレベルが低下しているのに対して，妊婦や経口避妊薬を使用している女性では，エストロゲンレベルは上昇している．さらに，ホルモン補充療法がドライアイに与える影響についての疫学調査では，エストロゲンのみのホルモン補充療法を受けている女性では，補充療法を受けていない女性に比べてドライアイのリスクが上昇することが報告されている[1]．すなわち，ドライアイの女性に共通するホルモンの状態は血清エストロゲンの減少ではなく，実は血清アンドロゲンの減少である．閉経後の女性では卵巣の機能低下によって，妊娠中あるいは経口避妊薬を使用している女性では性ホルモン結合蛋白の産生の増加によって，血液中を循環するアンドロゲンが減少しているのである．アンドロゲンは涙腺やマイボーム腺[*1]の機能に対して正の作用をつかさどっており，アンドロゲンのサポートがなくなるとオキュラーサーフェスが環境の変化に適応できなくなると考えられている．

文献はp.409参照．

[*1] マイボーム腺は，身体のなかで最大の皮脂腺である．皮脂腺は全身に存在し，その制御に性ホルモンが深く関与していることが古くから知られてきた．マイボーム腺も例外ではない．性ホルモンはマイボーム腺の機能に多大な影響を与えており，マイボーム腺の形態，遺伝子発現，脂質の組成，脂質分泌などにおける性差を生み出していると考えられる．

アンドロゲンによる制御

　マイボーム腺の腺細胞では，核内にアンドロゲン受容体が存在しており[2]，アンドロゲンは少なくともその古典的受容体を介してマイボーム腺における遺伝子発現を調節し，脂質の産生をコントロールしていると考えられている[3]．また，マイボーム腺にも，ステロイドホルモンの産生と代謝に関連する重要な酵素が発現しており，副

腎から分泌された性ステロイドの前駆物質がマイボーム腺内で性ホルモンに合成され，マイボーム腺を制御していると考えられている[4,5]．

閉経（卵巣や副腎からのアンドロゲン分泌の低下），自己免疫疾患（Sjögren症候群，全身性エリテマトーデス，関節リウマチなど），アンドロゲン不応症候群（complete androgen insensitivity syndrome；CAIS，アンドロゲン受容体機能不全）の女性，前立腺肥大や前立腺癌患者に対する抗アンドロゲン療法などでは，マイボーム腺分泌脂（meibum）の脂質組成が変化し，すべてマイボーム腺機能不全（meibomian gland dysfunction；MGD）をきたす．結果として，涙液層が不安定化して涙液の蒸発亢進が生じる．

通常の加齢の過程でも，アンドロゲンの減少とともにmeibumの質的変化（たとえば，極性脂質と中性脂質の割合など）および量的な減少，およびマイボーム腺開口部の角化が生じる．

局所あるいは全身的なアンドロゲンの投与により，ドライアイの症状が軽減されるとの報告がみられる[6]．

エストロゲンによる制御

マイボーム腺細胞にはエストロゲンの受容体も存在する[2]．卵巣摘出後のマウスにエストロゲンを投与すると，マイボーム腺の形態が変化する[7]．エストロゲンは，脂質や脂肪酸の異化に関連する遺伝子の発現を促進する一方で，脂質産生や代謝に関連する遺伝子の発現を抑制する[8]．

このことから，エストロゲンを投与するとマイボーム腺における脂質産生が低下し，MGDと蒸発亢進型ドライアイを生じると考えられる．エストロゲン補充療法を受けている患者に圧倒的にドライアイやコンタクトレンズ不耐症が多いこともエストロゲンのマイボーム腺に対する作用の結果と考えられる[1]．

プロゲステロンによる制御

マイボーム腺細胞には，プロゲステロン受容体も発現しており[2]，プロゲステロンの投与によりマウスマイボーム腺の形態が変化することも報告されている[7]．ヒトでは，エストロゲン＋プロゲステロンを用いたホルモン補充療法では，エストロゲンによるドライアイの症状を有意に減少させるため[1]，プロゲステロンがマイボーム腺に対して正の作用を有する可能性がある．

（鈴木　智）

全身疾患，全身薬とドライアイの関連

全身薬とドライアイ

　ドライアイは多因子疾患であり，全身薬によってもドライアイがしばしば引き起こされることが近年報告されている[1]．その主な原因は，全身薬に含まれる抗コリン作用に起因すると考えられている．抗コリン作用をもつ薬剤が閉塞隅角緑内障，狭隅角眼に対して禁忌もしくは慎重投与とされることは，一般臨床医に広く知られている．しかしながら，それらがドライアイを引き起こす可能性については，いまだよく知られていないのではないだろうか．そこで本項では，全身薬の副作用として生じるドライアイについて述べる．

文献は p.409 参照．

抗コリン薬の作用機序

　副交感神経終末から分泌される神経伝達物質であるアセチルコリンは，ムスカリン受容体と結合し，コリンエステラーゼにより分解される．アセチルコリンがムスカリン受容体に結合するのを阻害する薬物は，抗コリン薬（またはムスカリン受容体拮抗薬・副交感神経遮断薬）と呼ばれる[*1]．ムスカリン受容体にはサブタイプがあり，M1 受容体は胃・脳，M2 受容体は心臓，M3 受容体は平滑筋・分泌腺に主に存在し，それぞれの生理作用に関係する．抗コリン薬は，ムスカリン受容体に対して拮抗作用を示すため，ムスカリン受容体を発現する臓器や筋肉・分泌腺などに対して影響をもつ．

　涙液分泌は，主に三叉神経を求心路とし，遠心路としては，脳幹から顔面神経の中間神経を経て涙腺神経に至る副交感神経を通じて主涙腺からなされる[*2]．このうちの神経経路は "reflex loop" と呼ばれる．そして，この loop のいずれかの部位に障害があると，涙液分泌は低下する．抗コリン薬は，涙腺のムスカリン受容体に作用し，涙腺からの涙液分泌を低下させる．さらには，結膜にもムスカリン受容体が存在し，抗コリン薬は結膜杯細胞の密度を減少させ，ムチン産生を低下させるという報告もある[1,2]．すなわち，抗コリン薬は，涙液の減少のみならず，涙液層の安定性を低下させる可能性がある．

[*1] 一般に，抗コリン作用が治療目的で使用される場合には，抗コリン薬と呼ばれ，副作用として抗コリン作用が現れる場合には抗コリン薬とは呼ばれていない．ここでは，抗コリン作用をもつすべての薬を抗コリン作用薬剤とした．

[*2] は p.356 参照．

抗コリン作用薬剤の副作用

抗コリン作用は，向精神薬，抗ヒスタミン薬，消化性潰瘍治療薬など多くの薬剤が有するが，抗コリン薬の副作用として，口渇，便秘，排尿障害，頻脈，眼圧上昇，散瞳，ドライアイ，麻痺性イレウスなどが報告されている．抗コリン薬内服（抗うつ薬を含む）による副作用は，口渇（57.6％），便秘（42.4％）が多く，抗コリン薬非内服者に比べて，これらの副作用の頻度は有意に高いとの報告がある[3]．また，この報告では，抗コリン薬内服者におけるドライアイ症状の発症率は52.1％であったが，抗コリン薬非内服者との有意差はなかったとされる．一方，過活動膀胱に用いられる抗コリン薬の4週間の内服により，SchirmerテストI法では有意差は認めないが，涙液層破壊時間（tear film breakup time；BUT）は有意に短縮したとの報告がある[4]．また，ほかの報告では，健常人に対して第二世代の抗ヒスタミン薬を4日間全身投与し，毎日45分ドライアイを引き起こしやすい不快な環境に曝露させた．その結果，有意に角結膜上皮障害とドライアイ症状は悪化し，BUTの短縮が認められたとの報告もある[5]．しかし，抗ヒスタミン薬の点眼では，それらに有意な差は生じなかったとしている[6]．

ほかに，抗コリン薬である硫酸アトロピン1mgを皮下注入すると，約50％涙液分泌が減少し[7]，硫酸アトロピンを経口投与すると，涙液分泌は1分間に15〜3μLに低下する[8]との報告がある．以上のように，抗コリン作用薬剤がどの程度ドライアイに関係するかについては，明らかでないところもある．しかしながら，抗コリン作用薬剤は涙液の基礎分泌までは変化させないまでも，眼表面に生じた涙液・上皮間の悪循環の自己修復に必要な反射性涙液分泌を低下させる可能性は十分にあり，その意味においてドライアイのリスクになると考えられる（図1）．

抗コリン作用薬内服の副作用としてのドライアイの診断および治療

涙液減少には，Sjögren症候群などの自己免疫疾患や加齢以外にもさまざまな原因がかかわっている．しかしながら，涙液減少はSchirmerテストI法が非常に低値でなければ，感度よく診断することは意外に難しく，病歴などの患者背景をもとに疑わなければならない場合も多い．近年，高齢者の増加とともに，さまざまな全身薬を長期間服用している患者が増加し，ドライアイの背景にはその副作用がかかわっていることも多いと推測される．また，精神疾患をもつ患者においては，ドライアイ症状がある場合でも不定愁訴として見逃されや

*2 涙液分泌の神経経路

求心路
- 三叉神経（主体）
  - ほかに
  - 視神
  - 視床
  - 視床下部
  - 頸部交感神経節
  - 前頭葉皮質

遠心路
- 脳橋部
  （涙腺核：副交感神経線維）
- 顔面神経中間神経
- 膝状神経節
- 大錐体神経
- 深錐体神経
- 翼突管神経
- 翼口蓋神経節
  （ここで神経を交換，そこまでは節前線維）
- 上顎神経
- 頬骨神経
- 涙腺神経
- 主涙腺

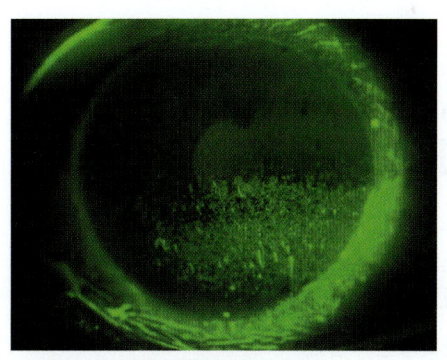

a. 涙点プラグ挿入前（右眼）

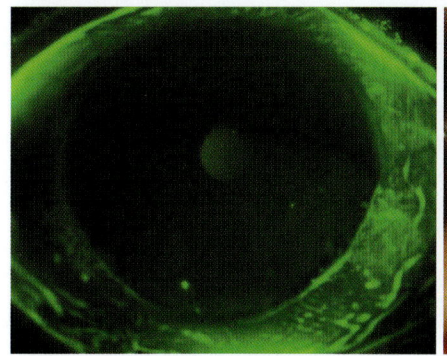

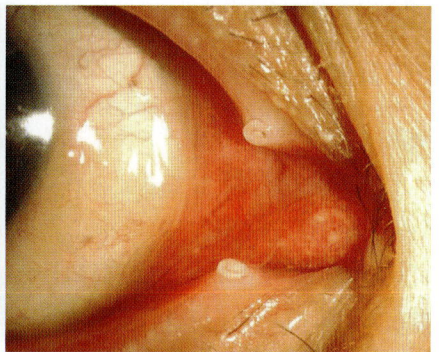

b. 涙点プラグ挿入2か月後（右眼）

図1　向精神薬の関与が考えられる涙液減少型ドライアイ
59歳，女性．パーキンソン病にて，抗コリン作用薬剤を多剤併用中，両眼の不快感で眼科受診した．Schirmer テストI法で，右眼6mm，左眼8mmと軽度の涙液分泌低下を認め，フルオレセイン染色による角結膜上皮障害は両眼とも 3-2-3 点，AD 分類にて A2D3 であった（a）．治療は，涙点プラグによる両眼上下涙点閉鎖を行い（b），あわせて塩化ベンザルコニウム無添加の人工涙液を1日6回点眼させ，レボフロキサシンと 0.1％ フルオロメトロンの1日2回点眼を処方した．涙点プラグ挿入から約2か月後には，角膜上皮障害は 1-1-1 点，AD 分類にて A1D1 と顕著に改善した（b）．
（松葉沙織ら：向精神薬とドライアイ．Frontiers in Dry Eye 2011；6：38-41．）

すく，抗コリン作用薬剤とドライアイとの関連について，眼科医側も常に念頭に置く必要がある．したがって，眼表面からドライアイと診断され，SchirmerテストI法が比較的低値を示す場合は，問診の際に投薬内容や背景疾患についても十分に聴取することが大切である．

抗コリン作用薬剤の内服患者にみられるドライアイの治療は，涙液減少型ドライアイの治療となんら変わりはなく，一般にドライアイをもって，治療に必要な抗コリン作用薬剤の中止を考慮せねばならない例は，非常に限られている．しかし，ドライアイは多因子疾患であり，リスクを減らすことが治療上重要である．したがって眼科医は，必要に応じて全身疾患に対して抗コリン作用薬剤を処方している他科の医師と，抗コリン作用の少ない薬剤への変更や減量が可能か否かを相談し，内服薬の見直しを検討してもらうことも考慮したい．

（松葉沙織）

クリニカル・クエスチョン

抗コリン作用薬剤で涙液が減ることがあると聞きましたが，どのような薬剤がありますか？

Answer 抗コリン作用薬剤は，向精神薬，抗ヒスタミン薬，消化性潰瘍治療薬，排尿障害治療薬，抗不整脈薬，気管支拡張薬など，自律神経系に作用する多くの薬剤に含まれます．

クエスチョンの背景

抗コリン作用薬剤は涙液を減少させ，ドライアイを生じる可能性があり，ドライアイのリスク要因として考えられるようになっている．一方，高齢者の投薬内容の約27％には，何らかの抗コリン作用薬剤を処方されているという報告があり[1]，高齢社会に伴い，その絶対数は年々増加していることが予想される．抗コリン作用は，全身疾患の多くの薬剤に含まれることから，ドライアイとの関連にも十分注意が必要である．

文献は p.409 参照．

向精神薬と抗コリン作用

向精神薬とは，中枢神経系に対する選択的な作用を通じて，精神活動や行動に変化をもたらす薬物の総称である[*1]．向精神薬には，抗うつ薬・抗不安薬・精神作動薬・抗精神病薬・気分安定薬・抗パーキンソン病薬・抗てんかん薬・睡眠薬が含まれる．向精神薬療法は，各種薬剤が多剤併用で処方されることが多く，その副作用が懸念されるところである．

表1に抗コリン作用をもつ主な向精神薬をまとめた[*2]．抗うつ薬の第一世代は，抗コリン作用が強いため，薬効が同等で，抗コリン作用が軽減された第二世代が開発されている．近年，抗コリン作用の少ない，選択的セロトニン再取り込み阻害薬（selective serotonin reuptake inhibitors；SSRI）やセロトニン・ノルアドレナリン再取り込み阻害薬（serotonin and norepinephrine reuptake inhibitors；SNRI）が開発され，第一，第二世代の抗うつ薬に代わる新規抗うつ薬として用いられている．

抗パーキンソン病薬は，抗コリン作用をもつものが多く，注意が必要である．精神科以外でも処方される睡眠薬については，ベンゾ

[*1] 厚生労働省が公開する平成21年地域保健医療基礎統計によると，精神および行動の障害をもつ総患者数は，1996（平成8）年ではおよそ189万人，2008（平成20）年では281万人に上るとされ，年々増加傾向にある．
http://www.mhlw.go.jp/toukei/saikin/hw/hoken/kiso/21.html

[*2] 医療用薬かつ先発品のみを記載．

表1 抗コリン作用をもつ主な向精神薬

分類			一般名	製品名
抗うつ薬	三環系抗うつ薬	第一世代	イミプラミン塩酸塩	イミドール® トフラニール®
			アミトリプチリン塩酸塩	トリプタノール® ノーマルン®
			トリミプラミンマレイン酸塩	スルモンチール®
			ノルトリプチリン塩酸塩	ノリトレン®
			クロミプラミン塩酸塩	アナフラニール®
		第二世代	アモキサピン	アモキサン®
			ロフェプラミン塩酸塩	アンプリッド®
			ドスレピン塩酸塩	プロチアデン®
	四環系抗うつ薬		マプロチリン塩酸塩	ルジオミール®
抗不安薬	ベンゾジアゼピン系		すべて	セルシン® など
	チエノジアゼピン系		クロチアゼパム	リーゼ®
			エチゾラム	デパス®
精神作動薬	交感神経作動薬		メチルフェニデート塩酸塩	コンサータ® リタリン®
			ペモリン	ベタナミン®
抗パーキンソン病薬	抗コリン薬		トリヘキシフェニジル塩酸塩	アーテン® トレミン® など
			ビペリデン塩酸塩	アキネトン®
			ピロヘプチン塩酸塩	トリモール®
			プロフェナミン塩酸塩	パーキン®
			メチキセン塩酸塩	コリンホール®
			マザチコール塩酸塩水和物	ペントナ®
	レボドパ含有製剤		すべて	ドパストン® メネシット® など
	ノルエピネフリン系		ドロキシドパ	ドプス®
	フェノチアジン系		プロメタジン塩酸塩	ヒベルナ® ピレチア®
抗てんかん薬	ベンゾジアゼピン系		クロナゼパム	ランドセン® リボトリール®
			クロバザム	マイスタン®

(表1のつづき)

分類		一般名	製品名
睡眠薬	ベンゾジアゼピン系	エスタゾラム以外すべて	サイレース® ハルシオン® など
	非ベンゾジアゼピン系	エチゾラム	デパス®
		ブロチゾラム	レンドルミン®
		ゾピクロン	アモバン®
		ゾルピデム酒石酸塩	マイスリー®

ジアゼピン系ではエスタゾラム以外はすべて抗コリン作用をもつ．また，睡眠薬の非ベンゾジアゼピン系薬剤も抗コリン作用をもつものが多いが，その作用の強度としては，ベンゾジアゼピン系と同様，一般的に弱いとされている．意外であるが，抗精神病薬には抗コリン作用の強いものはない．統合失調症に用いられるオランザピンのみ，低率であるが抗コリン作用を引き起こすことがある．

その他の抗コリン作用をもつ薬剤

向精神薬以外の代表的な抗コリン作用薬剤を**表2**にまとめた[*3]．ヒスタミン H_1 受容体は，アセチルコリン受容体と類似の構造をもつため，抗ヒスタミン薬（H_1 受容体拮抗薬）はアセチルコリン受容体とも結合し，抗コリン作用をもつ．第一世代の抗ヒスタミン薬は，抗コリン作用が強く眠気や口渇などの全身症状が現れやすい．第二世代の抗ヒスタミン薬は，比較的抗コリン作用が少ないとされるが，一方でドライアイを引き起こすことが既に報告されており，注意する必要がある[2,3]．

消化性潰瘍治療薬には，抗コリン薬，選択的ムスカリン受容体拮抗薬などが含まれ，これらの薬は，胃の自動性運動と胃酸の分泌を抑制する．抗コリン作用をもつため，全身副作用が現れやすく，今日では，H_2 受容体拮抗薬[*4]やプロトンポンプ阻害薬が胃酸分泌を抑える第一選択となっている．過活動性膀胱は，アセチルコリンによる膀胱の過剰な収縮を抑える必要があり，抗コリン薬が第一選択となっている．

抗不整脈薬においては，Vaughan Williams 分類 Ia 群の治療薬のみ抗コリン作用を有するものがある．気管支拡張薬には，$β_2$ 作動薬，キサンチン誘導体，抗コリン薬があり，気管支喘息や慢性閉塞性肺疾患（chronic obstructive pulmonary disease；COPD）などで気道

[*3] 医療用医薬品かつ先発品のみを記載．

[*4] ヒスタミン受容体には H_2 受容体もあり，H_2 受容体拮抗薬は主に胃に存在する H_2 受容体に働き，強力に胃酸分泌を阻害するので胃潰瘍，胃炎などの治療薬として使用されている．ただし，これらは通常"抗ヒスタミン薬"とは呼ばれていない．

表2 抗コリン作用をもつ主な全身薬（向精神薬を除く）

分類			一般名	製品名
抗ヒスタミン薬	第一世代	エタノールアミン系	ジフェンヒドラミン塩酸塩	ベナ® レスタミン®
			クレマスチンフマル酸塩	タベジール®
		プロピルアミン系	トリプロリジン塩酸塩水和物	ベネン®
			クロルフェニラミンマレイン酸塩	アレルギン® ヒスタール® ポララミン® など
		フェノチアジン系	アリメマジン酒石酸塩	アリメジン®
			プロメタジン塩酸塩	ヒベルナ® ピレチア®
		ピペラジン系	ヒドロキシジンパモ酸塩	アタラックス® アタラックス P®
			ホモクロルシクリジン塩酸塩	ホモクロミン®
		ピペリジン系	シプロヘプタジン塩酸塩水和物	ペリアクチン®
	第二世代		フェキソフェナジン塩酸塩	アレグラ®
			オロパタジン塩酸塩	アレロック®
			エピナスチン塩酸塩	アレジオン®
			ロラタジン	クラリチン®
			セチリジン塩酸塩	ジルテック®
			ベポタスチンベシル酸塩	タリオン®
解熱鎮痛薬	配合剤		プロメタジンメチレンジサリチル酸塩, ほか	PL 顆粒®
消化性潰瘍治療薬	抗コリン薬		アトロピン硫酸塩水和物	アトロピン®
			ピペリドレート塩酸塩	ダクチル®
			オキサピウムヨウ化物	エスペラン®
			チメピジウム臭化物水和物	セスデン®
			ブトロピウム臭化物	コリオパン®
			ブチルスコポラミン臭化物	ブスコパン®
			プロパンテリン臭化物	プロ・バンサイン®
			ロートエキス	ロートエキス®
	選択的ムスカリン受容体拮抗薬		臭化チキジウム	チアトン®
	配合剤		ジサイクロミン塩酸塩, ほか	コランチル®
			プロパンテリン臭化物, ほか	メサフィリン®

(表2のつづき)

分類		一般名	製品名
過敏性腸症候群治療薬		メペンゾラート臭化物	トランコロン®
排尿障害治療薬	抗コリン薬	イミダフェナシン	ウリトス® ステーブラ®
		オキシブチニン塩酸塩	ポラキス®
		コハク酸ソリフェナシン	ベシケア®
		酒石酸トルテロジン	デトルシトール®
		プロピベリン塩酸塩	バップフォー®
抗不整脈薬	Ia群	ジソピラミド	リスモダン®
		シベンゾリンコハク酸塩	シベノール®
		ピルメノール塩酸塩水和物	ピメノール®
気管支拡張薬	抗コリン薬	チオトロピウム臭化物水和物	スピリーバ®
		イプラトロピウム臭化物水和物	アトロベント®
		臭化オキシトロピウム	テルシガン®

収縮がある際に気管支を拡張する目的で使用される．作用機序がそれぞれ異なるため，気管支喘息の気道収縮（多彩な炎症細胞由来のメディエーターが関与）には$β_2$作動薬が最も有効とされ，COPDの気道収縮（主に迷走神経由来のアセチルコリンに依存）に単剤投与で最も効果を現すのは抗コリン薬とされる．

まとめ

このように，抗コリン作用は全身薬に数多く含まれており，ドライアイ症状を訴える患者の診察の際には，あらかじめ患者の内服薬の内容についても十分に聴取しておく必要がある．

（松葉沙織）

点眼液とドライアイの関係

点眼液の功罪

　眼科系疾患では点眼液による治療が第一選択になるが，これら点眼液に含まれる成分が眼表面にさまざまな影響を与えることで，ドライアイをはじめとする眼表面疾患を引き起こすことが報告されている．

　reflex loop-涙腺システムを障害する点眼液としては，緑内障点眼薬であるβ遮断薬や抗炎症薬として用いられる NSAIDs（non-steroidal anti-inflammatory drugs；非ステロイド性抗炎症薬）が挙げられ，点眼薬に含有される防腐剤は，直接的に角膜上皮細胞や涙液層を障害する可能性がある．また，点眼液の使用頻度が多すぎる場合も，涙液組成がアンバランスとなり，間接的に角膜上皮細胞が障害されるため注意を要する．

reflex loop の破綻

　涙液分泌は交感神経，副交感神経，性ホルモンにより制御されており，特に外界からの機械的（ゴミが目に入る）もしくは化学的（タマネギを切る）刺激を眼表面が受けると，眼表面の知覚神経である三叉神経が刺激され，その刺激は中枢神経である脳幹に伝わり，主には副交感神経から涙腺へと涙液分泌が指示される．このような reflex loop（反射弓）が正常に働くことで，反射性に涙液分泌は維持され，眼表面保護に重要な役割を果たしている（図1）．しかしながら，コンタクトレンズの長期装用やパソコン使用などによる瞬目の低下，LASIK をはじめとした角膜屈折矯正手術などにより，三叉神経からの刺激による reflex loop の働きが抑制されるといわれている．このような知覚神経の低下は，緑内障点眼薬に用いられるβ遮断薬や抗炎症薬である NSAIDs などの点眼液でも確認されている．

点眼液に含まれる防腐剤の副作用

　われわれが普段の日常診療で用いる大半の点眼液には，細菌によ

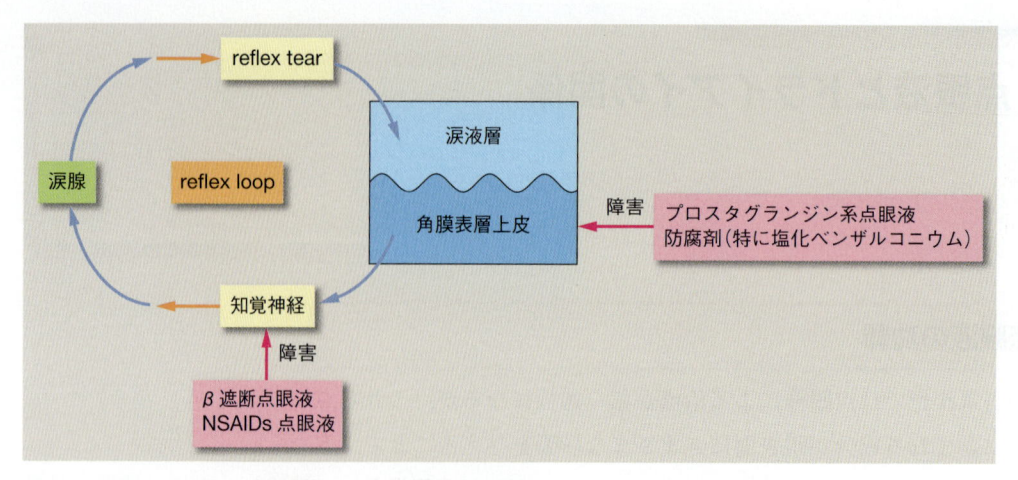

図1 reflex loop と点眼液による障害のリスク

る汚染などを防ぐために防腐剤が含有されている．特に点眼液の防腐剤として利用されている有効成分は塩化ベンザルコニウム（benzalkonium chloride；BAC）である．BAC は 0.1〜0.2％ の濃度で皮膚消毒など，0.01〜0.02％ の濃度で粘膜消毒などに医療目的でも用いられる外皮用殺菌消毒薬である．

点眼液に含有されている一般的な BAC 濃度は，0.005〜0.02％ であり，反射性の涙液分泌が正常であれば，ターンオーバーによって BAC 濃度は速やかに減少するため，特に問題はない．

しかしながら，涙液分泌減少などにより長時間にわたり眼表面に貯留する場合は，低濃度の BAC であっても角膜上皮へ障害をきたす可能性がある．培養角膜上皮細胞への BAC 添加実験では，0.1％ の高濃度で角膜上皮細胞は速やかに細胞融解を起こし，0.0001％ という非常に低い濃度でも 72 時間に及ぶ長時間添加によって細胞増殖停止やアポトーシスを起こすことが報告されている[1]．すでに国内で市販されているラタノプロスト製剤でも，BAC を 0.02％ 含有しているものと，含有していないもので，角膜上皮細胞への影響を比較した報告があり，0.02％ 含有のもので有意に細胞障害を認め，臨床の現場でも注意を要することが示唆されている[2]．

実際に，BAC 含有ラタノプロスト製剤を用いて緑内障治療をしていた患者に角膜上皮障害を認めた症例（**図 2a**）では，BAC フリーの点眼液に切り替えたところ，角膜上皮障害が改善した（**図 2b**）．

このように，頻回もしくは長期間に及ぶ点眼治療の際には，防腐剤をはじめとした添加物や中心薬効成分にも注意しなければならない．

文献は p.410 参照．

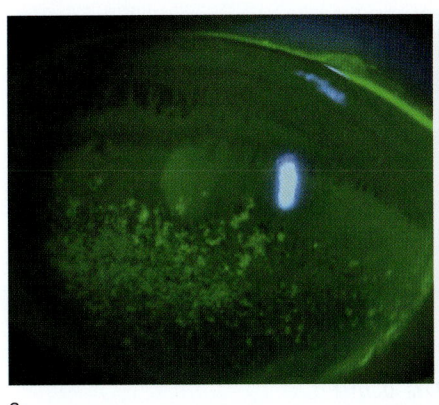

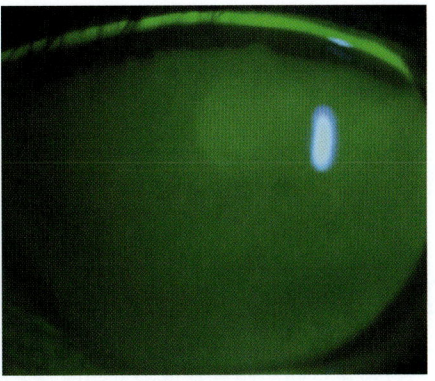

a. b.

図2 防腐剤含有点眼液による角膜上皮障害
77歳,女性.正常眼圧緑内障に対して,防腐剤含有ラタノプロスト点眼液にて加療を開始したところ,角膜を中心に上皮障害を認めた(a).防腐剤を含有しないラタノプロスト点眼液に切り替えて1か月したところ,角膜上皮障害は改善した(b).

点眼液の過剰使用による悪影響

　ドライアイ患者のなかに多く見受けられるのが,点眼液の過剰使用である.防腐剤が入っていない人工涙液などであれば頻回に点眼しても眼表面に影響を与えないというのは大きな間違いである.人工涙液には,wash out 作用として涙液中の老廃物や代謝産物などの眼表面にとって有害な成分を除去するのに役立つが,wash out する成分は選べないために,涙液中の脂質やムチン,蛋白などの眼表面,涙液層の保護に重要な成分まで洗い流してしまうリスクがある.

　特に人工涙液などを頻回使用している患者では,一時的休息効果を期待するあまりに,15～30分に1回という高頻度に点眼してしまう人もいる.その場合には点眼回数に制限を設けることが重要であり,ほかに使用している点眼液なども考慮しながら,最低1時間程度は点眼の間隔をあけることが望ましい.

　もし,涙液減少型ドライアイなどにより,患者に点眼回数を減らしてもらうことが難しい場合は,涙点プラグの使用や結膜上皮細胞からの涙液分泌を促すジクアホソルナトリウム点眼液への切り替えなどで対応することも考慮すべきである.

〈内野裕一〉

手術とドライアイの関連

手術後のドライアイ発症

手術後，とりわけ術後早期に眼異物感や不快感などの症状が生じることがあるが，縫合糸や切開創による刺激が原因になるだけでなく，術後のドライアイが原因でこれらの症状が生じることがある[1-6]．

白内障手術後やLASICなどの屈折矯正手術後には，涙液分泌が減少したり眼表面における涙液安定性が低下するという報告がされているが，そのメカニズムとして，①角膜知覚の低下，②結膜上皮の杯細胞（goblet cell）密度の減少などが挙げられている[1-6]．

文献はp.410参照．

発症メカニズム（1）角膜知覚の低下（図1左図）

白内障手術の際に作製した創口やLASIKの際に作製した角膜フラップにより角膜の知覚神経（三叉神経）が切断されると角膜知覚が低下し，涙液分泌のためのreflex loopの働きが抑制されることにより涙液分泌量が減少するというメカニズムが考えられている．切断された角膜の知覚神経は術後に再生するといわれており，術後数か月で角膜知覚は回復し涙液分泌量も術前のレベルに回復するといわれている．ただし，角膜知覚の回復までの期間は，小切開白内障手術のように手術時に作製した創口が小さいほど角膜知覚の回復が早く，より大きい切開創を用いて行われた白内障手術やLASIKの術後よりも早期に涙液分泌量の回復がみられるという報告がある[5]．

発症メカニズム（2）結膜上皮の杯細胞密度の減少（図1右図）

白内障手術などの眼手術後にインプレッションサイトロジーを行い結膜上皮の杯細胞の密度を測定する．その結果，術直後に細胞密度が減少しており，術後経過とともに回復し術前の細胞密度まで回復するまでに数か月を要する．杯細胞の密度が低下すると涙液安定性の低下がみられるため，術後の涙液層破壊時間（tear film breakup time；BUT）が短縮するといわれている．この杯細胞の密度の低下は手術侵襲の程度と相関があり，白内障手術では手術時間が長いほ

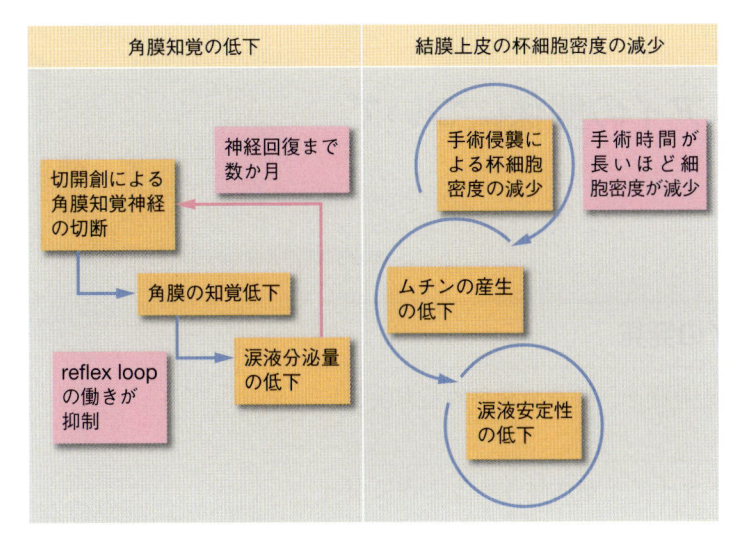

図1　術後ドライアイのメカニズム

図2　術後のドライアイの悪化要因

ど術後の杯細胞の密度が低下し，密度が術前のレベルにまで回復するまでの期間が長くなるといわれている[1]．

術後のドライアイの悪化要因

　大きい切開創や長時間の手術のように手術侵襲が大きくなるほど術後のドライアイの悪化要因となり（図2），回復までの期間が長くなる．このため，侵襲の少ない手術を心掛けるとともに，術後早期にはドライアイの発症を見逃さずに適切な治療を行うことが大事である．

　また，術後点眼として抗緑内障点眼，NSAID点眼，フラジオマイシン配合ステロイド点眼，その他塩化ベンザルコニウム配合点眼を使用すると角膜上皮障害が生じることがあるため，ドライアイとあわせて適切な管理・治療が必要である．

（原　修哉）

エビデンスの扉

LASIKとドライアイの関係について教えてください

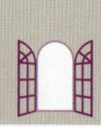

LASIK術後のドライアイの発見

　LASIKが開始され20年以上が経過し，安全で効果的な方法として世界的に普及した．

　LASIK術後の合併症としてドライアイが注目されるようになったのは，LASIKが全世界で急速に増加した2000年ごろである．そのころ，Wilsonらは LASIK術後に角膜のフルオレセインやローズベンガル染色が強く起こることに注目し，その状態を LASIK-induced neurotrophic epitheliopathy（LINE）と命名した[1]．われわれも日常診療において，術後の患者の自覚症状として"疲れ"や"乾

文献はp.410参照．

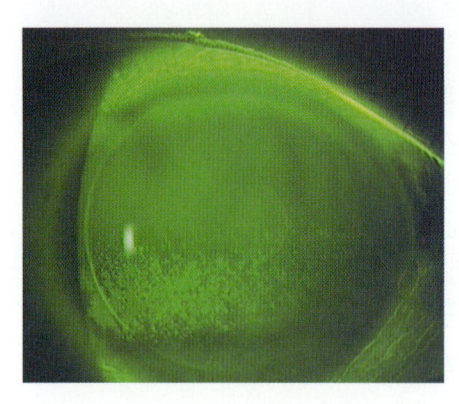

図1　LASIK術後ドライアイ
フラップエッジとSPK（superficial punctate keratopathy；点状表層角膜症）が認められる．

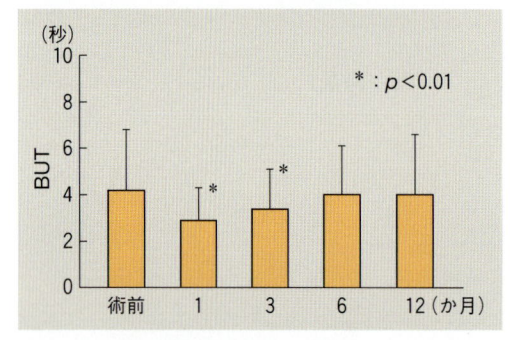

図2　LASIK術後の涙液層破壊時間（BUT）の経過
術後数か月は低下がみられる．
BUT：tear film breakup time

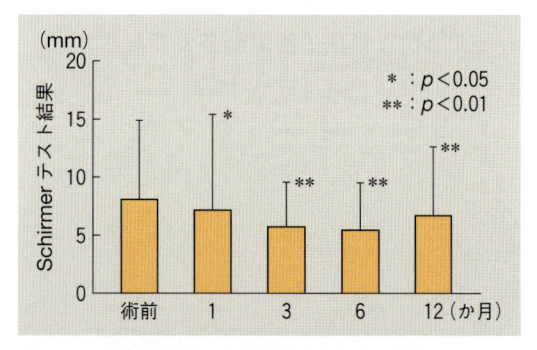

図3　LASIK術後の涙液分泌量の経過
術後1年でも有意の低下が認められる．

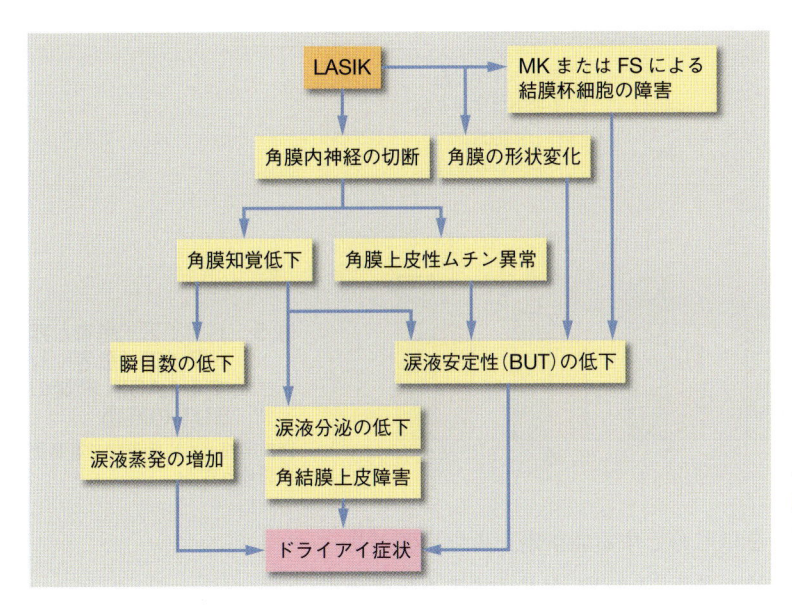

図4 LASIK術後ドライアイのメカニズム仮説
フラップ作製による角膜内神経切断が主要な因子と考えられる．MK：マイクロケラトーム（microkeratome），FS：フェムトセカンドレーザー（femto-second laser）

き"が非常に多いことや，術後他覚的に角膜のフルオレセイン染色（図1）が高率に認められる経験から，LASIKとドライアイの関係についてレトロスペクティブに調査を行った[2]．その結果，LASIK術後平均1か月の間ドライアイの他覚所見が，悪化することがわかった（図2, 3）．厳密に両病態を比較すると，LINEではSchirmerテストによる涙液分泌量の減少はなく，LINEとLASIK術後ドライアイがまったく同義のものであるかは結論できないが，その後に続く多数のLASIK後ドライアイの報告からわれわれは，LINEはLASIK術後ドライアイに含まれる疾患概念であると考えている．

LASIK術後ドライアイのメカニズム

LASIK術後のドライアイの原因は，現在のところ不明であるが，図4に示すような複合要因が推定されている．フラップ作製により角膜内神経が一時的に切断され角膜知覚が低下することで，角結膜障害とドライアイ様症状が起こっている可能性が高い．この発症経路がLINEであり，LASIK術後ドライアイの主たるメカニズムと考えられる．LASIK術後の角膜知覚を調べてみると，術後3か月までの間有意に低下していることがわかっている[2]．LASIK術後の角膜の共焦点顕微鏡による観察では，術後3～6か月で，角膜内神経の再生がみられ，臨床での角膜知覚の回復過程と一致している[3]*1．

ドライアイ患者に対するLASIKは安全か？

"ドライアイのためコンタクトレンズがしにくい"というコンタク

＊1 このように一時的な角膜知覚の低下が，① 角膜―涙腺，角膜―眼瞼の神経反射ループを一時的に障害して分泌低下や瞬目低下を起こす，② 角膜上皮由来のムチン分泌に影響を与え，涙液の安定性を低下させる，という仮説をわれわれは考えている．また，角膜知覚とは別に，マイクロケラトームによる圧迫が結膜ムチンの分泌に影響したり，術後角膜形状の変化が角膜上の涙液の分布に影響する，という可能性も考えられる．

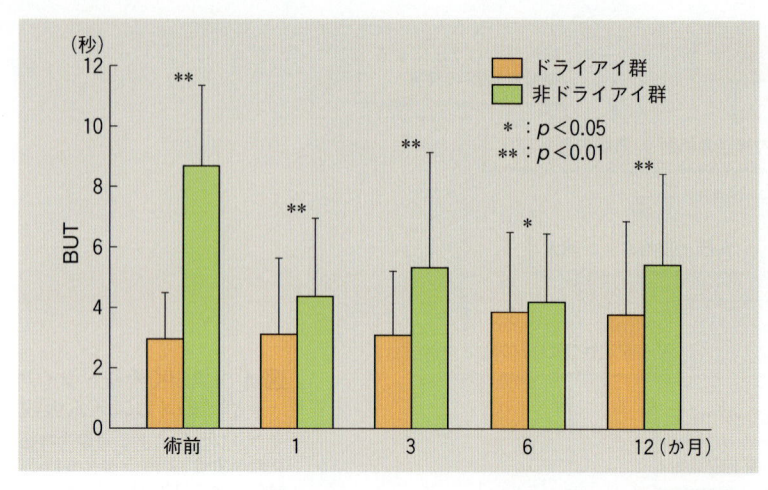

図5 ドライアイ患者と非ドライアイ患者に対するLASIK術後のBUTの経過
術前術後ともに両群間で有意差が認められる．

　トレンズ不耐症は，LASIKをはじめとする屈折矯正術を患者が受ける理由として，非常に一般的である．LASIKがドライアイを誘発することを考えると，"もともとドライアイの患者にとってLASIKは安全なのか？"というジレンマに陥る．また，"健常者と同様の屈折矯正効果が得られるか？"ということも疑問となる．そこでわれわれは，LASIK術前にすでにドライアイである患者と健常者に対して，LASIKの有効性と安全性をレトロスペクティブに調査した[4]．対象としては，一定時期にLASIKを施行した患者をドライアイ診断基準によって，ドライアイ群と正常群に分類して比較検討した．安全性に関する調査として，① 術中術後の合併症の発症率，② 最高矯正視力の低下率，③ ドライアイの術後経過，について検討した．その結果，①，② に関しては両群に有意差は認められなかった．特に術中上皮剥離，術後の遷延性上皮剥離，epithelial ingrowthなどの上皮に関する合併症に注目したが，ドライアイ患者においてもその発症率は健常者と差がなかった．一方，③ に関しては，自覚症状，涙液検査，フルオレセイン染色など，両群間では術前術後ともに有意差が認められた（図5）．ただし，ドライアイ患者であってもLASIK術後にドライアイの程度は同等または悪化するものの，数か月で術前のレベルにまでは回復することがわかった．コンタクトレンズ不耐症ではレンズの負荷がなくなる分，症状の改善がみられる．

　以上より，ドライアイ患者に対してLASIKは，重篤な合併症はなく安全でありLASIKの適応として問題ないが，術後にドライアイが一時的に悪化するため，健常者以上にドライアイのマネジメントを確実に行う必要があると考えられる．

〔戸田郁子〕

13. 眼表面疾患とドライアイ

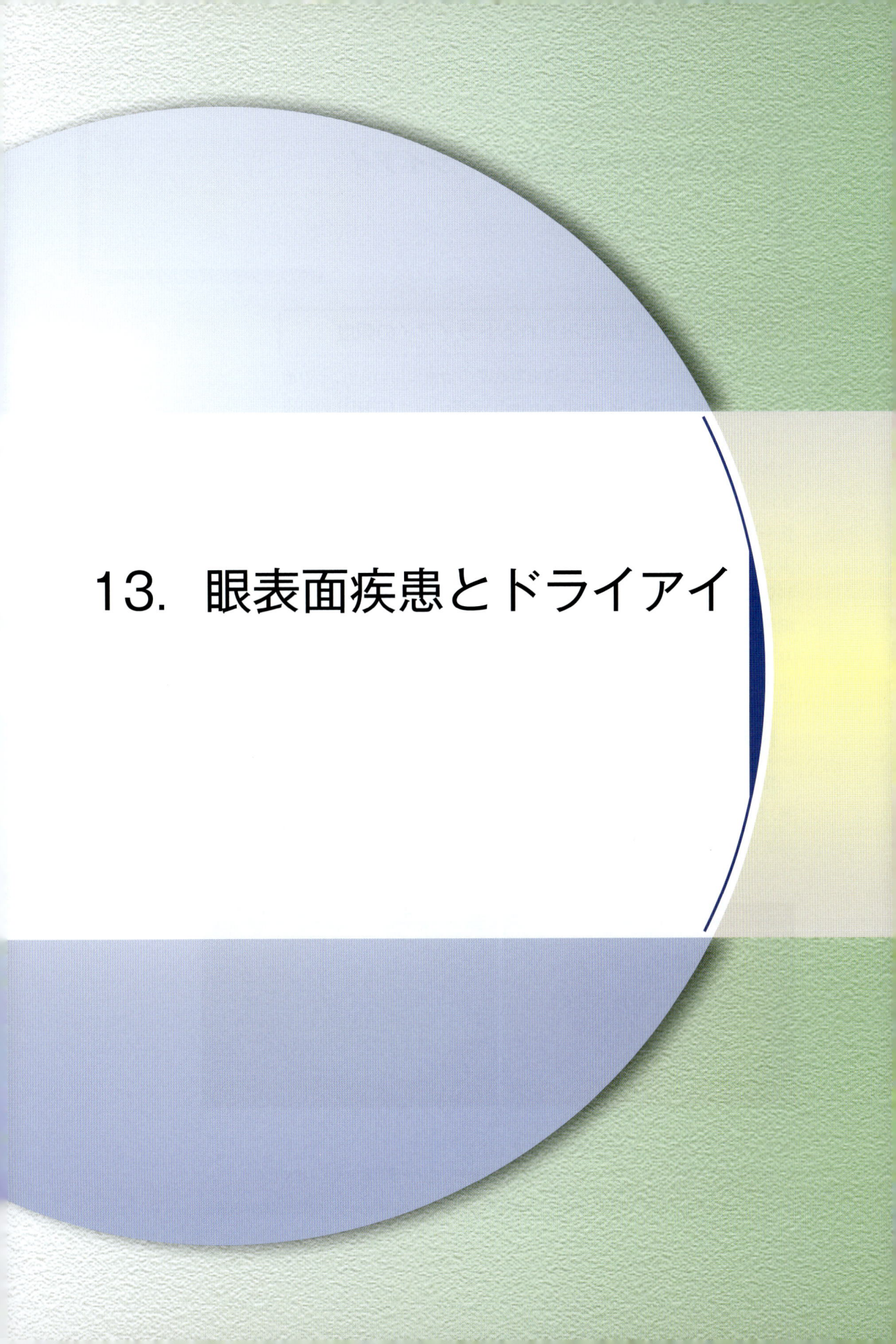

慢性移植片対宿主病とドライアイ

慢性移植片対宿主病にみられるドライアイの頻度

　造血幹細胞移植はさまざまな造血器疾患の治療に用いられ,その治療効果は移植片対宿主病(graft-versus-host disease；GVHD)の出現により妨げられている[1]．近年，ドナーおよびレシピエントにおける自然免疫および獲得免疫の理解が深まり，基礎研究，前臨床試験，臨床研究により新しい治療の道も拓かれてきている[2]．ドライアイは慢性GVHDの主要な合併症の一つであり，移植後の宿主の生活の質を著しく障害し，時に失明に至る疾患としてその対策が重要である．眼科領域の合併症のなかではドライアイの発症頻度が最も多く，造血幹細胞移植後の約半年で約50%の症例に発症する[3]．ドライアイが全身GVHDに先行することもあるため慢性GVHDの診断，治療方針の決定，病気の予後の予測などに重要であり，眼科医の責任は大きい．

文献はp.410参照．

ドライアイの発症と進展のメカニズム

　慢性GVHDによるドライアイの臨床的特徴は，ドライアイの発症後，急速に進行する眼表面の炎症と線維化である(図1)．慢性GVHDによるドライアイの発症の前駆症状として宿主の免疫状態の変動が

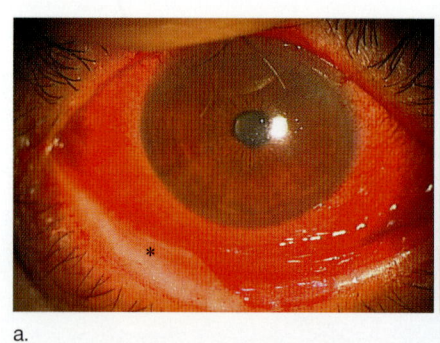

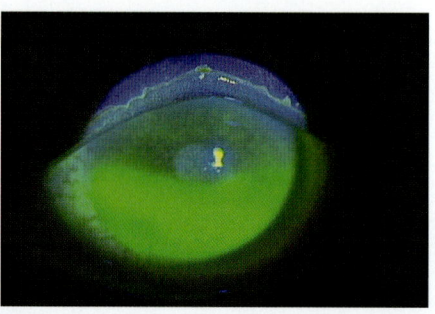

a.　　　　　　　　　　　　　b.

図1　慢性GVHDによる重症ドライアイ症例
a. 結膜の高度な充血とローズベンガル染色像．下眼瞼結膜には皮膚組織の侵入が認められる(*)．結膜嚢短縮が認められ開瞼不全の状態．
b. 角膜上皮蛍光染色所見．角膜上皮のバリア機能不全により，フルオレセイン蛍光染色像が角膜全体に認められる．

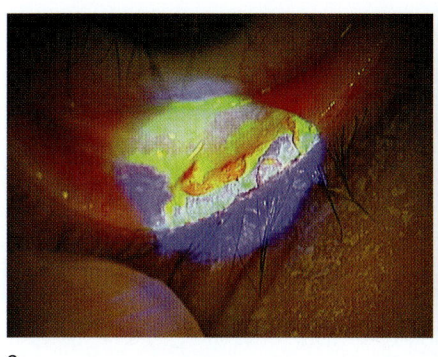

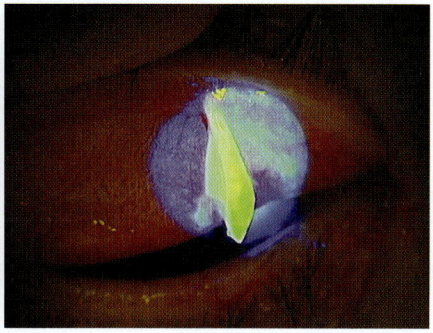

図2 眼瞼結膜の偽膜
a. フルオレセイン染色により偽膜の存在が明瞭に区別できる．
b. 偽膜を鑷子にて剥離除去中の所見．一枚の膜として除去される．残存した偽膜は，綿棒などでていねいに除去する．
（小川葉子：II. 臨床編：診断．5. 眼科からみたGVHD．豊嶋崇徳編．みんなに役立つGVHD（移植片対宿主病）の基礎と臨床．大阪：医薬ジャーナル社；2013．p.171-184．図7．）

生じると考えられ，眼脂様所見が繰り返し生じることがある[3]．この時期には眼瞼結膜に偽膜が生じていることが多く，眼瞼結膜を詳細に観察し，流行性角結膜炎でないことを確かめたのち，フルオレセインで染色し生体顕微鏡で観察すると明瞭な偽膜が検出されることが多い（図2）[4]．偽膜は変性上皮内に多数のマクロファージが浸潤している．ドナーのマクロファージがレシピエントの変性上皮を貪食後，異常なサイトカインを放出すると考えられ角膜潰瘍を生じる原因となると思われる[5]．偽膜を除去すると角膜潰瘍は速やかに修復するので，早期発見に努めたい．さらに，マクロファージが放出するサイトカイン，ケモカインによりさまざまな細胞源からの線維芽細胞の遊走を促し，病態進展のトリガーとなると考えられる．その後，病態の中心となるドナーとレシピエントのT細胞と線維芽細胞の相互作用により病態が進展・遷延化し，眼表面に特徴的な病的線維化をきたす（図3）[6,7]．

結膜偽膜を生じた症例は，生命予後が悪いと報告されている[8]．小腸粘膜でも広範囲に偽膜を併発している場合があると報告されている．小腸は，結膜組織と類似した粘膜リンパ装置をもつ組織であり，共通の病態メカニズムが関与している可能性がある．小腸粘膜は，広範囲な偽膜を生じている可能性があり，激しい下痢を生じ生命を脅かす可能性もあるため，眼科で偽膜を発見したら，可及的速やかに他科担当医に連絡することが必要である．

眼表面の臨床的特徴

ドライアイによる眼表面の炎症所見は，Sjögren症候群に類似し

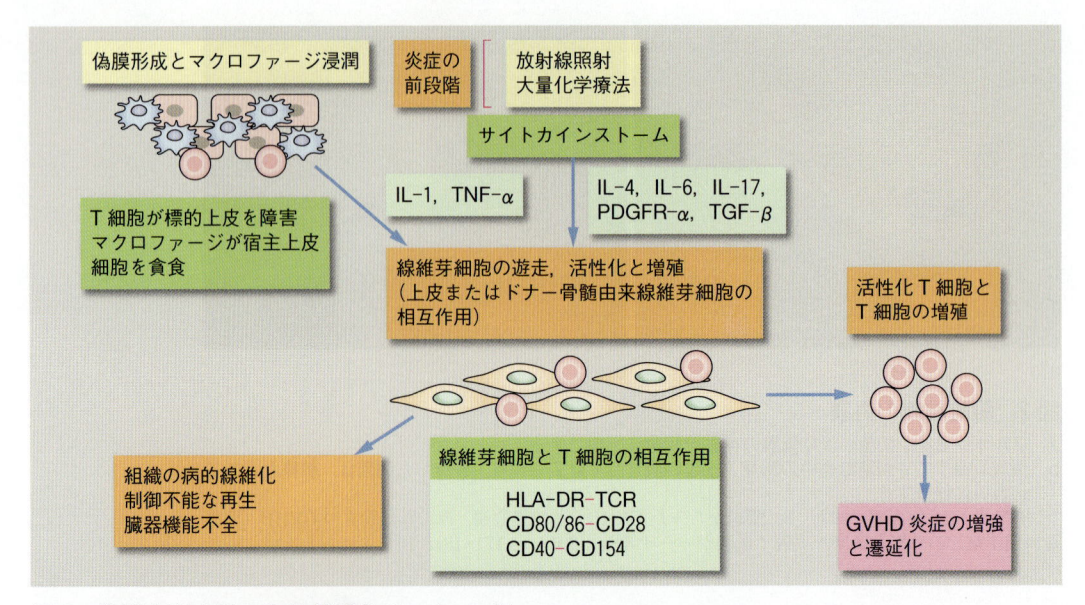

図3 偽膜と眼表面の病的線維化のメカニズム
造血幹細胞移植後の症例は，移植前の放射線照射，および大量化学療法のためにすでに眼表面に炎症の前段階が生じている．移植後ドライアイ発症に先駆けて，結膜偽膜が生じる場合がある．偽膜の本態は変性上皮と多数のマクロファージの浸潤であり，それらから放出されるサイトカインなどにより，さまざまな細胞源の線維芽細胞の動員が起こると考えられる．ドナーとレシピエントの抗原提示細胞とT細胞の相互作用により両者の活性化が起こり，線維芽細胞は過剰な増殖をきたし，組織の過剰な線維化，異常な組織修復，臓器不全に陥る．涙腺では排出導管へのリンパ球の攻撃および過剰な線維芽細胞の集積により，導管閉塞に至り急激なドライアイの発症と進行をもたらすと考えられる．
TCR：T cell receptor

角結膜上皮炎を伴う．初期は結膜上皮炎と軽度の delayed staining 程度の角膜上皮炎から，高度のびまん性角結膜上皮炎に進展していく．眼瞼結膜所見では，ドライアイ発症後，わずか3か月以内に線維性血管膜が生じ，瞼球癒着，結膜囊短縮（図1），上下眼瞼癒着が生じる例もある[9]．この場合，結膜囊に開口する涙腺排出導管や眼瞼縁のマイボーム腺の導管開口部が閉塞している所見があり，急速なドライアイ発症および進展の原因となると考えられる．このような導管閉塞は全身粘膜標的臓器の導管開口部付近に生じている可能性も考えられ，全身GVHDの発症と進展への配慮が必要である．線維化の高度な症例は，眼瞼内反症，睫毛乱生を伴う．宿主は免疫抑制薬を使用している場合が多いため，睫毛乱生により睫毛先端部位に接触する部位の角膜に感染症や新生血管が生じることもある．時に角膜潰瘍から角膜穿孔に至る症例があるので，注意が必要である．ドライアイの存在，ステロイドの局所および全身投与などは角膜穿孔の risk factor として考慮する必要があると思われる．慢性GVHDを伴う重症ドライアイに角膜石灰化が生じることがある．ドライアイ発症後，急速に進行するために，涙液のpHが急速に変化しカルシウムが沈着するとされる．

表1 GVHDドライアイの局所治療

治療目標	局所治療
早期発見　予防治療（ドライアイの前駆症状として注意）	偽膜除去
保湿効果	人工涙液
保湿効果，角膜上皮治癒効果	ヒアルロン酸
保湿効果	メチルセルロース
保湿効果	ドライアイ保護用眼鏡
ムチンの分泌・水分分泌促進	ジクアホソルナトリウム
ムチンの分泌促進，抗炎症効果	レバミピド
抗炎症効果（内科との連携）	低力価ステロイド（すでに全身投与されているため短期間）
免疫抑制（内科との連携）	シクロスポリン
涙液の成分補充	血清点眼
眼表面上皮の分泌機能改善	ビタミンA
点眼治療に不応答例	涙点プラグ
従来の点眼に不応答，プラグの脱落が繰り返される例	涙点焼灼
抗線維化	トラニラスト
抗線維化，抗炎症効果	羊膜移植
眼表面保護，疼痛緩和	治療用コンタクトレンズ
眼瞼感染予防，脂質分泌促進	眼瞼温罨法，洗浄，抗菌薬，抗炎症薬

治療

　GVHDのドライアイの治療は，現在のところは対症療法が主体をなす（**表1**)[10-12]．特に慢性GVHDのドライアイでは，全身GVHD予防に副腎皮質ステロイドを全身投与している．このため，眼科的な合併症である白内障，緑内障，角結膜感染症，角膜潰瘍を予防するためにステロイド点眼は極力，低力価のものを短期間使用するまでにとどめ，シクロスポリン点眼を優先している．慢性GVHDのドライアイに特徴的な病態となっている病的線維化に特異的な治療法は，現在のところは認可されたものがない．そのため，トラニラスト点眼や羊膜移植による治療を試みている．病的線維化病態の中心となる役割をしている線維芽細胞の遊走・活性化・増殖を抑制することが治療の鍵となると考えられる（**図3**)．今後，病態特異的な治療の開発が期待される．

〔小川葉子〕

Stevens-Johnson 症候群，眼類天疱瘡とドライアイ

本項では，眼表面疾患のうち最も重篤なドライアイを生じる Stevens-Johnson 症候群と眼類天疱瘡について，その病態ならびにドライアイの特徴について記載する.

Stevens-Johnson 症候群（SJS）

SJS とは：全身性の皮膚粘膜疾患であり，突然の高熱，咽頭痛，結膜炎に続いて，全身の皮膚・粘膜にびらんと水疱を生じる．中毒性表皮壊死症（toxic epidermal necrolysis；TEN）には，Stevens-Johnson 症候群の重症型と考えられる病型（SJS 進展型 TEN）が含まれる[*1]．SJS/TEN の発症率は，1 年あたり百万人に数人とたいへんまれな疾患であり，SJS/TEN における眼合併率は約 60％ と報告されている．急性期ならびに慢性期を通して眼所見に SJS と TEN に違いはなく，また眼科では，瘢痕性角結膜上皮症に至った慢性期の患者を診ることが多いため，SJS と TEN をあわせて広義の Stevens-Johnson 症候群（SJS）と呼称している．

SJS は，薬剤の投与が誘因となって発症する[*2]ことが多いが，眼合併症を伴う患者では，感冒様症状を最初に自覚し，その後の薬剤投与が誘因となって発症することが多い[5,6]．また，眼合併症を伴う患者では，口唇・口腔内の出血性びらん，ならびに爪囲炎を全例に伴う[7]．

後遺症としては，重篤な視力障害が最も問題となるが，視力障害を生じない症例でも，ほぼ全例でドライアイが後遺症となり生涯にわたって持続する（図1）．

急性期：皮疹の拡大とともに，眼所見も急速に進行し，著しい結膜充血に加えて，偽膜，角膜上皮欠損や結膜上皮欠損，眼瞼縁の炎症，睫毛の脱落を認めるようになる．急性期に広範囲の角結膜上皮欠損を生じ，輪部に存在する角膜上皮幹細胞を消失すると，角膜上皮による修復が不可能となり，結膜組織が血管と結合織を伴って角膜表面に伸展し，重篤な視力障害を残す．また，眼表面の炎症に伴い結膜囊の短縮，瞼球癒着が生じ，涙腺導管の閉塞を生じると涙液の分

[*1] わが国では，皮疹の面積が 10％ 未満のものを SJS，それ以上のものを TEN として区別している．

[*2] **誘因となる薬剤**
SJS/TEN の原因薬としては，カルマバゼピンを代表とする抗てんかん薬や，アロプリノール（抗痛風薬）が最も多いと報告される[1]．一方，抗菌薬や NSAIDs を代表とする感冒薬が最も多いと報告しているグループも多い[2-4]．実際，重篤な眼合併症を生じて眼科に通院する SJS/TEN 患者の約 8 割は，感冒様症状後の投薬（総合感冒薬，解熱鎮痛剤，抗菌薬など）によって発症しており，重篤な粘膜病変を生じるのは，総合感冒薬，解熱鎮痛剤，抗菌薬などの可能性が高いと筆者らは考えている．

文献は p.411 参照.

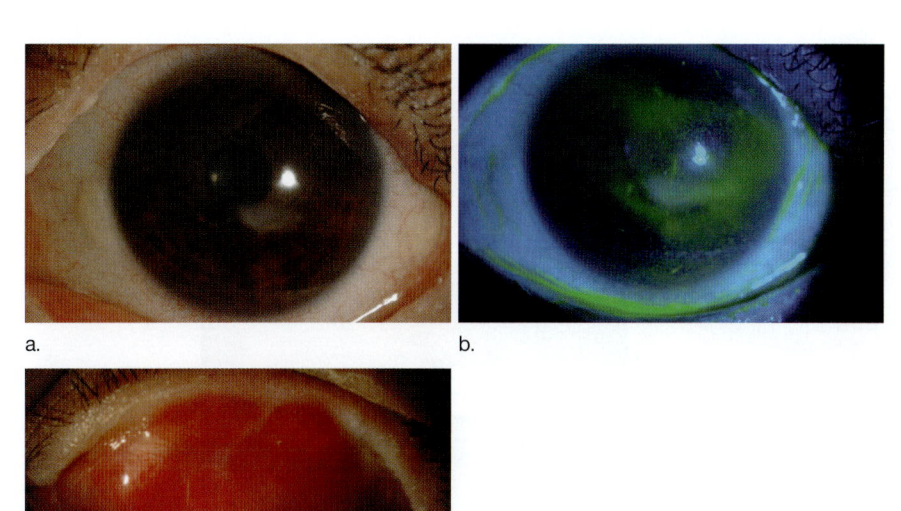

図1 SJSのドライアイ
角膜の透明性が保たれ視力が良好（a）であっても，高度のSPKを伴う重篤なドライアイ（b）に悩まされる．この症例では，上下涙点が閉塞している（c）にもかかわらず，このようなドライアイの症状がみられる．

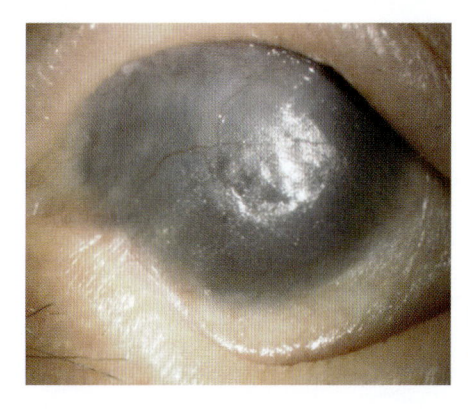

図2 SJS重症例でのドライアイ
SJSの重症例では，角膜を覆った結膜組織は皮膚のように角化し，眼表面に涙液層は存在しない．

泌障害をきたす．眼瞼の炎症はマイボーム腺の閉塞をもたらし，マイボーム腺機能不全を引き起こす．

慢性期：結膜侵入，角膜混濁といった所見が高頻度に認められ，重篤な視力障害が生じることも少なくない．また，視力が障害を生じた患者だけではなく，視力が良好に保たれた患者にも高頻度にドライアイを伴う．ドライアイは涙液減少型ドライアイと蒸発亢進型ドライアイに大別されるが，SJSは涙腺導管の障害による涙液減少型ドライアイと，マイボーム腺機能不全に伴う油層の減少に起因した蒸発亢進型ドライアイの両方を合併する[8]．

また，涙液には結膜杯細胞由来の分泌型ムチンが分布するが，SJS

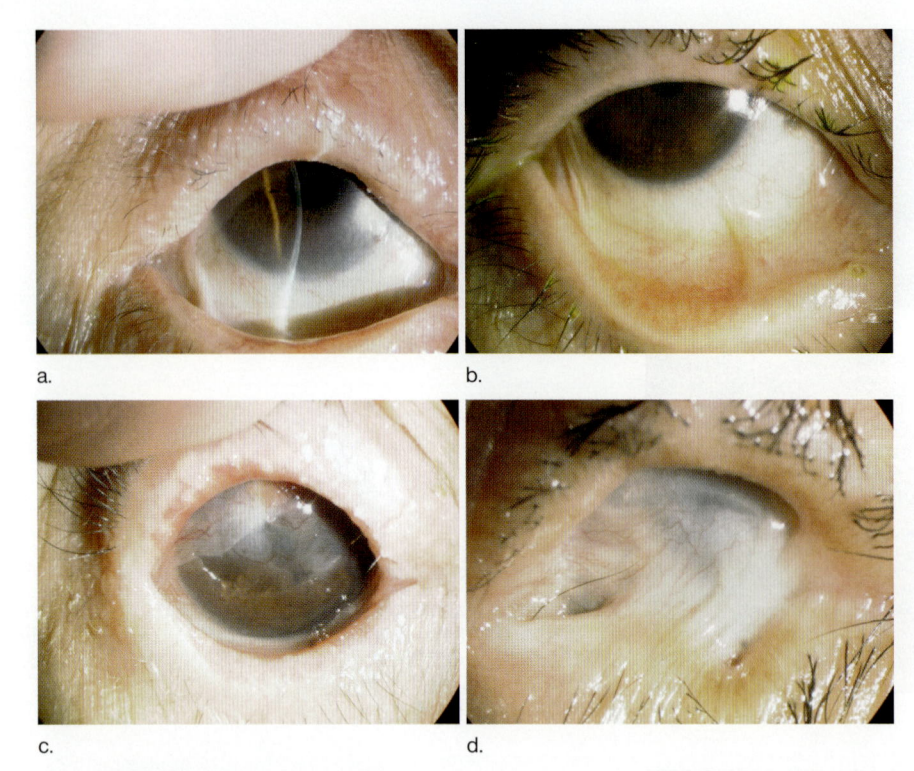

図3 眼類天疱瘡の Foster 分類
a. Ⅰ期. 慢性結膜炎症, ローズベンガル結膜陽性所見（ムチンの障害）, 結膜組織の瘢痕性変化（conjunctival subepithelial fibrosis）.
b. Ⅱ期. 結膜円蓋部の短縮.
c. Ⅲ期. 瞼球癒着, 角膜への血管侵入, 睫毛乱生, 涙液分泌減少.
d. Ⅳ期. 角結膜表面の角化.
（上田真由美：眼類天疱瘡と偽眼類天疱瘡. 角膜疾患外来でこう診てこう治せ. 東京：メジカルビュー社；2005. p.100-101.）

患者の眼表面では結膜杯細胞が消失しており[9]，このこともドライアイの重症化に関与している．

眼類天疱瘡

　眼類天疱瘡は，両眼性に角結膜上皮の慢性炎症が生じ，緩徐に角結膜上皮の瘢痕性変化が進行する疾患であり，SJS とともに角膜上皮幹細胞が消失する疾患群（stem cell 疲弊症）の一つである．また，SJS と同様，眼表面では結膜杯細胞の消失が認められる．全身性の発熱・発疹の既往のないこと，慢性・進行性であることより，SJS と鑑別される．

　中高年の女性に好発することより，高齢の女性患者に睫毛乱生や内反症を認める場合には，本疾患の可能性を考慮して結膜嚢の短縮や瞼球癒着がないかを検討する．本症と気づかずに白内障手術などの外科的治療を施行すると，眼表面の炎症を誘発し病状が急激に増

悪することがある．眼所見としては，充血を主体とする慢性結膜炎を示し，病変の進行とともに結膜囊が次第に短縮して瞼球癒着，睫毛乱生などが生じる．

SJSと同様に眼類天疱瘡で認められるドライアイは重篤であり，涙腺導管の閉塞による涙液分泌不全，マイボーム腺の腺構造破壊に伴う油層の減少，結膜の杯細胞消失によるムチン分泌不全の涙液三層すべての障害に起因すると考えられる．また，急性増悪により遷延性上皮欠損を生じることもある．進行した状態では角膜表面が角化し皮膚様となる．Fosterの眼類天疱瘡臨床分類は，病期を理解するうえで有用である（図3）．

SJS，眼類天疱瘡におけるドライアイ治療

まずドライアイの治療として，水分補充のために，防腐剤を含まないソフトサンティア®などの人工涙液を点眼する．回数は涙液分泌障害の程度によるが，重症例では15～20分ごとの人工涙液の点眼を必要とすることもある．また，眼表面上皮の保護と保湿のため，防腐剤を含まないヒアルロン酸含有点眼液，0.1％ヒアレイン®ミニを1日6回程度併用する．最近では，眼表面のムチン産生を増加させる作用をもつドライアイ点眼液としてレバミピド懸濁点眼液（ムコスタ®点眼液UD 2％），ならびにジクアホソルナトリウム（ジクアス®点眼液3％）が認可されている．SJSにおいては，レバミピド懸濁点眼液は，ドライアイのみならず眼表面炎症を抑制する作用も有するという印象を筆者らは有している．また，涙液量が極端に減少している症例では，涙点プラグ挿入により涙点閉鎖を行う．

眼表面に非特異的な炎症が存在する場合は，低濃度のステロイド点眼が必要になることがある．しかし長期に使用することで，ステロイド緑内障を誘発する危険がある．角膜が変形していると正確な眼圧を把握しにくく，また，角膜混濁のために視神経乳頭所見を得にくいこともあるが，ステロイドを使用する際には眼圧に注意しなければならない．

〔上田真由美，外園千恵〕

文献

項目起始頁	文献番号	文献
		■ 初学者への道しるべ
2	1	The definition and classification of dry eye disease：report of the Definition and Classification Subcommittee of the International Dry Eye WorkShop（2007）. Ocul Surf 2007；5：75-92.
2	2	島﨑　潤（ドライアイ研究会）：2006年ドライアイ診断基準．あたらしい眼科 2007；24：181-184.
2	3	Koh S, et al：Serial measurements of higher-order aberrations after blinking in patients with dry eye. Invest Ophthalmol Vis Sci 2008；49：133-138.
2	4	Kaido M, et al：Corneal fluorescein staining correlates with visual function in dry eye patients. Invest Ophthalmol Vis Sci 2011；52：9516-9522.
2	5	Sakane Y, et al：Development and validation of the Dry Eye-related Quality of life Score（DEQS）. JAMA Ophthalmology（in press）.
2	6	Uchino Y, et al：Changes in dry eye diagnostic status following implementation of revised Japanese dry eye diagnostic criteria. Jpn J Ophthalmol 2012；56：8-13.
2	7	横井則彦ら：ドライアイのコア・メカニズム―涙液安定性仮説の考え方．あたらしい眼科 2012；29：291-297.
2	8	Cher I：Blink-related microtrauma：when the ocular surface harms itself. Clin Experimental Ophthalmology 2003；31：183-190.
2	9	Korb DR, et al：Lid wiper epitheliopathy and dry eye symptoms. Eye Contact Lens 2005；31：2-8.
2	10	Szczesna DH, et al：Lateral shearing interferometry, dynamic wavefront sensing, and high-speed videokeratoscopy for noninvasive assessment of tear film surface characteristics：a comparative study. J Biomed Opt 2010；037005.
2	11	Ishibashi T, et al：Comparison of the short-term effects on the human corneal surface of topical timolol maleate with and without benzalkonium cloride. J Glaucoma 2003；12：486-490.
2	12	Goto T, et al：A new method for tear film stability analysis using videokeratography. Am J Ophthalmol 2003；135：607-612.
2	13	Sakai E, et al：Blepharo-tensiometer：new eyelid pressure measurement system using tactile pressure sensor. Eye Contact Lens 2012；38：326-330.
2	14	Higashihara H, et al：Using synthesized onion lachrymatory factor to measure age-related decreases in reflex-tear secretion and ocular-surface sensation. Jpn J Ophthalmol 2010；54：215-220
2	15	横井則彦：ドライアイの新しい治療戦略―眼表面の層別治療．日本の眼科　2012；83：1318-1322.
2	16	Liu H, et al：A link between tear instability and hyperosmolarity in dry eye. Invest Ophthalmol Vis Sci 2009；50：3671-3679.
2	17	Stern ME, et al：Inflammation in dry eye. Ocul Surf 2004；2：124-130.
2	18	Lemp MA, et al：Tear osmolarity in the diagnosis and management of dry eye disease. Am J Ophthalmol 2011；151：792-798.

文献番号：アラビア数字（1，2，3…）は本文中に参照位置のある文献，ローマ数字（i，ii，iii…）は項目全体についての参考文献であることを示します．

項目起始頁	文献番号	文献
2 - 19		Takamura E, et al：A randomised, double-masked comparison study of diquafosol versus sodium hyaluronate ophthalmic solutions in dry eye patients. Br J Ophthalmol 2012；96：1310-1315.
2 - 20		Kinoshita S, et al：Rebamipide（OPC-12759）in the treatment of dry eye：a randomized, double-masked, multicenter, placebo-controlled phase II study. Ophthalmology 2012；119：2471-2478.
2 - 21		加藤弘明ら：ムチンの産生を増やす治療．あたらしい眼科 2013；29：329-332.
■眼瞼縁の構造とそのとらえかた		
10 - 1		Korb DR, et al：Lid wiper epitheliopathy and dry eye symptoms. Eye Contact Lens 2005；31：2-8.
10 - 2		Marx E：Über vitale Färbung des Auges und der Augenlider. I. Über Anatomie, Physiologie und Pathologie des Augenlidrandes und der Tränenpunkte. Gräfes Archv f Ophthalmol 1924；114：465-482.
10 - 3		白石　敦ら：ドライアイ症状患者における lid-wiper epitheliopathy の発現頻度．日本眼科学会雑誌 2009；113：596-600.
■Marx's line について教えてください		
14 - 1		Marx E：Über vitale Färbung des Auges und der Augenlider. I. Über Anatomie, Physiologie und Pathologie des Augenlidrandes und der Tränenpunkte. Gräfes Archv f Ophthalmol 1924；114：465-482.
14 - 2		Knop E, et al：The lid wiper and muco-cutaneous junction anatomy of the human eyelid margins：an in vivo confocal and histological study. J Anat 2011；218：449-461.
14 - 3		Bron AJ, et al：A solute gradient in the tear meniscus. I. A hypothesis to explain Marx's line. Ocul Surf 2011；9：70-91.
14 - 4		Norn MS：Meibomian orifices and Marx's line. Studied by triple vital staining. Acta Ophtalmol 1985；63：698-700.
14 - 5		Yamaguchi M, et al：Marx line：fluorescein staining line on the inner lid as indicator of meibomian gland function. Am J Ophthalmol 2006；141：669-675.
14 - 6		広谷有美ら：下眼瞼皮膚粘膜接合部及び結膜弛緩症の程度の加齢性変化と両者の関連．日本眼科学会雑誌 2003；107：363-368.
■涙腺の構造と機能		
17 - 1		Draper CE, et al：Evidence to suggest morphological and physiological alterations of lacrimal gland acini with aging. Experimental eye research 1999；68：265-276.
17 - 2		Kawashima M, et al：Effect of calorie restriction on change in lacrimal gland with age. Cornea 2011；30：S29-33.
17 - 3		Kawashima M, et al：Dietary lactoferrin alleviates age-related lacrimal gland dysfunction in mice. PLoS ONE 2012；7：e33148.
17 - 4		Hill RE, et al：Mouse small eye results from mutations in a paired-like homeobox-containing gene. Nature 1991；354：522-525.
17 - 5		Govindarajan V, et al：Endogenous and ectopic gland induction by FGF-10. Dev Biol 2000；225：188-200.
17 - 6		Dean C, et al：Bmp7 regulates branching morphogenesis of the lacrimal gland by promoting mesenchymal proliferation and condensation. Development 2004；131：4155-4165.
17 - 7		Hirayama M, et al：Functional lacrimal gland regeneration by transplantation of a bioengineered organ germ. Nat Commun 2013 DOI：10.1038/ncomms3497.

項目起始頁	文献番号	文献
17 – 8		Moore M, et al：Tear secretion by lacrimal glands in transgenic mice lacking water channels AQP1, AQP3, AQP4 and AQP5. Exp Eye Res 2000；70：557-562.
17 – 9		Ohashi Y, et al：Altered distribution of aquaporin 5 and its C-terminal binding protein in the lacrimal glands of a mouse model for Sjogren's syndrome. Curr Eye Res 2008；33：621-629.
17 – 10		Wilson SE, et al：Lacrimal gland HGF, KGF, and EGF mRNA levels increase after corneal epithelial wounding. Investigative Ophthalmol Vis Sci 1999；40：2185-2190.
17 – 11		Paulsen F, et al：Human lacrimal gland mucins. Cell Tissue Res 2004；316：167-177.

■ マイボーム腺の構造と機能

24 – 1		Knop E, et al：The international workshop on meibomian gland dysfunction：report of the subcommittee on anatomy, physiology and pathophysiology of the meibomian gland. Invest Ophthalmol Vis Sci 2011；52：1938-1978.
24 – 2		小幡博人ら：剖検例72例におけるマイボーム腺の病理組織学的検討．日本眼科学会雑誌 1994；98：765-771.

■ 涙液油層の構築とその機能

30 – 1		Bron AJ, et al：Functional aspects of the tear film lipid layer. Exp Eye Res 2004；78：347-360.
30 – 2		Butovich IA：Lipidomics of human meibomian gland secretions：chemistry, biophysics, and physiological role of meibomian lipids. Prog Lipid Res 2011；50：278-301.
30 – 3		Glasgow BJ, et al：Tear lipocalins bind a broad array of lipid ligands. Curr Eye Res 1995；14：363-372.
30 – 4		Mochizuki H, et al：Turnover rate of tear film lipid layer determined by fluorophotometry. Br J Ophthalmol 2009；93：1535-1538.
30 – 5		Nagyová B, et al：Components responsible for the surface tension of human tears. Curr Eye Res 1999；19：4-11.
30 – 6		Borchman D, et al：Factors affecting evaporation rates of tear film components measured in vitro. Eye Contact Lens 2009；35：32-37.
30 – 7		Herok GH, et al：The effect of Meibomian lipids and tear proteins on evaporation rate under controlled in vitro conditions. Curr Eye Res 2009；34：589-597.

■ リン脂質はマイボーム腺から分泌されていないって本当ですか？

32 – 1		Butovich IA：Lipidomics of human meibomian gland secretions：chemistry, biophysics, and physiological role of meibomian lipids. Prog Lipid Res 2011；50：278-301.
32 – 2		Nagyová B, et al：Components responsible for the surface tension of human tears. Curr Eye Res 1999；19：4-11.
32 – 3		Lam SM, et al：Meibum lipid composition in Asians with dry eye disease. PLoS ONE 2011；6：e24339.
32 – 4		Dean AW, et al：Mass spectrometric identification of phospholipids in human tears and tear lipocalin. Invest Ophthalmol Vis Sci 2012；53：1773-1782.

■ 涙液の組成

34 – 1		西田輝夫：角膜テキスト．東京：エルゼビア・ジャパン；2010. p.28-31.
34 – 2		Sariri R, et al：Tear proteins in health, disease, and contact lens wear. Biochemistry(Moscow) 2008：78：381-392.

項目起始頁	文献番号	文献
		■ lipocalin について教えてください
38	1	Glasgow BJ, et al：Focus on molecules：tear lipocalin. Exp Eye Res 2011；92：242-243.
38	2	Gouveia SM, et al：Human tear viscosity：an interactive role for proteins and lipids. Biochim Biophys Acta 2005；1753：155-163.
38	3	Selsted ME, et al：Isolation and purification of bactericides from human tears. Exp Eye Res 1982；34：305-318.
38	4	Holzfeind P, et al：Expression of the gene for tear lipocalin/von Ebner's gland protein in human prostate. FEBS letters 1996；395：95-98.
38	5	Glasgow BJ, et al：Tear lipocalins：potential lipid scavengers for the corneal surface. Invest Ophthalmol Vis Sci 1999；40：3100-3107.
38	6	Gasymov OK, et al：Structural changes in human tear lipocalins associated with lipid binding. Biochim Biophys Acta 1998；1386：145-156.
38	7	Nagyova B, et al：Components responsible for the surface tension of human tears. Curr Eye Res 1999；19：4-11.
38	8	Caffery B, et al：Tear lipocalin and lysozyme in Sjögren and non-Sjögren dry eye. Optom Vis Sci 2008；85：661-667.
38	9	Yamada M, et al：Decreased tear lipocalin concentration in patients with meibomian gland dysfunction. Br J Ophthalmol 2005；89：803-805.
38	10	Glasson M, et al：Lipid, lipase and lipocalin differences between tolerant and intolerant contact lens wearers. Curr Eye Res 2002；25：227-235.
		■ ムチンの構造と機能
41	i	Gipson IK, et al：Role of mucins in the function of the corneal and conjunctival epithelia. Int Rev Cytol 2003；231：1-49.
41	ii	Gipson IK, et al：Character of ocular surface mucins and their alteration in dry eye disease. Ocul Surf 2004；2：131-148.
41	iii	Argüeso P, et al：MUC16 mucin is expressed by the human ocular surface epithelia and carries the H185 carbohydrate epitope. Invest Ophthalmol Vis Sci 2003；44：2487-2495.
41	iv	Hori Y, et al：Differential regulation of membrane-associated mucins in the human ocular surface epithelium. Invest Ophthalmol Vis Sci 2004；45：114-122.
41	v	Argüeso P：Glycobiology of the ocular surface：mucins and lectins. Jpn J Ophthalmol 2013；57：150-155.
		■ 表層上皮の構造と機能
46	1	Thoft RA：Conjunctival transplantation. Arch Ophthalmol 1977；95：1425-1427.
46	2	Thoft RA, et al：The X, Y, Z hypothesis of corneal epithelial maintenance. Invest Ophthalmol Vis Sci 1983；10：1442-1443.
46	3	Itoh R, et al：Isolation and characterization of a Ca(2+)-activated chloride channel from human corneal epithelium. Curr Eye Res 2000；21：918-925.
46	4	Cao L, et al：Chloride channels and transporters in human corneal epithelium. Exp Eye Res 2010；90：771-779.
		■ 表層上皮のバリア機能はどのように維持されているのですか？
50	1	Furuse M, et al：Claudin-1 and -2：Novel integral membrane proteins localizing at tight junctions with no sequence similarity to occludin. J Cell Biol 1998；141：1539-1550.

項目起始頁	文献番号	文献
50	2	Tsukita S, et al：Multifunctional strands in tight junctions. Nat Rev Mol Cell Biol 2002；2：285-293.
50	3	Furuse M, et al：Manner of interaction of heterogeneous claudin species within and between tight junction strands. J Cell Biol 1999；147：891-903.
50	4	Ban Y, et al：Tight junction-related protein expression and distribution in human corneal epithelium. Exp Eye Res 2003；76：663-669.
50	5	Yoshida Y, et al：Tight junction transmembrane protein claudin subtype expression and distribution in human corneal and conjunctival epithelium. Invest Ophthalmol Vis Sci 2009；50：2103-2108.
		■涙液の基礎分泌と反射性分泌
54	1	Sterm ME, et al：The pathology of dry eye：the interaction between the ocular surface and lacrimal glands. Cornea 1998；17：584-589.
54	2	Belmonte C, et al：Nerves and sensation from the eye surface. Ocul Surf 2004；2：248-253.
54	3	Parra A, et al：Ocular surface wetness is regulated by TRPM8-dependent cold thermoreceptors of the cornea. Nat Med 2010；16：1396-1399.
54	4	Belomonte C, et al：Cold thermoreceptors, unexpected plays in tear production and ocular dryness sensation. Invest Ophthalmol Vis Sci 2011；52：3888-3892.
54	5	梶田雅義ら：調節負荷とドライアイ関係の可能性について．視覚の科学 2004；25：40-45.
54	6	Arita R, et al：Caffeine increases tear volume depending on polymorphisms within the adenosine A2a receptor gene and cytochrome P450 1A2. Ophthalmology 2012；119：972-978.
54	7	van Bijsterveld OP, et al：Central nervous system mechanisms in Sjögren's syndrome. Br J Ophthalmol 2003；87：128-130.
		■涙液分泌の加齢性変化について教えてください
56	1	Yokoi N, et al：Tear meniscus changes during cotton thread and Schirmer testing. Invest Ophthalomol Vis Sci 2000；41：3748-3753.
56	2	島﨑　潤（ドライアイ研究会）：2006年ドライアイ診断基準．あたらしい眼科 2007；24：181-184.
56	3	McGill JI, et al：Normal tear protein profiles and age-related changes. Br J Ophthalmol 1984；68：316-320.
56	4	Mathers WD, et al：Tear film changes associated with normal aging. Cornea 1996；15：229-234.
56	5	Higashihara H, et al：Using synthesized onion lachrymatory factor to measure age-related decreases in reflex-tear secretion and ocular surface sensation. Jpn J Ophthalmol 2010；54：215-220.
56	6	Sterm ME, et al：The pathology of dry eye：the interaction between the ocular surface and lacrimal glands. Cornea 1998；17：584-589.
		■睡眠中に涙は出ているのでしょうか？　また，その組成は起きているときと違うのでしょうか？
58	1	Sack RA, et al：Diurnal tear cycle：Evidence for a nocturnal inflammatory constitutive tear fluid. Invest Ophthalmol Vis Sci 1992；33：626-640.
58	2	Fukuda M, et al：Fibronectin in the tear film. Invest Ophthalmol Vis Sci 1996；37：459-467.
58	3	Wilson G, et al：Cell content of tears following overnight wear of a contact lens. Curr Eye Res 1989；8：329-335.

項目起始頁	文献番号	文献
		■ 涙液メニスカスの機能とその異常
60	1	横井則彦：涙液メニスカスの観察．ドライアイ診療PPP．東京：メジカルビュー社；2002. p.25-27.
60	2	Holly FJ：Physical chemistry of the normal and disordered tear film. Trans Ophthalmol Soc UK 1985；104：374-380.
60	3	McDonald JE, et al：Meniscus-induced thinning of tear films. Am J Ophthalmol 1971；72：139-146.
60	4	Yokoi N, et al：Relationship between tear volume and tear meniscus curvature. Arch Ophthalmol 2004；122：1265-1269.
60	5	鯖田秀樹ら：メニスカスの形成．物理教育 1981；29：241-245.
		■ 異所性涙液メニスカスの原因と眼表面に生じる影響について教えてください
63	1	McDonald JE, et al：Meniscus-induced thinning of tear films. Am J Ophthalmol 1971；72：139-146.
63	2	横井則彦：涙液メニスカスの観察．ドライアイ診療PPP．東京：メジカルビュー社；2002. p.25-27.
		■ 涙液油層のターンオーバーとその異常
66	1	Mochizuki H, et al：Turnover rate of tear-film lipid layer determined by fluorophotometry. Br J Ophthalmol 2009；93：1535-1538.
66	2	高岡真帆ら：眼表面における眼軟膏の滞留性と薬剤の徐放についての検討．日本眼科学会雑誌 2004；108：307-311.
66	3	Bron AJ, et al：Functional aspects of the tear film lipid layer. Exp Eye Res 2004；78：347-360.
66	4	横井則彦ら：涙液の液層と油層の密接な関係．眼科 2010；52：1763-1770.
66	5	Yokoi N, et al：Assessment of meibomian gland function in dry eye using meibometry. Arch Ophthalmol 1999；117：723-729.
66	6	横井則彦ら：マイボーム腺の臨床的機能評価．あたらしい眼科 2011；28：1073-1079.
		■ 涙液のターンオーバーとその異常
69	1	Mishima S, et al：Determination of tear volume and tear flow. Invest Ophthalmol Vis Sci 1966；5：264-275.
69	2	Mochizuki H, et al：Fluorophotometric measurement of the precorneal residence time of topically applied hyaluronic acid. Br J Ophthalmol 2008；92：108-111.
69	3	Tomlinson A, et al：Inputs and outputs of the lacrimal system：review of production and evaporative loss. Ocul Surf 2009；7：186-198.
69	4	清水章代ら：フルオロフォトメトリーを用いた健常者の涙液量，涙液turnover rateの測定．日本眼科学会雑誌 1993；97：1047-1052.
69	5	Nichols JJ, et al：Thinning rate of the precorneal and prelens tear films. Invest Ophthalmol Vis Sci 2005；46：2353-2361.
		■ コンタクトレンズ装用眼の涙液のターンオーバーはどうなりますか？
72	1	山本洋子ら：フルオロフォトメトリー法によるソフトコンタクトレンズ下の涙液交換の定量的評価．日本コンタクトレンズ学会誌 1996；38：86-89.
72	2	三島済一：コンタクトレンズ装用に関する角膜生理．臨床眼科 1987；41：235-241.

項目起始頁	文献番号	文献
72 - 3		Kok JHC, et al：Fluorophotometric assessment of tear turnover under rigid contact lenses. Cornea 1992；11：515-517.
72 - 4		河野明美ら：フルオロフォトメトリー法によるハードコンタクトレンズ下の涙液交換の定量的評価．日本コンタクトレンズ学会誌 1994；36：175-178.
72 - 5		河合正孝ら：コンタクトレンズ下の涙液交換率の測定．日本眼科紀要 1998；49：918-921.
72 - 6		Paugh JR, et al：Tear exchange under hydrogel contact lenses：methodological considerations. Invest Ophthalmol Vis Sci 2001；42：2813-2820.
72 - 7		山田昌和ら：コンタクトレンズ下の酸素分圧の理論モデルによる検討．日本コンタクトレンズ学会誌 1991；33：205-210.
		■ムチンのターンオーバー
74 - 1		Dartt DA, et al：Localization of nerves adjacent to goblet cells in rat conjunctiva. Curr Eye Res 1995；14：993-1000.
74 - 2		Adams AD：The Morphology of human conjunctival mucus. Arch Ophthalmol 1979；97：730-734.
		■ムチンのsheddingとドライアイとの関連について教えてください
76 - 1		Hori Y, et al：Mucins and contact lens wear. Cornea 2006；25：176-181.
76 - 2		Spurr-Michaud S, et al：Assays of mucins in human tear fluid. Exp Eye Res 2007；84：939-950.
76 - 3		Blalock TD, et al：Release of membrane-associated mucins from ocular surface epithelia. Invest Ophthalmol Vis Sci 2008；49：1864-1871.
		■涙液減少で眼脂が増えるのは，どうしてですか？
78 - 1		Tishler M, et al：Elevated tear interleukin-6 levels in patients with Sjögren syndrome. Ophthalmology 1998；105：2327-2329.
78 - 2		Pflugfelder SC, et al：Altered cytokine balance in the tear fluid and conjunctiva of patients with Sjögren's syndrome keratoconjunctivits sicca. Curr Eye Res 1999；19：201-211.
78 - 3		Danjo Y, et al：Alteration of mucin in human conjunctival epithelia in dry eye. Invest Ophthalmol Vis Sci 1998；39：2602-2609.
78 - 4		Argüeso P, et al：Decreased levels of the goblet cell mucin MUC5AC in tears of patients with Sjögren syndrome. Invest Ophthalmol Vis Sci 2002；43：1004-1011.
		■糸状角膜炎のメカニズムについて教えてください
80 - 1		Tanioka H, et al：Investigation of the corneal filament in filamentary keratitis. Invest Ophthalmol Vis Sci 2009；50：3696-3702.
		■涙液層の安定性とその維持機構
83 - 1		Butovich IA：The Meibomian puzzle：combining pieces together. Prog Retin Eye Res 2009；28：483-498.
83 - 2		King-Smith PE, et al：The thickness of the tear film. Curr Eye Res 2004；29：357-368.
83 - 3		横井則彦ら：涙液の液層と油層の密接な関係．特集マイボーム腺機能不全の考え方．眼科 2010；52：1763-1770.
83 - 4		Gipson IK：Distribution of mucins at the ocular surface. Exp Eye Res 2004；78：379-388.
83 - 5		横井則彦ら：ドライアイのコア・メカニズム―涙液安定性仮説の考え方．あたらしい眼科 2012；29：291-297.

項目起始頁	文献番号	文献
83 - 6		島﨑　潤（ドライアイ研究会）：2006年ドライアイ診断基準．あたらしい眼科 2007；24：181-184.
83 - 7		The definition and classification of dry eye disease：report of the Definition and Classification Subcommittee of the International Dry Eye WorkShop. Ocul Surf 2007；5：75-92.
83 - 8		加藤弘明ら：ムチンの産生を増やす治療．あたらしい眼科 2013；29：329-332.
83 - 9		横井則彦：ドライアイの新しい治療戦略―眼表面の層別治療．日本の眼科 2012；83：1318-1322.
83 - 10		Yokoi N, et al：Tear-film-oriented diagnosis and therapy for dry eye. In：Yokoi N, editor. Dry Eye Syndrome：Basic and Clinical Perspectives. London：Future Medicine Ltd；2013. p.96-108.
		■涙液減少と涙液動態
87 - 1		三島濟一：涙液分泌の生理と病理．眼科臨床医報 1970；64：89-99.
87 - 2		McDonald JE, et al：Meniscus-induced thinning of tear films. Am J Ophthalmol 1971；72：139-146.
87 - 3		Reifler DM：Early descriptions of Horner's muscle and the lacrimal pump. Surv Ophthalmol 1996；41：127-134.
87 - 4		Yokoi N, et al：Relationship between tear volume and tear meniscus curvature. Arch Ophthalmol 2004；122：1265-1269.
87 - 5		Brown SI, et al：Hydrodynamics of Blinking. Arch Ophthalmol 1969；82：541-547.
87 - 6		King-Smith PE, et al：The thickness of the tear film. Curr Eye Res 2004；29：357-368.
87 - 7		Berger RE, et al：A surface tension gradient mechanism for driving the pre-corneal tear film after a blink. J Biomech 1974；7：225-238.
87 - 8		Yokoi N, et al：Rheology of tear film lipid layer spread in normal and aqueous tear-deficient dry eyes. Invest Ophthalmol Vis Sci 2008；49：5319-5324.
		■ドライアイの考えかたにおける世界の動向―2007 Report of the International Dry Eye WorkShop（DEWS）
92 - 1		世界ドライアイワークショップ 2007 年報告書．The Ocular Surface 2007；5：1-126.
92 - 2		Lemp MA：Report of the National Eye Institute/Industry workshop on Clinical Trials in Dry Eyes. CLAO J 1995；21：221-232.
		■日本のドライアイの定義と診断基準
96 - 1		島﨑　潤（ドライアイ研究会）：2006年ドライアイ診断基準．あたらしい眼科 2007；24：181-184.
96 - 2		Ishida R, et al：The application of a new continuous functional visual acuity measurement system in dry eye syndromes. Am J Ophthalmol 2005；139：253-258.
96 - 3		Goto T, et al：A new method for tear film stability analysis using videokeratography. Am J Ophthalmol 2003；135：607-612.
96 - 4		Koh S, et al：Effect of tear film break-up on higher-order aberrations measured with wavefront sensor. Am J Ophthalmol 2002；134：115-117.
96 - 5		Manning FJ, et al：Patient tolerance and ocular surface staining characteristics of lissamine green versus rose bengal. Ophthalmology 1995；102：1953-1957.

項目起始頁	文献番号	文献
		■ 日本と欧米のドライアイの定義はどう違うのですか？
101	1	The definition and classification of dry eye disease：report of the Definition and Classification Subcommittee of the International Dry Eye Workshop (2007). Ocul Surf 2007；5：75-92.
		■ ドライアイの分類
103	1	The definition and classification of dry eye disease：report of the Definition and Classification Subcommittee of the International Dry Eye WorkShop (2007). Ocul Surf 2007；5：75-92.
103	2	横井則彦ら：ドライアイのコア・メカニズム—涙液安定性仮説の考え方．あたらしい眼科 2012；29：291-297.
103	3	Behrens A, et al：Dysfunctional tear syndrome study group：Dysfunctional tear syndrome：a Delphi approach to treatment recommendations. Cornea 2006；25：900-907.
		■ マイボーム腺機能不全の定義と診断基準
107	1	天野史郎：マイボーム腺機能不全ワーキンググループ，マイボーム腺機能不全の定義と診断基準．あたらしい眼科 2010；27：627-631.
107	2	Nichols KK, et al：The international workshop on meibomian gland dysfunction：executive summary. Invest Ophthalmol Vis Sci 2011；52：1922-1929.
107	3	Shimazaki J, et al：Meibomian gland dysfunction in patients with Sjögren syndrome. Ophthalmology 1998；105：1485-1488.
107	4	Arita R, et al：Non-contact infrared meibography to document age-related changes of the meibomian glands in a normal population. Ophthalmology 2008；115：911-915.
107	5	Arita R, et al：A newly developed noninvasive and mobile pen-shaped meibography system. Cornea 2013；32：242-247.
107	6	Matsumoto Y, et al：The application of in vivo laser confocal microscopy to the diagnosis and evaluation of meibomian gland dysfunction. Mol Vis 2008；14：1263-1271.
		■ Sjögren 症候群の診断基準
111	1	Vitali C, et al：Preliminary criteria for the classification of Sjögren's syndrome. Results of a prospective concerted action supported by the European Community. Arthritis Rheum 1993；36：340-347.
111	2	Fujibayashi T：Revised diagnostic criteria for Sjögren's syndrome. Rheumatology (Oxford) 2000；24：421-428.
111	3	van Bijsterveld OP：Diagnostic tests in the Sicca syndrome. Arch Ophthalmol 1969；82：10-14.
		■ わが国での Sjögren 症候群の患者数，国際的な診断基準・共同研究の現状について教えてください
114	1	難病情報センター http://www.nanbyou.or.jp/entry/267
114	2	Sjögren's Syndrome Foundation http://www.sjogrens.org/
114	3	Zhang NZ, et al：Prevalence of primary Sjögren's syndrome in China. J Rheumatol 1995；22：659-661.
114	4	Thomas E, et al：Sjögren's syndrome：a community-based study of prevalence and impact. Br J Rheumatol 1998；37：1069-1076.
114	5	Vitali C, et al：Preliminary criteria for the classification of Sjögren's syndrome. Results of a prospective concerted action supported by the European Community. Arthritis Rheum 1993；36：340-347.

項目起始頁	文献番号	文献
114 – 6		Shiboski SC, et al：American College of Rheumatology classification criteria for Sjögren's syndrome：a data-driven, expert consensus approach in the Sjögren's International Collaborative Clinical Alliance cohort. Arthritis Care Res（Hoboken）2012；64：475-487.
114 – 7		Whitcher JP, et al：A simplified quantitative method for assessing keratoconjunctivitis sicca from the Sjögren's Syndrome International Registry. Am J Ophthalmol 2009；149：405-415.
■ドライアイの疫学		
117 – 1		The epidemiology of dry eye disease：report of the Epidemiology Subcommittee of the International Dry Eye WorkShop（2007）. Ocul Surf 2007；5：93-107.
117 – 2		Schaumberg DA, et al：Prevalence of dry eye syndrome among US women. Am J Ophthalmol 2003；136：318-326.
117 – 3		Schiffman RM, et al：Reliability and validity of the Ocular Surface Disease Index. Arch Ophthalmol 2000；118：615-621.
117 – 4		Schein OD, et al：Relation between signs and symptoms of dry eye in the elderly. A population-based perspective. Ophthalmology 1997；104：1395-1401.
117 – 5		Rajagopalan K, et al：Comparing the discriminative validity of two generic and one disease-specific health-related quality of life measures in a sample of patients with dry eye. Value Health 2005；8：168-174.
117 – 6		Yu J, et al：The economic burden of dry eye disease in the United States：a decision tree analysis. Cornea 2011；30：379-387.
117 – 7		Clegg JP, et al：The annual cost of dry eye syndrome in France, Germany, Italy, Spain, Sweden and the United Kingdom among patients managed by ophthalmologists. Ophthalmic Epidemiol 2006；13：263-274.
117 – 8		Mizuno Y, et al：Annual direct cost of dry eye in Japan. Clin Ophthalmol 2012；6：755-760.
117 – 9		Waduthantri S, et al：Cost of dry eye treatment in an Asian clinic setting. PLoS ONE 2012；7：e37711.
117 – 10		Reddy P, et al：The economic burden of dry eye：a conceptual framework and preliminary assessment. Cornea 2004；23：751-761.
117 – 11		Ridder WH, et al：Impaired visual performance in patients with dry eye. Ocul Surf 2011；9：42-55.
117 – 12		Yamada M, et al：Impact of dry eye on work productivity. Clinicoecon Outcomes Res 2012；4：307-312.
■大規模のドライアイの疫学調査から，どのようなことがわかっていますか？		
122 – 1		Uchino M, et al：Prevalence of dry eye disease among Japanese visual display terminal users. Ophthalmology 2008；115：1982-1988.
122 – 2		Uchino M, et al：Japan Ministry of Health study on prevalence of dry eye disease among Japanese high school students. Am J Ophthalmol 2008；146：925-929.
122 – 3		Uchino M, et al：Prevalence and risk factors of dry eye disease in Japan：Koumi study. Ophthalmology 2011；118：2361-2367.
122 – 4		Schaumberg DA, et al：Prevalence of dry eye syndrome among US women. Am J Ophthalmol 2003；136：318-326.
122 – 5		The epidemiology of dry eye disease：report of the Epidemiology Subcommittee of the International Dry Eye WorkShop（2007）. Ocul Surf 2007；5：93-107.

項目起始頁	文献番号	文献
		■ ドライアイ検査の手順
126	1	横井則彦：ドライアイ診療の現状（検査編）Frontiers in Dry Eye 2011；6：90-98.
126	2	島﨑 潤（ドライアイ研究会）：2006年ドライアイ診断基準．あたらしい眼科 2007；24：181-184.
126	3	横井則彦：ドライアイの新しい治療戦略―眼表面の層別治療―．日本の眼科 2012；83：4-8.
126	4	横井則彦：生体染色検査アップデート．臨床眼科 2012；66：15-18.
		■ ドライアイの症状とクエッショネア
131	1	Nichols KK, et al：The lack of association between signs and symptoms in patients with dry eye disease. Cornea 2004；23：762-770.
131	2	Begley CG, et al：The relationship between habitual patient-reported symptoms and clinical signs among patients with dry eye of varying severity. Invest Ophthalmol Vis Sci 2003；44：4753-4761.
131	3	Chalmers RL, et al：The agreement between self-assessment and clinician assessment of dry eye severity. Cornea 2005；24：804-810.
131	4	Miljanovic B, et al：Impact of dry eye syndrome on vision-related quality of life. Am J Ophthalmol 2007；143：409-415.
131	5	Nelson JD, et al：A new look at dry eye disease and its treatment. Adv Ther 2000；17：84-93.
131	6	Li M, et al：Anxiety and depression in patients with dry eye syndrome. Curr Eye Res 2011；36：1-7.
131	7	Kim WK, et al：Association between depression and dry eye disease in an elderly population. Invest Ophthalmol Vis Sci 2011；52：7954-7958.
131	8	Suzukamo Y, et al：Psychometric properties of the 25-item National Eye Institute Visual Function Questionnaire (NEI VFQ-25), Japanese version. Health Qual Life Outcomes 2005；3：65-75.
131	9	Schiffman R, et al：Reliability and validity of the Ocular Surface Disease Index. Arch Ophthalmol 2000；118：615-621.
131	10	Abetz L, et al：Development and validation of the impact of dry eye on everyday life (IDEEL) questionnaire, a patient-reported outcomes (PRO) measure for the assessment of the burden of dry eye on patients. Health Qual Life Outcomes 2011；9：111-126.
131	11	Uchino Y, et al：Changes in dry eye diagnostic status following implementation of revised Japanese dry eye diagnostic criteria. Jpn Ophthalmol 2012；56：8-13.
		■ 外眼部の視診
135	1	横井則彦ら：眼瞼下垂と角膜上皮障害．眼科手術 2012；3：387-389.
135	2	Goto T, et al：Cosmetic product migration onto the ocular surface：exacerbation of migration after eyedrop instillation. Cornea 2010；29：400-403.
135	3	Adeela M, et al：Transport and interaction of cosmetic product material within the ocular surface：Beauty and the beastly symptoms of toxic tears. Contact lens & Anterior Eye 2012；35：247-259.
		■ 涙液メニスカスを指標とした涙液の量的評価
138	1	Mainstone JC, et al：Tear meniscus measurement in the diagnosis of dry eye. Curr Eye Res 1996；15：653-661.

項目起始頁	文献番号	文献
138 - 2		Mishima S, et al：Determination of tear volume and tear flow. Invest Ophthalmol 1966；5：264-276.
138 - 3		Maurice DM：The dynamics and drainage of tears. Int Ophthalmol Clin 1973；13：103-116.
138 - 4		Khanal S, et al：Nanoscale phase dynamics of the normal tear film. Nanomedicine 2010；6：707-713.
138 - 5		鄭　暁東：涙液の形態解析．あたらしい眼科 2013；30：9-14.
138 - 6		Oguz H, et al：The height and radius of the tear meniscus and methods for examining theses parameters. Cornea 2000；19：497-500.
138 - 7		Savini G, et al：Tear meniscus evaluation by optical coherence tomography. Ophthalmic Surg Lasers Imaging 2006；37：112-118.
138 - 8		Yokoi N, et al：Reflective meniscometry：a new field of dry eye assessment. Cornea 2000；19：S37-43.
138 - 9		Fukuda R, et al：Tear meniscus evaluation by anterior segment swept-source optical coherence tomography. Am J Ophthalmol 2013；155：620-624.
■OCTで，どのような涙液の指標が得られますか？		
141 - 1		Lamberts DW, et al：Schirmer test after topical anesthesia and the tear meniscus height in normal eyes. Arch Ophthalmol 1979；97：1082-1085.
141 - 2		Mainstone JC, et al：Tear meniscus measurement in the diagnosis of dry eye. Curr Eye Res 1996；15：653-661.
141 - 3		Tittler EH, et al：Between-grader repeatability of tear meniscus measurements using Fourier-domain OCT in patients with dry eye. Ophthalmic Surg Lasers Imaging 2011；42：423-427.
141 - 4		Palakuru J, et al：Effect of blinking on tear dynamics. Invest Ophthalmol Vis Sci 2007；48：3032-3037.
141 - 5		Shen M, et al：Upper and lower tear menisci in the diagnosis of dry eye. Invest Ophthalmol Vis Sci 2009；50：2722-2726.
141 - 6		Tao A, et al：Upper and lower tear menisci after laser in situ keratomileusis. Eye Contact Lens 2010；2：81-85.
141 - 7		Chen F, et al：Upper punctual occlusion versus lower punctual occlusion in dry eye. Invest Ophthalmol Vis Sci 2010；51：5571-5577.
141 - 8		Chen Qi, et al：Tear menisci and ocular discomfort during daily contact lens wear in symptomatic wearers. Invest Ophthalmol Vis Sci 2011；52：2175-2180.
141 - 9		Cui L, et al：Age-related changes in tear menisci imaged by optical coherence tomography. Optom Vis Sci 2011；88：1214-1219.
141 - 10		Tao A, et al：Tear menisci after overnight contact lens wear. Optom Vis Sci 2011；88：1433-1438.
141 - 11		Li J, et al：Clinical significance of tear menisci in dry eye. Eye Contact Lens 2012；38：183-187.
141 - 12		Li M, et al：Effect of punctual occlusion on tear menisci in symptomatic contact lens wearers. Cornea 2012；31：1014-1022.
141 - 13		Wang J, et al：Ultra-high resolution optical coherence tomography for monitoring tear meniscus volume in dry eye after topical cyclosporine treatment. Clin Ophthalmol 2012；6：933-938.
141 - 14		Li M, et al：Daytime variations of tear osmolarity and tear meniscus volume. Eye Contact Lens 2012；38：282-287.

項目起始頁	文献番号	文献
141	15	Cui L, et al：Visualization of the precorneal tear film using ultrahigh resolution optical coherence tomography in dry eye. Eye Contact Lens 2012；38：240-244.
141	16	Shen M, et al：Characterization of soft contact lens edge fitting using ultra-high resolution and ultra-long scan depth optical coherence tomography. Invest Ophthalmol Vis Sci 2011；52：4091-4097.
141	17	Cui L, et al：Micrometer-scale contact lens movements imaged by ultrahigh-resolution optical coherence tomography. Am J Ophthalmol 2012；153：275-283.
141	18	Chen Qi, et al：Ultrahigh-resolution measurement by optical coherence tomography of dynamic tear film changes on contact lenses. Invest Ophthalmol Vis Sci 2010；51：1988-1993.
141	19	Choi D, et al：Fourier domain optical coherence tomography using optical demultiplexers imaging at 60,000,000 lines/s. Opt Lett 2008；33：1318-1320.
		■BUTの測定
147	i	横井則彦：ドライアイ治療の新しい治療戦略—眼表面の層別治療．日本の眼科 2012；83：1318-1322.
147	ii	山本雄士ら：Tear film breakup time（BUT）短縮型ドライアイの臨床的特徴．日本眼科学会雑誌 2012；116：1137-1143.
		■眼表面の上皮障害の評価
150	1	横井則彦：結膜・眼瞼疾患の生体染色．あたらしい眼科 2012；29：1599-1605.
150	2	Freenstra RPG, et al：What is actually stained by rose bengal? Arch Ophthalmol 1992；110：984-993.
150	3	味木 幸ら：リサミングリーンBによる角結膜上皮障害の観察．日本眼科紀要 1999；50：536-539.
150	4	宮田和典：びまん性表層角膜炎の重症度の分類．臨床眼科 1994；48：183-188.
		■薬剤性眼表面の障害とドライアイの鑑別法を教えてください
153	1	大橋裕一：薬剤アレルギーの病態と治療（細胞毒性によるもの）．眼科 New Insight 第2巻，点眼薬—常識と非常識．東京：メジカルビュー社；1994．p.78-85.
153	2	大橋裕一ら：角膜上皮の新しい病態—epithelial crack line．臨床眼科 1992；46：1539-1543.
153	3	Yokoi N, et al：Importance of conjunctival epithelial evaluation in the diagnostic differentiation of dry eye from drug-induced epithelial keratopathy. Adv Exp Med Biol 1998；438：827-830.
153	4	Koh S, et al：Diagnosing dry eye using a blue-free barrier filter. Am J Ophthalmol 2003；136：513-519.
		■ブルーフリーフィルタを使うと，どうして結膜の上皮障害がみやすいのですか？
157	1	Koh S, et al：Diagnosing dry eye using a blue-free barrier filter. Am J Ophthalmol 2003；136：513-519.
157	2	大野健治：ブルーフリーフィルタを用いた検査．坪田一男ら編．眼科プラクティス3 オキュラーサーフェスのすべて．東京：文光堂；2005.
157	3	Yokoi N, et al：Importance of conjunctival epithelial evaluation in the diagnostic differentiation of dry eye from drug-induced epithelial keratopathy. Adv Exp Med Biol 1998；438：827-830.
		■Schirmerテスト
161	1	Schirmer O：Studien zur Physiologie und Pathologie der Tranenabsonderung und Tranenabfuhr. Albrecht von Graefes Arch Klin Exp Ophthalmol 1903；56：197-291.
161	2	ドライアイ研究会：2006年ドライアイ診断基準．あたらしい眼科 2007；24：181-184.

項目起始頁	文献番号	文献
161	3	Tsubota K：The importance of the Schirmer test with nasal stimulation. Am J Ophthalmol 1991；111：106-108.
		■眼瞼縁の異常の評価
163	1	Bron AJ, et al：A solute gradient in the tear meniscus. I. A hypothesis to explain Marx's line. Ocul Surf 2011；9：70-91.
163	2	天野史郎：マイボーム腺機能不全の定義と診断基準. あたらしい眼科 2010；27：627-631.
163	3	Hykin PJ, et al：Age-related morphological changes in lid margin and meibomian gland anatomy. Cornea 1992；11：334-342.
163	4	Yamaguchi M, et al：Marx line：fluorescein staining line on the inner lid as indicator of meibomian gland function. Am J Ophthalmol 2006；141：669-675.
163	5	Bron AJ, et al：Meibomian gland disease. Classification and grading of lid changes. Eye 1991；5：395-411.
163	6	Mathers WD, et al：Meibomian gland dysfunction in chronic blepharitis. Cornea 1991；10：277-285.
163	7	Shimazaki J, et al：Meibomian gland dysfunction in patients with Sjögren syndrome. Ophthalmology 1998；105：1485-1488.
		■メニスコメトリ法
168	1	Holly FJ：Physical chemistry of the normal and disordered tear film. Trans Ophthalmol Soc UK 1985；104：374-380.
168	2	Mainstone JC, et al：Tear meniscus measurement in the diagnosis of dry eye. Curr Eye Res 1996；15：653-661.
168	3	Yokoi N, et al：Reflective meniscometry：a non-invasive method to measure tear meniscus curvature. Br J Ophthalmol 1999；83：92-97.
168	4	Yokoi N, et al：Reflective meniscometry：A new field of dry eye assessment. Cornea 2000；19：S37-S43.
168	5	Yokoi N, et al：Non-invasive methods of assessing the tear film. Exp Eye Res 2004；78：399-407.
168	6	Oguz H, et al：The height and radius of the tear meniscus and methods for examining these parameters. Cornea 2000；19：497-500.
168	7	Yokoi N, et al：Relationship between tear volume and tear meniscus curvature. Arch Ophthalmol 2004；122：1265-1269.
		■ストリップメニスコメトリ
171	1	Mainstone JC, et al：Tear meniscus measurement in the diagnosis of dry eye. Curr Eye Res 1996；15：653-661.
171	2	Oguz H, et al：The height and radius of the tear meniscus and methods for examining these parameters. Cornea 2000；19：497-500.
171	3	Golding TR, et al：Relationship between tearmeniscus parameters and tear-film breakup. Cornea 1997；16：649-661.
171	4	Yokoi N, et al：Relationship between tear volume and tear meniscus curvature. Arch Ophthalmol 2004；122：1265-1269.
171	5	Dogru M, et al：Strip meniscometry：a new and simple method of tear meniscus evaluation. Invest Ophthalmol Vis Sci 2006；47：1895-1901.

項目起始頁	文献番号	文献
171 - 6		Ibrahim OM, et al：The efficacy, sensitivity, and specificity of strip meniscometry in conjunction with tear function tests in the assessment of tear meniscus. Invest Ophthalmol Vis Sci 2011；52：2194-2198.
		■ 涙液クリアランステスト
175 - 1		島﨑 潤ら（ドライアイ研究会）：2006年ドライアイ診断基準．あたらしい眼科 2007；24：181-184.
175 - 2		三島濟一：角膜涙液の生理学．眼科 MOOK, No.15 角膜—最近の知見．東京；金原出版；1981．p.22-31.
175 - 3		小野眞史ら：涙液のクリアランステスト．臨床眼科 1991；45：1143-1147.
175 - 4		楊 浩勇ら：ドライアイに対する恒久的涙点閉鎖術．日本眼科紀要 1995；46：683-686.
		■ 涙液クリアランスの異常は，どのような疾患で生じますか？
178 - 1		Luo L, et al：Experimental dry eye stimulates production of inflammatory cytokines and MMP-9 and activates MAPK signaling pathways on the ocular surface. Invest Ophthalmol Vis Sci 2004；45：4293-4301.
178 - 2		Uchino Y, et al：Oxidative stress induced inflammation initiates functional decline of tear production. PLoS ONE 2012；7：e45805.
178 - 3		The definition and classification of dry eye disease：report of the Definition and Classification Subcommittee of the International Dry Eye WorkShop（2007）. Ocul Surf 2007；5：75-92.
178 - 4		小野眞史：涙液クリアランスから見たドライアイ．Frontiers in Dry Eye 2007；2：55-58.
		■ 涙液インターフェロメトリ
182 - 1		King-Smith PE, et al：Three interferometric methods for measuring the thickness of layers of the tear film. Optom Vis Sci 1999；76：19-32.
182 - 2		Yokoi N, et al：Correlation of tear lipid layer interference patterns with the diagnosis and severity of dry eye. Am J Ophthalmol 1996；122：818-824.
182 - 3		Goto E, et al：Computer-synthesis of an interference color chart of human tear lipid layer, by a colorimetric approach. Invest Ophthalmol Vis Sci 2003；44：4693-4697.
182 - 4		Goto E, et al：Kinetic analysis of tear interference images in aqueous tear deficiency dry eye before and after punctal occlusion. Invest Ophthalmol Vis Sci 2003；44：1897-1905.
182 - 5		Yokoi N, et al：Rheology of tear film lipid layer spread in normal and aqueous tear-deficient dry eyes. Invest Ophthalmol Vis Sci 2008；49：5319-5324.
182 - 6		Hosaka E, et al：Interferometry in the evaluation of precorneal tear film thickness in dry eye. Am J Ophthalmol 2011；151：18-23.
182 - 7		Uchida A, et al：Noninvasive interference tear meniscometry in dry eye patients with Sjögren syndrome. Am J Ophthalmol 2007；144：232-237.
182 - 8		Maruyama K, et al：Effect of environmental conditions on tear dynamics in soft contact lens wearers. Invest Ophthalmol Vis Sci 2004；45：2563-2568.
182 - 9		Goto E, et al：Successful tear lipid layer treatment for refractory dry eye in office workers by low-dose lipid application on the full-length eyelid margin. Am J Ophthalmol 2006；142：264-270.
		■ マイボグラフィー
188 - 1		Tapie R：Biomicroscopial study of Meibomian glands（in French）. Ann Ocul 1977；210：637-648.

項目起始頁	文献番号	文献
188 - 2		Arita R, et al：Noncontact infrared meibography to document age-related changes of the meibomian glands in a normal population. Ophthalmology 2008；115：911-915.
188 - 3		Arita R, et al：A newly developed noninvasive and mobile pen-shaped meibography system. Cornea 2012；32：242-247.
188 - 4		Pult H, et al：Relation between upper and lower lids' meibomian gland morphology, tear film, and dry eye.Optom Vis Sci 2012；89：E310-315.
188 - 5		Eom Y, et al：Correlation between quantitative measurements of tear film lipid layer thickness and meibomian gland loss in patients with obstructive meibomian gland dysfunction and normal controls. Am J Ophthalmol 2013；155：1104-1110.

■ マイボーム腺組織の破壊は，どのような状況や病態で起こるのでしょうか？

項目起始頁	文献番号	文献
192 - 1		Arita R, et al：Noncontact infrared meibography to document age-related changes of the meibomian glands in a normal population. Ophthalmology 2008；115；911-915.
192 - 2		Arita R, et al：Proposed diagnostic criteria for obstructive meibomian gland dysfunction. Ophthalmology 2009；116；2058-2063.
192 - 3		Arita R, et al：Proposed diagnostic criteria for seborrheic meibomian gland dysfunction. Cornea 2010；29：980-984.
192 - 4		Arita R, et al：Contact lens wear is associated with decrease of meibomian glands. Ophthalmology 2009；116；379-384.
192 - 5		Arita R, et al：Meibomian gland duct distortion in patients with perennial allergic conjunctivitis. Cornea 2010；29；858-860.
192 - 6		Arita R, et al：Comparison of the long-term effects of various topical antiglaucoma medications on meibomian glands. Cornea 2012；31；1229-1234.
192 - 7		Arita R, et al：Effects of long-term topical anti-glaucoma medications on meibomian glands. Graefes Arch Clin Exp Ophthalmol 2012；250：1181-1185.
192 - 8		Arita R, et al：Decreased surface temperature of tarsal conjunctiva decreases in patients with meibomian gland dysfunction. JAMA Ophthalmol 2013；131：818-819.

■ 共焦点顕微鏡

項目起始頁	文献番号	文献
196 - 1		Wakamatsu TH, et al：Conjunctival in vivo confocal scanning laser microscopy in patients with Sjögren syndrome. Invest Ophthalmol Vis Sci 2010；51：144-150.
196 - 2		Kojima T, et al：The application of in vivo laser scanning confocal microscopy as a tool of conjunctival in vivo cytology in the diagnosis of dry eye ocular surface disease. Mol Vis 2010；16：2457-2464.
196 - 3		Sato EA, et al：The lacrimal gland in Sjögren's syndrome. Ophthalmology 2010；117：1055.
196 - 4		Kojima T, et al：*In vivo* evaluation of superior limbic keratoconjunctivitis using laser scanning confocal microscopy and conjunctival impression cytology.Invest Ophthalmol Vis Sci 2010；51：3986-3992.

■ HRT でマイボーム腺の異常はわかりますか？

項目起始頁	文献番号	文献
203 - 1		Stave J, et al：Modified Heidelberg Retinal Tomograph HRT. Initial results of in vivo presentation of corneal structures. Ophthalmologe 2002；99：276-280.
203 - 2		小幡博人ら：剖検例72例におけるマイボーム腺の病理組織学的検討. 日本眼科学会雑誌 1994；98：765-777.
203 - 3		Arita R, et al：Proposed diagnostic criteria for obstructive meibomian gland dysfunction. Ophthalmology 2009；116：2058-2063.

項目起始頁	文献番号	文献
203 – 4		Matsumoto Y, et al：The application of in vivo laser confocal microscopy to the diagnosis and evaluation of meibomian gland dysfunction. Mol Vis 2008；14：1263-1271.
		■ 涙液蒸発率測定
206 – 1		Lemp MA：Report of the National Eye Institute/Industry workshop on Clinical Trials in Dry Eyes. CLAO J 1995；21：221-232.
206 – 2		Rolando M, et al：Increased tear evaporation in eyes with keratoconjunctivitis sicca. Arch Ophthalmol 1983；101：557-558.
206 – 3		Rolando M, et al：Tear evaporimeter for measuring water evaporation rate from the tear film under controlled conditions in humans. Exp Eye Res 1983；36：25-33.
206 – 4		Mathers WD, et al：Tear flow and evaporation in patients with and without dry eye. Ophthalmology 1996；103：664-669.
206 – 5		Mathers WD, et al：Ocular water evaporation and the dry eye. A new measuring device. Cornea 1993；12：335-340.
206 – 6		Hamano H, et al：Application of an evaporimeter to the field of ophthalmology. J Jpn Contact Lens Soc 1980；22：101-107.
206 – 7		Shimazaki J, et al：Meibomian gland dysfunction in patients with Sjögren syndrome. Ophthalmology 1998；105：1485-1488.
206 – 8		Tsubota K, et al：Tear evaporation from the ocular surface. Invest Ophthalmol Vis Sci 1992；33：2942-2950.
206 – 9		Goto E, et al：Tear evaporation dynamics in normal subjects and subjects with obstructive meibomian gland dysfunction. Invest Ophthalmol Vis Sci 2003；44：533-539.
206 – 10		Goto E, et al：Tear evaporation rates in Sjögren syndrome and non-Sjögren dry eye patients. Am J Ophthalmol 2007；144；81-85.
206 – 11		Mathers WD：Ocular evaporation in meibomian gland dysfunction and dry eye. Ophthalmology 1993；100：347-351.
206 – 12		Shimazaki J, et al：Ocular surface changes and discomfort in patients with meibomian gland dysfunction. Arch Ophthalmol 1995；113：1266-1270.
		■ 涙液浸透圧測定
209 – 1		Gilbard JP：Tear film osmolarity and keratoconjunctivitis sicca. CLAO J 1985；11：243-250.
209 – 2		Tomlinson A, et al：Tear film osmolarity：determination of a referent for dry eye diagnosis. Invest Ophthalmol Vis Sci 2006；47：4309-4315.
209 – 3		Versura P, et al：Performance of tear osmolarity compared to previous diagnostic tests for dry eye diseases. Curr Eye Res 2010；35：553-564.
		■ 実用視力
212 – 1		Ishida R, et al：The application of a new continuous functional visual acuity measurement system in dry eye syndromes. Am J Opthalmol 2005；139：253-258.
212 – 2		Kaido M, et al：Concept of functional visual acuity and its applications. Cornea 2007；26：S29-35. Review.
212 – 3		Kaido M, et al：The relation of functional visual acuity measurement methodology to tear functios and ocular surface status. Jpn J Ophthalmol 2011；55：451-459.
212 – 4		Kaido M, et al：Corneal fluorescein staining correlates with visual function in dry eye patients. Invest Ophthalmol Vis Sci 2011；52：9516-9522.

項目起始頁	文献番号	文献
		■ TSAS (tear stability analysis system)
215 - 1		Goto T, et al：A new method for tear film stability analysis using videokeratography. Am J Ophthalmol 2003；135：607-612.
215 - 2		Kojima T, et al：A new noninvasive tear stability analysis system for the assessment of dry eyes. Invest Ophthalmol Vis Sci 2004；45：1369-1374.
215 - 3		Goto T, et al：Evaluation of the tear film stability after laser *in situ* keratomileusis using tear film stability analysis system. Am J Ophthalmol 2004；137：116-120.
215 - 4		川崎史朗ら：涙液層安定性解析装置によるマレイン酸チモロールゲル化剤点眼後の涙液層への影響の検討．日本眼科学会雑誌 2008；112：539-544.
215 - 5		山口昌彦ら：Tear Stability Analysis System を用いたヒアルロン酸点眼液の涙液安定性に対する持続効果の検討．日本眼科学会雑誌 2011；115：134-141.
		■ 高次収差解析
218 - 1		Koh S, et al：Effect of tear film break-up on higher-order aberrations measured with wavefront sensor. Am J Ophthalmol 2002；134：115-117.
218 - 2		Koh S, et al：Serial measurements of higher-order aberrations after blinking in normal subjects. Invest Ophthalmol Vis Sci 2006；47：3318-3324.
		■ ドライアイの視機能異常の特徴について教えてください
221 - 1		Koh S, et al：Effects of suppression of blinking on quality of vision in borderline cases of evaporative dry eye. Cornea 2008；27：275-278.
221 - 2		Koh S, et al：Serial measurements of higher-order aberrations after blinking in patients with dry eye. Invest Ophthalmol Vis Sci 2008；49：133-138.
221 - 3		Koh S, et al：Paradoxical increase of visual impairment with punctal occlusion in a patient with mild dry eye. J Cataract Refract Surg 2006；32：689-691.
		■ 涙液の安定性の低下を中心に置く日本のドライアイの考え方とその治療
226 - 1		Lemp MA：Report of the National Eye Institute/Industry Workshop on Clinical Trials in Dry Eyes. CLAO J 1995；21：221-232.
226 - 2		島﨑　潤：ドライアイの定義と診断基準．眼科 1995；37：765-770.
226 - 3		Dry Eye WorkShop. Ocular Surf 2007；5：10-126.
226 - 4		島﨑　潤（ドライアイ研究会）：2006年ドライアイ診断基準．あたらしい眼科 2007；24：181-184.
226 - 5		横井則彦：ドライアイのあたらしい治療戦略―眼表面の層別治療．日本の眼科 2013；83：1318-1322.
226 - 6		横井則彦ら：ドライアイのコア・メカニズム―涙液安定性仮説の考え方．あたらしい眼科 2012；29：291-297.
		■ ドライアイにヒアルロン酸点眼が奏効するメカニズムを教えてください
231 - 1		Sand BB, et al：Sodium hyaluronate in the treatment of keratoconjunctivitis sicca. A double masked clinical trial. Acta Ophthalmol 1989；67：181-183.
231 - 2		Watanabe H：Significance of mucin on the ocular surface. Cornea 2002；21：S17-22.
		■ 炎症を中心に置く米国のドライアイの考えかたとその治療
233 - 1		島﨑　潤（ドライアイ研究会）：2006年ドライアイ診断基準．あたらしい眼科 2007；24：181-184.

項目起始頁	文献番号	文献
233	2	The 2007 International Dry Eye WorkShop：The definition and classification of dry eye disease：report of the Definition and Classification Subcommittee of the International Dry Eye WorkShop. Ocul Surf 2007；5：75-92.
233	3	Lemp MA, et al：Tear osmolarity in the diagnosis and management of dry eye disease. Am J Ophthalmol 2011；151：792-798.
233	4	Luo L, et al：Experimental dry eye stimulates production of inflammatory cytokines and MMP-9 and activates MAPK signaling pathways on the ocular surface. Invest Ophthalmol Vis Sci 2004；45：4293-4301.
233	5	Stern ME, et al：Conjunctival T-cell subpopulations in Sjögren's and non-Sjögren's patients with dry eye. Invest Ophthalmol Vis Sci 2002；43：2609-2614.
233	6	Niederkorn JY, et al：Desiccating stress induces T cell-mediated Sjögren's syndrome-like lacrimal keratoconjunctivitis. J Immunol 2006；176：3950-3957.
233	7	Schaumburg CS, et al：Ocular surface APCs are necessary for autoreactive T cell-mediated experimental autoimmune lacrimal keratoconjunctivitis. J Immunol 2011；187：3653-3662.
233	8	De Paiva CS, et al：IL-17 disrupts corneal barrier following desiccating stress. Mucosal Immunol 2009；2：243-253.
233	9	Chauhan SK, et al：Autoimmunity in dry eye is due to resistance of Th17 to Treg suppression. J Immunol 2009；182：1247-1252.
233	10	Stevenson W, et al：Dry eye disease：an immune-mediated ocular surface disorder. Arch Ophthalmol 2012；130：90-100.

■ シクロスポリン点眼の多施設スタディの結果について教えてください

238	1	Pflugfelder SC：Antiinflammatory therapy for dry eye. Am J Ophthalmol 2004；137：337-342.
238	2	Paiva CS, et al：Rationale for anti-inflammatory therapy in dry eye syndrome. Arq Bras Oftalmol 2008；71：89-95.
238	3	Kymionis GD, et al：Treatment of chronic dry eye：focus on cyclosporine. Clinical Ophthalmology 2008；4：829-836.
238	4	Stevenson D, et al：Efficacy and safety of cyclosporine A ophthalmic emulsion in the treatment of moderate-to-severe dry eye disease：a dose-ranging, randomized trial. The Cyclosporine A Phase 2 Study Group. Ophthalmology 2000；107：967-974.
238	5	Sall K, et al：Two multicenter, randomized studies of the efficacy and safety of cyclosporine ophthalmic emulsion in moderate to severe dry eye disease. CsA Phase 3 Study Group. Ophthalmology 2000；107：631-639.
238	6	Barber LD, et al：Phase III safety evaluation of cyclosporine 0.1% ophthalmic emulsion administered twice daily to dry eye disease patients for up to 3 years. Ophthalmology 2005；112：1790-1794.
238	7	Chen M, et al：A comparison of cyclosporine 0.05% ophthalmic emulsion versus vehicle in Chinese patients with moderate to severe dry eye disease：an eight-week, multicenter, randomized, double-blind, parallel-group trial. J Ocul Pharmacol Ther 2010；26：361-366.
238	8	Byun YS, et al：Cyclosporine 0.05% ophthalmic emulsion for dry eye in Korea：a prospective, multicenter, open-label, surveillance study. Korean J Ophthalmol 2011；25：369-374.

■ ステロイド点眼はドライアイの治療に有効なのでしょうか？

241	1	The 2007 International Dry Eye WorkShop：The definition and classification of dry eye disease：report of the Definition and Classification Subcommittee of the International Dry Eye WorkShop (2007). Ocul Surf 2007；5：75-92.

項目起始頁	文献番号	文献
241 - 2		Avunduk AM, et al：The comparison of efficacies of topical corticosteroids and nonsteroidal anti-inflammatory drops on dry eye patients：a clinical and immunocytochemical study. Am J Ophthalmol 2003；136：593-602.
		■ 点眼治療の種類
243 - 1		大竹雄一郎ら：点眼液中の防腐剤による角膜上皮障害について．あたらしい眼科 1991；8：1559-1603.
243 - 2		Sall K：Two multicenter, randomized studies of the efficacy and safety of cyclosporine ophthalmic emulsion in moderate to severe dry eye disease. CsA Phase 3 Study Group. Ophthalmology 2000；107：631-639.
243 - 3		七條優子ら：正常ウサギにおけるジクアホソルナトリウムの涙液分泌促進作用．あたらしい眼科 2011；28：1029-1033.
243 - 4		七條優子ら：ジクアホソルナトリウムのウサギ結膜組織からの MUC5AC の分泌促進作用．あたらしい眼科 2011；28：261-265.
243 - 5		有田玲子：油成分を増やすドライアイ治療．あたらしい眼科 2012；29：333-337.
243 - 6		山口昌彦ら：3％ ジクアホソルナトリウム点眼液のドライアイを対象としたオープンラベルによる投与試験．あたらしい眼科 2012；29：527-535.
243 - 7		Urashima H, et al：Rebamipide increases the amount of mucin-like substances on the conjunctiva and cornea in the *N*-acetylcystein-treated in vivo model. Cornea 2004；23：613-619.
243 - 8		Urashima H, et al：Rebamipide increases mucin-like substance contents and periodic acid Schiff reagent-positive cells density in normal rabbits. J Ocul Pharmacol Ther 2012；28：264-270.
243 - 9		Kinoshita S, et al：A randomized, multicenter phase 3 study comparing 2％ rebamipide (OPC-12759) with 0.1％ sodium hyaluronate in the treatment of dry eye. Ophthalmology 2002；120：1158-1165.
243 - 10		加藤弘明：ムチンの産生を増やす治療．あたらしい眼科 2012；29：329-332.
243 - 11		横井則彦：ドライアイの新しい治療戦略―眼表面の層別治療―．日本の眼科 2012；88：1318-1322.
243 - 12		山本雄士ら：Tear film breakup time（BUT）短縮型ドライアイの臨床的特徴．日本眼科学会雑誌 2012；116：1137-1143.
243 - 13		七條優子ら：培養ヒト角膜上皮細胞におけるジクアホソルナトリウムの膜結合型ムチン遺伝子の発現促進作用．あたらしい眼科 2011；28：425-429.
243 - 14		Kojima T, et al：The effect of autologous serum eyedrops in the treatment of severe dry eye disease：A prospective randomized case-control study. American Journal of Ophthalmology 2005；139：242-246.
243 - 15		Goto E, et al：Low-concentration homogenized castor oil eye drops for noninflamed obstructive meibomian gland dysfunction. Ophthalmology 2002；109：2030-2035.
		■ 自己血清点眼の効果
248 - 1		Tsubota K, et al：Serum application for the treatment of ocular surface disorders. Int'l Ophthal Clin 2000；40：113-122.
248 - 2		Tsubota K, et al：Treatment of dry eye by autologous serum application in Sjögren's syndrome. Br J Ophthalmol 1999；83：390-395.
248 - 3		Tsubota K, et al：Treatment of persistent corneal epithelial defect by autologous serum application. Ophthalmology 1999；106：1984-1989.

項目起始頁	文献番号	文献
248 — 4		Ogawa Y, et al：Autologous serum eye drops for the treatment of severe dry eye in patients with chronic graft-versus-host disease. Bone Marrow Transplant 2003；31：579-583.
248 — 5		Noda-Tsuruya T, et al：Autologous serum eye drops for dry eye after LASIK. J Refract Surg 2006；22：61-66.
248 — 6		Goto E, et al：Treatment of superior limbic keratoconjunctivitis by application of autologous serum. Cornea 2001；20：807-810.
248 — 7		Matsumoto Y, et al：Autologous serum application in the treatment of neurotrophic keratopathy. Ophthalmology 2004；111：1115-1120.
248 — 8		Kojima T, et al：The effect of autologous serum eye drops in the treatment of severe dry eye disease：a prospective randomized case-control study. Am J Ophthalmol 2005；139：242-246.

■ ジクアホソルナトリウム点眼液の作用

251 — 1		Hosoya K, et al：Nucleotide stimulation of Cl^- secretion in the pigmented rabbit conjunctiva. J Pharmacol Exp Ther 1999；291：53-59.
251 — 2		Li Y, et al：Rabbit conjunctival epithelium transports fluid, and $P2Y_2$ receptor agonists stimulate Cl- and fluid secretion. Am J Physiol Cell Physiol 2001；281：C595-602.
251 — 3		Jumblatt JE, et al：Regulation of ocular mucin secretion by $P2Y_2$ nucleotide receptors in rabbit and human conjunctiva. Exp Eye Res 1998；67：341-346.
251 — 4		Murakami T, et al：Diquafosol elicits increases in net Cl^- transport through $P2Y_2$ receptor stimulation in rabbit conjunctiva. Ophthalmic Res 2004；36：89-93.
251 — 5		Matsumoto Y, et al：Efficacy and safety of diquafosol ophthalmic solution in patients with dry eye syndrome：a Japanese phase 2 clinical trial. Ophthalmology 2012；119：1954-1960.
251 — 6		Takamura E, et al：Diquafosol Ophthalmic Solution Phase 3 Study Group. A randomized, double-masked comparison study of diquafosol versus sodium hyaluronate ophthalmic solutions in dry eye patients. Br J Ophthalmol 2012；96：1310-1315.
251 — 7		Shimazaki-Den S, et al：Effects of diquafosol sodium eye drops on tear film stability in short BUT type of dry eye. Cornea 2013；32：1120-1125.
251 — 8		七條優子ら：培養ヒト角膜上皮細胞におけるジクアホソルナトリウムの膜結合型ムチン遺伝子の発現促進作用．あたらしい眼科 2011；28：425-429.

■ レバミピド点眼液の作用

254 — 1		Kimura K, et al：Protection of human corneal epithelial cells from TNF-α-induced disruption of barrier function by rebamipide. Invest Ophthalmol Vis Sci 2013；54：2572-2760.
254 — 2		Tanaka H, et al：Rebamipide increases barrier function and attenuates TNFα-induced barrier disruption and cytokine expression in human corneal epithelial cells. Br J Ophthalmol 2013；97：912-916.
254 — 3		Urashima H, et al：Rebamipide increases mucin-like substance contents and periodic acid Schiff reagent-positive cells density in normal rabbits. J Ocul Pharmacol Ther 2012；28：264-270.
254 — 4		Ríos JD, et al：Effect of OPC-12759 on EGF receptor activation, p44/p42 MAPK activity, and secretion in conjunctival goblet cells. Exp Eye Res 2008；86：629-636.
254 — 5		Ueta M, et al：Rebamipide Suppresses PolyI：C-stimulated cytokine production in human conjunctival epithelial cells. J Ocul Pharmacol Ther 2013 May 10. [Epub ahead of print]
254 — 6		Urashima H, et al：Rebamipide increases the amount of mucin-like substances on the conjunctiva and cornea in the *N*-acetylcysteine-treated *in vivo* model. Corena 2004；23：613-619.

項目起始頁	文献番号	文献
254 – 7		中島英雄ら：ウサギ眼表面ムチン被覆障害モデルにおける角結膜上皮障害に対するレバミピド点眼液の効果．あたらしい眼科 2012；29：1147-1151．
254 – 8		Kinoshita S, et al：Rebamipide ophthalmic suspension phase 3 study group. A randomized, multicenter phase 3 study comparing 2% rebamipide（OPC-12759）with 0.1% sodium hyaluronate in the treatment of dry eye. Ophthalmology 2013；120：1158-1165.
		■眼鏡による治療
256 – 1		Lemp MA：Report of the National Eye Institute/Industry workshop on Clinical Trials in Dry Eyes. CLAO J 1995；21：221-232.
256 – 2		横井則彦：蒸発亢進型ドライアイの病態，原因，およびその治療．日本の眼科 2007；78：721-726．
256 – 3		Tsubota K, et al：Spectacle side panels and moist inserts for the treatment of dry-eye patients. Cornea 1994；13：197-201.
256 – 4		GOODS Introduction 目の乾燥対策商品紹介．Frontiers in Dry Eye 2012；7：92-93．
		■サプリメントによる治療
258 – 1		Bressler NM, et al：Potential public health impact of Age-Related Eye Disease Study results：AREDS report no.11. Arch Ophthalmol 2003；121：1621-1624.
258 – 2		Tsubota K, et al：Serum application for the treatment of ocular surface disorders. Int Ophthalmol Clin 2000；40：113-122.
258 – 3		Nakamura Y, et al：Inflammatory cytokines in normal human tears. Curr Eye Res 1998；17：673-676.
		■オメガ3脂肪酸とドライアイとの関係について教えてください
261 – 1		Dyerberg J, et al：Eicosapentaenoic acid and prevention of thrombosis and atherosclerosis? Lancet 1978；2：117-119.
261 – 2		Dyerberg J, et al：Fatty acid composition of the plasma lipids in Greenland Eskimos. Am J clin nutr 1975；28：958-966.
261 – 3		Covington, MB：Omega-3 fatty acids. Am Fam Physician 2004；70：133-140.
261 – 4		Yokoyama M, et al：Effects of eicosapentaenoic acid on major coronary events in hypercholesterolaemic patients（JELIS）：a randomised open-label, blinded endpoint analysis. Lancet 2007；369：1090-1098.
261 – 5		Miljanovic B, et al：Relation between dietary n-3 and n-6 fatty acids and clinically diagnosed dry eye syndrome in women. Am J Clin Nutr 2005；82：887-893.
261 – 6		Wojtowicz JC, et al：Pilot, prospective, randomized, double-masked, placebo-controlled clinical trial of an omega-3 supplement for dry eye. Cornea 2011；30：308-314.
261 – 7		Brignole-Baudouin F, et al：A multicentre, double-masked, randomized, controlled trial assessing the effect of oral supplementation of omega-3 and omega-6 fatty acids on a conjunctival inflammatory marker in dry eye patients. Acta Ophthalmol 2011；89：e591-597.
261 – 8		Jarvinen RL, et al：Effects of oral sea buckthorn oil on tear film fatty acids in individuals with dry eye. Cornea 2011；30：1013-1019.
		■涙液減少眼でみられるさまざまな角膜上皮障害
269 – 1		Norn MS：Micropunctate fluorescein vital staining of the cornea. Acta Ophthalmol 1970；48：108-118.
269 – 2		Feenstra RP, et al：Comparison of fluorescein and rose bengal staining. Ophthalmology 1992；99：605-617.

項目起始頁	文献番号	文献
269 – 3		Tabery HM：Dual appearance of fluorescein staining in vivo of diseased human corneal epithelium：a non-contact photomicrographic study. Br J Ophthalmol 1992；76：43-44.
269 – 4		Bergmanson JP：Histopathological analysis of the corneal epithelium after contact lens wear. J Am Optom Assoc 1987；58：812-818.
269 – 5		Fraunfelder FT, et al：Corneal mucus plaques. Am J Ophthalmol 1977；83：191-197.
269 – 6		Tanioka H, et al：Investigation of the corneal filament in filamentary keratitis. Invest Ophthalmol Vis Sci 2009；50：3696-3702.

■ ドライアイの内服治療

項目起始頁	文献番号	文献
272 – 1		Fox RI, et al：Sjögren's syndrome, proposed criteria for classification. Arthritis Rheum 1986；29：577-585.
272 – 2		Tsubota K, et al：Defective cellular trafficking of lacrimal gland aquaporin-5 in Sjögren's syndrome. Lancet 2001；357：688-689.
272 – 3		柏崎禎夫ら：シェーグレン症候群の口腔乾燥症状に対する SNI-2011 の有効性および安全性に関する容量漸増法による検討-SNI-2011 前記第Ⅱ相試験. 診療と新薬 2001；38：313-332.
272 – 4		Johnson JT, et al：Oral pilocarpine for post-irradiation xerostomia in patients with head and neck cancer. N Engl J Med 1993；329：390-395.
272 – 5		Ono M, et al：Therapeutic effect of cevimeline on dry eye in patients with Sjögren's syndrome：a randomized, double-blind clinical study. Am J Ophthalmol 2004；138：6-17.
272 – 6		Aragona P, et al：Conjunctival epithelium improvement after systemic pilocarpine in patients with Sjögren's syndrome. Br J Ophthalmol 2006；90：166-170.

■ 涙点プラグ

項目起始頁	文献番号	文献
275 – 1		Balaram M, et al：Efficacy and tolerability outcomes after punctal occlusion with silicon plugs in dry eye syndrome. Am J Ophthalmol 2001；131：30-36.
275 – 2		西井正和ら：新しい涙点プラグ（フレックスプラグ®）の脱落についての検討. 日本眼科学会雑誌 2004；108：139-143.
275 – 3		Parikh NB, et al：Retention rate of silicone punctal plugs placed by residents in a general clinic setting. Ophthal Plast Recontr Surg 2010；26：400-402.
275 – 4		Horwath-Winter J, et al：Long-term retention rates and complications of silicone punctal plugs in dry eye. Am J Ophthalmol 2007；144：441-444.
275 – 5		Kaido M, et al：Efficacy of punctum plug treatment in short break-up time dry eye. Optom Vis Sci 2008；85：758-763.
275 – 6		Chen F, et al：Upper punctal occlusion versus lower punctal occlusion in dry eye. Invest Ophthalmol Vis Sci 2010；52：5571-5577.
275 – 7		Kaido M, et al：Visual function changes after punctal occlusion with the treatments of short BUT type of dry eye. Cornea 2012；31：1009-1013.

■ 液状涙道プラグについて，特徴と適応について教えてください

項目起始頁	文献番号	文献
281 – 1		濱野 孝：液状涙道プラグ「キープティア」. 眼科手術 2008；21：475-478.
281 – 2		濱野 孝ら：アテロコラーゲンによる涙道閉鎖─涙液減少症 69 例における臨床試験. 臨床眼科 2004；58：2289-2294.
281 – 3		中野聡子ら：ドライアイに対するアテロコラーゲン涙点プラグ（キープティア®）の治療効果. 臨床眼科 2011；65：231-235.
281 – 4		Hirai K, et al：Clinical evaluation of the therapeutic effects of atelocollagen absorbable punctal plugs. Clin Ophthalmol 2012；6：133-138.

項目起始頁	文献番号	文献
		■ マイボーム腺機能不全とその治療
294	1	天野史郎（マイボーム腺機能不全ワーキンググループ）：マイボーム腺機能不全の定義と診断基準．あたらしい眼科 2010；27：627-631．
294	2	Research in dry eye：report of the Research Subcommittee of the International Dry Eye WorkShop (2007). Ocul Surf 2007；5：179-193.
294	3	Maskin SL：Intraductal meibomian gland probing relieves symptoms of obstructive meibomian gland dysfunction. Cornea 2010；29：1145-1152.
294	4	Korb DR, et al：Case report：a successful LipiFlow treatment of a single case of meibomian gland dysfunction and dropout. Eye Contact Lens 2013；39：e1-3.
294	5	Goto E, et al：Successful tear lipid layer treatment for refractory dry eye in office workers by low-dose lipid application on the full-length eyelid margin. Am J Ophthalmol 2006；142：264-270.
		■ デモデックスは，マイボーム腺機能不全と関係があるのですか？
297	1	川北哲也ら：日本における毛嚢虫性前部眼瞼縁炎．日本眼科学会雑誌 2010；114：1025-1029．
297	2	Kojima T, et al：*In vivo* evaluation of ocular demodicosis using laser scanning confocal microscopy. Invest Ophthalmol Vis Sci 2011；52：565-569.
297	3	Lee SH, et al：The relationship between demodex and ocular discomfort. Invest Ophthalmol Vis Sci 2010；51：2906-2911.
297	4	Kemal M, et al：The prevalence of *Demodex folliculorum* in blepharitis patients and the normal population. Ophthalmic Epidemiol 2005；12：287-290.
297	5	Gao YY, et al：*In vitro* and *in vivo* killing of ocular Demodex by tea tree oil. Br J Ophthalmol 2005；89：1468-1473.
		■ マイボーム腺炎角結膜上皮症
299	1	鈴木　智ら：マイボーム腺炎に関連した角膜上皮障害（マイボーム腺炎角膜上皮症）の検討．あたらしい眼科 2000；17：423-427．
299	2	Suzuki T, et al：Phlyctenular keratitis associated with meibomitis in young patients. Am J Ophthalmol 2005；140：77-82.
299	3	Suzuki T, et al：Ocular surface inflammation induced by *Propionibacterium acnes*. Cornea 2002；21：812-817.
		■ ライフスタイルとドライアイ
305	1	Uchiyama E, et al：Increased evaporative rates in laboratory testing conditions simulating airplane cabin relative humidity：an important factor for dry eye syndrome. Eye Contact Lens 2007；33：174-176.
305	2	Pelegrino FS, et al：Low humidity environmental challenge causes barrier disruption and cornification of the mouse corneal epithelium via a c-jun N-terminal kinase 2 (JNK2) pathway. Exp Eye Res 2012；94：150-156.
305	3	Toda I, et al：Decreased tear break-up time (BUT) is somtimes associated with allergic conjunctivitis., Ophthalmology 1995；102：302-309.
305	4	Uchino M, et al：Prevalence of dry eye disease among Japanese visual display terminal users. Ophthalmology 2008；115：1982-1988.
305	5	Nakamura S, et al：Lacrimal hypofunction as a new mechanism of dry eye in visual display terminal users. PLoS ONE 2010；15；5：e11119.

項目起始頁	文献番号	文献
305 - 6		Li M, et al：Assessment of vision-related quality of life in dry eye patients. Invest Ophthalmol Vis Sci 2012；53：5722-5727.
305 - 7		Miljanović B, et al：Impact of dry eye syndrome on vision-related quality of life. Am J Ophthalmol 2007；143：409-415.
305 - 8		Altinors DD, et al：Smoking associated with damage to the lipid layer of the ocular surface. Am J Ophthalmol 2006；141：1016-1021.
305 - 9		El-Shazly AA, et al：Passive smoking as a risk factor of dry eye in children. J Ophthalmol 2012；2012：130159.
305 - 10		Wojtowicz JC, et al：Pilot, prospective, randomized, double-masked, placebo-controlled clinical trial of an omega-3 supplement for dry eye. Cornea 2011；30：308-314.

■コンタクトレンズとドライアイの関連性

項目起始頁	文献番号	文献
308 - 1		横井則彦：コンタクトレンズと眼表面上皮・涙液の生理環境．日本コンタクトレンズ学会誌 1997；39：111-115.
308 - 2		Gipson IK：Distribution of mucins at the ocular surface. Exp Eye Res 2004；78：379-388.
308 - 3		Nichols JJ, et al：Thickness of the pre-and post-contact lens tear film measured in vivo by interferometry. Invest Opthalmol Vis Sci 2003；44：68-77.
308 - 4		丸山邦夫ら：コンタクトレンズ装用眼のティアダイナミクス．日本コンタクトレンズ学会誌 2003；45：60-65.
308 - 5		Yokoi N, et al：Dynamics changes in tear meniscuc curvature at the rigid contact lens edge. Cornea 2003；22：226-229.
308 - 6		McDonald JE, et al：Meniscuc-induced thinning of the tear film. Am J Opthalmol 1971；72, 139-146.
308 - 7		Itoh R, et al：Tear film instability induced by hard contact lenses. Cornea 1999；18：440-443.
308 - 8		Yokoi N, et al：Rheology tear film lipid layer spread in normal and aqueous tear-deficient dry eyes. Invest Ophthalmol Vis Sci 2008；49：5319-5324.
308 - 9		Chen Qi, et al：Tear menisci and ocular discomfort during daily contact lens wear in symptomatic wearers. Invest Opthalmol Vis Sci 2011；52：2175-2180.
308 - 10		Korb DR, et al：Lid-wiper epitheliopathy and dry-eye symptoms in contact lens wearers. CLAO J 2002；28：211-216.
308 - 11		Maïssa C, et al：Contact lens-induced circumlimbal staining in silicone hydrogel contact lenses worn on a daily wear basis. Eye Contact Lens 2012；38：16-26.
308 - 12		Covey M, et al：Hypoxic effects on the anterior eye of high-Dk soft contact lens wearers are negligible. Optom Vis Sci 2001；78：95-99.
308 - 13		Guillon M, et al：Bulbar conjunctival staining in contact lens wearers and non lens wearers and its association with symptomatology. Cont Lens Anterior Eye 2005；28：67-73.
308 - 14		Morgan PB, et al：International contact lens prescribing in 2012. CL Spectrum 2013；28：31-38.
308 - 15		Richdale K, et al：Frequency of and factors associated with contact lens dissatisfaction and discontinuation. Cornea 2007；26：168-174.
308 - 16		Maruyama K, et al：Effects environmental conditions on tear dynamics in soft contact lens wearers. Invest Opthalmol Vis Sci 2004；45：2563-2568.

■ドライアイによいコンタクトレンズを教えてください

項目起始頁	文献番号	文献
313 - 1		島﨑　潤：ドライアイの診断とリスクファクターの考え方．眼科 2011；53：1553-1557.

項目起始頁	文献番号	文献
313	2	横井則彦ら：今日のコンタクトレンズ診療2．素材の変化による臨床的価値（シリコーンハイドロゲルレンズを含む）．眼科 2012；54：595-602.
313	3	島﨑　潤（ドライアイ研究会）：2006年ドライアイ診断基準．あたらしい眼科 2007；24：181-184.
313	4	横井則彦：ドライアイの新しい治療戦略—眼表面の層別治療．日本の眼科 2012；83：1318-1322.
313	5	佐野研二：コンタクトレンズ素材とその進歩．日本コンタクトレンズ学会誌 2008；50：13-23.
313	6	工藤昌之ら：シリコーンハイドロゲルコンタクトレンズと消毒剤との相性．あたらしい眼科 2005；22：1349-1355.
313	7	Dumbleton K, et al：The evolution of CL wetting agents. Contact Lens Spectrum Oct 2009：20.
313	8	Chalmers R, et al：Improving contact-lens related dryness symptoms with silicone hydrogel lenses. Optom Vis Sci 2008；85：778-784.
■ コンタクトレンズ関連ドライアイの治療		
316	1	島﨑　潤（ドライアイ研究会）：2006年ドライアイ診断基準．あたらしい眼科 2007；24：181-184.
316	2	濱野　孝：ドライアイ．大橋裕一編．専門医のための眼科診療クオリファイ6 コンタクトレンズ自由自在．東京：中山書店；2011．p.178-181.
316	3	土至田　宏：身近な目の病気　ドライアイ．Eye Bank Journal 2004；8：48-49.
■ 強膜レンズによるドライアイ治療		
318	1	Shepard DS, et al：Economic appraisal of the Boston ocular surface prosthesis. Am J Ophthalmol 2009；148：860-868.
318	2	Nakamura T, et al：New hopes and strategies for the treatment of severe ocular surface disease. Curr Opin Ophthalmol 2011；22：274-278.
■ 結膜弛緩症とドライアイの関連		
324	1	Meller D, et al：Conjunctivochalasis: literature review and possible pathophysiology. Surv Ophthalmol 1998；43：225-232. Review.
324	2	Yokoi N, et al：Surgery of the conjunctiva. Dev Ophthalmol 2008；41：138-158. Review.
324	3	Yokoi N, et al：Clinical impact of conjunctivochalasis on the ocular surface. Cornea 2005；24：S24-S31.
324	4	Yokoi N, et al：New surgical treatment for superior limbic keratoconjunctivitis and its association with conjunctivochalasis. Am J Ophthalmol 2003；135：303-308.
■ 上輪部角結膜炎		
326	1	Theodore FH：Superior limbic keratoconjunctivitis. Eye Ear Nose Throat Mon 1963；42：25-28.
326	2	Cher I：Blink-related microtrauma：when the ocular surface harms itself. Clin Experimental Ophthalmology 2003；31：183-190.
326	3	Sheu MC, et al：Development of superior limbic keratoconjunctivitis after upper eyelid blepharoplasty surgery：support for the mechanical theory of its pathogenesis. Cornea 2007；26：490-492.
326	4	Sun YC, et al：Overexpression of matrix metalloproteinase-1（MMP-1）and MMP-3 in superior limbic keratoconjunctivitis. Invest Ophthalmol Vis Sci 2011；52：3701-3705.

項目起始頁	文献番号	文献
326 - 5		Udell IJ, et al：Treatment of superior limbic keratoconjunctivitis by thermocauterization of the superior bulbar conjunctiva. Ophthalmology 1986；93：162-166.
326 - 6		Yokoi N, et al：New Surgical treatment for superior limbic keratoconjunctivitis and its association with conjunctivochalasis. Am J Ophthalmol 2003；135：303-308.
326 - 7		Yamada M, et al：Conjunctival fixation sutures for refractory superior limbic keratoconjunctivitis. Br J Ophthalmol 2009；93：1570-1571.
326 - 8		Chun YS, et al：Treatment of superior limbic keratoconjunctivitis with a large-diameter contact lens and Botulium Toxin A. Cornea 2009；28：752-758.
326 - 9		Sahin A, et al：Topical cyclosporine a in the treatment of superior limbic keratoconjunctivitis：a long-term follow-up. Cornea 2008；27：193-195.
326 - 10		Ohashi Y, et al：Vitamin A eyedrops for superior limbic keratoconjunctivitis. Am J Ophthalmol 1998；15；523-527.
326 - 11		Kadrmas EF, et al：Superior limbic keratoconjunctivitis. A prognostic sign for severe Graves ophthalmopathy. Ophthalmology 1995；102：1472-1475.
	■ Lid-wiper epitheliopathy とその治療	
329 - 1		Korb DR, et al：Lid-wiper epitheliopathy and dry-eye symptoms in contact lens wearers. CLAO J 2002；28：211-216.
329 - 2		Cher I：Blink-related microtrauma：when the ocular surface harms itself. Clin Experiment Ophthalmol 2003；31：183-190.
329 - 3		白石 敦ら：ドライアイ症状患者における lid-wiper epitheliopathy の発現頻度. 日本眼科学会雑誌 2009；113：596-600.
329 - 4		Korb DR, et al：Lid wiper epitheliopathy and dry eye symptoms. Eye Contact Lens 2005；31：2-8.
	■ 糸状角膜炎の眼瞼下垂手術による治療	
332 - 1		Kakizaki H, et al：Filamentary keratitis improved by blepharoptosis surgery：two cases. Acta Ophthalmol Scand 2003；81：669-671.
332 - 2		北澤耕司ら：難治性糸状角膜炎に対する眼瞼手術の検討. 日本眼科学会雑誌 2011；115：693-698.
332 - 3		Kinoshita S, et al：Filamentary keratitis. 4th ed. Philadelphia：Lippincott Williams & Wilkins；2005. p.687-692.
332 - 4		Wright P：Filamentary keratitis. Trans Ophthalmol Soc UK 1975；95：260-266.
332 - 5		Zaidman GW, et al：The histopathology of filamentary keratitis. Arch Opthalmol 1985；103：1178-1181.
332 - 6		Tanioka H, et al：Investigation of the corneal filament in filamentary keratitis. Invest Ophthalmol Vis Sci 2009；50：3696-3702.
	■ Meige 症候群	
335 - 1		日本神経眼科学会 眼瞼けいれん診療ガイドライン委員会：眼瞼けいれん診療ガイドライン. 日本眼科学会雑誌 2011；115：617-628.
335 - 2		Micheli F, et al：Development of Parkinson's disease in patients with blepharospasm. Mov Disord 2004；19：1069-1072.
335 - 3		山口昌彦：ドライアイの最近の話題 2011-ドライアイにおけるまぶたの重要性. 眼科 2011；53：1599-1608.

項目起始頁	文献番号	文献
335 – 4		若倉雅登ら：眼瞼けいれん患者における 2006 年ドライアイ診断基準の適用．臨床眼科 2008；62：857-860.
335 – 5		Tsubota K, et al：Dry eye and Meige's syndrome. Br J Ophthalmol 1997；81：439-442.
		■眼表面上皮の病的角化とその治療
340 – i		中村隆宏：難治性眼表面疾患における病的角化の分子機構．日本眼科学会雑誌 2004；108：654-664.
340 – ii		McNamara N：Molecular mechanisms of keratinizing ocular surface disease. Optom Vis Sci 2010；87：233-238.
340 – iii		Koh S, et al：Development of methicillin-resistant *Staphylococcus aureus* keratitis in a dry eye patient with a therapeutic contact lens. Eye Contact Lens 2012；38：200-202.
		■眼の加齢性変化とドライアイの関連
348 – 1		The epidemiology of dry eye disease：report of the epidemiology subcommittee of the International Dry Eye WorkShop (2007). Ocul Surf 2007；5：93-107.
348 – 2		Uchino M, et al：The features of dry eye disease in a Japanese elderly population. Optom Vis Sci 2006；83：797-802.
348 – 3		Stern ME, et al：The pathology of dry eye：the interaction between the ocular surface and lacrimal glands. Cornea 1998；17：584-589.
348 – 4		Sullivan BD, et al：Influence of aging on the polar and neutral lipid profiles in human meibomian gland secretions. Arch Ophthalmol 2006；124：1286-1292.
348 – 5		Patel S, et al：Age-related changes in precorneal tear film stability. Optom Vis Sci 1989；66：175-178.
348 – 6		Mathers WD, et al：Tear film changes associated with normal aging. Cornea 1996；15：229-334.
348 – 7		Rocha EM, et al：The aging lacrimal gland：changes in structure and function. Ocul Surf 2008；6：162-174.
348 – 8		Rios JD, et al：Age-dependent alterations in mouse exorbital lacrimal gland structure, innervation and secretory response. Exp Eye Res 2005；80：477-491.
348 – 9		Obata H, et al：Histopathologic study of human lacrimal gland. Statistical analysis with special reference to aging. Ophthalmology 1995；102：678-686.
348 – 10		Draper CE, et al：Age-related changes in morphology and secretory responses of male rat lacrimal gland. J Auton Nerv Syst 1998；69：173-183.
348 – 11		Shimazaki J, et al：Ocular surface changes and discomfort in patients with meibomian gland dysfunction. Arch Ophthalmol 1995；113：1266-1270.
348 – 12		Schaumberg DA, et al：The international workshop on meibomian gland dysfunction：report of the subcommittee on the epidemiology of, and associated risk factors for, MGD. Invest Ophthalmol Vis Sci 2011；52：1994-2005.
348 – 13		Arita R, et al：Noncontact infrared meibography to document age-related changes of the meibomian glands in a normal population. Ophthalmology 2008；115：911-915.
348 – 14		Kawashima M, et al：Calorie restriction：A new therapeutic intervention for age-related dry eye disease in rats. Bioche Biophys Res Commun 2010；397：724-728.
348 – 15		Kojima T, et al：Age-related dysfunction of the lacrimal gland and oxidative stress：evidence from the Cu, Zn-superoxide dismutase-1 (Sod1) knockout mice. Am J Pathol 2012；180：1879-1896.

項目起始頁	文献番号	文献
		■ 性ホルモンとドライアイの関連
353	1	Schaumberg DA, et al：Hormone replacement therapy and dry eye syndrome. JAMA 2001；286：2114-2119.
353	2	Wickham LA, et al：Identification of androgen, estrogen, and progesterone receptor mRNAs in the eye. Acta Ophthalmol Sacnd 2000；78：146-153.
353	3	Schirra F, et al：Androgen control of gene expression in the mouse meibomian gland. Invest Ophthalmol Vis Sci 2005；46：3666-3675.
353	4	Schirra F, et al：Identification of steroidgenic enzyme mRNAs in the human lacrimal gland, meibomian gland, cornea, and conjunctiva. Cornea 2006；25：438-442.
353	5	Schirra F, et al：Androgen regulation of lipogenic pathways in the mouse meibomian gland. Exp Eye Res 2006；83：291-296.
353	6	Worda C, et al：Treatment of keratoconjunctivitis sicca with topical androgen. Maturitas 2001；37：209-212.
353	7	Suzuki T, et al：Estrogen and progesterone effects on the morphology of the mouse meibomian gland. Adv Exp Med Biol 2002；506：483-488.
353	8	Suzuki T, et al：Estrogen and progesterone control of gene expression in the mouse meibomian gland. Invest Ophthalmol Vis Sci 2008；49：1797-1808.
		■ 全身疾患，全身薬とドライアイの関連
355	1	Wong J, et al：Non-hormonal systemic medications and dry eye. Ocul Surf 2011；9：212-226.
355	2	Dursun D, et al：A mouse model of keratoconjunctivitis sicca. Invest Ophthalmol Vis Sci 2002；43：632-638.
355	3	Ness J, et al：Anticholinergic medications in community-dwelling older veterans：prevalence of anticholinergic symptoms, symptom burden, and adverse drug events. Am J Geriatr Pharmacother 2006；4：42-51.
355	4	Altan-Yaycioglu R, et al：Ocular side-effects of tolterodine and oxybutynin, a single-blind prospective randomized trial. Br J Clin Pharmacol 2005；59：588-592.
355	5	Ousler GW, et al：An evaluation of the ocular drying effects of 2 systemic antihistamines：loratadine and cetirizine hydrochloride. Ann Allergy Asthma Immunol 2004；93：460-464.
355	6	Ousler GW, et al：An open-label, investigator-masked, crossover study of the ocular drying effects of two antihistamines, topical epinastine and systemic loratadine, in adult volunteers with seasonal allergic conjunctivitis. Clin Ther 2007；29：611-616.
355	7	Balik J, et al：Effect of atropine & pilocarpine on the secretion of chloride ions into the tears. Cesk Oftalmol 1958；14：28-33.
355	8	Erickson OF：Drug influences on lacrimal lysozyme production. Stanford Med Bull 1960；18：34-39.
		■ 抗コリン作用薬剤で涙液が減ることがあると聞きましたが，どのような薬剤がありますか？
358	1	Ness J, et al：Anticholinergic medications in community-dwelling older veterans：prevalence of anticholinergic symptoms, symptom burden, and adverse drug events. Am J Geriatr Pharmacother 2006；4：42-51.
358	2	Ousler GW, et al：An evaluation of the ocular drying effects of 2 systemic antihistamines：loratadine and cetirizine hydrochloride. Ann Allergy Asthma Immunol 2004；93：460-464.
358	3	Ousler GW, et al：An open-label, investigator-masked, crossover study of the ocular drying effects of two antihistamines, topical epinastine and systemic loratadine, in adult volunteers with seasonal allergic conjunctivitis. Clin Ther 2007；29：611-616.

項目起始頁	文献番号	文献
		■ 点眼液とドライアイの関係
363	1	De Saint JM, et al：Effects of benzalkonium chloride on growth and survival of Chang conctival cells. Invest Ophthalmol Vis Sci 1999；40：619-630.
363	2	Nakagawa S, et al：Toxicity evaluation of antiglaucoma drugs using stratified human cultivated corneal epithelial sheets. Invest Ophthalmol Vis Sci 2012；53：5154-5160.
		■ 手術とドライアイの関連
366	1	Taehoon O, et al：Changes in the tear film and ocular surface after cataract surgery. Jpn J Ophthalmol 2012；56：113-118.
366	2	Li XM, et al：Investigation of dry eye disease and analysis of the pathogenic factors in patients after cataract surgery. Cornea 2007；26：16-20.
366	3	Khanal S, et al：Changes in corneal sensitivity and tear physiology after phacoemulsification. Ophthalmic Physiol Opt 2008；28：127-134.
366	4	Ram J, et al：Outcomes of phacoemulsification in patients with dry eye. J Cataract Refract Surg 2002；28：1386-1389.
366	5	Hoffman RS, et al：New phacoemulsification technology. Curr Opin Ophthalmol 2005；16：38-43.
366	6	Toda I, et al：Dry eye after laser in situ keratomileusis. Am J Ophthalmol 2001；132：1-7.
		■ LASIKとドライアイの関係について教えてください
368	1	Wilson S：Laser *in situ* keratomileusis-induced（presumed）neurotrophic epitheliopathy. Ophthalmology 2001；108：1082-1087.
368	2	Toda I, et al：Dry eye following laser *in situ* keratomileusis. Am J Ophthalmol 2001；132：1-7.
368	3	Lee B, et al：Reinnervation in the cornea after LASIK. Invest Ophthalmol Vis Sci 2002；43：3660-3664.
368	4	Toda I, et al：Laser *in situ* keratomileusis for patients with dry eye. Arch Ophthalomology 2002；120：1024-1028.
		■ 慢性移植片対宿主病とドライアイ
372	1	Ferrara JL, et al：Graft-versus-host disease. Lancet 2009；373：1550-1561.
372	2	Blazar BR, et al：Advances in graft-versus-host disease biology and therapy. Nat Rev Immunol 2012；12：443-458.
372	3	Ogawa Y, et al：Dry eye after haematopoietic stem cell transplantation. Br J Ophthalmol 1999；83：1125-1130.
372	4	小川葉子：II．臨床編：診断．5．眼科からみたGVHD．豊嶋崇徳編．みんなに役立つGVHD（移植片対宿主病）の基礎と臨床．大阪：医薬ジャーナル社；2013．p.171-184.
372	5	Uchino M, et al：Ocular complications in a child with acute graft-versus-host disease following cord blood stem cell transplantation：therapeutic challenges. Acta Ophthalmol Scand 2006；84：545-548.
372	6	Ogawa Y, et al：Donor fibroblast chimerism in the pathogenic fibrotic lesion of human chronic graft-versus-host disease. Invest Ophthalmol Vis Sci 2005；46：4519-4527.
372	7	Ogawa Y, et al：Epithelial mesenchymal transition in human ocular chronic graft-versus-host disease. Am J Pathol 2009；175：2372-2381.

項目起始頁	文献番号	文献
372 – 8		Jabs DA, et al：The eye in bone marrow transplantation. III. Conjunctival graft-vs-host disease. Arch Ophthalmol 1989；107：1343-1348
372 – 9		Robinson MR, et al：Topical corticosteroid therapy for cicatricial conjunctivitis associated with chronic graft-versus-host disease. Bone Marrow Transplant 2004；33：1031-1035.
372 – 10		Townley JR, et al：Keratoconjunctivitis sicca manifestations in ocular graft versus host disease：pathogenesis, presentation, prevention, and treatment. Semin Ophthalmol 2011；26：251-260.
372 – 11		Ogawa Y, et al：Immune processes and pathogenic fibrosis in ocular chronic graft-versus-host disease and clinical manifestations after allogeneic hematopoietic stem cells transplantation. Cornea 2010；29：S68-S77.
372 – 12		Shikari H, et al：Ocular graft-versus-host disease：a review. Surv Ophthalmol 2013；58：233-251.
■ Stevens-Johnson 症候群，眼類天疱瘡とドライアイ		
376 – 1		Mockenhaupt M, et al：Stevens-Johnson syndrome and toxic epidermal necrolysis：assessment of medication risks with emphasis on recently marketed drugs. The EuroSCAR-study. J Invest Dermatol 2008；128：35-44.
376 – 2		Roujeau JC, et al：Medication use and the risk of Stevens-Johnson syndrome or toxic epidermal necrolysis. N Engl J Med 1995；333：1600-1607.
376 – 3		Yamane Y, et al：Analysis of Stevens-Johnson syndrome and toxic epidermal necrolysis in Japan from 2000 to 2006. Allergol Int 2007；58：419-425.
376 – 4		北見　周ら：Stevens-Johnson 症候群ならびに中毒性表皮壊死症の全国疫学調査—平成 20 年度厚生労働科学研究費補助金（難治性疾患克服研究事業）重症多形滲出性紅斑に関する調査研究—．日本皮膚科学会雑誌 2011；121：2467-2482.
376 – 5		Ueta M, et al：Toll like receptor 3 gene polymorphisms in Japanese patients with Stevens-Johnson syndrome. Br J Ophthalmol 2007；91：962-965.
376 – 6		Ueta M, et al：Association between prostaglandin E receptor 3 polymorphisms and Stevens-Johnson syndrome identified by means of a genome-wide association study. J Allergy Clin Immunol 2010；126：1218-1225.
376 – 7		Sotozono C, et al：Diagnosis and treatment of Stevens-Johnson syndrome and toxic epidermal necrolysis with ocular complications. Ophthalmology 2009；116：685-690.
376 – 8		木下　茂ら：再生医学による重症角膜疾患の新規治療法開発への戦略的研究．最新医学 2007；62：132-180.
376 – 9		Ohji M, et al：Goblet cell density in thermal and chemical injuries. Arch Ophthalmol 1987；105：1686-1688.

索引

あ行

アーテン®	338
アキュビュー®オアシス®	314
アクアポリン	21
アクアポリン-5	22
アクチンフィラメント	46, 47
アスコルビン酸	49, 259
アスパラギン	41
アセチルコリン	29, 268, 355
アセチルコリン受容体	272, 360
アドヒアランスジャンクション	46, 51
アトロピン	356
アポクリン汗腺	18, 23
アポトーシス	102, 209, 364
アポムチン	41
アポリポ蛋白	39
アミノグリコシド系	153
アミロイドーシス	115
アラキドン酸	241, 262
アルカリ外傷	178
アルドース還元酵素	49
アルブミン	35-37, 58, 248, 259
アレルギー性結膜炎	79, 105, 191, 192, 194, 255, 271, 343
アロプリノール	376
安定型	219
アンドロゲン	27, 93, 353
アンドロゲン受容体機能不全	354
アンドロゲン不応症候群	93, 354
イエローフィルタ	157
イオンチャネル	48
胃酸分泌	360
移植片対宿主病	105, 108, 249, 255, 267, 294, 320, 340, 372
異所性涙液メニスカス	63, 64, 309, 310, 325
イヌイット族	261
医療費	120
インスリンシグナル	20
インスリン様増殖因子1	36
インターフェロメトリ法	6, 191
インターロイキン	35
インテリグン	35
インプレッションサイトロジー	45, 199, 202, 366
ウォーター・ポケット	257
エア オプティクス®アクア	314
エイコサペンタエン酸	261, 262
液状涙道プラグ	281
液体涙点プラグ	317
エスタゾラム	360
エストロゲン	27, 353, 354
エッジ形状	145
エフェクターT細胞	236
エボザック®	273
塩化ベンザルコニウム	154, 357, 364, 367
塩基性ケラチン3	47
炎症	101, 233
炎症細胞密度	201
炎症性サイトカイン	305
遠心性神経	350
円錐角膜	318, 320, 321
大高式プラグゲージ	279
オキシブプロカイン塩酸塩	162, 175
オートレフトポグラファー	217
オクルディン	50-52
オフロキサシン	330, 331
オメガ3脂肪酸	260-262, 307
オメガ6脂肪酸	262
オランザピン	360
オレイン酸	28
温罨法	95, 190, 195, 295, 375
温熱療法	295

か行

開瞼困難	336
開瞼失行症	336, 338
開瞼不全	372
外反症	137
加温効果	282
過角化	28
過活動（性）膀胱	356, 360
下眼瞼外反症	352
下眼瞼下垂	301
下眼瞼後退	301
下眼瞼内反症	352
核/細胞質比	202
角化型ケラチン	47
角結膜感染症	375
角結膜乾燥症状	350
角質細胞	340
角膜移植術後	80
角膜温度	195
角膜潰瘍	373, 375
角膜拡張症	320
角膜幹細胞	48
角膜感染症	341
角膜屈折矯正手術	363
角膜形状解析マップ	307
角膜高次収差	219
角膜混濁	134, 379
角膜糸状物	80, 89, 269, 271, 332
角膜上皮	46
角膜上皮幹細胞	378
角膜上皮障害	179
角膜上皮表層細胞	75
角膜知覚の低下	366
角膜トポグラフィー	98, 196, 221
角膜浮腫	133
角膜フラップ	366
角膜フリクテン	299
かご細胞	17
過テクネチウム酸	112
カドヘリン	46
カフェイン	55
可溶性ムチン	42
カラーチャート	185
ガラクトース	42
ガラス棒	147
顆粒細胞	340
カルシウム	374
カルシウムイオン	49
カルマバゼピン	376
加齢	307, 356
加齢黄斑変性	348, 349
加齢性変化	348
ガレクチン-3	44
カロチノイド	260
眼圧上昇	356
眼球高次収差	219, 221
眼球突出	326, 328
間欠性流涙	61
眼瞼	25
眼瞼異常	136
眼瞼縁	10, 163
眼瞼縁不整	109, 164
眼瞼外反（症）	133, 349, 352
眼瞼下垂	332, 338
眼瞼下垂手術	332
眼瞼けいれん	133, 135, 335, 337
眼瞼結膜温度	195
眼瞼接触	129
眼瞼内反（症）	267, 349, 374
眼瞼皮膚弛緩	351
眼瞼ミオキミア	336

幹細胞	47
眼脂	75, 78, 252
眼刺激感	252
干渉	182, 183
干渉色	68
眼精疲労	290
間接経費	120
関節リウマチ	104, 114, 267, 270, 354
乾燥感	316
眼瘙痒感	252
眼痛	252
眼表面再建術後	320
眼不快感	3, 83, 161, 175, 233, 295
感冒	376
顔面けいれん	336
顔面神経麻痺	303
眼輪筋	337
眼輪筋麻痺	301
眼類天疱瘡	47, 129, 178, 249, 320, 340, 376, 378
寒冷刺激	55
キープティア®	275, 276, 278, 280, 281, 291
既往歴	336
機械刺激	55
気管支拡張薬	358
気管支喘息	273, 360
キサンチン誘導体	360
起床時涙液	59
キシロカイン®	283
基礎分泌（量）	23, 54, 161
喫煙	306
キッシングポイント	50
基底細胞	47, 75, 340
気分安定薬	358
偽膜	267, 373, 376
逆のこぎり型	223
ギャップ結合	51
ギャバロン®	338
球状角膜	320, 321
求心性神経	350
急性炎症	235
頬骨神経	21
強瞬テスト	337
共焦点顕微鏡	110, 196
狭心症	273
強皮症	267
強膜レンズ	318, 321
極性脂質	30
曲率半径	61, 87, 138, 168, 169, 171
魚油	261
近視	348
筋上皮細胞	17, 18
クエッショネア	132
屈折矯正（手）術	249, 366
クラッチ眼鏡	337, 338
グラム陰性菌	36
クリーンコットンアイ	298
グルコース	58
グルコサミノグリカン	231
グルタチオン	49, 259

クロールイオン	245, 251
クローディン	51, 52
クロライドチャネル	49, 245
クロルヘキシジングルコン酸塩	244
軽瞬テスト	337
化粧品	136
結核菌	299
血管拡張	164
血清	248
血清アルブミン	58
血清点眼	375
結膜幹細胞	48
結膜弛緩	128, 327, 351
結膜弛緩症	11, 61, 64, 96, 129, 140, 147, 152, 278, 326, 348, 349, 351, 352
結膜弛緩症術	334
結膜充血	128, 252
結膜上皮	47
結膜上皮細胞	251
結膜嚢	329
結膜嚢短縮	372, 374, 376
解熱鎮痛剤	376
ケモカイン	35, 254, 373
ケラタン硫酸	81
ケラチノサイト	340
ケラチン	46
ゲル形成ムチン	42
瞼球癒着	374, 376
瞼板下溝	329
瞼板腺	10, 24, 188
瞼板縫合	303
瞼裂斑	64, 65, 128, 129, 349
コア蛋白	76, 231
ゴアテックス®	303
コア・メカニズム	2, 4, 7, 83, 102, 104, 234, 237, 241, 308
抗アンドロゲン療法	354
抗うつ薬	268, 336, 356, 358
抗炎症治療	6
口渇	356
交感神経	27, 307, 350
抗菌薬	153, 302, 376
口腔乾燥症状	274
抗けい縮薬	338
抗けいれん薬	338
膠原病	127, 267
抗コリン作用	127, 355, 358
抗コリン薬	268, 338, 355
虹彩炎	273
虹彩毛様体炎	134
抗酸化サプリメント	258
抗酸化反応	352
高次収差	218, 220, 307
高次収差解析	218
高次収差マップ	222
甲状腺眼症	301, 327
甲状腺機能亢進症	328
口唇腺	111, 112, 114
抗精神病薬	358
向精神薬	268, 336, 356－358
高値安定型	221

抗痛風薬	376
抗てんかん薬	268, 358, 376
後天性免疫不全症候群	267
光毒性	99, 150
抗パーキンソン病薬	268, 358
広範囲眼輪筋切除術	338
抗ヒスタミン薬	268, 356, 358, 360
抗不安薬	268, 336, 338, 358
抗不整脈薬	358, 360
後葉	25
抗緑内障点眼	367
抗緑内障薬	192
コバルトブルーフィルタ	157
コリンエステラーゼ	268, 355
コリン作動性受容体	29
コリン作動性線維	27
コレステロールエステル	28, 30, 33
コンタクトレンズ	72, 118, 123, 144, 186, 191, 192, 268, 307, 308, 313, 316, 327, 363
コンタクトレンズ装用	152
コンタクトレンズ不耐症	354, 369
コンドロイチン硫酸	81
コンドロン®	250
コンフォーカルマイクロスコープ	196

さ 行

サージカルテープ	303
サーチュイン遺伝	20
サーモグラファー	194
サイトカイン	209, 305, 373
サイトケラチン	80
サイプレジン	290
細胞外ドメイン	43
細胞外マトリックス	82
細胞内ドメイン	43
裂け目	320
サプリメント	258
サラジェン®	273
サリグレン®	273
サルコイドーシス	104, 115
酸化ストレス	259
酸化ストレス仮説	352
酸化反応	352
三叉神経	21, 27, 268, 332, 355, 363, 366
酸性ケラチン 12	47
酸素透過係数	315
酸素透過性	315
酸素透過率	314, 315
散瞳	356
霰粒腫	300
シアル酸	42
シェディング	76
紫外線	306
自覚的ドライアイ	123
視機能異常	3, 83, 96, 102, 161, 175, 221, 233
ジクアス®	230, 243, 245, 251, 253, 283, 379

ジクアホソルナトリウム	7, 79, 243, 245, 246, 251, 252, 272, 288, 295, 302, 325, 331, 344, 365, 375, 379	
シクロスポリン	145, 233, 238, 242, 245, 291, 327, 375	
刺激分泌量	161	
自己血清点眼	248	
脂質	107	
視床	335	
糸状角膜炎	75, 80, 113, 179, 255, 278, 288, 326, 332	
システイン	259	
システインプロテナーゼ	39	
ジストニア	335	
脂腺	18, 23	
膝状神経節	21, 356	
疾病就業	120	
失明原因	348	
質問票	118, 132	
実用視力	98, 212, 221	
実用視力計	213	
ジヌクレオチド誘導体	251	
脂肪酸	261, 307	
島﨑分類	294	
シャープエッジ	145	
遮光眼鏡	338	
遮光レンズ	338	
重症筋無力症	29	
重症再生不良性貧血	267	
重症度	288	
重症ドライアイ	340	
縦走筋	29	
重層扁平上皮	26, 47	
皺眉筋	337	
羞明	134	
宿主対移植片病	115	
手術	366	
主涙腺	17, 45, 58, 350	
春季カタル	232, 242	
瞬目	219, 222, 278, 329	
瞬目異常	135	
瞬目時に生じる摩擦	5	
瞬目増多	336	
瞬目テスト	336	
瞬目の抑制	212	
瞬目反射抑制機構の障害	335	
瞬目不全	71	
漿液性	19	
漿液腺	18	
上顎神経	21	
消化性潰瘍治療薬	356, 358, 360	
上眼瞼	329	
上眼瞼挙筋	304	
上眼瞼挙筋短縮術	332, 334	
上眼瞼後退	301	
笑筋	337	
上下眼瞼癒着	374	
上唾液核	21	
小切開白内障手術	366	
小腸	373	
小導管	25, 26	
情動性分泌	23
漿粘液性	19
蒸発亢進	3
蒸発亢進型	31, 71, 93, 103, 104, 105
蒸発亢進型ドライアイ	105, 110, 295, 351, 377
睫毛汗腺	10
睫毛脂腺	10
睫毛腺	23
睫毛乱生	55, 147, 163, 267, 320, 340, 351, 374, 378
小葉構造	18
上輪部角結膜炎	129, 135, 152, 249, 255, 270, 271, 278, 324, 326, 340, 341
シリコーン	291
シリコーン製プラグ	282
シリコーンハイドロゲル CL	312, 313
シリコーンハイドロゲル SCL	315
シリコーンハイドロゲルレンズ	73, 317
シリコーンプラグ	280
脂漏性眼瞼炎	163
脂漏性皮膚炎	108
侵害受容器	54
心筋梗塞	273
神経麻痺性角膜炎	320
神経麻痺性角膜症	249, 268, 270
人工涙液	7, 240, 241, 243, 247–249, 272, 283, 288, 295, 302, 313, 316, 331, 357, 365, 379
滲出型加齢黄斑変性	258
深錐体神経	21
診断的ドライアイ	123
浸透圧上昇	7
水層	30
錐体ジストロフィ	134
水疱	376
睡眠	306
睡眠導入薬	336
睡眠薬	268, 358
スーパーイーグルプラグ®	275, 276, 279
スーパーイーグル® プラグ	286
スーパーオキシドジスムターゼ	258
スーパーフレックスプラグ®	275, 276
スカベンジャー	31, 39
ステロイド	241, 287, 288, 296, 325, 367, 374, 375
ステロイド緑内障	379
ステロイドレスポンダー	334
ステロールエステル	28
ストリップメニスコメトリ	171, 172
ストリップメニスコメトリチューブ	173
ストレス	307
スフィンゴミエリン	32
スペキュラーマイクロスコープ	196
スポットブレイク	149
スマイルマークパターン	316, 317
スリットランプ付属式非侵襲的マイボグラフィー	188
スリットランプ付属式マイボグラフィー	188
スレオニン	41
制御性 T 細胞	236
正常眼圧緑内障	365
星状硝子体症	134
精神作動薬	358
成人 T 細胞白血病ウイルス-1	119
性ホルモン	353
生理的角化	340
赤外線透過フィルタ	188
赤色蛋白質	36
セビメリン	273, 274
セフェム系抗菌薬	300
セリン	41
セルシン®	338
セロトニン・ノルアドレナリン再取り込み阻害薬	358
線維芽細胞	374
線維性血管膜	374
遷延性角膜上皮欠損	153, 249, 320
遷延性角膜上皮剝離	279
前眼部光干渉断層計	139
全身性エリテマトーデス	267, 354
選択的セロトニン再取り込み阻害薬	338, 358
選択的ムスカリン受容体拮抗薬	360
全分泌	27
腺房	17, 18, 25, 110, 200, 204, 266, 350
腺房細胞	18, 45
腺房密度	201
前葉	25
造血幹細胞	374
総合感冒薬	376
瘙痒感	192
速瞬テスト	336
続発性 Sjögren 症候群	267
ソフトコンタクトレンズ	192, 194, 313, 330, 331
ソフトサンティア®	244, 249, 250, 253, 291, 379
ソルビトール	49

た 行

ダイアモックス®	156
ダイエタリー・サプリメント	258
タイトジャンクション	46, 50, 52, 153, 269
大脳基底核	335
タウリン	351
唾液腺シンチグラフィー	113
多形核白血球	59
脱落	192
多発性神経症	268
タマネギ	55, 56, 58, 363
多目的溶剤	315
タリビッド®	296

炭素粒子	138
タンデムリピート	42
遅延型アレルギー反応	299
知覚トリック	336
昼間時涙液	59
中心導管	25, 26
中枢神経系	350
中毒性表皮壊死症	376
中毒性表皮壊死症候群	320
超高速 OCT	146
超高分解能 OCT	141
調査票	132
長腺房直径	201
治療用コンタクトレンズ	375
治療用ソフトコンタクトレンズ	341
チロシン	35, 259
陳旧性トラコーマ	179
陳旧性涙嚢炎	179
ティアバランス®	244, 245
定義	2
デイリーズ® アクアコンフォートプラス™	314
デキストラン	73
テグレトール®	338
デスモゾーム	46, 51
鉄キレート効果	37
テトラサイクリン	95
デパケン®	338
デパス®	338
デブリス	43, 75, 78, 106
デプロメール®	338
デモデックス	297
デルマタン硫酸	81
電解質	34
てんかん	273
点眼麻酔薬	153
点状表層角膜症	136, 148, 153, 160, 216, 238, 269, 288, 299, 304, 368
糖衣	23, 44, 74, 83
導管	18, 200, 203, 266
導管上皮細胞	18
凍結割断レプリカ法	50
瞳孔括約筋	29
統合失調症	360
糖鎖	231
糖蛋白質	41
等張化剤	243
糖尿病	127, 271
糖尿病網膜症	348, 349
動揺型	219
兎眼	71, 105, 301
兎眼角膜症	320
ドコサヘキサエン酸	261, 262
トポグラフィー	6, 215
ドライアイメガネ	256
ドライマウス	267, 272, 274
トラコーマ	108
トラニラスト	375
トランスフェリン	36
トランスフォーミング成長因子	54

な行

内反症	136, 378
難治性角膜糸状物	332
苦味	246
ニキビダニ科	297
乳頭増殖	326
尿酸	259
"濡れ"の定義	40
熱化学熱傷	268
粘液性	19
粘液腺	18
粘液層	30
粘液のターンオーバー	75
粘膜皮膚移行部	10, 14, 26, 27, 109, 163, 329
粘膜分化型ケラチン	47
脳幹	266, 355, 363
脳橋部	356
嚢胞性線維症	49
のこぎり型	219, 222
ノンコンタクトマイボグラフィー	188

は行

パーキンソニズム	273
パーキンソン病	105, 273, 335, 357
ハードコンタクトレンズ	65, 192, 193, 314
バイオフィルム	276
バイクリル®	283, 285, 287
杯細胞	7, 18, 23, 28, 44, 45, 47, 74, 79, 102, 209, 246, 251, 273, 308, 340, 355, 366, 369, 377
排出導管	25, 26
ハイドロゲル	317
ハイドロゲル CL	312
ハイドロゲルレンズ	317
排尿障害	356
排尿障害治療薬	358
バイポーラ	283
パキシル®	338
白内障	348, 349, 375, 378
白内障手術後	366
白内障術後（の）ドライアイ	279, 282
薄膜干渉	182
麦粒腫	300
バスクリン角膜症	155, 160
発芽	20
白血病	267
パピロック®ミニ	245, 291
波面収差解析	6, 98
波面センサー	218, 221
バリア機能	50, 147
ハリケーン角膜症	153
パンクタルプラグ® F	275, 276, 279, 286
パンクタルプラグ®	275, 276, 279
半月ひだ	140

瘢痕拘縮形成術	302
瘢痕性角結膜疾患	320
瘢痕性角結膜上皮症	376
瘢痕性眼類天疱瘡	268
瘢痕性兎眼	301
反射弓	363
反射性知覚	268
反射性分泌	23, 54, 57, 171
反射性涙液	58
反射性涙液分泌	127, 168
バンデージ効果	313
ヒアルロン酸	82, 230, 246, 254, 272, 288, 302, 315, 316, 325, 375, 379
ヒアルロン酸ナトリウム	7, 231, 232, 244, 247, 252, 283, 295
ヒアレイン®	244, 253
ヒアレイン®ミニ	244, 250, 379
光干渉断層計	141
皮下出血	338
光刺激	211
非極性脂質	30
鼻刺激 Schirmer テスト	162
皮脂腺	24
微絨毛	44, 74
微小管	47
微小嚢胞	197
比色表	176, 183
ヒスタミン H_1 受容体	360
非ステロイド性抗炎症薬	153, 241, 271, 363
非接触型マイボグラフィー	203
ビタミン A	105, 247, 248, 259, 260, 327, 375
ビタミン A 欠乏（症）	103, 340
ビタミン C	35, 248, 258−260, 306
ビタミン E	259, 260
ビデオメニスコメーター	170
ヒト免疫不全ウイルス	119
皮膚粘膜移行部	139
非フリクテン型	299
ヒマシ油	247
眉毛下垂	301
病気欠勤	120
表層細胞	47, 75
病の角化	340
表皮角化細胞	340
表皮成長因子	54
表面張力	40, 61, 87
ピロカルピン	273, 274
頻脈	356
フィッティング	145, 315
フィッティングパターン	316
フィブリン	163
フィブロネクチン	35, 58, 247
フィラメント	47
フェムトセカンドレーザー	369
不完全瞬目	301, 307
不完全瞬目眼	309
副交感神経	27, 266, 307, 350, 355, 363
副交感神経遮断薬	355

複視		338
副涙腺		17, 23
フコース		42
不随意運動		336
不正乱視	98, 218, 307, 318, 320, 321	
不定愁訴		242
ブドウ球菌		299
ブドウ球菌性眼瞼炎		163
プラグゲージ		279
プラグ治療		143
フラジオマイシン		367
フラップエッジ		368
プランジャーロッド		281
ブリーチ		320
フリクテン型		299
プリン受容体		49
ブルーフィルタ		188
ブルーフリーフィルタ	100, 150, 155, 157, 188, 311, 330	
フルオレセイン	81, 85, 96, 99, 102, 116, 126, 128, 138, 147, 150, 153, 163, 168, 171, 175, 179, 249, 250, 252, 253, 257, 270, 311, 324, 330, 341, 357, 368, 372, 373	
フルオレセイン BUT		6
フルオレセイン試験紙		56
フルオレセイン染色		63, 105
フルオロフォトメトリ		52, 69
フルオロメトロン		245, 325, 357
フルクトース		49
フルメトロン®		245, 288
プレアルブミン		36
フレックスプラグ®		275, 276
プロゲステロン		27, 354
プロスタグランジン		241
プロスタグランジン製剤		153
プロスタノイド		263
プロテオグリカン		82
プロテオミクス		37
プロテクチン		262, 263
プロトンポンプ阻害薬		360
フローレス®眼検査用試験紙		148
分泌型 IgA		58
分泌型ムチン	7, 23, 30, 42, 74, 76, 80, 83, 84, 106, 227, 232, 245, 266, 269, 308, 344, 377	
分泌顆粒		18
分泌減少型 MGD		193, 294
分泌増加型 MGD		192
閉経		353
閉瞼不全		301, 338
米国食品医薬品局		238, 315
米国リウマチ学会		115
閉塞性マイボーム腺機能不全		297
ベタメタゾン		288
ベノキシール		283
ベノキシール®		162, 175
ヘミデスモゾーム		46, 51
ペルオキシダーゼ		40
ベンザルコニウム塩化物		244
片側顔面けいれん		336
ベンゾジアゼピン		358
ベンゾジアゼピン系薬剤		360
便秘		356
扁平上皮化生		340
膀胱頸部の閉塞		273
放射性角結膜上皮症		47
ボストン強膜レンズ		318
ボストンスクレラルコンタクトレンズ		95
ホスファチジルエタノールアミン		32
ホスファチジルコリン		32
補体		59
ホットアイマスク		282
ホットパック		277
ボツリヌス		135
ボツリヌス注射		337
ポリオール経路		49
ポリビニルピロリドン		314
ホルモン補充療法		268
ホロリボ蛋白		39

ま行

マイクロケラトーム		369
マイクロピペット		147, 175
マイクロメータースケール		139
マイティア®		244
毎日交換型		317
マイバム		27, 40
マイボーム腺	10, 18, 24, 28, 32, 66, 93, 188, 192, 245, 294, 329, 351, 353	
マイボーム腺圧迫鑷子		295
マイボーム腺炎角結膜上皮症		299
マイボーム腺開口部	14, 109, 139, 140, 163, 172, 189, 204, 295, 329	
マイボーム腺機能不全	11, 12, 16, 31, 38, 40, 66, 94, 96, 103-108, 129, 163, 183, 184, 191, 192, 203, 246, 271, 294, 297, 305, 343, 349, 350, 351, 354, 377	
マイボーム腺消失面積		191
マイボーム腺分泌脂		354
マイボグラフィー	110, 188, 192, 351	
マイボペン®		189
マイボメトリ		110
マイボライン		159
マイヤーリング		215
膜型ムチン	7, 30, 42, 74, 76, 84, 106, 227, 232, 246, 287, 289, 308, 309, 344	
膜貫通型ムチン		282
膜貫通蛋白質		46
膜貫通ドメイン		43
膜結合型ムチン		23, 80
マクロファージ		23, 373, 374
摩擦		329
マッサージ		295
マトリックスメタロプロテアーゼ		209
麻痺性イレウス		356
麻痺性兎眼		301, 302
慢性移植片対宿主病		372
慢性炎症		235
慢性閉塞性肺疾患		273, 360
ミオキミア		336
水濡れ性		343
ミニムス®		244, 245
ミノサイクリン		95
ムコスタ®	243, 245, 246, 254, 283, 379	
霧視		240, 246
ムスカリン		268, 360
ムスカリン受容体		355
ムスカリン M3 受容体		268
ムチン	23, 28, 40, 41, 75, 76, 78-80, 102, 151, 227, 232, 246, 254, 271, 282, 287, 289, 325, 331, 332, 334, 355, 365, 367, 369, 375, 378	
ムチン産生促進薬		243
ムチン／水分分泌促進薬		243
ムチン層		30
ムチンのターンオーバー		74
メダリスト® ワンデープラス		314
メチルセルロース		375
メニスカス	60, 62, 67, 86, 127, 128, 288, 324, 350	
メニスカス容積		142
メニスコメトリ		139, 169, 230
メラニン		47
免疫グロブリン A		258
免疫不全症候群		115
綿糸法		56, 99, 130, 171
綿棒		162
モイスチャーエイド®		95, 256
毛管圧		87, 168
毛嚢虫		297
毛嚢虫性眼瞼炎		297
毛包		24, 28
毛包腺		23
毛様体		29
持ち運び式非侵襲的マイボグラフィー		190

や行

夜間兎眼		301, 304
薬剤性角膜上皮障害		152, 178, 180
薬剤毒性		159
薬剤毒性角膜症		153
有棘細胞		340
有窓の強膜レンズ		318
誘発試験		336
油層		30
溶質勾配		16
羊膜移植		375
翼口蓋神経節		54
翼細胞		46, 47, 75
翼状片	64, 128, 129, 348, 349	
翼突管神経		21
吉冨式マイボーム鑷子		295

ら行

ライソゾーム		23

ライフスタイル	305	涙液のターンオーバー	69, 72, 146, 334	
ラインブレイク	149	涙液排出量	69	
ラウンドエッジ	145	涙液分泌量	69, 161, 168, 368	
ラクトフェリン	19, 22, 23, 34, 36, 37, 54, 58, 248, 258−260, 351	涙液保持性	343	
ラタノプロスト製剤	364	涙液メニスカス	15, 57, 60, 61, 63, 78, 87, 127, 130, 138, 168, 171, 187, 278, 302, 324, 352	
ラミニン	47			
リーゼ®	338			
リサミングリーン	96, 99, 102, 116, 150, 181, 311, 331	涙液メニスカス曲率	141	
		涙液メニスカス高	94, 141	
リサミングリーン B	13	涙液メニスカス深度	141	
リゾチーム	22, 23, 34, 36, 54, 58, 248, 258, 259, 351	涙液メニスカス面積	141	
		涙液メニスカス容積	141	
リノール酸	262	涙液油層のターンオーバー	66	
リポカリン	31, 33, 38, 58	涙液流量	69	
リポキシン	262	涙液量	69	
リポ多糖	36, 37	涙丘	140	
リポトリール®	338	涙小管	284	
リポフスチン	351	涙小管閉鎖	179	
流行性角結膜炎	373	涙腺	17, 93, 200, 350, 363	
硫酸アトロピン	356	涙腺核	21, 356	
流涙	133, 223	涙腺神経	21, 266, 355	
流涙症	350	涙点	281, 286	
緑内障	325, 348, 349, 367, 375	涙点径ゲージングシステム	280	
緑内障点眼薬	363	涙点コラーゲンプラグ治療	143	
緑内障薬	192	涙点焼灼	95, 180, 375	
緑膿菌	37	涙点プラグ	7, 68, 95, 176, 179, 223, 275, 281, 286, 289, 317, 357, 375, 379	
リン脂質	30, 32			
リン脂質輸送蛋白	31	涙点閉鎖	177−179, 283, 286	
輪状筋	29	涙点閉鎖術	284, 289	
涙液インターフェロメトリ	182	涙点閉塞	377	
涙液機能単位	349, 350	涙点リング	283, 287	
涙液クリアランス	178, 269, 271	涙道閉鎖	71	
涙液クリアランステスト	140, 171	涙膜破壊時間	130	
涙液減少	3	ルテイン	258	
涙液減少型	71, 93, 103, 104	励起フィルタ	157	
涙液減少症	11	レシチン	30	
涙液減少型ドライアイ	80, 85, 105, 149, 213, 214, 221, 222, 254, 270, 278, 288, 326, 342, 352, 353, 357, 365, 377	レシピエント	373	
		レゾルビン	262	
		レゾルビン D	263	
		レゾルビン E	263	
涙液交換率	69, 70, 72, 178	レッド・プロテイン	36	
涙液蒸発率測定	206	レバミピド	7, 79, 243, 245, 246, 254, 272, 288, 345, 375, 379	
涙液蒸発量	69			
涙液浸透圧	71, 101, 209, 241	レボフロキサシン	357	
涙液スペキュラー	110, 183	ロイコトリエン	263	
涙液成分	248	老視	348, 349	
涙液層	309	老人環	349, 351	
涙液層の安定性	83	ローズベンガル	96, 99, 102, 111, 113, 115, 116, 150, 238, 250, 252−254, 257, 267, 273, 311, 326, 330, 340, 341, 368, 372, 378	
涙液層の測定	145			
涙液層破壊	219			
涙液層破壊時間	40, 96, 99, 110, 127, 136, 147, 188, 221, 228, 234, 246, 249, 250, 252, 263, 289, 306, 313, 330, 331, 335, 340, 343, 356, 366			
		ローズベンガルスコア	201	
		ロート ドライエイド®EX	244, 247	
		濾過フィルタ	157	
涙液層破壊像	344			
涙液中の主な成分	259	**わ 行**		
涙液貯留量	138, 161, 168, 172, 175	ワックスエステル	28, 30, 33	
涙液特異的プレアルブミン	35	ワンデー アキュビュー®	314	
涙液の浸透圧	6	ワンデー アクエア プロシー®	314	

数字

1day Pure うるおいプラス	314
1日使い捨て SCL	314
2週間頻回交換型シリコーンハイドロゲル CL	314
2-ヒドロキシエチルメタクリレート	314
2WEEK メニコン プレミオ®	314
3時-9時ステイニング	309, 315, 316, 317

ギリシャ文字

α トコフェロール	259
β 遮断薬	118, 153, 268, 271, 363
β ストランド	39
$β_2$ 作動薬	360
ω3 脂肪酸	260−262, 307
ω6 脂肪酸	262

A−E

absenteeism	120
acinar unit density	201
ACR	115
acute red eye syndrome	73
AD	152
AD 分類	152, 357
adoptive transfer	235
ADORA2A	55
Age-Related Eye Disease Study	258
AIDS	267
American College of Rheumatology	115
AQP	21
AQP3	21
AQP5	21, 22
AQP8	21
aquaporin	21
aqueous-deficient	93
aqueous tear-deficient dry eye	93
Area	152
area break	85, 229
AREDS	258
AREDS2	258
AS-28	213
aser in situ keratomileusis	279
ATDDE	93
BAC	154, 364
BAD	329
barrier filter	157
basal cell	75
basic fibroblast growth factor	35
Bell 現象	302
benzalkonium chloride	154, 364
BFF	157
bFGF	35
Bio Tears®	260, 307
black line	63

blink-associated disorder	329	
blink-related microtrauma	326, 329	
blue free filter	157	
BMP	20	
bone morphogenic protein	20	
Borchman	31	
Boston Equalens II	320	
Boston ocular surface prosthesis	318	
Boston Scleral Lens®	319	
Bowman 膜	47	
breach	320	
breakup Index	215	
breakup map	215	
BRMT	326, 329	
budding	20	
BUI	215	
BUT	5, 40, 83, 96, 99, 127, 136, 147, 188, 228, 234, 246, 250, 252, 263, 289, 306, 313, 330, 331, 335, 340, 343, 356, 366, 368	
BUT 短縮	134	
BUT 短縮型ドライアイ	77, 99, 149, 212, 221, 222, 236, 246, 252, 278, 289, 343, 344	
C3	59	
C 型肝炎	115	
Ca⁺	34	
CAIS	354	
calcitonin gene-related peptide	35	
capping	12	
central nervous system	350	
CFTR	49	
CGRP	35	
chronic obstructive pulmonary disease	360	
cingulin	51	
CISS 法	336	
CK4	80	
CK13	80	
CL	308, 313, 316	
Cl⁻	34, 49, 245, 252	
CL フィッティング	145	
claudin	51	
CLC ファミリー	49	
CLCA チャネルファミリー	49	
cleavage site	76	
CLIC ファミリー	49	
CM	196	
CNC 旋盤機	318	
CNS	350	
cold receptor	54, 55	
collalette	163	
colorimetry	184	
color lookup table	184	
complete androgen insensitivity syndrome	354	
computer numeric-controlled	318	
confocal microscope	196	
conjunctival subepithelial fibrosis	378	
constitutive protein	23	
constructive interference in steady state	336	
contact lens	308, 313	
COPD	360	
corneal ectasia	320	
corneal mucous plaques	89, 269, 270, 288	
CXC chemokine IFN-γ inducible protein-10	254	
CXCL10	254	
CYP1A2	55	
cystic fibrosis transmembrane conductance regulator	49	
cytokeratin	80	
cytoplasmic domain	43	
D-マンニトール	52	
Dalrymple sign	301	
dark cell	75	
dark spot	343	
debris	71, 94, 269, 271	
delayed staining	155, 160, 374	
delayed-type hypersensitivity	300	
dellen	64	
Demodex	297	
Demodex brevis	297	
Demodex folliculorum	297	
dendritic cell	198	
Density	152	
DEQ	119	
DEQS	120, 133	
DESIS	133	
DEWS	2, 83, 92, 101, 103, 106, 117, 122, 131, 209, 226, 233, 241, 294	
DHA	261, 262	
dietary supplement	258	
Dk	315	
Dk 値	320	
Dk/t	315	
docosahexaenoic acid	261, 262	
DR-1™	183, 184, 186, 207	
drop out	192, 351	
Dry Eye Questionnare	119	
Dry Eye-related Quality of life Score	120, 133	
Dry Eye Severity Index	133	
Dry Eye WorkShop	2, 83, 92, 101, 103, 209, 117, 122, 131, 226, 233, 241, 294	
DTH	300	
duct exposure	67, 164	
ectodomain	43	
EDE	93	
EGF	23, 35, 36, 54, 248, 259	
eicosapentaenoic acid	261, 262	
eotaxin	35	
EPA	261, 262	
epidermal growth factor	23, 35, 54, 259	
epithelial crack line	154, 302	
epithelial ingrowth	370	
Eugen Marx	14	
evaporative	93	
evaporative dry eye	93, 103	
exciter filter	157	
ex vivo CM	200	

F-J

fast imaging employing steady state acquisition	336
FDA	238, 315, 318
femtosecond laser	369
fenestration	318
FGF	20
fibroblast growth factor	20
FIESTA 法	336
Fl-41 レンズ	338
Fleming	36
fluid cuff 構造	10
Food and Drug Administration	238, 315, 318
Foster の眼類天疱瘡臨床分類	379
Foster 分類	340, 378
FS	369
G 蛋白	251
gel-forming mucins	42
Gibbs-Marangoni 効果	67, 85, 88
glycocalyx	44, 74
GM-CSF	35
goblet cell	44, 45, 74, 340, 366
gold plate implantation	303
graft-versus-host disease	105, 249, 255, 267, 320, 340, 372
granulocyte-macrophage colony stimulating factor	35
GVHD	105, 249, 255, 267, 320, 340, 372, 374
H₁ 受容体拮抗薬	360
H₂ 受容体拮抗薬	360
hard contact lens	72, 308, 314
HCL	72, 308, 314
HCL エッジ	309
HCO₃⁻	34
Heidelberg	203
Heidelberg Retina Tomograph	197, 203
HEMA	314
hepatocyte growth factor	23, 35
Herok	31
HGF	23, 35
high-order aberrations	307
HIV	119
HO	307
holocrine secretion	27
hormone replacement therapy	268
Horner 筋	87
HPLC-MS	32
HRT	197, 203, 268
HRT II-RCM	203
HRT II Rostock Cornea Module	203
HTLV-1	119

human adult T cell leukemia virus-1 119	lid-wiper 10, 12, 310, 326, 329, 334	MMP7 76
human immunodeficiency virus 119	lid-wiper epitheliopathy 12, 13, 129, 255, 271, 310, 329	MMPs 102, 104
human tear lipocalin 38	light cell 75	Moll 腺 10, 18, 23
I 型コラーゲン 281	LINE 368	monocyte chemotactic protein 1 35
IC 202	line break 85, 149, 229	MPS 315
IDEEL 132	Lipiflow® 296	MR シアログラフィー 112
IFN-β 35	Lipiview® 296	MRSA 342
IgA 22, 23, 54, 58, 248, 258, 259	lipocalin 33, 38	MRSA 角膜炎 342
IGF-1 20	long acinar unit diameter 201	MUC 41
IgG 58, 259	LTA₅ 263	MUC1 23, 44, 74, 76, 80, 82, 253, 254, 308, 344
IgG4 関連疾患 115	LTB₄ 35	MUC4 23, 44, 74, 76, 80, 82, 253, 254, 308, 344
IL-1α 36, 209, 259	LTB₅ 263	
IL-1β 36, 209, 259	lubricant 74	MUC5AC 23, 44, 45, 52, 74, 76, 80, 82, 245, 253, 308, 344, 345
IL-6 36, 254, 259	Lundie 眼鏡 338	
IL-8 36, 254, 259	LWE 12, 13, 310, 329	MUC5B 23
IL-17 297	M1 274	MUC7 23, 44, 45, 76
Image size 169	M2 274	MUC16 23, 44, 74, 76, 82, 253, 254, 308, 344, 345
immunoglobulin A 54, 58	M2 受容体 355	
Impact of Dry Eye on Everyday Life questionnaire 132	M3 受容体 272, 274, 355	muco-cutaneous junction 10, 14, 27, 139, 163, 351
	MAP 209	
impression cytology 202	MAPK 102, 104	mucous 19
inflammatory cell density 201	Marx's line 11, 14, 67, 163	mucus 75
inner haptics 320	matrix metalloproteinase 102, 104, 209, 235, 327	Müller 筋 304
insulin-like growth factor 1 36		multipurpose solution 315
interference meniscometry 187	MCJ 10, 14, 26, 27, 139	N-アセチルガラクトサミン 41
interferon β 35	MCP-1 35	N-アセチルグルコサミン 36, 42, 231
in vivo CM 200	mechano-nociceptor 54	N-アセチルムラミン酸 36
Jacques-François-Marie Duverney 87	mechanoreceptor 54	N 型糖鎖 41
	Meibom 腺 (→マイボーム腺) 28, 45	N-グリコシド結合 41
Japan EPA Lipid Intervention Study 261	meibomian gland 329	Na⁺ 34
	meibomian gland dysfunction 11, 16, 40, 66, 94, 96, 104, 106, 107, 129, 164, 183, 184, 192, 246, 271, 294, 305, 354	NADPH₂ 49
JELIS 261		National Eye Institute 92, 206, 226
JINS 256		National Eye Institute Visual Function Questionnaire-25 132
JINS Moisture® 256		
Johann Caspar Schobinger 87	Meibomian Gland Evaluator 295	National Institutes of Health 114, 258
	meibomian orifice 15	NEI 92, 226
K-O	meibum 27, 45, 66, 67, 68, 107, 109, 165, 354	NEI VFQ-25 132
		neuropeptide Y 35
K⁺ 34	Meige 症候群 133, 335	neurotrophic keratitis 268
keratoglobus 320	membrane-associated mucins 42	neutrophil erastase 76
Korb 329	meniscometry 187	NFκB 102, 209
Koumi Study 122, 124	meniscus-induced thinning 63	NIBUT 184, 191
KR-1W 219	methicillin-resistant *Staphylococcus aureus* 342	NIH 114, 258
Krause 腺 17, 18, 23, 34, 45		nociceptor 54
Kuhnt-Szymanowski 変法 304	mev-1 変異マウス 352	non-invasive breakup time 191
lacrimal functional unit 349, 350	Mg⁺ 34	non-invasive BUT 6, 184
lagophthalmos 301	MGD 11, 16, 40, 66, 94, 96, 104, 106, 107, 129, 164, 183, 184, 192, 246, 271, 294, 305, 354	nonsteroidal anti-inflammatory drugs 363
Laplace の式 61		
laser-assisted in situ keratomileusis 249		NPY 35
	Micrococcus 属 36	NSAIDs 241, 268, 271, 363, 367, 376
laser *in situ* keratomileusis 119, 282	microkeratome 369	nucleocytoplasmic ratio 198
LASIK 119, 249, 268, 279, 282, 363, 366, 368	microplicae 23, 43, 74	O-グリカン 42
	microvilli 46, 74	O-グリコシド結合 41
LASIK induced neurotrophic epitheliopathy 368	microvilli/microplicae 44	(O-acyl)-omega-hydroxy fatty acid 30, 33
	Mikulicz 病 115	
La/SS-B 267	mitogen-activated protein 209	OAHFA 30, 33
lateral tarsal strip 304	mitogen-activated protein kinase 102, 104	occludin 50
Lemp 206		OCP 320
leukotriene 35	MK 369	OCT 140, 141, 143
LG 181	MMP 209, 327	ocular cicatricial pemphigoid 320

Ocular Staining Score	116	random break	85, 229		266, 272, 279, 290, 320, 328, 340,
Ocular Surface Disease Index	97, 1	RANTES	35		354, 356, 373
	19, 132	RBUT	215	Sjögren's International Collabora-
OCuSOFT®	298	reflex loop	54, 355, 363	tive Clinical Alliance project	114
optical coherence tomography	141	reflex loop-涙腺システム	54, 56,	SLK	129, 135, 202, 326
OSDI	97, 119, 132		130, 266, 363	SM	32
outer haptics	320	regulated on activation, normal T		SM Tube	173
		expressed and secreted	35	SNRI	358
		regulated protein	23	SOD	258, 306

P–T

		replenishment rate	72	SOD1	352
paracellular pathway	50	Restasis®	238, 245	SOD-11	259
PAS 染色	45	RGPCL	320	soft contact lens	72, 308, 313
patchy pattern	269	ridge	12, 108, 110, 164, 294, 295	SOLF	57
patchy pattern SPK	269, 270	ridge 形成	326, 328	soluble mucins	42
patchy SPK	89	rigid gas permeable CL	320	solute gradient	16
patchy staining	113	ring-breakup time	215	SP	35
PAX-6	20	Riolan 筋	26, 27, 66	sphingomyeline	32
PC	32	Rosenthal	318	SPK	136, 148, 154, 238, 269, 288, 299,
PD1	263	Rostock Cornea Module	197		304, 368
PDGF	35	RvD1	263	spot break	85, 149, 229, 289, 313
PDZ ドメイン	51	RvD2	263	squamous metaplasia	340
PE	32	RvE1	263	SRI	221
PED	320	RvE2	263	SS-A/Ro	111, 113, 115, 267
pellucid marginal degeneration	320	SAI	221	SS-B/La	111, 113, 115
periodic acid-Schiff	45	Salisbury Eye Evaluation Question-		SSRI	358
Perry Rosenthal	318	naire	119	stem cell	47
persistent epithelial defect	320	Saxon テスト	112	stem cell 疲弊症	378
PGI₃	263	scattering	157	Stevens-Johnson 症候群	47, 108,
pH 調整剤	243	Schaumberg Questionnare	120		178, 247, 249, 255, 268, 290, 294,
PHMB	298	Schein Questionnare	119		320, 321, 340, 341, 376
phosphatidylcholine	32	Schirmer 試験	102, 171, 267, 330, 331	substance P	35, 36
phosphatidylethanolamine	32	Schirmer 試験紙	161, 176	subtarsal fold	329
phospholipid transfer protein	33	Schirmer 値	143, 239, 335	super blue-green algae レンズ	338
piano key pattern	10	Schirmer テスト	111, 126, 130, 161,	superficial cell	75
platelet derived growth factor	35		208, 211, 234, 249, 250, 253, 273, 369	superficial punctate keratopathy	
pleated drape effect	66	Schirmer テスト I 法	56, 96, 105,		136, 148, 154, 216, 238, 269, 288,
PLTF	146		115, 130, 141, 161, 168, 254, 313,		299, 304, 368
PLTP	33		356, 357	superior limbic keratoconjunctivitis	
plugging	12, 105, 108, 109, 110, 164,	Schirmer テスト I 法変法	161, 177,		129, 135, 202, 326
	165, 294, 295		178	superoxide dismutase	258, 306
PMFA	38	Schirmer テスト II 法	130, 162	superoxide dismutase-1	259, 352
PMMA	73, 286, 318	SCL	72, 308, 313, 330, 331	surface asymmetry index	221
PoLTF	146	SCL エッジ	311	surface regularity index	221
polyhexamethylene biguanide	298	secreted mucins	42	symplekin	51
polymethyl methacrylate	73, 318	selective serotonin reuptake		synthesized onion lachrymatory fac-	
polymodal nociceptor	54, 56	inhibitors	358	tor	57
postlens tear film	146	seromucous	19	T 細胞	374
pouting	12, 108, 110, 164, 165, 295	serotonin and norepinephrine		TA 細胞	48
prelens tear film	146	reuptake inhibitors	358	tandem repeat	42
presenteeism	120	serous	19	tandem repeat domain	231
propanethial S-oxide	57	SF-36	132	Target size	169
Propionibacterium acnes	299	SHCL	73	tear break	212
PROSE treatment	318	shedding	76	tear deficient dry eye	103
prosthetic rehabilitation of the cular		Short-Form 36-Item Health Survey		Tear Film & Ocular Surface Society	
surface ecosystem treatment	318		132		101
protein migrating faster than		SICCA	114	tear film breakup time	40, 99, 127,
albumin	38	silicone hydrogel contact lens	73		136, 147, 188, 221, 228, 234, 246,
PVP	314	Sjögren 型	353		250, 252, 263, 289, 306, 313, 330,
P2Y₂ 受容体	49, 245, 251	Sjögren 症候群	21, 99, 103, 105, 111,		331, 335, 340, 343, 356, 366, 368
QOL 尺度	132		114, 138, 162, 176, 178, 180, 197,	tear film oriented diagnosis	6, 84, 228
Quantum Dot	138		207, 235, 245, 247, 249, 250, 253,		

tear film oriented therapy	6, 84, 103, 230
tear film thickness	142
TearLab™	210, 236
tear meniscus	230
tear meniscus cross-sectional area	141
tear meniscus depth	141
tear meniscus height	94, 141
tear meniscus radius of curvature	141
tear meniscus volume	142
tear replenishment rate	72
TearScience	295, 296
tear specific prealbumin	38
tear stability analysis system	98, 215, 221
tear turnover rate	72
tea tree oil	298
TEN	320, 376
Terrien 角膜辺縁変性	320
TFOD	3, 6, 84, 85, 228
TFOS	101
TFOT	3, 6, 7, 84, 103, 230
TFT	142
TGF	54, 259
TGF-α	35, 248, 259
TGF-β	36, 248
TGF-β_1	35, 259
TGF-β_2	259
Th1	236
Th17	236
Thera® Tears Nutrition	260
tight junction	46, 50−52, 153, 269
TJ ストランド	50
TLR3	254
TM	230
TMA	141
TMC	141
TMD	141
TMH	94, 141
TMS	215
TMV	142
TNFα	35, 36, 76, 209, 254
toll-like receptor 3	254
topographic modeling system	215
toxic epidermal necrolysis	320, 376
transcellular pathway	50
transforming growth factor	54, 259
transforming growth factor α	35
transforming growth factor β_1	35
trausit amplifying cell	48
TRPM8	55
TSAS	98, 215, 221
TSPA	38
tumor necrosis factor α	35
TXA$_3$	263

U−Z

UHR-OCT	142
ultrahigh resolution OCT	142
Validation Study	120
van Bijsterveld スコア	111, 112, 113, 267
van Bijsterveld 法	115
vascular endothelial growth factor	35
vasoreactive intestinal peptide	74
Vaughan Williams 分類	360
VDT	3, 105, 118, 122, 212, 306, 309, 316, 349
VEGF	35
VIP	74
visual display terminals	3, 55, 105, 118, 122, 309, 349
Voigt モデル	186
von Ebner's 腺	39
wavefront analysis	98
wing cell	75
Wolff	30
Wolfring 腺	17, 18, 23, 34, 45
XYZ 三刺激値	184
XYZ 理論	48
Young の式	40
Young-Laplace の式	87
Zeis 腺	10, 18, 23
ZO-1	51
ZO-2	51
ZO-3	51

専門医のための眼科診療クオリファイ　19
ドライアイ スペシャリストへの道

2013年11月5日　初版第1刷発行©〔検印省略〕

シリーズ総編集………大鹿哲郎
　　　　　　　　　　大橋裕一

編集…………………横井則彦

発行者………………平田　直

発行所………………株式会社 中山書店
　　　　　　〒113-8666 東京都文京区白山1-25-14
　　　　　　TEL 03-3813-1100（代表）　振替 00130-5-196565
　　　　　　http://www.nakayamashoten.co.jp/

本文デザイン・装丁……藤岡雅史（プロジェクト・エス）

印刷・製本…………中央印刷株式会社

ISBN978-4-521-73477-4
Published by Nakayama Shoten Co., Ltd.　　　　　　　　Printed in Japan
落丁・乱丁の場合はお取り替えいたします

・本書の複製権・上映権・譲渡権・公衆送信権（送信可能化権を含む）は株式会社
　中山書店が保有します．

JCOPY ＜(社)出版者著作権管理機構 委託出版物＞
本書の無断複写は著作権法上での例外を除き禁じられています．複写される
場合は，そのつど事前に，（株）日本著作出版権管理システム（電話03-3817-
5670，FAX 03-3815-8199，e-mail: info@jcls.co.jp）の許諾を得てください．

本書をスキャン・デジタルデータ化するなどの複製を無許諾で行う行為は，
著作権法上での限られた例外（「私的使用のための複製」など）を除き著作権
法違反となります．なお，大学・病院・企業などにおいて，内部的に業務上
使用する目的で上記の行為を行うことは，私的使用には該当せず違法です．
また私的使用のためであっても，代行業者等の第三者に依頼して使用する本
人以外の者が上記の行為を行うことは違法です．

Santen

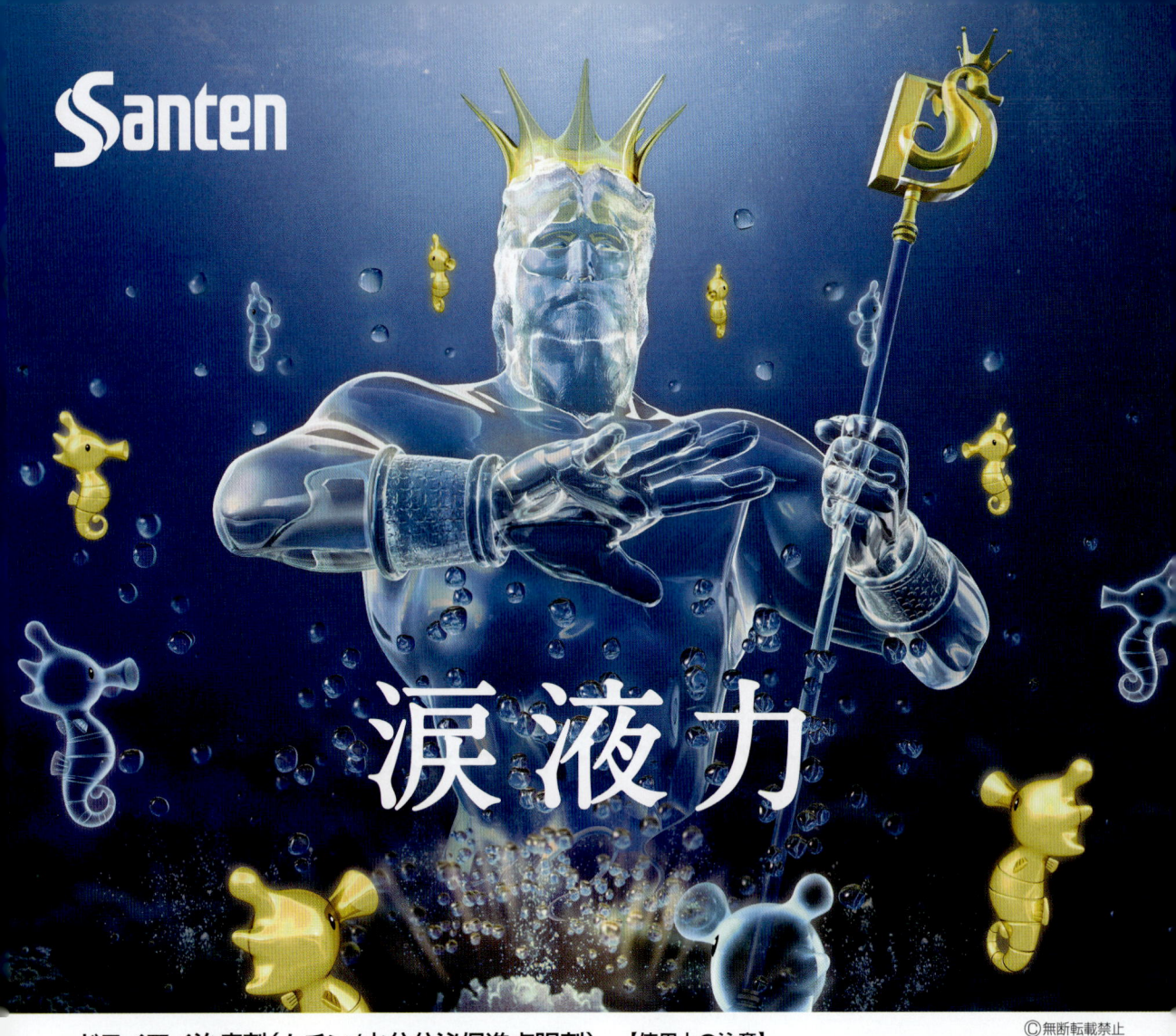

涙液力

ドライアイ治療剤（ムチン/水分分泌促進点眼剤）

処方せん医薬品（注意－医師等の処方せんにより使用すること） 薬価基準収載

ジクアス®点眼液3%
DIQUAS® ophthalmic solution 3%
ジクアホソルナトリウム点眼液

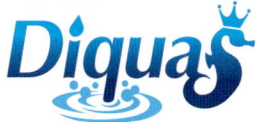

Diquas

禁忌（次の患者には投与しないこと）
本剤の成分に対し過敏症の既往歴のある患者

【効能・効果】
ドライアイ
＜効能・効果に関連する使用上の注意＞
涙液異常に伴う角結膜上皮障害が認められ、ドライアイと診断された患者に使用すること。

【用法・用量】
通常、1回1滴、1日6回点眼する。

製造販売元
参天製薬株式会社
大阪市北区大深町4-20
資料請求先 医薬事業部 医薬情報室

【使用上の注意】
1.副作用
総症例655例中、副作用（臨床検査値異常変動を含む）が認められたのは155例（23.7%）であった。主な副作用は、眼刺激感44件（6.7%）、眼脂31件（4.7%）、結膜充血24件（3.7%）、眼痛18件（2.7%）、眼そう痒感16件（2.4%）、異物感14件（2.1%）、眼不快感7件（1.1%）等であった。（承認時）
副作用が認められた場合には投与を中止するなど適切な処置を行うこと。

頻度 種類	頻度不明	5%以上	0.1～5%未満
過敏症	—	—	眼瞼炎
眼	角膜上皮障害（糸状角膜炎、表層角膜炎、角膜びらん等）、結膜炎	刺激感	眼脂、結膜充血、眼痛、そう痒感、異物感、不快感、結膜下出血、眼の異常感（乾燥感、違和感、ねばつき感）、霧視、羞明、流涙
その他	—	—	頭痛、好酸球増加、ALT(GPT)上昇

2.小児等への投与
低出生体重児、新生児、乳児、幼児又は小児に対する安全性は確立していない（使用経験がない）。

3.適用上の注意
1) 投与経路：点眼用にのみ使用すること。
2) 投与時：
 (1) 薬液汚染防止のため、点眼のとき、容器の先端が直接目に触れないように注意するよう指導すること。
 (2) 他の点眼剤と併用する場合には、少なくとも5分間以上の間隔をあけて点眼するよう指導すること。
 (3) 含水性ソフトコンタクトレンズ装用時の点眼は避けるよう指導すること。
 ［本剤に含まれているベンザルコニウム塩化物はソフトコンタクトレンズに吸着されることがある。］

●詳細は添付文書をご参照下さい。
●添付文書・使用上の注意（解説）の記載には十分ご留意しご使用下さい。

2013年6月作成
DA13F000B51TC

※イメージです。

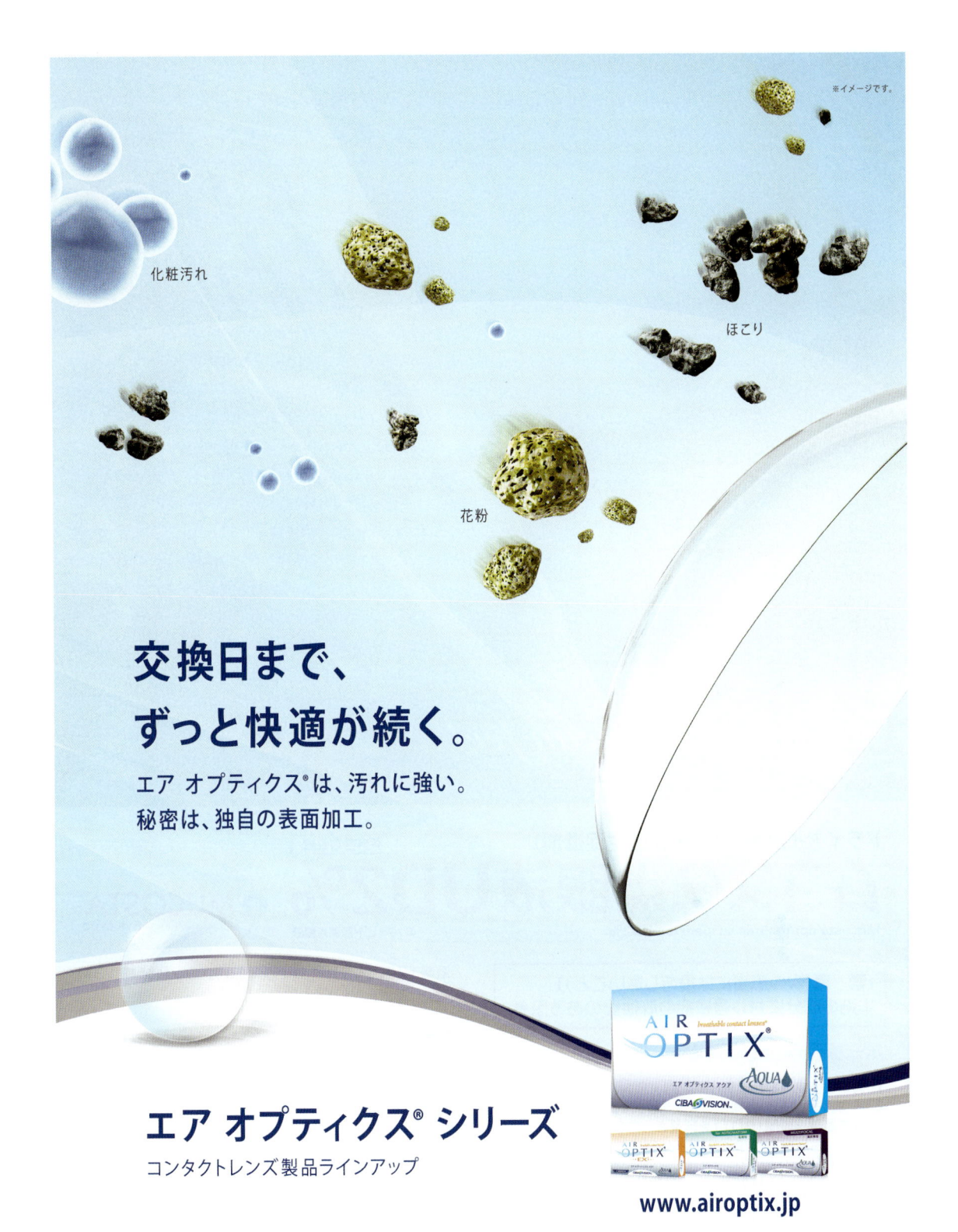

化粧汚れ

ほこり

花粉

交換日まで、ずっと快適が続く。

エア オプティクス®は、汚れに強い。
秘密は、独自の表面加工。

エア オプティクス® シリーズ
コンタクトレンズ製品ラインアップ

www.airoptix.jp

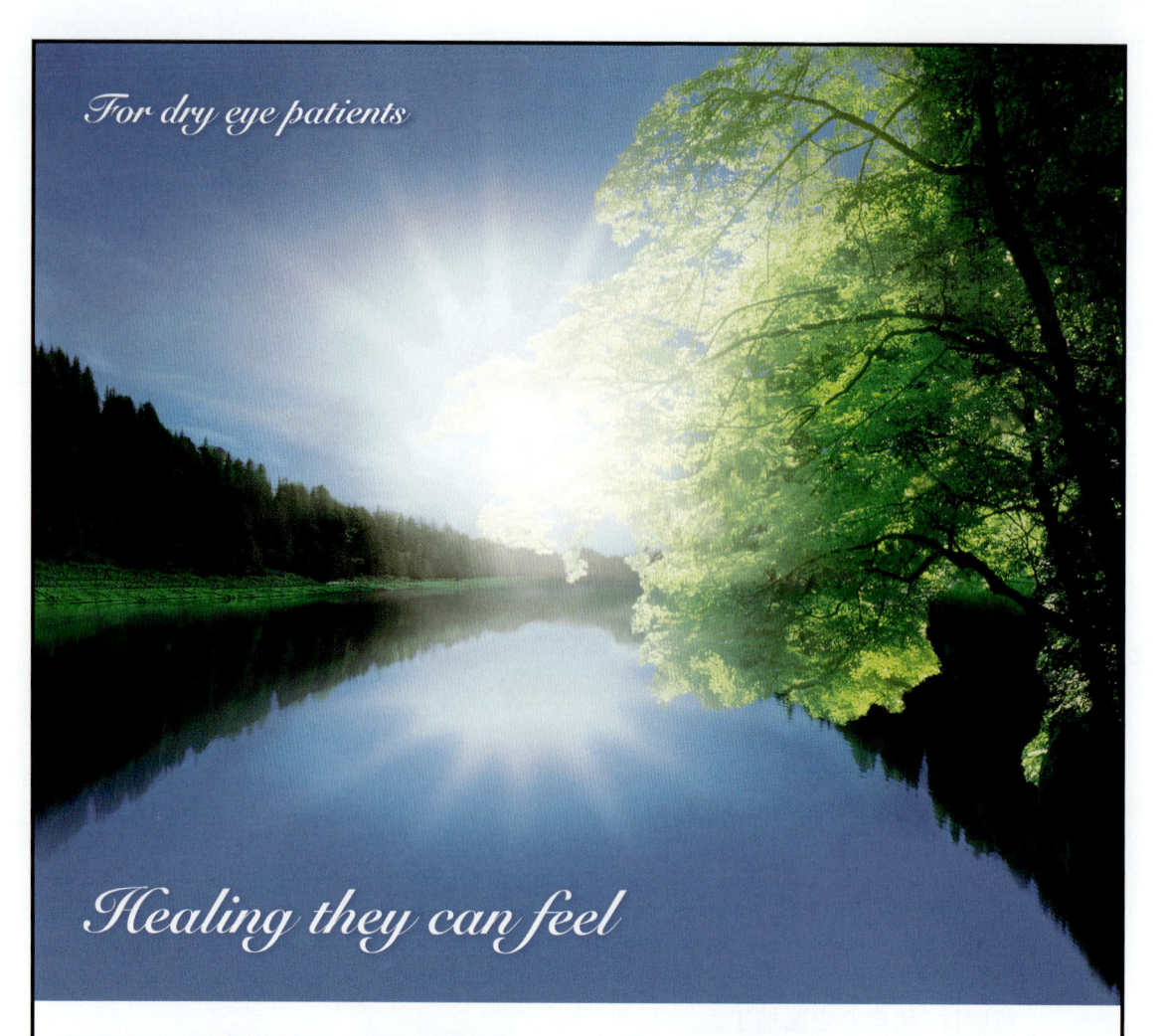

For dry eye patients

Healing they can feel

ドライアイ治療剤（ムチン産生促進剤） 薬価基準収載

ムコスタ®点眼液UD2%

Mucosta® ophthalmic suspension UD2%　レバミピド懸濁点眼液

MUCOSTA® Eye Drop

〔禁　忌（次の患者には投与しないこと）〕
本剤の成分に対し過敏症の既往歴のある患者

ムコスタ点眼液UD2%の特徴

1. 角結膜上皮障害を改善します。
2. 異物感・眼痛等の自覚症状を改善します。
3. 涙液層破壊時間（BUT）を延長させます。
4. ムチン産生促進作用とゴブレット細胞数の増加作用を併せ持ちます。（in vitro、ウサギ）
5. ユニットドーズ（1回使用タイプ）の製剤であり、保存剤を含有していません。
6. 国内臨床試験において、安全性解析対象症例670例中163例（24.3%）に臨床検査値異常を含む副作用が認められました。主な副作用は、苦味105例（15.7%）、眼刺激感17例（2.5%）、眼そう痒15例（2.2%）、霧視8例（1.2%）等でした（承認時）。

〔効能・効果〕
ドライアイ
《効能・効果に関連する使用上の注意》
涙液異常に伴う角結膜上皮障害が認められ、ドライアイと診断された患者に使用すること。
〔用法・用量〕
通常、1回1滴、1日4回点眼する。
〔使用上の注意〕―抜粋―
1. 重要な基本的注意
本剤の点眼後、一時的に目がかすむことがあるので、機械類の操作や自動車等の運転には注意させること。

◇その他の使用上の注意等は添付文書をご参照ください。

製造販売元
Otsuka 大塚製薬株式会社
東京都千代田区神田司町2-9

資料請求先
大塚製薬株式会社　医薬情報センター
〒108-8242 東京都港区港南2-16-4　品川グランドセントラルタワー

〈'13.05作成〉

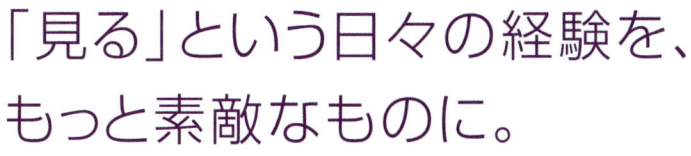

クーパービジョン・ジャパン株式会社
www.coopervision.jp

CooperVision®
Live Brightly.®

「見る」という日々の経験を、
もっと素敵なものに。

この思いを大切に、
アイケアプロフェッショナルの皆様に
ご評価いただけるユニークで
より良いコンタクトレンズの
開発にチャレンジを続けています。

乾きにくさも汚れにくさもあきらめない。
かつてなかった、次世代素材ワンデー。

Proclear® 1 day
プロクリア® ワンデー

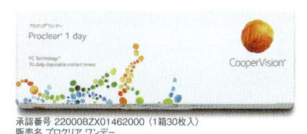

承認番号 22000BZX01462000（1箱30枚入）
販売名 プロクリア ワンデー

これまでの2weekレンズの常識を覆す
次世代シリコーンハイドロゲルレンズ。

Biofinity®
バイオフィニティ®

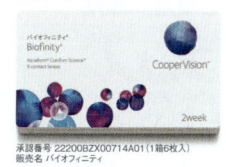

承認番号 22200BZX00714A01（1箱6枚入）
販売名 バイオフィニティ

コンタクトレンズ処方に役立つ情報をご提供させていただきます。
クーパービジョン プロフェッショナル　検索

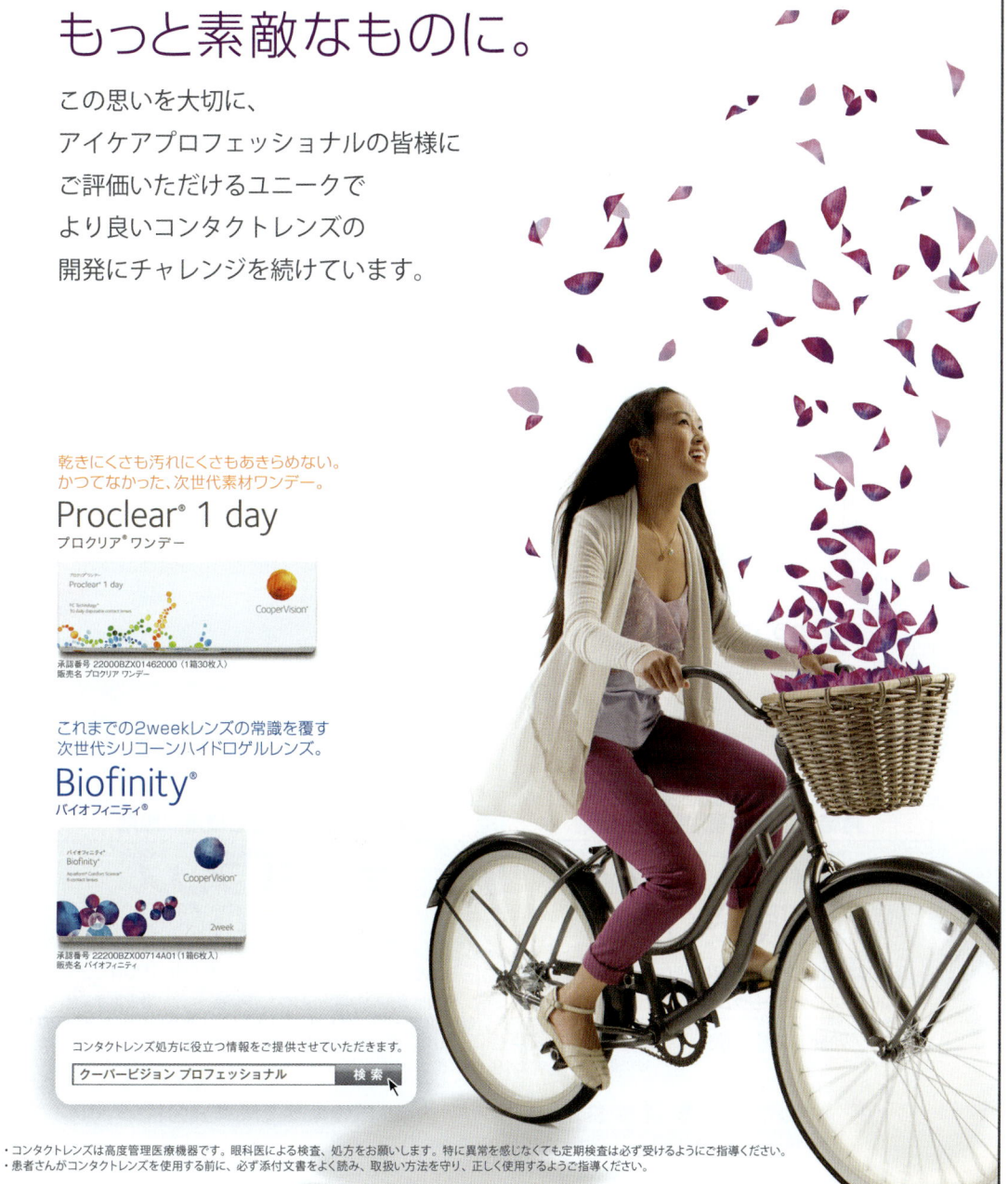

・コンタクトレンズは高度管理医療機器です。眼科医による検査、処方をお願いします。特に異常を感じなくても定期検査は必ず受けるようにご指導ください。
・患者さんがコンタクトレンズを使用する前に、必ず添付文書をよく読み、取扱い方法を守り、正しく使用するようご指導ください。

角結膜上皮障害治療用点眼剤

精製ヒアルロン酸ナトリウム点眼液

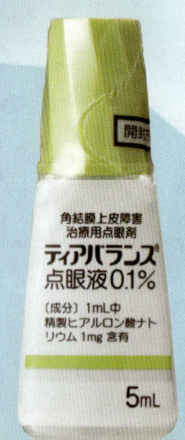

角結膜上皮障害治療用点眼剤	角結膜上皮障害治療用点眼剤
ティアバランス®点眼液0.1%	**ティアバランス®点眼液0.3%**
TEARBALANCE® OPHTHALMIC SOLUTION 0.1%	TEARBALANCE® OPHTHALMIC SOLUTION 0.3%
精製ヒアルロン酸ナトリウム点眼液　薬価基準収載	精製ヒアルロン酸ナトリウム点眼液　薬価基準収載

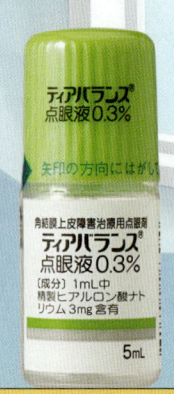

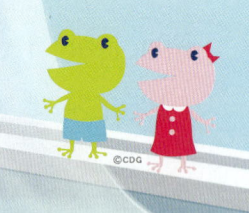

効能・効果、用法・用量、使用上の注意等については添付文書をご参照ください。

資料請求先：千寿製薬(株)カスタマーサポート室

製造販売元　千寿製薬株式会社
大阪市中央区平野町二丁目5番8号

販　売　武田薬品工業株式会社
大阪市中央区道修町四丁目1番1号

02389　　　　　　　　　　　　　　　　　　　　　　　　　　2013年10月作成

Magic

1day Menicon Flat Pack

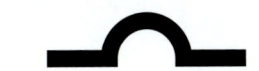

www.magic.menicon.jp

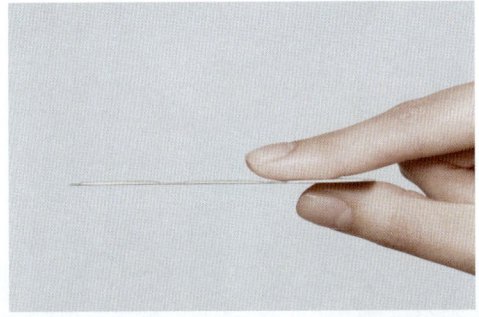

約1mm。驚きのうすさ。
誰も見たことのない
1日使い捨てコンタクトレンズが
誕生しました。

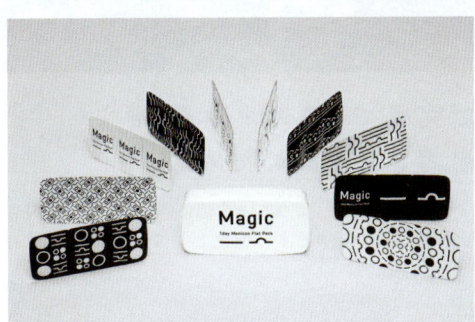

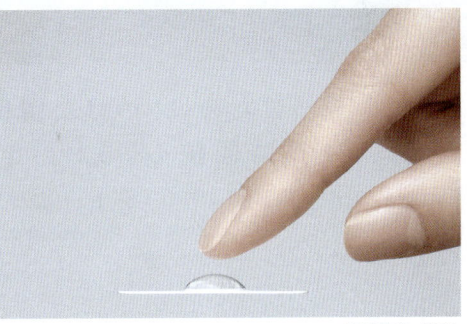

※10シート・30枚入り

※画像はイメージです。

※「Magic」は特徴的な包装を表現するものであり、コンタクトレンズの視覚的機能・効果ではありません。
お願い：コンタクトレンズは高度管理医療機器です。必ず眼科医の指示を受けてお求めください。●装用時間・期間を正しくお守りください。●取扱方法を守り、正しくご使用ください。●眼の検査は必ずお受けください。●少しでも異常を感じたら直ちに眼科医の検査をお受けください。●添付文書をよく読み、正しくご使用ください。
販売名：メニコン1DAY　フラットパック　医療機器承認番号：22100BZX01098000

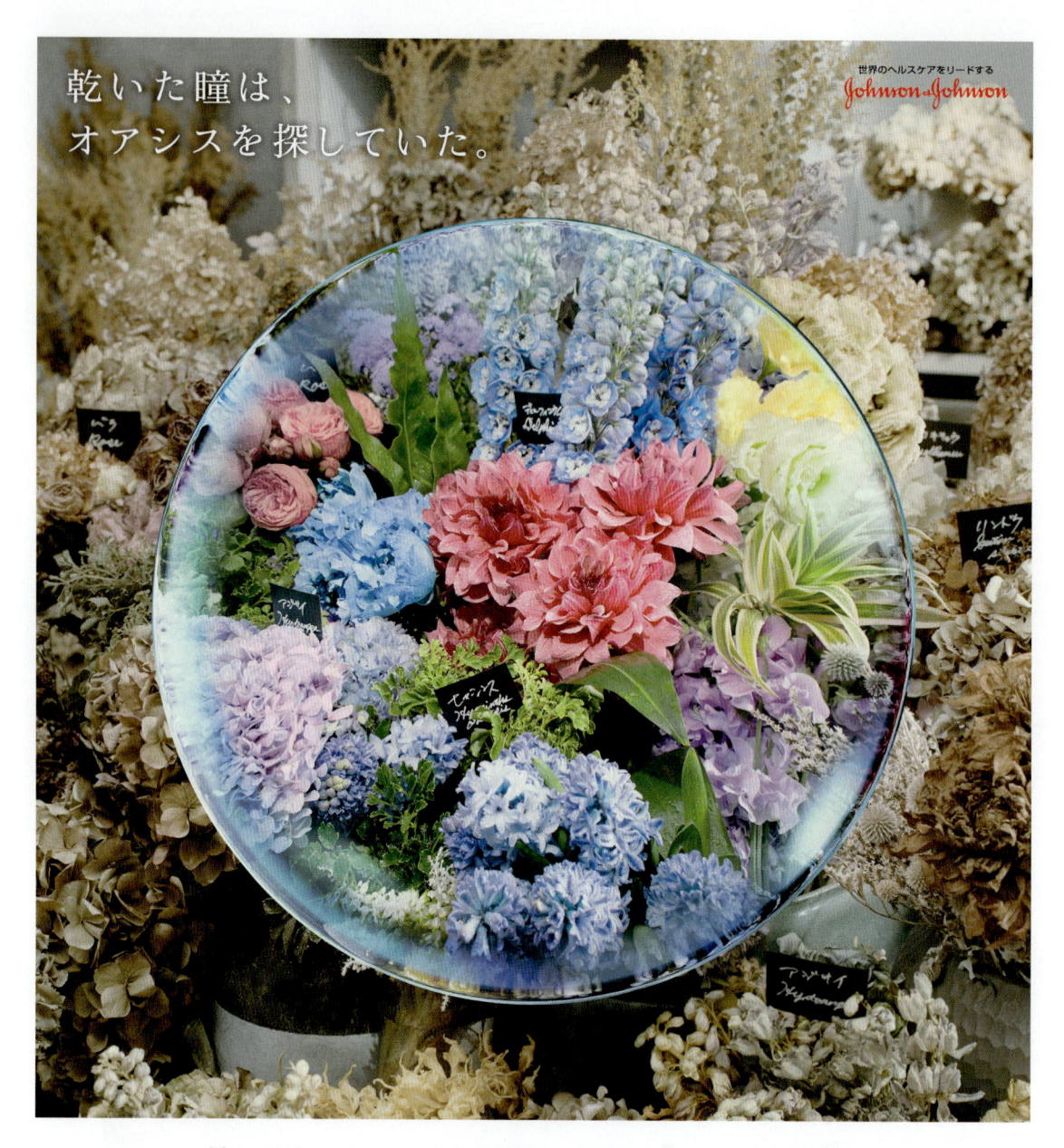

世界のヘルスケアをリードする
Johnson&Johnson

乾いた瞳は、オアシスを探していた。

見つけたのは、つけた瞬間に実感できるみずみずしさ[*1]。
長時間続くうるおいを、患者さんの瞳のために。

患者さんにご満足いただけるコンタクトレンズであるために「アキュビュー オアシス」は、レンズ自体の優れた保水力とより高い酸素透過性[*2 *3]を両立。だから、つけた瞬間に感じる快適な装用感が一日中続きます[*1]。乾燥しやすい環境に囲まれた患者さんにも、「アキュビュー オアシス」を。

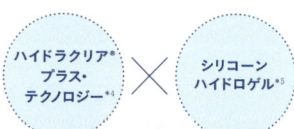

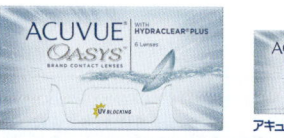

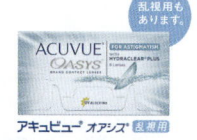

ハイドラクリア®プラス・テクノロジー[*4] × シリコーンハイドロゲル[*5]　アキュビュー® オアシス®

ACUVUE OASYS WITH HYDRACLEAR PLUS

乱視用もあります。
アキュビュー オアシス 乱視用

[*1]装用感には個人差があります。[*2]弊社従来製品（HEMAベース素材）との比較 [*3]酸素透過率（Dk/L値）147×10⁻¹¹(cm·mLO₂/sec·mL·mmHg)固定条件35℃(-3.00Dの場合) Polarographic method, boundary and edge corrected. [*4]弊社独自のテクノロジー名 [*5]レンズ素材名：セノフィルコンA

●コンタクトレンズは高度管理医療機器です。●眼科医による検査・処方をお願いします。●特に異常を感じなくても定期検査は必ず受けるようにご指導ください。
●患者さんがコンタクトレンズを使用する前に、必ず添付文書をよく読み、取扱い方法を守り、正しく使用するようご指導ください。

詳しくは、弊社営業部員にお問い合わせください。

ホームページ http://acuvue-pro.jp　ジョンソン・エンド・ジョンソン株式会社 ビジョンケアカンパニー　東京都千代田区西神田3丁目5番2号　承認番号：21800BZY10252000

®登録商標 ©J&J KK 2013

JFC JAPAN FOCUS CO., LTD.

世界初 モバイルペン型マイボグラフィー
Meibom Pen マイボペン®

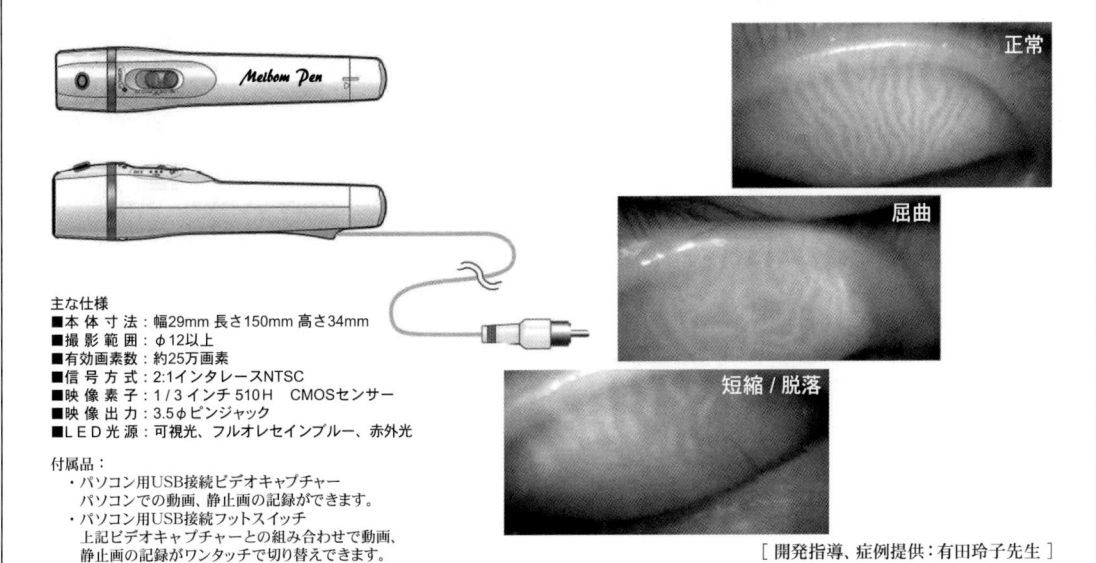

正常

屈曲

短縮／脱落

主な仕様
- ■本体寸法：幅29mm 長さ150mm 高さ34mm
- ■撮影範囲：φ12以上
- ■有効画素数：約25万画素
- ■信号方式：2:1インタレースNTSC
- ■映像素子：1/3インチ 510H CMOSセンサー
- ■映像出力：3.5φピンジャック
- ■LED光源：可視光、フルオレセインブルー、赤外光

付属品：
- パソコン用USB接続ビデオキャプチャー
  パソコンでの動画、静止画の記録ができます。
- パソコン用USB接続フットスイッチ
  上記ビデオキャプチャーとの組み合わせで動画、
  静止画の記録がワンタッチで切り替えできます。

[開発指導、症例提供：有田玲子先生]

■ノンコンタクト
- CMOSカメラと専用赤外LEDの組合せにより、非接触でマイボーム腺が非侵襲的且つ容易に観察出来ます。

■持ち運びができるモバイルペン型
- 電池を含めた総重量は120gと、タマゴ（Mサイズ）およそ二つ分の軽さで持ち運びが容易。
  軽量なペンタイプで置く場所もとりません。
- 手術室、無菌室へ持ち運んでの診察、検査ができ、往診にも適しています。
  座位、仰臥位など体位を選ばず、重症の患者さんや三歳以下で座位の難しい患者さんの診察が可能です。

■ユーザーフレンドリー
- 診察室や入院部屋にある市販のテレビやモニターに接続、スイッチを入れて焦点を合せる事により直ぐに
  マイボーム腺を画像化して観察する事が出来るシンプル構造。
- USB接続が出来るビデオキャプチャーとフットスイッチを利用する事により、お手持ちのコンピュータに接続して
  左右のフットスイッチにて動画と静止画の録り込みが可能となり、指定ファイルへの保存ができます。

■電源は単三電池
- 単三ニッケル水素乾電池2個の使用で最長6.5時間の連続使用が可能。
  （上下左右のマイボーム腺を観察するのに要する時間は平均1分以内です。）

実用新案登録 第3168993号　　医療機器製造販売届出番号13B1X00049SC0001

11W1A

製造販売元 JFC ジャパンフォーカス株式会社
本社／〒113-0033 東京都文京区本郷4-37-18（IROHA-JFCビル）☎03(3815)2611
大阪／〒541-0053 大阪市中央区本町4-6-7（本町スクウェアビル）☎06(6262)1099
URL：http://www.japanfocus.co.jp

総発売元 株式会社 JFCセールスプラン
本社／〒113-0033 東京都文京区本郷4-3-4（明治安田生命本郷ビル）☎03(5684)8531(代)
大阪 ☎06(6271)3341　名古屋 ☎052(261)1931　福岡 ☎092(414)7360
URL：http://www.jfcsp.co.jp

OCULUS Keratograph 5M

OCULUS®

Keratograph 5M はプラチドリング、赤外光 LED 等を装備したドライアイ診断を支援する装置です。

- **Meibo-Scan**
  赤外光を用いてマイボーム腺の分布状態を明瞭に観察します。

  > 3D 表示を用いることで上瞼、下瞼におけるマイボーム腺及び形態変化を評価。
  > 測定範囲 26mm の設定で上瞼、下瞼を確実に撮影。

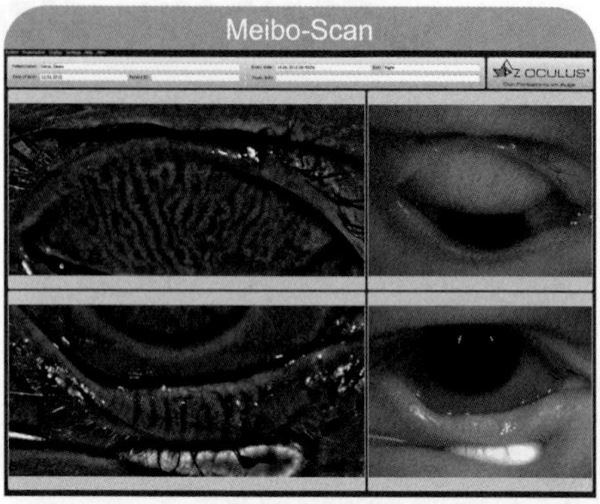

- **TF-Scan**
  涙液層を定性的かつ定量的に観察します。

  > NIKBUT
  (Non-Invasive Keratograph Break-Up Time)
  赤外プラチドリングを用いて涙液が蒸発する様子を動画で捉え、蒸発するまでに要する時間をマップ及びグラフで表示。
  > ティアメニスカス
  ティアメニスカスの高さを測定。
  画像拡大ツールを用いることでメニスカスの性質等も評価可能。
  > 油層の厚み評価
  油層の色と組成を可視化。
  油層の厚み評価に基づきドライアイ症状の診断をサポート。

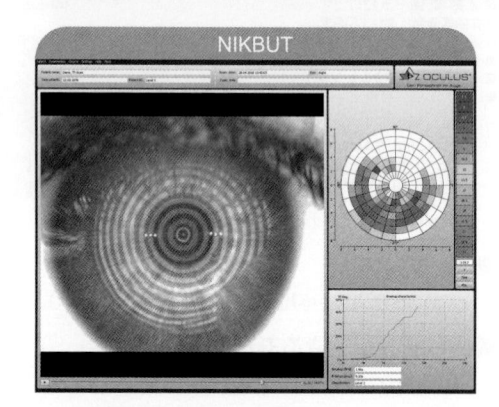

- **R-Scan**
  結膜及び結膜輪部の毛細血管を表示し、充血度を段階的に評価します。

  画面上には、以下の項目が表示されます
  ① 結膜の充血度
  ② 結膜輪部の充血度
  ③ 画像表示方法の選択

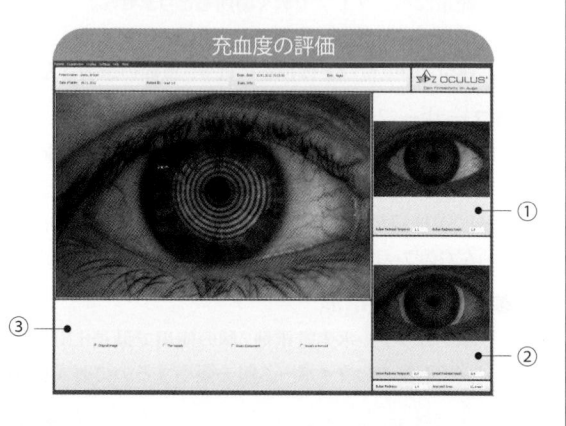

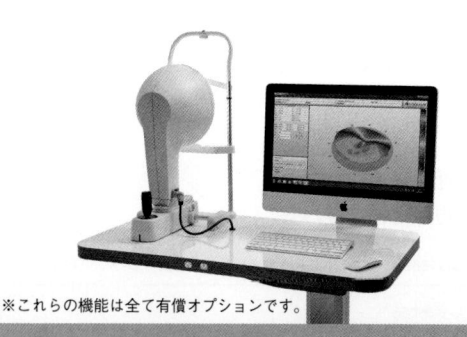

※これらの機能は全て有償オプションです。

販売名：オクルス ケラトグラフ 5M、届出番号：第 28B1X10003000080 号

中央産業貿易株式会社
www.chuosangio.co.jp

本　　　社　〒662-0977　兵庫県西宮市神楽町4-7　　Tel.0798-26-7889　Fax.0798-26-7858
東京営業所　〒110-0005　東京都台東区上野1-10-8　　Tel.03-5812-0825　Fax.03-5812-0824
名古屋営業所　〒456-0021　愛知県名古屋市熱田区夜寒町4-10　Tel.052-682-5355　Fax.052-682-7277

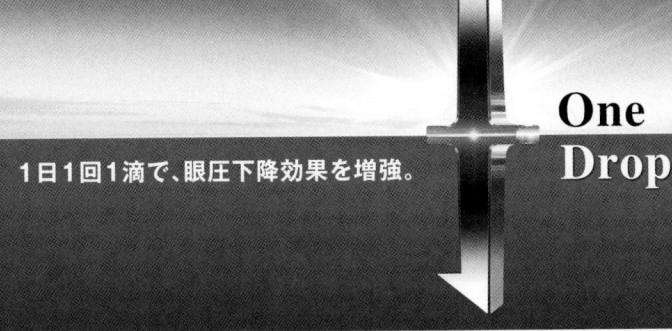

1日1回1滴で、眼圧下降効果を増強。

One Drop

プロスタグランジンF2α誘導体／β遮断薬配合
緑内障・高眼圧症治療剤

薬価基準収載

デュオトラバ® 配合点眼液

トラボプロスト／チモロールマレイン酸塩配合点眼液

処方せん医薬品：注意－医師等の処方せんにより使用すること

【禁忌(次の患者には投与しないこと)】
(1) 気管支喘息、又はその既往歴のある患者、気管支痙攣、重篤な慢性閉塞性肺疾患のある患者[β-受容体遮断による気管支平滑筋収縮作用により、喘息発作の誘発・増悪がみられるおそれがある。]
(2) コントロール不十分な心不全、洞性徐脈、房室ブロック(Ⅱ、Ⅲ度)、心原性ショックのある患者[β-受容体遮断による陰性変時・変力作用により、これらの症状を増悪させるおそれがある。]
(3) 本剤の成分に対し過敏症の既往歴のある患者

効能・効果
緑内障、高眼圧症

〈効能・効果に関連する使用上の注意〉
原則として、単剤での治療を優先すること。

用法・用量
1回1滴、1日1回点眼する。

〈用法・用量に関連する使用上の注意〉
頻回投与により眼圧下降作用が減弱する可能性があるので、1日1回を超えて投与しないこと。

使用上の注意
1. 慎重投与(次の患者には慎重に投与すること)
(1) 肺高血圧による右心不全のある患者[β-受容体遮断による陰性変時・変力作用により、症状を増悪させるおそれがある。] (2) うっ血性心不全のある患者[β-受容体遮断による陰性変時・変力作用により、症状を増悪させるおそれがある。] (3) 糖尿病性ケトアシドーシス及び代謝性アシドーシスのある患者[アシドーシスによる心筋収縮力の抑制を増強するおそれがある。] (4) コントロール不十分な糖尿病のある患者[低血糖症状をマスクすることがあるので血糖値に注意すること。] (5) 無水晶体眼又は眼内レンズ挿入眼の患者[囊胞様黄斑浮腫を含む黄斑浮腫、及びそれに伴う視力低下を起こすおそれがある。] (6) 眼内炎(虹彩炎、ぶどう膜炎)のある患者[眼圧上昇を起こすおそれがある。] (7) 妊婦、産婦、授乳婦等[「妊婦、産婦、授乳婦等への投与」の項参照]
2. 重要な基本的注意
(1) 本剤は1mL中にトラボプロスト40μgとチモロールマレイン酸塩6.8mg(チモロールとして5mg)を含む配合点眼液であり、トラボプロストとチモロールマレイン酸塩双方の副作用が発現するおそれがあるため、本剤の使用を検討すること。 (2) 本剤は全身的に吸収される可能性があり、β-遮断剤全身投与時と同様の副作用があらわれることがあるので、留意すること。 (3) 本剤の投与により、眼及び眼瞼への色素沈着(メラニンの増加)による色調変化、あるいは眼周囲の多毛化があらわれることがある。これらは投与の継続により徐々に進行し、投与中止により停止する。眼瞼色調変化及び眼周囲の多毛化については、投与中止後徐々に消失、あるいは軽減する可能性があるが、虹彩色調変化については投与中止後も消失しないことが報告されている。混合色虹彩の患者では虹彩の色調変化は明確に認められるが、暗褐色の単色虹彩の患者(日本人に多い)においても変化が認められている。特に片眼投与の場合、左右眼で虹彩の色調に差が生じる可能性がある。これらの症状については、長期的な情報が十分に得られていないので、患者を定期的に診察し、十分観察すること。投与に際しては、これらの症状について患者に十分説明し、また、眼瞼色調変化、眼周囲の多毛化の予防あるいは軽減のため、投与の際に液が眼瞼皮膚等についた場合には、よくふき取るか、洗顔するよう患者を指導すること。 (4) 本剤投与中に角膜上皮障害(点状角膜炎、角膜炎、角膜びらん)があらわれることがあるので、しみる、そう痒感、眼痛等の自覚症状が持続する場合には、直ちに受診するよう患者に十分指導すること。 (5) 本剤を閉塞隅角緑内障患者に投与する場合、使用経験がないことから慎重に投与することが望ましい。 (6) 縮瞳薬からチモロールマレイン酸塩製剤に切り替えた場合、縮瞳作用の消失に伴い、屈折調整を必要とすることがあることから、本剤投与の際も注意すること。 (7) 本剤の点眼後、一時的に霧視があらわれることがあるため、症状が回復するまで機械類の操作や自動車等の運転には従事させないよう注意すること。

3. 相互作用
[併用注意](併用に注意すること)
本剤はチモロールマレイン酸塩を配合するため以下の薬剤との併用に注意する。
アドレナリン、ジピベフリン塩酸塩、カテコールアミン枯渇剤(レセルピン等)、β-遮断剤[全身投与](アテノロール、プロプラノロール塩酸塩、メトプロロール)、カルシウム拮抗剤(ベラパミル塩酸塩、ジルチアゼム塩酸塩)、ジギタリス製剤(ジゴキシン、ジギトキシン)、CYP2D6阻害作用を有する薬剤(キニジン、選択的セロトニン再取り込み阻害剤)

4. 副作用
トラボプロスト0.004%／チモロール0.5%配合点眼液(ベンザルコニウム塩化物含有製剤)の副作用
承認時までに日本人患者を対象として実施された臨床試験において、副作用は30.9%(83/269)に認められ、主な副作用は、眼充血(11.2%)、眼刺激(4.5%)、眼瞼色素沈着(4.1%)、眼そう痒症(3.7%)、点状角膜炎(3.3%)、多毛症(2.6%)、霧視(2.6%)、眼の異常感(1.5%)、眼の異物感(1.5%)、角膜炎(1.1%)、乾性角結膜炎(1.1%)であった。
また、承認時までに外国人患者を対象として実施された臨床試験において、副作用は30.6%(216/706)に認められ、主な副作用は、眼充血(11.0%)、眼そう痒症(4.8%)、眼刺激(4.1%)、眼痛(3.4%)、結膜充血(2.8%)、眼の異物感(2.4%)、眼乾燥(1.8%)、睫毛の成長(1.4%)、羞明(1.3%)、霧視(1.1%)であった。

本剤(ベンザルコニウム塩化物非含有製剤)の副作用
承認時までに、生物学的同等性の検証を目的に日本人患者及び外国人患者を対象として実施された国際共同臨床試験において、日本人患者では、副作用は11.4%(5/44)に認められ、主な副作用は、眼充血(9.1%)、眼刺激(2.3%)、虹彩炎(2.3%)であった。外国人患者では、副作用は23.8%(36/151)に認められ、主な副作用は、眼充血(8.6%)、眼刺激(5.3%)、結膜充血(4.0%)、眼そう痒症(4.0%)、眼痛(2.6%)、眼の異物感(2.6%)、眼乾燥(1.3%)、羞明(1.3%)、点状角膜炎(1.3%)であった。

(1) 重大な副作用
1) 虹彩色素沈着(頻度2.5%): 虹彩色素沈着があらわれることがあるため、患者を定期的に診察し、虹彩色素沈着があらわれた場合には臨床症状に応じて投与を中止すること。 2) 眼類天疱瘡(頻度不明): 眼類天疱瘡があらわれることがあるため、結膜充血、角膜上皮障害、乾性角結膜炎、結膜萎縮、睫毛内反、眼瞼眼球癒着等の症状があらわれた場合には投与を中止し、適切な処置を行うこと。 3) 気管支痙攣、呼吸困難、呼吸不全(いずれも頻度不明): 気管支痙攣、呼吸困難、呼吸不全があらわれることがあるため、症状があらわれた場合には投与を中止し、適切な処置を行うこと。 4) 心ブロック、うっ血性心不全、脳虚血、心停止、脳血管障害(いずれも頻度不明): 心ブロック、うっ血性心不全、脳虚血、心停止、脳血管障害があらわれることがあるため、症状があらわれた場合には投与を中止し、適切な処置を行うこと。 5) 全身性エリテマトーデス(頻度不明): 全身性エリテマトーデスがあらわれることがあるため、症状があらわれた場合には投与を中止し、適切な処置を行うこと。

● その他詳細は製品添付文書をご参照ください。
● 禁忌を含む使用上の注意の改訂には十分ご留意ください。

Alcon
a Novartis company

製造販売元(輸入元)
(文献請求先・製品情報お問い合わせ先: メディカル統括部学術情報部 0120-825-266)

日本アルコン株式会社
〒107-0052 東京都港区赤坂2-17-7

2013年9月 作成
© 2013 Novartis

PF Preservative Free

健保適用

防腐剤を含まない
マルチドーズ点眼薬

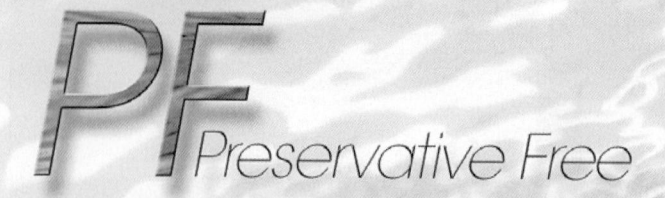

プロスタグランジン$F_{2\alpha}$誘導体 緑内障・高眼圧症治療剤
ラタノプロストPF点眼液 0.005%「日点」
ラタノプロスト点眼液

プロストン系 緑内障・高眼圧症治療剤
イソプロピルウノプロストンPF点眼液 0.12%「日点」
イソプロピル ウノプロストン点眼液

持続性 緑内障・高眼圧症治療剤
レボブノロール塩酸塩PF点眼液 0.5%「日点」
レボブノロール塩酸塩点眼液

緑内障・高眼圧症治療剤
ニプラジロールPF点眼液 0.25%「日点」
ニプラジロール点眼液

緑内障・高眼圧症治療剤
チモレート®PF点眼液 0.25%・0.5%
チモロールマレイン酸塩点眼液

緑内障・高眼圧症治療剤
ブロキレート®PF点眼液 1%・2%
カルテオロール塩酸塩点眼液

角結膜上皮障害治療用点眼剤
ヒアルロン酸ナトリウムPF点眼液 0.1%「日点」
精製ヒアルロン酸ナトリウム点眼液

■そのほかのPF点眼液

アレルギー性結膜炎治療剤
トラメラス®PF点眼液 0.5%
日本薬局方 トラニラスト点眼液

アレルギー性結膜炎治療剤
クモロール®PF点眼液 2%
クロモグリク酸ナトリウム点眼液

アレルギー性結膜炎治療剤
ケトチフェンPF点眼液 0.05%「日点」
ケトチフェンフマル酸塩点眼液

眼科用非ステロイド性抗炎症剤
ジクロスター®PF点眼液 0.1%
ジクロフェナクナトリウム点眼液

眼科、耳鼻科用合成副腎皮質ホルモン製剤
リンベタPF眼耳鼻科用液 0.1%
ベタメタゾンリン酸エステルナトリウム眼耳鼻科用液

※効能・効果、用法・用量、禁忌、原則禁忌を含む使用上の注意等は添付文書をご参照ください。

Nitten 株式会社 日本点眼薬研究所

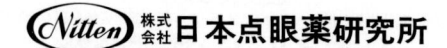

【資料請求先】 株式会社日本点眼薬研究所 営業部学術課 名古屋市南区桜本町40番地の2 〒457-0038

(2013年6月作成)

Frontiers in Dry Eye

涙液から見た オキュラーサーフェス

2013 秋号 VOL.8 NO.2

- **Interview**
  鈴木　亜久里さん
- **座談会（Dry Eye Discussion）**
  ドライアイ患者は何を求めているか？～ドライアイと視機能～
- **総説**
  基礎科学および医学的見地からみたLipiFlow®
- **トピックス**
  ①角膜カンファランス2013
  ②ARVO 2013［The Association for Research in Vision and Ophthalmology］
- **Dry Eye Specialists' Roundtable Meeting in Seattle**
  日本と米国におけるドライアイ治療
- **ドライアイ基本講座**
  基本手技シリーズ　DEQSの使い方
- **ドライアイと関連疾患**
  眼精疲労とドライアイ症状
- **ドライアイリサーチアワード受賞論文解説**
  ドライアイリサーチアワード第8回受賞者　オサマ・イブラヒム
- **ドライアイ外来最前線**
  愛媛大学医学部附属病院眼科　ドライアイ外来
- **眼科医が訊く―目の乾燥が気になる仕事**
  Vol.4 音楽家
- **おすぎの映画と涙**
  第7回「目からこぼれ落ちる"涙"，心に重く沈む"涙"」
- **目の乾燥対策商品紹介**
  目もとエステ EH-SW50
- **第7回 箱根ドライアイクラブ in 小田原　開催レポート**
- **第7回 箱根ドライアイクラブレポート**
  シンポジウム「Tear Film Oriented Diagnosis」「Tear Film Oriented Therapy」

年2回（4・10月）発行
定価：1,890円
　（本体1,800円＋税）／送料実費
年間購読：3,780円
　（本体3,600円＋税）／送料当社負担

メディカルレビュー社
〒541-0046 大阪市中央区平野町3-2-8 淀屋橋MIビル　TEL 06-6223-1469 FAX 06-6223-1245
〒113-0034 東京都文京区湯島3-19-11 湯島ファーストビル　TEL 03-3835-3049 FAX 03-3835-3075
http://www.m-review.co.jp

ワンデーカテゴリー中
最大の度数範囲を実現！

※2013年7月現在・日本国内で

国産の魅力

シード 1dayPure
シード ワンデーピュア

うるおいプラス

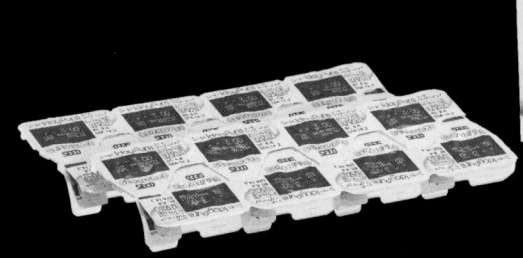

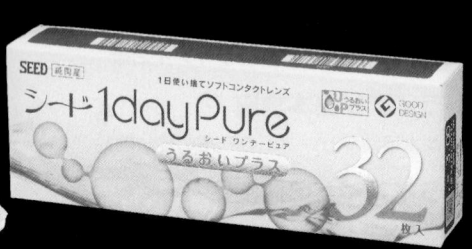

承認番号：22100BZX00759000

- 天然のうるおい成分をプラス
- 国内一貫生産で安心をお届け
- 瞳を守るUVカット付き

ベースカーブ	8.8mm	直径	14.2mm
度数範囲	−0.50D ～ −6.00D (0.25DSTEP)	+5.00D ～ +0.50D (0.25DSTEP)	
	−6.50D ～ −16.00D (0.50DSTEP)	±0.00D	
1箱枚数	32枚		

SEED 株式会社シード 本社　〒113-8402 東京都文京区本郷2-40-2
TEL 03-3813-1111(代)

あなたの見えるが、誰かの「見える」へ…　シードホームページ
シードはアイメイト(盲導犬)育成を応援しています。　http://www.seed.co.jp

コラーゲンでドライアイ治療

KOKEN キープティア® LIQUID PLUG

キープティアはアテロコラーゲンを使用した液体の涙点プラグです。
充填後、体温によってゲル化し涙小管を塞栓します。
ドライアイによる眼の不快感を軽減し、症状を改善します。

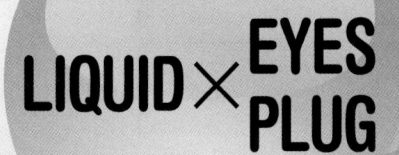

LIQUID × EYES PLUG

製品番号・規格等					
品名 キープティア	製品番号 #2901	規格 内容量300μL(2涙点分)	組成 アテロコラーゲン溶液	保管方法 冷蔵保存（2～10℃）

保険適用　要冷蔵
医療機器承認番号：21900BZZ00027000
高度管理医療機器
滅菌済・再使用禁止

高研ホームページアドレス
www.kokenmpc.co.jp

使用上の注意
ご使用に際しては添付文書の使用上の注意をお読みいただき、十分にご理解の上ご使用下さい。

株式会社 高研 〒112-0004 東京都文京区後楽1-4-14

札幌営業所 TEL (011) 221-5888／仙台営業所 TEL (022) 218-9540／東京営業所 TEL (03) 3816-3500
名古屋営業所 TEL (052) 950-6580／大阪営業所 TEL (06) 6304-4854／福岡営業所 TEL (092) 263-5101

■東京都眼科医会監修■
インフォームドコンセント支援システム

iCeye
アイシーアイ

白内障・緑内障・加齢黄斑変性

標準価格 ¥79,800
WindowsXP/Vista/7対応

「何度も同じ説明をするのが大変」
「いくら説明してもわかってもらえない」

☞ 病気説明の負担を軽減する3つのツール

病気解説ツール
患者様の待ち時間を利用して
病気を知っていただく解説動画

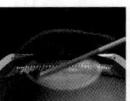

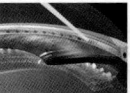

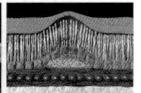

超音波乳化吸引術　レーザー線維柱帯形成術　滲出型加齢黄斑変性

眼球描画ツール
患部説明の書き込みが可能な
3次元CG眼球模型

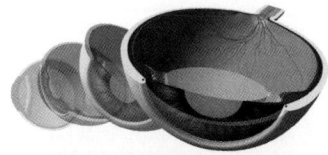

CG描画ツール
書き込み可能なCG動画で
資料作成の時間短縮

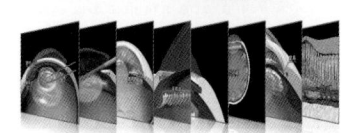

ご注文・お問合せ
Mimir Sun-Bow 有限会社ミミル山房

TEL 042-577-3299
（平日 10:00～20:00）

FAX　042-577-3705
E-mail　iceye@mimir.ne.jp
Web　http://iceye.mimir.ne.jp

〒186-0004
東京都国立市中1-9-4国立ビル506

iCeye はミミル山房の登録商標です。

詳細はWebで http://iceye.mimir.ne.jp

デモ版無料貸出 ※製品の全内容をご確認の上ご購入いただけます

年間予約購読ご案内

眼における現在から未来への情報を提供！

あたらしい眼科
2013 Vol.30

月刊／毎月30日発行　A4変形判　総140頁
定価／通常号2,415円（本体2,300円＋税）
　　　増刊号6,300円（本体6,000円＋税）
年間予約購読料32,382円（増刊1冊含13冊）
　（本体30,840円＋税）（年間予約購読の場合は送料弊社負担）

■毎号の構成■

【特　集】毎号特集テーマと編集者を定め，基本的事項と境界領域についての解説記事を掲載．
【原　著】眼科の未来を切り開く原著論文を医学・薬学・理学・工学など多方面から募って掲載．
【連　載】セミナー（写真・コンタクトレンズ・眼内レンズ・屈折矯正手術・緑内障・抗VEGF治療 など）／新しい治療と検査／眼科医のための先端医療／My boom 他
【その他】トピックス・ニュース 他

最新情報を，整理された総説として提供！

眼科手術
日本眼科手術学会誌
2013 Vol.26

季刊／1・4・7・10月発行　A4変形判　総140頁
定価 2,520円（本体2,400円＋税）
年間予約購読料10,080円（4冊）
　（本体9,600円＋税）（年間予約購読の場合は送料弊社負担）

■毎号の構成■

【特　集】あらゆる眼科手術のそれぞれの時点における最も新しい考え方を総説の形で読者に伝達．
【原　著】査読に合格した質の高い原著論文を掲載．
【その他】トピックス・手術手技のコツ 他

http://www.medical-aoi.co.jp

お申込方法：おとりつけの書店，また，その便宜のない場合は直接弊社あてご注文ください．

株式会社 メディカル葵出版
〒113-0033 東京都文京区本郷 2-39-5 片岡ビル5F
振替 00100-5-69315　電話（03）3811-0544

特殊視力検査装置　コーワ AS-28

Kowa
Technology for Life Science

- 視力の時間変化を視覚化
- 一分間の平均視力を表示

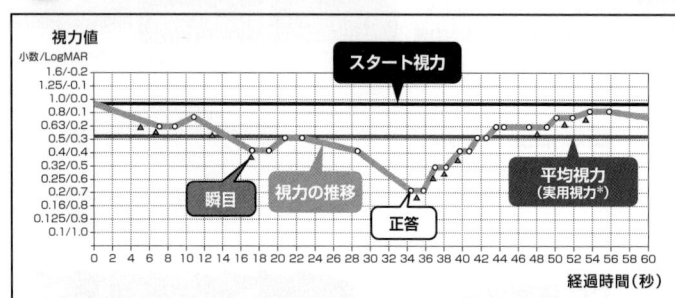

日常生活における
視機能をシミュレーション

＜主要参考文献＞
新しい視力計：実用視力の原理と測定方法　海道 美奈子　あたらしい眼科 24(4), 401-408, 2007
実用視力の臨床応用：ドライアイから白内障まで　石田 玲子　あたらしい眼科 24(4), 409-413, 2007 他

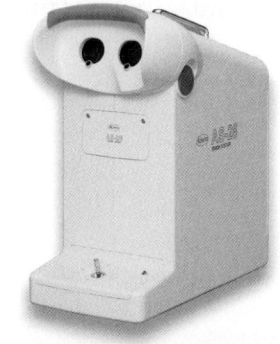

販売名：コーワ AS-28　届出番号：13B1X10038000030

Kowa 興和株式會社
ライフサイエンス事業部
URL：http://www.kowa.co.jp

東京	〒103-8433 東京都中央区日本橋本町 3-4-14	TEL(03)3279-7334
仙台	〒980-0802 仙台市青葉区二日町 12-21	TEL(022)267-1784
名古屋	〒461-0005 名古屋市東区東桜 1-10-37	TEL(052)963-3296
大阪	〒541-8511 大阪市中央区淡路町 2-3-5	TEL(06)6204-6184
福岡	〒812-0025 福岡市博多区店屋町 4-15	TEL(092)271-2663

SuperEagle™
スーパーイーグル

Small・Medium・Large

3sizeで従来の適応サイズを
ほぼカバーします。

ノーズ部がより鋭角な角度になり、
容易に挿入できます。

Wide-Flexなノーズが、涙点形状にフレキシブルに
フィットし、広いサイズに適用できます。

スーパーイーグルプラグ

品番	品名	シャフト径×長さ	ノーズ直径
3130	スーパーイーグルプラグ　Small	0.4×1.4	0.9
3131	スーパーイーグルプラグ　Medium	0.6×1.6	1.1
3132	スーパーイーグルプラグ　Large	0.8×1.7	1.4

製造販売業者
WHITE MEDICAL
株式会社 **ホワイトメディカル**
〒116-0014 東京都荒川区東日暮里5-48-2
TEL. 03(3802)0655

涙点プラグ
パンクタルプラグ®F

ディスポーザブル
インサーター
●EOG滅菌済み

ハンドル

装填済の
パンクタルプラグF

クリップ

ニードル

プラグ埋没のリスクを抑えるデザイン
パンクタルプラグFは、インサーターのクリップで、プラグのツバを掴みつつ
涙点に挿入することができるため、挿入時のプラグ埋没リスクを抑えます。

プラグ先端形状が変化する新デザイン
インサーターにプラグが装填されている際は、プラグのツバ部がクリップにより
保持され、プラグ先端が細く変形しております。
プラグがインサーターから解放された後は、プラグ先端が球状に復元する
ことにより、その径は最大1.1mmへと変化します。

パンクタルプラグF挿入前　　　　　パンクタルプラグF挿入後

<取扱い上の注意> ご使用の際には添付文書をご理解の上、正しくお使いください。

販売販売元
株式会社 **トーメーコーポレーション**　〒451-0051 名古屋市西区則武新町二丁目11番33号
TEL (052) 581-5321　FAX (052) 581-5626　URL http://www.tomey.co.jp

www.sun-con.com
株式会社サンコンタクトレンズ

私たちの思い——
はじめに、眼ありき

カスタムメイドという発想。

私たちは一人ひとりの眼に合わせたレンズ設計こそが最良と考え、
眼科医療と社会への貢献を目指します。

私たちの理念

社会への貢献
会社の発展は社会に貢献した度合いによって決定される

安全な視力の提供
レンズそのものを売るだけでなく安全性や快適さというソフトウェアを付けて売る会社でありたい

ベストの製品づくり
最小であっても最良のコンタクトレンズを提供する会社でありたい

サン コンタクトレンズ
本社 〒604-0983 京都市中京区麩屋町通夷川上ル笹屋町475
TEL 075-221-6861 http://www.sun-con.com

専門医のための
眼科診療クオリファイ 第Ⅱ期（全10巻）

●シリーズ総編集 大鹿哲郎（筑波大学） 大橋裕一（愛媛大学）
●B5判／各巻約250頁／並製

パンフレットございます！

●各巻の構成と編集

⑪	緑内障薬物治療ガイド	定価（本体14,000円+税）
⑫	角膜内皮障害 to the Rescue	定価（本体14,500円+税）
⑬	ぶどう膜炎を斬る！	定価（本体14,500円+税）
⑭	網膜機能検査 A to Z	定価（本体14,500円+税）
⑮	メディカルオフサルモロジー 眼薬物治療のすべて	定価（本体21,000円+税）
⑯	糖尿病眼合併症の新展開	定価（本体14,000円+税）
⑰	裂孔原性網膜剥離——How to treat	定価（本体14,500円+税）
⑱	眼底OCTのすべて	定価（本体14,000円+税）
⑲	ドライアイ——スペシャリストへの道	定価（本体14,500円+税）
20	眼内レンズの使いかた	本体予価13,500円

おトク!!
第Ⅱ期（全10冊）セット価格
本体予価合計
149,000円+税
↓ セット価格
120,000円+税
29,000円off!!
※送料サービス
※お支払は前金制
※お申し込みはお出入りの書店または直接中山書店までお願いします

※配本順、タイトルは諸事情により変更する場合がございます. ※白抜き数字は既刊.

中山書店 〒113-8666 東京都文京区白山1-25-14 TEL 03-3813-1100 FAX 03-3816-1015
http://www.nakayamashoten.co.jp/